Ian Calder
Adrian Pearce

气道管理的核心问题

第 2 版

Core Topics in Airway Management

SECOND EDITION

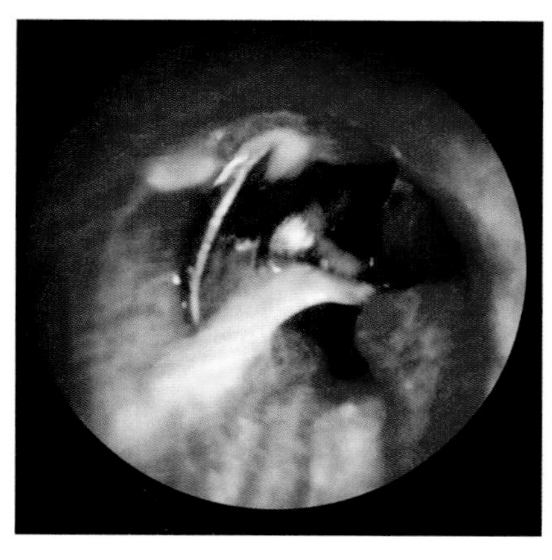
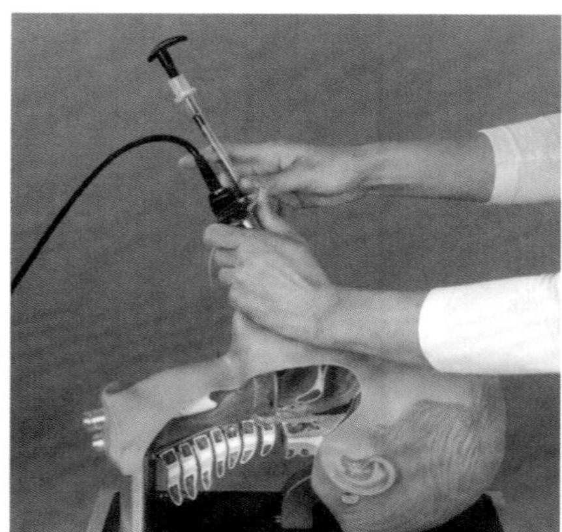
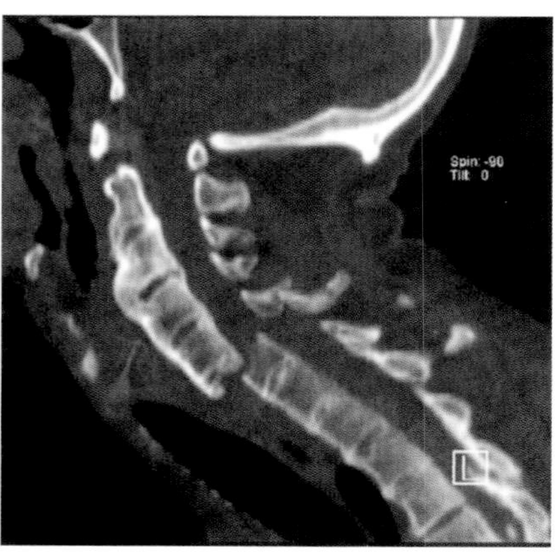

主　编　〔英〕伊恩·考尔德
　　　　　　　艾德里安·皮尔斯

主　译　夏　瑞　夏中元　李　民
主　审　李成付　吴安石

CAMBRIDGE

天津出版传媒集团
天津科技翻译出版有限公司

著作权合同登记号:图字:02-2015-63

图书在版编目(CIP)数据

气道管理的核心问题:第2版/(英)伊恩·考尔德(Ian Calder),(英)艾德里安·皮尔斯(Adrian Pearce)主编;夏瑞等译.—天津:天津科技翻译出版有限公司,2017.4

书名原文:Core Topics in Airway Management(Second Edition)

ISBN 978-7-5433-3639-1

Ⅰ.①气… Ⅱ.①伊… ②艾… ③夏… Ⅲ.①气道疾病—诊疗 Ⅳ.① R562.1

中国版本图书馆 CIP 数据核字 (2016) 第 238186 号

授权单位:Cambridge University Press
出　　版:天津科技翻译出版有限公司
出 版 人:刘 庆
地　　址:天津市南开区白堤路 244 号
邮政编码:300192
电　　话:022-87894896
传　　真:022-87895650
网　　址:www. tsttpc. com
印　　刷:山东鸿君杰文化发展有限公司
发　　行:全国新华书店
版本记录:889×1194　16 开本　17 印张　500 千字
2017 年 4 月第 1 版　2017 年 4 月第 1 次印刷
定价:158.00 元

(如发现印装问题,可与出版社调换)

主译简介

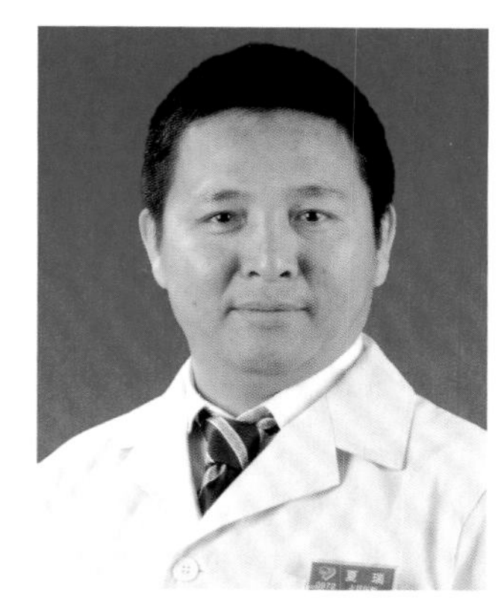

夏瑞 长江大学附属第一医院（湖北省荆州市第一人民医院）麻醉科主任，医学博士，主任医师（二级），硕士研究生导师，湖北省突出贡献中青年专家，荆州市首届十大杰出科技工作者光荣称号，湖北荆州市麻醉学会主任委员，湖北荆州市麻醉质量控制中心主任，长江大学临床医学院麻醉学教研室主任，湖北省麻醉学会常务委员，湖北省疼痛学会常务委员，湖北省麻醉质量控制中心专家组成员，中国心胸血管麻醉学会血液管理分会全国委员，美国麻醉医师协会会员，世界疼痛医师协会专业委员会委员，《湖北医药学报》编辑部委员，《长江大学学报自科版》编辑部委员。从事临床麻醉学专业20余年及麻醉学教学工作10余年。研究方向：围术期器官功能保护、困难气道与脑复苏。曾在北京心肺血管研究所北京安贞医院进修学习。专业擅长心胸血管外科患者、老年患者及心脏患者非心脏手术等各种疑难危重患者手术的麻醉和心肺脑复苏。在《中华麻醉学杂志》等杂志上发表30余篇学术论文，其中SCI论文5篇，出版医学专著4部。

夏中元 博士，武汉大学人民医院（暨湖北省人民医院）教授，博士生导师。加拿大UBC大学访问学者。现任麻醉科主任、麻醉学教研室主任。

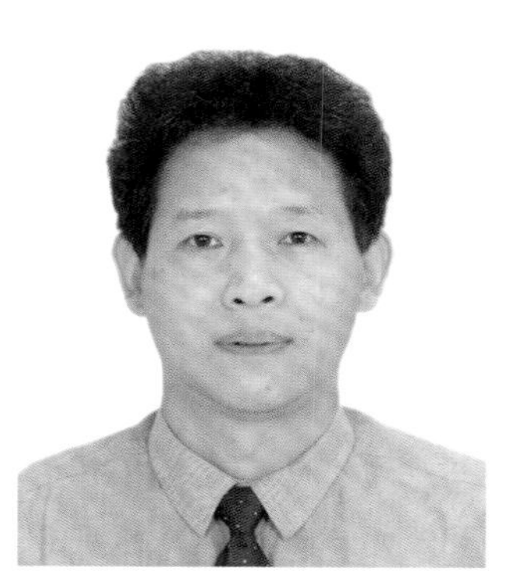

现任湖北省麻醉学会主任委员、中国心胸血管麻醉学会常委、中华医学会麻醉学分会委员、中国医师协会麻醉分会委员；《中华麻醉学杂志》《临床麻醉学杂志》《武汉大学学报》《中国临床康复》《JAPM》编委。

主持国家自然科学基金4项，指导国家自然科学基金6项，国际横向合作课题1项，省基金2项；出版及参编专著4部；发表论文200余篇，其中SCI论文40篇；获湖北省科技进步二等奖2项。

在危重病急救、重危患者和高危手术麻醉期间重要脏器尤其是心脏保护方面有较深入的研究和思考。

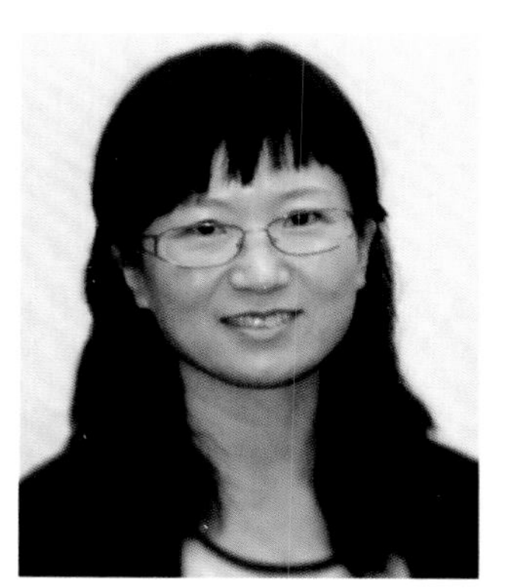

李民 医学博士，毕业于北京大学医学部，主任医师，副教授，硕士生导师，北京大学第三医院麻醉科副主任。中华医学会麻醉分会第十二届青年委员会委员、中华医学会麻醉分会区域麻醉学组委员、中华医学会麻醉分会老年人麻醉学组工作秘书、北京医学会麻醉学分会青年委员会副主任委员。主要研究方向为区域麻醉、麻醉药理及气道管理，先后在国内外期刊发表论文40余篇，参与了10余部医学专著的编写及翻译工作。

主审简介

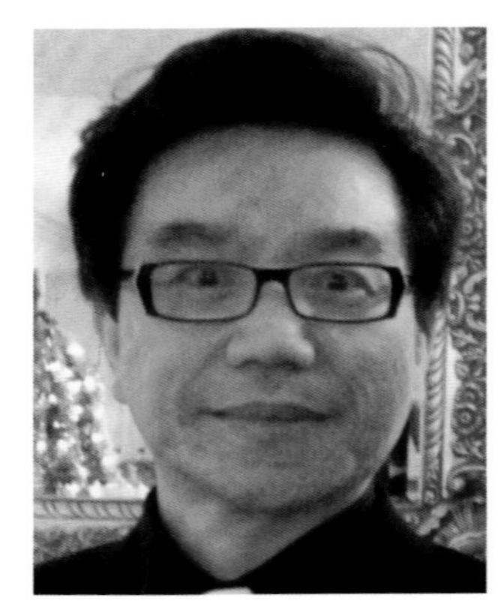

李成付(Chris C.Lee) 医学博士，美国圣路易斯华盛顿大学医学院副教授。临床麻醉主任（脊柱外科、骨科、整形外科及创伤外科麻醉）。资深产科麻醉主治医师。美国麻醉医师协会 (ASA)、美国医学会 (AMA)、美国产科麻醉与围产医学会（SOAP) 及美国局部麻醉医师协会 (ASRA) 会员，美国华人麻醉学会质量控制与患者安全 (QA.CASA) 委员会委员。“无痛分娩中国行”（NPLD）骨干成员。北京大学医学院、首都医科大学、武汉大学医学院、同济医学院（武汉）、大连医科大学、长江大学医学院等国内多所大学医学院访问教授或客座教授。

1980—1985 年武汉大学医学院学习。1985 年考入北京大学医学院第三临床医学院 (北医三院) 妇产科研究生。先后接受妇产科、外科研究生，外科博士与住院医师联合培养。1990 年作为中国杰出的博士研究生 , 获得了国家光华医学奖一等奖和奖金。在 1991 年作为主要研究者和申请者 , 获得了一项国家自然科学基金的资助。在北京大学医学院完成了住院医师（包括住院总医师）培训并获得博士学位后 , 留校任教并担任北京大学第三临床医学院外科主治医师。1991 年获得了美国华盛顿大学医学院提供的博士后奖学金。1996 年开始在美国圣约翰医院内科住院医师规培及 1998 年开始在华盛顿大学医学院麻醉系三年住院医师规培。主要研究领域包括困难气道处理、无痛分娩、复杂脊柱手术中抗纤溶药物的药效学 , 围术期高凝，常规及超声引导下外周神经阻滞麻醉与局部麻醉 , 术后急性疼痛。

出版 4 本中文麻醉专业书 (主编、主译、主审及参编)，参编 4 本英文麻醉专业书。并担任 *CASA Bulletin of Anesthesiology* 副主编和《无痛分娩中国行》杂志编辑。

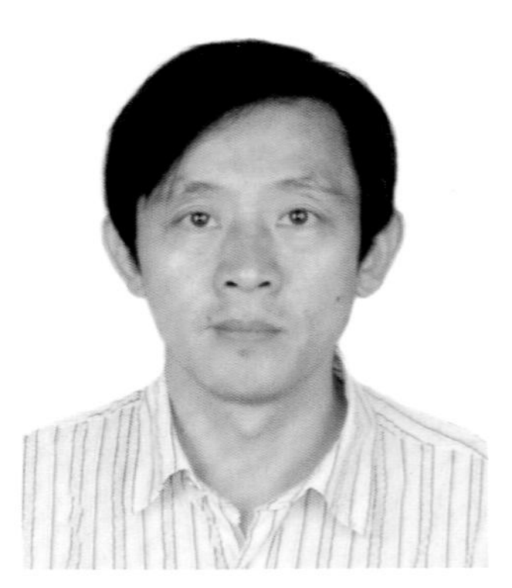

吴安石 首都医科大学北京朝阳医院麻醉科主任，主任医师，教授，博士生导师。从事临床麻醉和科研工作 27 年。

现为中华医学会麻醉学分会委员，中华医学会麻醉学分会移植麻醉学组副组长；北京医学会麻醉专业委员会常委、副主委；北京中西医结合麻醉与镇痛专业委员会副主委；北京医学会麻醉专业委员会器官移植与危重症麻醉组长；首都医科大学麻醉系办公室主任，麻醉学系移植麻醉学组负责人。主要研究方向：脑、血液保护。主持或参与了多项国家自然科学基金和北京市级课题。已在国内医学杂志期刊上发表专业论文多篇。参与多部著作的撰写和翻译；主译、主编著作 4 部。担任《国际麻醉与复苏杂志》《临床麻醉杂志》《中华麻醉杂志》等杂志编委、通讯编委。

译者名单

主　译　夏　瑞　夏中元　李　民

主　审　李成付 (Chris C. Lee)　吴安石

译　者（按姓氏汉语拼音排序）

别世杰（长江大学附属第一医院）
陈　益（长江大学附属第一医院）
陈　伟（长江大学附属第一医院）
陈　榕（武汉大学人民医院）
陈红华（广东中山市陈星海医院）
杜　鹃（长江大学附属第一医院）
高俊美（长江大学附属第一医院）
龚　勇（长江大学附属第一医院）
龚　璇（长江大学附属第一医院）
郭　芳（北京大学第三医院）
郭枫林（北京大学第三医院）
郭金鑫（长江大学附属第一医院）
侯家保（武汉大学人民医院）
亢留玉（长江大学附属第一医院）
李　民（北京大学第三医院）
卢　娟（长江大学附属第一医院）
李荷纯（深圳港大医院）
李启飞（长江大学附属第一医院）
李　茜（武汉大学人民医院）
刘　敏（武汉大学人民医院）
毛庆军（长江大学附属第一医院）
钱　敏（北京大学第三医院）
沈孜颖（武汉大学人民医院）
孙　杰（北京大学第三医院）

孙卓男（北京大学第三医院）
唐慧敏（北京大学第三医院）
王　伟（长江大学附属第一医院）
王　娟（武汉大学人民医院）
王　阳（北京大学第三医院）
汪海鑫（北京大学第三医院）
吴　芳（长江大学附属第一医院）
夏　瑞（长江大学附属第一医院）
夏中元（武汉大学人民医院）
徐　伟（长江大学附属第一医院）
杨　啸（长江大学附属第一医院）
尹　泓（长江大学附属第一医院）
余卓颖（北京大学第三医院）
曾　莉（长江大学附属第一医院）
郑吉卫（长江大学附属第一医院）
朱　琼（长江大学附属第一医院）
朱朋朋（长江大学附属第一医院）
朱韦柳（浙江大学医学院附属第一医院）
朱志兵（长江大学附属第一医院）
张军华（长江大学附属第一医院）
张　元（武汉大学人民医院）
赵　博（武汉大学人民医院）

审校者名单

（按姓氏汉语拼音排序）

陈向东（华中科技大学同济医学院协和医院）

程智刚（中南大学湘雅医院）

邓　莉（苏州大学附属第一医院）

邓晓明（中国科学院整形医院）

衡新华（昆明医科大学第一附属医院）

胡灵群（美国西北大学医学院）

姜丽华（郑州大学附属第三医院）

李成付（Chris C. Lee）（美国圣路易斯华盛顿大学医学院）

李韵平（哈佛大学医学院）

林思芳（北京中日友好医院）

刘克玄（南方医科大学南方医院）

刘　进（四川大学华西医院）

罗爱林（华中科技大学同济医院）

米卫东（解放军总医院）

卿恩明（首都医科大学附属安贞医院）

王天龙（首都医科大学附属宣武医院）

王　云（首都医科大学附属朝阳医院）

吴安石（首都医科大学北京朝阳医院）

熊利泽（第四军医大学西京医院）

叶海蓉（上海交通大学新华医院）

于　晖（卫生部北京医院）

赵　晶（北京协和医院）

张运宏（美国 BJC 医疗集团教会医院）

编者名单

Derek Barrett
Chief Specialist Anaesthesiologist and Honorary Lecturer,
Ngwelezane Hospital,
Empangeni, South Africa, and
Department of Anaesthesia and Critical Care,
Nelson R. Mandela School of Medicine,
University of Kwa Zulu Natal,
Durban, South Africa

Mark C. Bellamy
Professor of Critical Care Anaesthesia,
Intensive Care Unit,
St. James' University Hospital,
Leeds, UK

Andrew R. Bodenham
Consultant in Anaesthesia and
Intensive Care Medicine,
Leeds General Infirmary, Leeds, UK

Pieter A.J. Borg
Consultant Anaesthetist, Afd. Anesthesiologie,
Maastricht Universitair Medisch Centrum,
Maastricht, The Netherlands

Ian Calder
Consultant Anaesthetist,
The National Hospital for Neurology and
Neurosurgery, Queen Square, and
The Royal Free Hospital, London, UK

Tim Cook
Consultant in Anaesthesia and
Intensive Care, Royal United Hospital,
Bath, UK

Joy E. Curran
Consultant Anaesthetist,
The Queen Victoria NHS Foundation Trust,
East Grinstead, West Sussex, UK

Philippa Evans
Consultant Anaesthetist,
Great Ormond Street Hospital, London, UK

Andrew D. Farmery
Consultant Anaesthetist,
The John Radcliffe Hospital, Oxford, UK

Chris Frerk
Consultant Anaesthetist,
Northampton General Hospital,
Northampton, UK

Priya Gauthama
Airway Fellow,
Northampton General Hospital,
Northampton, UK

Ankie E.W. Hamaekers
Consultant Anaesthetist,
Maastrict Universitair Medisch Centrum,
Maastricht, The Netherlands

John Henderson
Consultant Anaesthetist,
The Western Infirmary, Glasgow, UK

Eric Hodgson
Principal Specialist and Honorary Lecturer,
Department of Anaesthesia,
Critical Care and Pain Control,
Addington Hospital and
Nelson R. Mandela Medical School,
University of Kwa Zulu Natal,
Durban, South Africa

Jeremy A. Langton
Honorary Reader in Anaesthesia,
Peninsula College of Medicine and
Dentistry and Consultant Anaesthetist,
Derriford Hospital, Plymouth, UK

Andrew D.M. McLeod
Consultant Anaesthetist,
Royal Marsden NHS Foundation Trust,
London, UK

Abhiram Mallick
Consultant Anaesthetist,
Anaesthesia and Intensive Care Medicine,
Leeds General Infirmary, Leeds, UK

Viki Mitchell
Consultant Anaesthetist,
University College London Hospitals,
London, UK

James Nicholson
Specialist Registrar,
The Queen Victoria NHS Foundation Trust,
East Grinstead, West Sussex, UK

Anil Patel
Consultant Anaesthetist,
Department of Anaesthesia,
The Royal National ENT Hospital,
London, UK

Adrian Pearce
Consultant Anaesthetist,
Guy's and St. Thomas' Hospital, London, UK

Will Peat
Specialist Registrar,
St James' University Hospital,
Leeds, UK

John Picard
Consultant Anaesthetist,
Imperial College Healthcare NHS Trust and
Honorary Senior Lecturer,
Imperial College, London, UK

Mansukh Popat
Consultant Anaesthetist and
Regional Advisor in Anaesthesia,
The John Radcliffe Hospital, Oxford, UK

Brian Prater
Consultant Anaesthetist,
King's College Hospital,
London, UK

Mridula Rai
Consultant Anaesthetist,
The John Radcliffe Hospital,
Oxford, UK

Om Sanehi
Consultant in Anaesthetist,
Trafford Healthcare NHS Trust,
Manchester, UK

Jane Stanford
Consultant Anaesthetist,
St. George's Hospital,
London, UK

Richard Vanner
Consultant Anaesthetist,
Department of Anaesthesia,
Gloucestershire Hospitals
NHS Foundation Trust,
Gloucester, UK

Peter J.H. Venn
Consultant Anaesthetist,
The Sleep Disorder Centre,
East Grinstead,
West Sussex, UK

Steven M. Yentis
Consultant Anaesthetist,
Chelsea and Westminster Hospital and
Honorary Senior Lecturer,
Imperial College,
London, UK

中译本序一

保证呼吸道通畅，维持正常的气体交换，是接受麻醉患者、严重创伤患者、呼吸心搏骤停患者等危重患者抢救时必须首先解决的任务，是维持机体各器官功能正常的基本保证，也是麻醉及重症医学科医师必须掌握的重点技能。近年来，在中华麻醉学会及全国麻醉医师的共同努力下，麻醉学科得到了快速发展，部分教学医院临床麻醉死亡率已经低于 1/200000，接近欧美发达国家标准。然而，由于我国地域广阔，人口众多，麻醉医师严重缺少，全国不同地区与级别的医院麻醉死亡率差距仍然存在，其中气道管理设备、技术、管理的落后仍然是围术期患者死亡的重要原因之一。因此，提高麻醉科医师及重症医学科医师的气道管理水平，对于促进围术期患者的医疗安全，减少患者死亡率仍然具有重要的意义。

在国内外众多麻醉学与重症医学专家及天津科技翻译出版有限公司的共同努力下，《气道管理的核心问题》（第 2 版）中文版由长江大学附属第一医院、武汉大学人民医院和北京大学第三医院的众多麻醉医师共同翻译，国内多家教学医院知名麻醉学专家及美国多位华人麻醉学专家共同审校。《气道管理的核心问题》（第 2 版）是气道管理的经典教科书，也是国内外气道管理指南的重要参考书籍。全书共分 32 章，从气道管理基础生理、不同气道管理工具的使用方法，到不同特殊疾病患者的气道管理，进行了全面和系统的综述。希望该书能够成为住院医师气道管理培训的必备工具书，成为主治医师手边重要的参考书！

刘进
中华麻醉学会前主任委员
四川大学华西医院麻醉科主任

中译本序二

麻醉医师有许多看家本领，而其中气道管理是最重要和最值得骄傲的技术和能力。因为在麻醉所有危象中，气道和呼吸相关危象治疗时间窗最短，也是麻醉相关死亡和并发症最主要的原因，如何管理好气道是麻醉医师保障安全和质量的永恒主题。

气道管理，尤其是困难气道管理并不容易，在过去更是如此。20 世纪 80 年代，我做麻醉住院医师时，遇到困难气道的患者，我的老师们用他们多年的临床经验，靠聆听患者呼吸音经鼻腔插入气管导管。那时我便暗下决心，一定要学习老师掌握这样的“绝技”。斗转星移，随着科学技术的发展，解决困难气道的新技术越来越多，如喉罩、纤维支气管镜、可视喉镜等，使气管插管不再那么困难。

是不是气道管理就不再是问题呢？当然不是。由夏瑞、夏中元和李民教授主译的《气道管理的核心问题》（第 2 版）给出了很好的答案。这本专著从基础到临床，从技术介绍到专科气道管理，系统而详细地介绍了气道管理的核心问题。可以说，你熟悉了这本专著，就能熟练掌握气道管理技术，就能了解关于气道管理的知识、技能和判断思维，患者的安全就会得到保证。

衷心希望更多的中文读者能从本译著中受益，我相信它会帮助我们提高气道管理能力，保证患者安全。

熊利泽

中华麻醉学会主任委员

第四军医科大学西京医院院长

中译本前言

保障气道通畅是维持机体功能正常的基本条件，也是抢救患者的首要任务之一。气道管理是否成功与妥当，直接关系着患者的安危。一名合格的麻醉医师必须掌握气道管理的相关基础理论、基本知识和基本技能，熟悉各种气道管理工具的使用，以及具备迅速建立人工气道、实行人工通气、确保有效气体交换的知识和技能。无论是过去、现在还是将来，普及和提高麻醉医师的气道管理知识和水平，确保患者安全，对降低围术期死亡率具有重要意义。因此，气道管理策略和技术将是麻醉医师临床工作中面临的一个永恒的主题。

由 Ian Calder 和 Adrian Pearce 教授主编的《气道管理的核心问题》（第 2 版）分为气道管理的基本理论和基础知识、各种气道管理方法、各专科及特殊患者的气道管理、相关伦理和法律问题以及气道管理相关知识问答等 5 个部分，系统地阐述了气道管理的核心问题和热点。该书主要由长江大学附属第一医院、武汉大学人民医院和北京大学第三医院的众多麻醉医师共同翻译，国内外知名麻醉学专家审校，并由两位资深麻醉学专家主审，相信此书对于提高临床医师，尤其是麻醉医师的气道管理水平可起到一定的推动作用。由于水平有限，翻译中难免有错误和不足，希望同行批评指正。

在此书的翻译与校对过程中得到了国内外众多麻醉学专家的帮助、支持与指导，在此一并表示感谢。

夏瑞　夏中元　李民

前言

在第1版的前言中我们就提到过“在气道管理中，医疗技术与科学知识的完美结合是非常不易的”，6年之后的今天，在完美解决气道管理问题上我们的观点仍存在差异。然而，现在的气道管理设备和策略都有了很多更新，我们希望读者能受益于这些进步。第2版加入了一些新的篇章，大部分陈旧的材料也进行了修订。

其中一个重大改进是我们开始认识到气道管理中“人为因素”的作用。继航空工业后，医学领域也意识到在高度紧张（或者枯燥乏味）下的医学治疗过程中，人为的错误或疏忽，和技术方面的失误一样，会带来同样严重的后果。在撰写这本书时，我们已经有了国家层面（英国）有关气道管理方面的统计数据。气道管理方面的意外事件比我们想象的要多得多。

毫不夸张地讲，气道管理攸关生死。在发达国家，我们欣然发现某些疾病，比如儿童会厌炎，发病率已经显著降低。但是人口年龄的增长以及年龄相关并发疾病的增加带来了新的问题。肥胖症常发于富裕的社群，甚至是年轻人的一种现代疾病，给气道管理带来了新的挑战。在本书中，Barrett和Hodgson撰写的新章节对在资源缺乏的情况下如何处理这类气道问题提出了解决途径，引人深思。

我们俩人的麻醉生涯已接近尾声了，至此，我们要特意感谢两位杰出的学者，感谢他们的奉献——Andranik“Andy”Ovassapian和Archie Brain。Andy Ovassapian（1936—2010）卒于赫尔辛基欧洲麻醉学会议期间。Andy虽生于伊朗却一直在芝加哥生活，在芝加哥的36年间他换了多份工作。他是纤支镜引导气管插管方面的先驱，他编写的教科书是这方面最权威的著作。Andy于1955年创建了气道管理协会，于1998年建立了第一个闻名的气道管理研究与培训中心。他无私地把自己的一生奉献给教育，他是我们伟大的朋友。

Archie Brain于1942年出生在日本。他发明的喉罩是公认的继气管导管（见第9章）后气道管理方面最伟大的发明。他于1995年获得马格尔金奖。

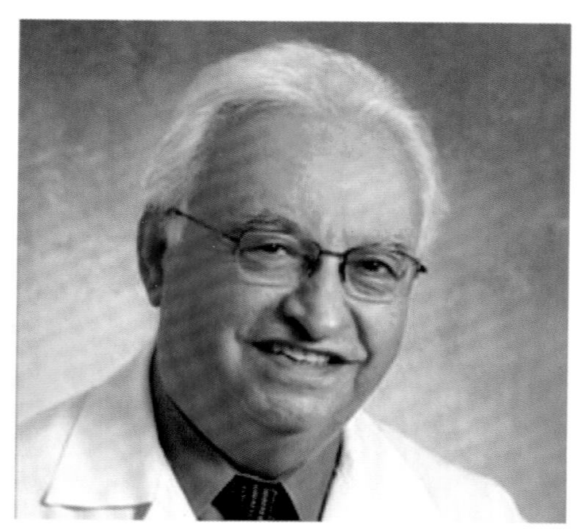

Andranik Ovassapian（1936－2010）

Ian Calder
Adrian Pearce
2010
（王云　译）

目 录

第一部分 基础理论

第1章 气道相关解剖

John Picard

不论多么精致的内衣，就其本身而言也是相当单调的，但与内衣相关的内容却令人兴奋。解剖学也是这样，单纯的局部解剖学知识十分单调，似乎只是为学究们准备的。因此，本章内容将选择性地介绍与临床麻醉相关的成人头部、颈部和气道等器官解剖知识。

一、口腔

舌是口腔内的主要器官，它是参与进食和发音的重要肌肉结构。麻醉医师关注的是舌体大小。舌可发生急剧肿胀（当血管神经性水肿时）或肥大（如唐氏综合征、黏液性水肿、肢端肥大症、糖代谢疾病以及其他疾病）。

血管神经性水肿能引起整个喉部的肿胀，阻碍鼻与口腔的呼吸，为了生存，有必要形成一个经皮的声门下气道。少见的巨舌症（与下颌下间隙有关）能阻碍直视喉镜的检查。用适当的力度使喉镜片推挤舌根后部，一般可以直视见到声门。如果舌体太大，或者下颌发育障碍，推开舌体后，可能看不到声门。

在口腔内，舌类似于剧院的伸展式舞台。它被两排牙齿（剧院前排和环形包厢）和一系列活动天窗、翼形结构和幕布所包围（图 1.1）。

每颗牙都由钙化的牙本质、牙骨质和牙釉质组成，其内的空腔含有血管和神经（如果牙是存活的）。每颗牙由牙根与牙周骨之间的牙周膜包绕。如果一颗牙齿被意外的敲掉，越快还原它至牙槽越

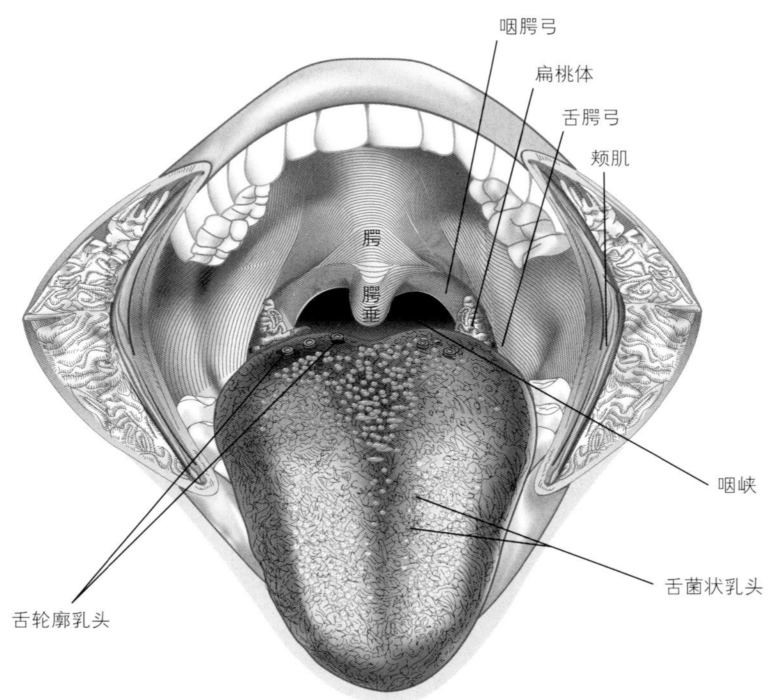

图 1.1　口腔。

好。如果牙底是干净的，牙齿可以放回原处；如果污染了，首先用生理盐水或者全脂牛奶清洗牙底，之后，牙科医师能用夹板固定牙齿。如果一颗移位的牙齿不能立刻复位，全脂牛奶是最好的储存介质；髓腔暴露于生理盐水或者更差的水中会失去活性。牙周膜韧带的钙化是不可避免的，可以导致牙齿变得易碎、变色，可能引起牙齿的破碎、松动、脱落。

口腔的底部被外科医师打开后就像一个陷阱。例如，在颌面部手术中，经口腔和经鼻插管均能阻碍外科手术径路（骨折为经鼻插管的相对禁忌证）。如果不能长期进行支持通气，采用经下颌下插管可避免气管切开术。下颌下区域是指从下颌下三角(二腹肌前腹和后腹之间)到口腔底部的区域，避开了唾液腺和舌神经，即使在牙关紧闭时也能使气管导管通过口腔。

口腔两侧是黏膜组织，包绕了腭舌、腭咽的肌肉组织（从前往后）。在两侧黏膜组织之间各有一个扁桃体（成人可能无法直视到，但是儿童扁桃体可能过于肥大而伸展到中线处，以至于阻碍喉镜片）。舌咽神经行走于腭弓黏膜下（朝向舌后部），可在此被阻滞（在口腔内部，容易混淆周围的包绕组织。正确区分腭舌弓和腭咽弓，通常将它们命名为咽门和支柱）。

口腔两翼由软腭控制，软腭往上移动能将鼻咽与口腔以及口咽分隔开来（吞咽时），或者往下移动可以隔离/屏蔽咽喉与口腔（咀嚼时）。

包绕咽部气道通路的软腭本身含有骨性结构（上颌骨、下颌骨、椎骨及颅底）。当清醒时，咽喉肌群张力维持了气道的通畅。但是一旦患者进入睡眠、镇静中或者麻醉中，肌肉张力降低，气道通畅程度可能取决于骨骼与软腭体积的平衡。如果患者软腭部分较多、小下颌、颈项短粗就可能存在有阻塞性睡眠呼吸暂停综合征的风险。

二、鼻

空气经过鼻的加湿、加温后，通过鼻咽部进入肺，麻醉医师似乎对鼻的这些功能并不关心。然而，鼻的内外解剖结构都与麻醉息息相关。

鼻由两个鼻腔组成，鼻腔是连接前鼻孔与鼻咽部的通道。每个鼻腔内衬有特殊的血管黏膜，丰富的血流灌注避免了因蒸发导致的局部低温和干燥。这也意味着轻微的损伤也能引起大量出血。

鼻黏膜的神经分布非常复杂（每个鼻腔不少于9个神经支配），因此，在局部麻醉时最常选择的是最强效的局部麻醉药物。据说，仰卧位的患者直接注入一种局部麻醉药是非常有效的，麻醉药通过引力可以直接到达靶组织。例如在功能性内镜检查鼻窦的手术之前，如果要使麻醉药向头部延伸到鼻腔，头必须向后靠(保持头低足高卧位倾斜，肩部下垫枕头)。为了便于麻醉药沿着纤支镜预设的通路流动，需要头低足高卧位，而且一些感觉纤维通过对侧的翼腭神经节。因此，在局部麻醉时，即使只有一侧手术，也应该行双侧鼻腔麻醉。

每个鼻腔被三个鼻甲分隔，三个鼻甲由中线往侧面延伸（图1.2）。鼻腔底部与下鼻甲之间的间隙比下鼻甲与中鼻甲之间的间隙大。而且纤支镜通路越大，转动纤支镜通过软腭朝向声门时的损伤越小。考虑到两者的原因，保持纤支镜位于鼻腔底部有利于它的通过。同时，鼻窦的开口和向鼻腔的引

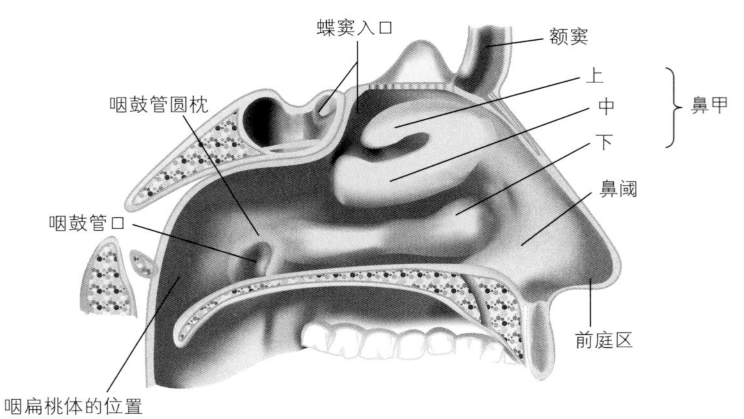

图1.2 鼻腔外侧壁。

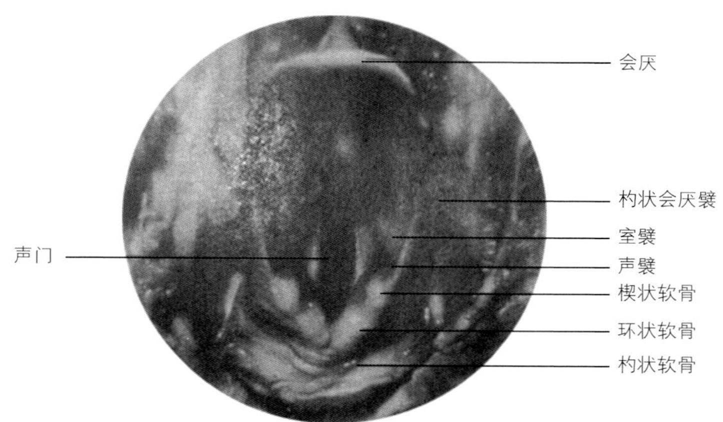

图 1.3　成人喉部解剖标本。

流通道朝向下鼻甲头端，因此，鼻腔异物朝向下鼻甲的尾端可避免阻塞气道或者引起鼻窦炎。

经鼻腔盲探插管引起的损伤值得注意。在颅底骨折时，整个鼻腔被阻断，通过气管导管给予大脑氧供。明确的气管内插管选择尽可能直径小的气管导管。凝血功能紊乱和颅底骨折为经鼻插管的禁忌证。鼻的形态决定了面罩的贴合程度，鼻骨太大时，气体可以从面罩两侧逸出；鼻骨太小，气体从面罩中间逸出。

三、声门和会厌

人类的喉常常被认为是发音器官（图 1.3）。更特别之处在于，喉可以用来歌唱。它固有的肌群很复杂，但是不都与麻醉相关，仅声门附近的肌肉与麻醉相关。因此，这部分的命名由喉镜检查后准确描述。正如一个贪吃的人面对精选巧克力一样，盒子的细节只有一小部分与之相关，关键是进入喉，必须通过会厌和声门。

会厌具有保护声门的作用，防止胃的内容物反流。它的工作模式类似于脚踏启盖式垃圾桶的盖子。通常会厌保持半开，允许呼吸。但是在吞咽时，会厌与喉头合在一起，类似于盖子盖住箱子，会厌越柔软越大，它越适合声门，但是会阻碍直视喉镜。给予适当的麻醉深度后，将喉镜置于会厌谷，并向前上方提起，使会厌提起远离喉头，暴露声门。但是如果一个麻醉状态的患者处于仰卧位，会厌较长而且松弛，它可能落下并遮盖住声门，除非它处于喉镜片上方 (图 1.4)。弯喉镜片作为一种选择，使用时置于会厌根部，适用于之前的方法（或许这样与气道管理关系更大，与解剖关系不大）。相反，如果会厌周围组织粘连（例如放射疗法后），将阻碍直视喉镜的置入，使插管变得更加困难。

舌根部舌扁桃体肥大可能阻挡会厌，进而阻碍声门，就像箱子的盖子可能被迫盖住。在标准检查中，无症状、无法察觉的扁桃体肥大，可能严重地阻碍气道控制。

喉以上的喉头黏膜由喉上神经内支支配，喉以下的喉头黏膜由喉返神经支配，喉返神经也支配喉的内附肌（环甲软骨肌由喉上神经外支支配）。喉上神经内支为单纯的感觉神经，可以被阻滞，不用担心发生麻痹不全。但是喉返神经负责内收喉头，更糟的是，外科手术轻微损伤该神经就可以引起喉头剧烈收缩。因此解剖学认为，喉头以下的黏膜根本不能被局部麻醉。

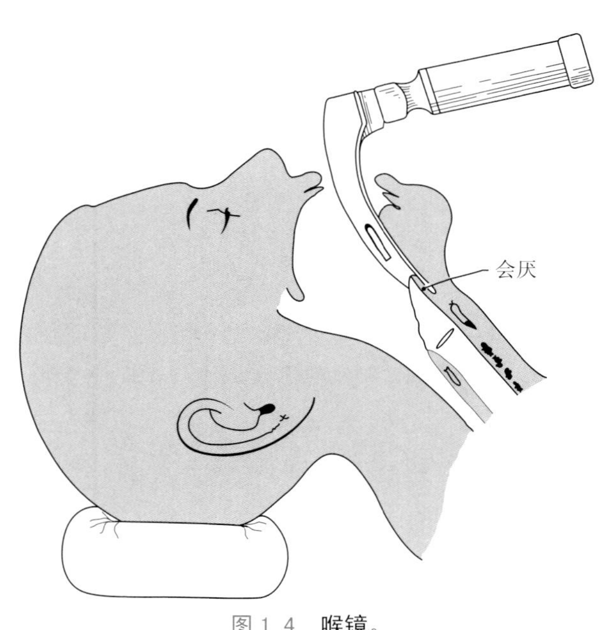

图 1.4　喉镜。

四、声门下气道：环甲膜穿刺术和气管切开术

“如果不能通过，就绕过它”：如果牙齿、舌、会厌或者声门阻碍了喉头的通路，更简单的方式是环甲膜穿刺和气管切开术，通过皮肤直接到达气管。

如果气管导管必须依次通过声门到达气管隆嵴，在操作前需要表面麻醉。事实上，甲状软骨与第一气管环（环状软骨）之间的间隙在正常颈部容易触及，它仅被皮肤、疏松蜂窝组织、环状软骨膜覆盖（图 1.5）。因此在理论上，针或者套管能穿透到达气管，且穿过前面的组织没有出血风险。但是食管位于气管正后方，针能贯穿气管后壁损伤食管。而且，环状软骨与甲状软骨之间的间隙不能容纳常规通气所需的气管导管的大小，可以使用一些气体喷射装置。

大号的气管导管朝向尾侧稍用力即能进入气管（手术或者经皮穿刺技术）。但是食管位于气管正后方，经皮穿刺气管可能损伤气管后壁从而损伤食管。而且，气管越贴近胸骨离皮肤越远。甲状腺峡部位于第 2~4 气管环上，灌注腺体的甲状腺下静脉紧贴中线朝向胸廓，在颈短患者中，穿进气管时位于胸壁上的左头臂静脉可能被刺破。环甲膜穿刺和气管切开术之前，可以使用超声鉴定这条静脉和其他血管以及在气管内的血管位置（见第 28 章）。

五、气管和支气管树

类似于喷气式客机的机翼，表面上看似简单的气管，其实十分复杂。气管通过气管软骨保持开放。在最头侧的环状软骨为完整的环形（事实上，环状是指类似于一个环）。剩下的类似于 C 形，弧度向前。这个结构不仅帮助支气管镜定位，也决定了气管的多变性。气管肌（环状韧带）连接相邻的两个 C，气管肌形成了气管后壁。如果气管肌收缩使气管半径减少（同时 C 形结构聚拢在一起），气道阻力增加，无效腔通气量降低；相反，当气管肌松弛时，气道阻力降低，无效腔通气量增加。因此，正如在机翼中，气管形状能适用于不同的通气比率（图 1.6）。

支气管树的分支在气管远端，气管最初的分叉是不对称的。气管隆嵴是偏向中线左侧，左主支气管比右主支气管细长且走向更倾斜，经气管坠入的异物更易进入右主支气管。而且在成人，左主支气管约长 4.5cm，右主支气管在发出分支到右上肺叶之前仅长 2.5cm。目标越大，越易击中。因此，如果左主支气管是目标，而不是右侧，不堵塞一侧肺叶支气管也很容易隔离肺。

颈部俯屈时，气管缩短；颈部后仰时，气管延长。如果一个气管内导管固定在口腔，剩下部分位于气管隆嵴之上，颈部处于中立位，当颈部俯屈时，气管导管可能刺激气管隆嵴甚至插入一侧支气管。

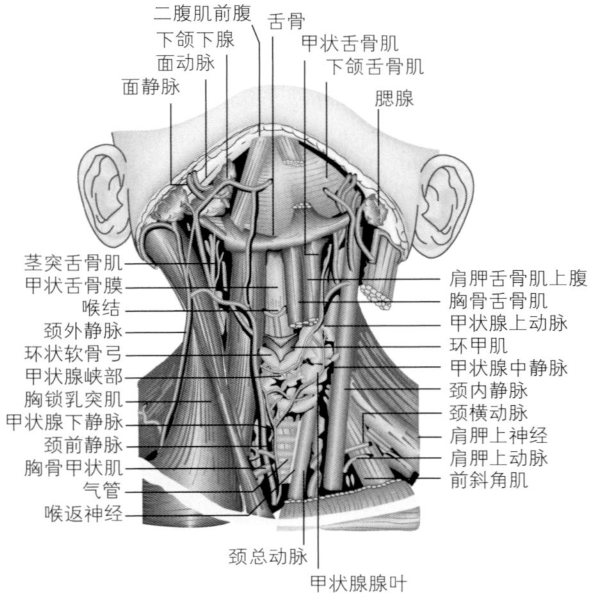

图 1.5　甲状腺和颈前区。

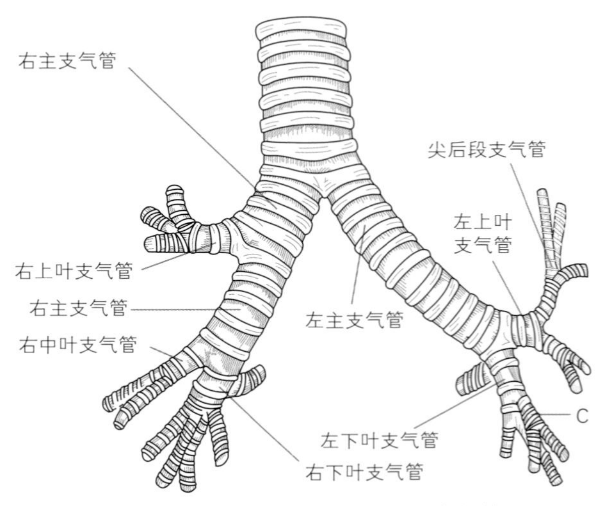

图 1.6　主支气管、叶支气管和段支气管。

六、张口度与颞下颌关节

人类在过去的进化中，直到石器时代，能咬合紧和张大口才成为人类口腔的两大优势。

咬合和张口似乎是相互矛盾的两个动作。例如，在人类，强而有力的撕咬依赖于一大块融合的下颌骨和肌肉，肌肉以某种方式插入关节中获得更大的杠杆作用（图 1.7）。（对于蛇来说，正好相反，两块下颌骨和一块上颌骨均可以独立移动，它们的肌肉嵌入相关的接缝，提供了更大的张口度，但是咬合能力差。）

对于大多数人而言，通过半脱位可以达到一个合适的张口度。当下颌关闭时，下颌骨头位于颞骨的下颌窝内。但是当下颌打开时，下颌骨头被翼外肌拉出下颌窝。不是通过转动下颌骨头，而是下颌骨绕着下颌孔旋转（接近于颞肌和咬肌附着位点）。围绕下颌孔旋转可以达到强而有力的咬合和满意的张口度。在关闭时，磨牙相会，下颌骨头转向颞下颌关节接点，咬肌和颞肌通过杠杆作用工作。但是在下颌骨最大程度张开时，它改变了接头位点，咬肌和颞肌没有被动牵张，骨接点互相没有冲击。正常门牙间距的下限为 37mm。张口度随着年龄的增加逐渐减小，一般女性的门牙间距较小。

张口度的大小也取决于颅与颈的位置为俯屈 / 仰伸。头处于拉伸位促进张口。正常人类颅与颈的接点中立位伸展大约 26° 时，达到最大张口度。如果中立位的伸展受到限制，将降低 1/3 的正常门牙间距。因此，颅与颈伸展性欠佳的患者在气道管理方面将受到“双重限制”。

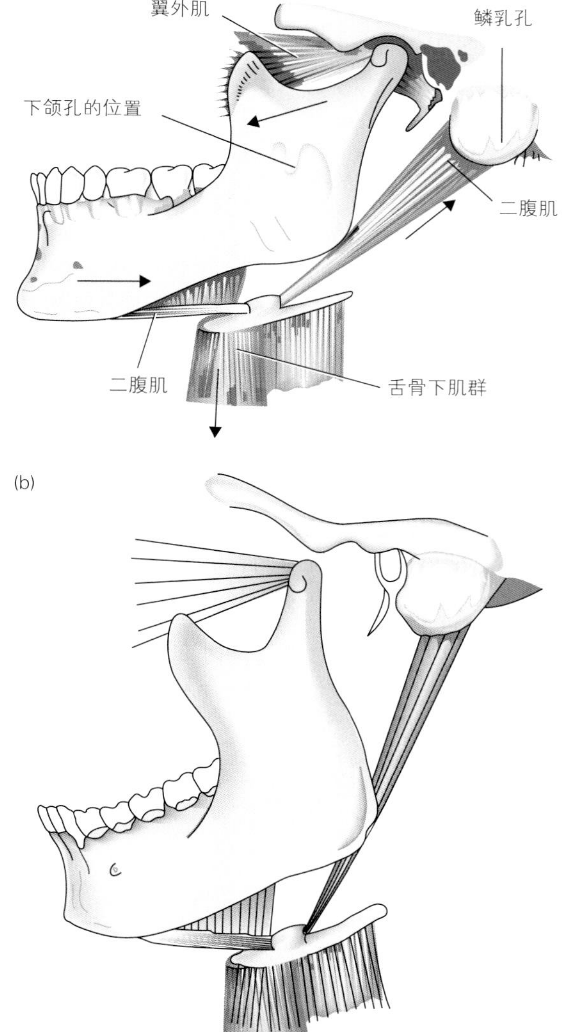

图 1.7　(a) 下颌骨及肌肉的运动；(b) 口张大时下颌骨的运动。

七、颈椎

颈椎具有活动性和力量强度的特征。活动性源于多块骨头排列在相对短的距离内（如腕关节一样），力量强度源于关节面的几何位置和韧带牵拉。

寰（C_1）枕关节与寰枢（C_2）关节与其他脊椎关节不同。枕骨髁功能位时处于近尾端，静止时位于寰椎外侧，类似于摇摆木马中电车轨道的轴承：头向前俯屈（直到齿突触及颅骨）和向后仰伸；也可以侧屈和环转运动，但是不能旋转。然而，寰椎可以以齿突为轴旋转。寰椎绕轴的旋转运动被寰椎前弓所限制（图 1.8）。

另外，韧带有稳定关节的作用：

- 翼状韧带位于齿突与枕髁之间——可防止头部过度前俯旋转运动。
- 寰椎十字韧带的横韧带位于寰椎两侧，齿突后方——防止寰椎前移越过齿突。
- 盖膜为后纵韧带向上的延续，覆盖于齿突后方，向上附于枕骨——点头时防止齿突后移，头伸展位处于紧绷状态。

颅底的基本功能单位由寰椎和枢椎组成，称为枕寰枢复合体。在这个复合体的正常运动中气道管理比较容易，不论是面罩给氧（提下颌）还是直视喉镜检查。颈椎运动的量化并不容易。在人群中有很大的变异性，移动范围也随着年龄的增大而减

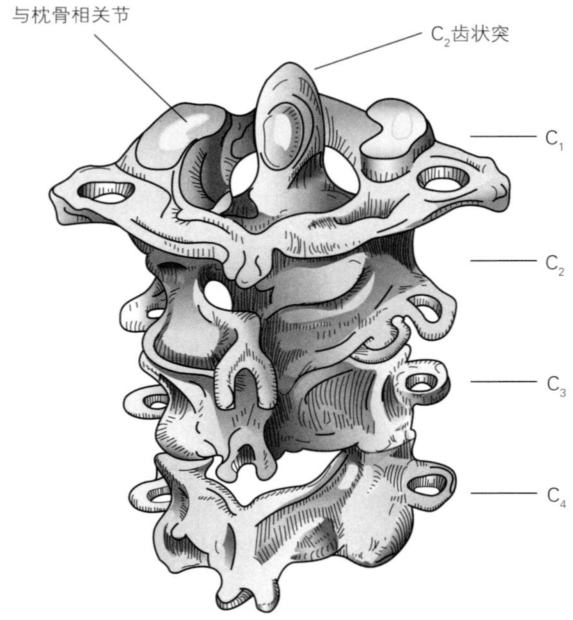

图 1.8　**寰椎和枢椎。**

退。Wilson 建议在前额处与其成直角放置一根铅笔。在俯屈 / 仰伸期间铅笔扫码角度应大于 80° 。另一种方法是，对眼角与耳郭之间的连线平行，比较水平线或者垂直线。距中立段的正常伸展范围大约是 60° 。这个试验很吸引人但遗憾的是，其实用性不强。具体方法就是让试验者使用像长笛一样窄长的香槟酒杯。如果酒杯中倒满酒，饮酒时酒杯的边缘将会碰到试验者的鼻子，为了饮酒，试验者的头必须偏向一侧。但头 - 颈椎运动功能受限的患者就无法偏头来完成此试验。

枢椎以下的椎体承担更多的常规功能。它们在每个骨关节面形成关节。在关节面处于中立位，椎体之间的碰撞限制了仰伸和俯屈的幅度。

与本章中其他部分一样，正常颈椎很大程度上阻碍了麻醉时的气道管理。直视喉镜很容易从口腔、咽、喉这条路线推进。在实践中，这意味着需要枕寰枢复合体的伸展和枢椎以下的颈椎最低限度的运动。

八、要点

• 环甲膜的定位为经皮穿刺紧急建立气道提供了更简单的方法。

• 食管位于气管后方，容易被穿透气管的针误伤。

• 正常张口的机制很复杂。

• 枕寰枢复合体对气道管理影响大。

（朱韦柳　亢留玉　译　　王云　吴安石　校）

推荐读物

Calder I, Picard J, Chapman M, O'Sullivan C, Crockard HA. 2003. Mouth opening – a new angle. *Anesthesiology*, **99**, 799–801.

Crosby ET. 2002. Airway management after upper cervical spine injury: What have we learned? *Canadian Journal of Anaesthesia*, **49**, 733–744.

Greenland KB, Cumpston PH, Huang J. 2009. Magnetic resonance scanning of the upper airway following difficult intubation reveals an unexpected lingual tonsil. *Anaesthesia Intensive Care*, **37**, 301–304.

Hernández AF. 1986. The submental route for endotracheal intubation. A new technique. *Journal of Maxillofacial Surgery*, **14**, 64–65.

Pemberton P, Calder I, O'Sullivan C, Crockard HA. 2002. The champagne angle. *Anaesthesia*, **57**, 402–403.

Sawin PD, Todd MM, Traynelis VC, et al. 1996. Cervical spine motion with direct laryngoscopy and orotracheal intubation: An *in vivo* cinefluoroscopic study of subjects without cervical abnormality. *Anesthesiology*, **85**, 26–36.

Sinnatamby CS. 1999. *Last's Anatomy: Regional and Applied*. Edinburgh: Churchill Livingstone.

Wong DT, Weng H, Lam E, Song HB, Liu J. 2008. Lengthening of the trachea during neck extension: Which part of the trachea is stretched? *Anesthesia and Analgesia*, **107**, 989–993.

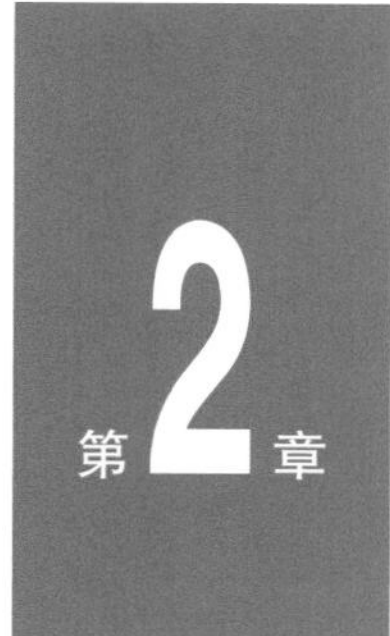

第2章 呼吸暂停和缺氧的生理

Andrew D. Farmery

道德约束使得许多重要研究课题无法进行下去。比如一个简单的问题，一个呼吸暂停患者将能存活多长时间？就不能准确回答。

一、缺氧的分类

“细胞呼吸”发生在线粒体水平，电子通过线粒体呼吸细胞色素从电子传递供体[还原型辅酶II（NADH）]转移到“还原的”氧分子（O_2）上。该氧化还原反应产生能量使二磷腺苷（ADP）转化为三磷腺苷（ATP），从而为所有的生物过程提供能量。如果氧分子不能在这个反应中还原，该生物化学反应即告失败，就会发生细胞缺氧。根据 Barcroft 最初的分类，细胞缺氧可能有 4 个独立的原因。

根据数学方程式（见图表 2.1），这 4 个参数中有 3 个会影响氧输送。方程式右侧出现紊乱时会减少输送到组织中的氧供（$\dot{D}O_2$）。

在我们的分类中，细胞缺氧第 4 个原因是组织中毒性缺氧，比如氰化物或一氧化碳中毒。在组织中毒性缺氧中，氧输送的过程中没有氧的缺乏。细胞和线粒体部分氧分压（PO_2）可能比平均值还高，但氧缺乏的原因在于氧分子的还原过程中电子转移的失败。一氧化碳中毒这个例子非常有利于我们充分了解缺氧的分类。

严重一氧化碳中毒的死亡机制是什么？

一名用吸入发动机废气自杀未遂的患者被送入了医院，他处于惊恐状态，医护人员通过 Hudson 面罩给患者呼吸富氧空气。他的血红蛋白浓度是 15g/dL，他的碳氧血红蛋白比为 33%。但患者后来却死亡。什么机制导致他的死亡呢？

让我们根据图表 2.1 Barcroft 结果分析每一个参数。

低氧性缺氧是不太可能的。假设没有发生肺损伤，该患者呼吸空气，其动脉血氧分压（氧分压）很可能正常，或呼吸纯氧时升高。动脉血氧分压能反应肺的气体交换功能，且不受血红蛋白浓度或当前血红蛋白种类的影响。

一个常见（但错误）的答案是，由于一氧化碳具有很高的血红蛋白亲和力，并且由于碳氧血红蛋白没有氧气的承载能力，氧输送到组织过程被破坏，导致细胞缺氧和死亡。这是明显错误的，如果总血红蛋白浓度为 15 g/dL，碳氧血红蛋白分数是 33%，则有 10 g/dL 正常血红蛋白。因为动脉血氧分压是正常的完全饱和的。虽然这样构成了功能性贫血，但是贫血缺氧机制不能作为死亡原因，因为 10 g/dL 的血红蛋白浓度几乎是不致命的。

循环性缺氧也不太可能是其原因，因为机体的代偿机制有可能提高心输出量。

在这种情况下细胞死亡的相关机制应该是组织中毒性缺氧。正如一氧化碳对于血红蛋白上的血红素有高亲和性，它同时还与线粒体上呼吸细胞色素中的含铁血红素蛋白亲和性高。一旦结合，电子转移便会中断，尽管组织的 O_2 供应丰富却不能被还原，生物能量衰竭。一氧化碳中毒，碳氧血红蛋白的存在只是作为患者曾经暴露于一氧化碳中的一个提示。它通常不是死亡的机制的一部分。

二、氧供缺乏的不同影响

图表 2.1 中的方程式表明，$\dot{D}O_2$ 是 3 个 Barcroft 变量与 1 个系数 k 的简单的乘积。因此，乍看起来，无论 $\dot{D}O_2$ 缺乏是否是由于血液疾病、低灌注或低氧性缺氧，都应该引起相同程度的细胞缺氧。下文中我们将看到的，由于血液性和循环性 $\dot{D}O_2$ 缺乏有几

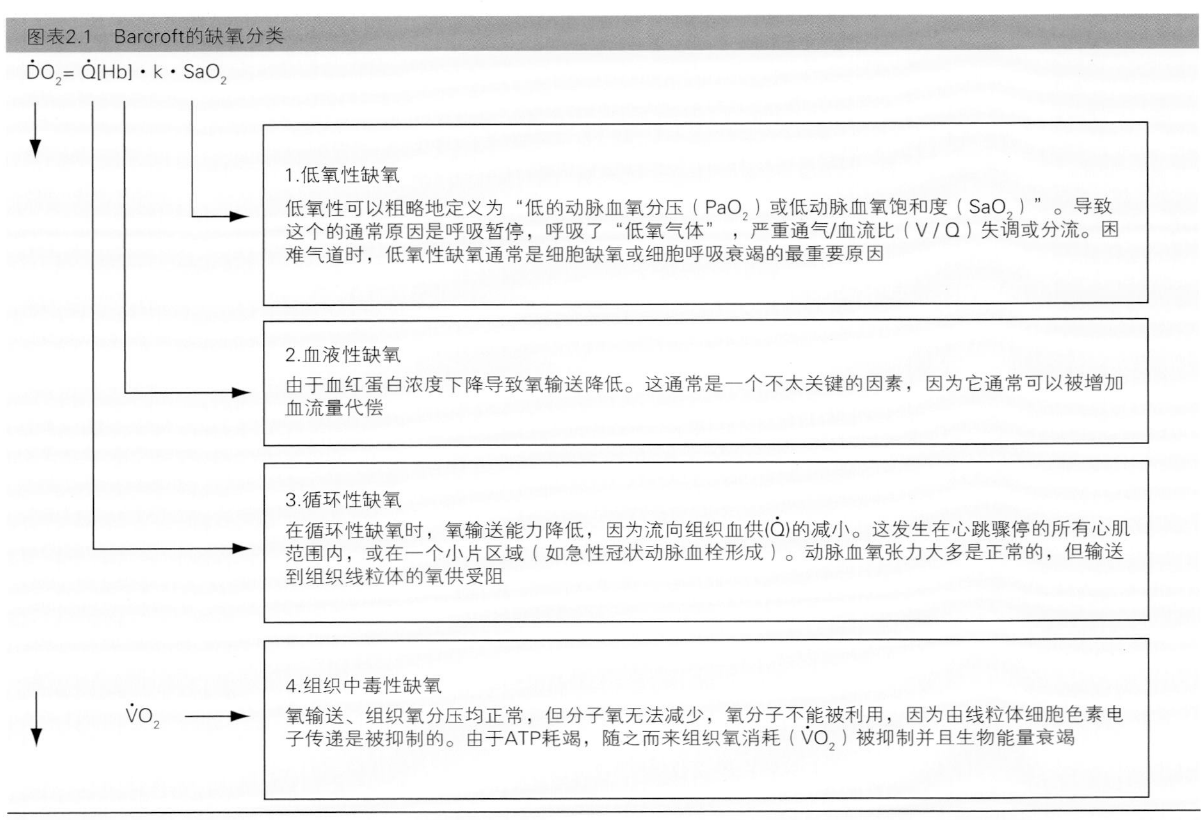

图表2.1 Barcroft的缺氧分类

$\dot{Q}$是心输出量，[HB]是血红蛋白浓度，SaO_2是动脉氧合血红蛋白饱和度。k为常数可在分析中忽略。$\dot{Q}$、[HB]和SaO_2不足分别导致循环性缺氧、血液性缺氧和低氧性缺氧。

乎相同的后果，而由于低氧性缺氧 $\dot{D}O_2$ 缺乏却是非常独特和重要的。

1. 血液性和循环性 $\dot{D}O_2$ 缺乏

实验和理论模型显示，[HB] 和 Q 这两个变量并不相互独立，它们的乘积 $\dot{Q}$[HB] 决定氧输送和细胞氧合。例如，如果血红蛋白浓度减半，血流量增加了 1 倍，氧输送和细胞氧合保持不变。它也遵循了由于血红蛋白浓度减少所致的细胞缺氧程度（而血流量保持不变）等于成比例减少的血流量所致的细胞缺氧程度（缺氧而血红蛋白浓度保持不变）。这是因为，这些变量只能决定氧气到组织的流量，而且它们都只有这一个作用。

2. 低氧性 $\dot{D}O_2$ 缺乏

低氧所致 $\dot{D}O_2$ 减少，在某些情况下对组织缺氧的影响大于由于循环性缺氧 / 血液性缺氧所致的等量 $\dot{D}O_2$ 减少导致的组织缺氧。如果在 Barcroft 的分类情况下分析此情况，这似乎有悖常理。这是因为 Barcroft 的分类只关注于 O_2 运输至（O_2 流量体积）组织毛细血管这一个过程，即 O_2 从毛细血管转移到细胞和线粒体内。

虽然这是事实，动脉血氧饱和度（SaO_2）决定氧输送如同 Q 和 [HB] 一样，毛细血管内的 PO_2 从毛细血管内运送 O_2 扩散到组织细胞。因此，低氧性的影响是双重的：它不仅减少动脉中的氧通量（通过减少血氧饱和度），同时它也减少 O_2 通过毛细血管输送到组织的量（通过降低 PO_2）。

在细胞水平的氧分压大约是 3~10mmHg（1mmHg=0.133kPa），在线粒体大约 1mmHg。该 PO_2 在组织毛细血管中大约是 40mmHg，根据 Fick 定律 PO_2 梯度驱动的 O_2 从毛细血管向线粒体扩散。图 2.1 显示 $\dot{D}O_2$ 的下降对细胞摄取和消耗的 O_2（VO_2）能力的影响，以及如何通过循环性缺氧 / 血液性缺氧、低氧性缺氧机制来决定 $\dot{D}O_2$ 的下降。可以看出，随着 $\dot{D}O_2$ 下降，VO_2 仍然不变，直到一个临界 $\dot{D}O_2$，$\dot{D}O_{2crit}$ 就是这个临界值，低于此值细胞氧的摄取和利用开始降低。$\dot{D}O_{2crit}$ 代表在 O_2 输送中细胞缺氧的

开始。在正常组织（粗实线），细胞缺氧被认为是从

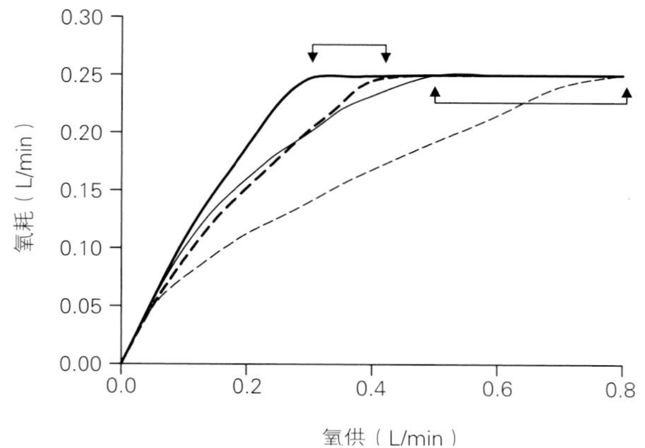

图 2.1　细胞氧耗（VO_2）与氧供（DO_2）之间的曲线关系图。实线代表循环性缺氧 / 血液性缺氧。虚线代表低氧性缺氧。加粗实线代表正常未出现显著氧气扩散障碍的组织毛细血管细胞。细虚线代表有显著扩散阻力的组织，如水肿或休克。当 $\dot{D}O_2$ 下降时，$\dot{V}O_2$ 起初保持恒定，并且满足了正常的代谢要求（0.25L/min）。当 $\dot{D}O_2$ 下降到一个临界值 $\dot{D}crit$（箭头所示）时，细胞氧耗开始下降并开始出现细胞缺氧。当有扩散屏障存在时，低氧性和循环性缺氧 / 血液性缺氧的两者间的临界值 Dcrit 的差增加。[Redrawn from Farmery and Whiteley (2001).]。

$\dot{D}O_2$ 下降到 0.4L/min 开始出现低氧性缺氧，而如果机制是循环性缺氧 / 血液性缺氧，细胞则可以耐受较低 $\dot{D}O_2$。换言之，细胞更易受低氧性缺氧损伤。

根据 Fick 定律，O_2 扩散量不仅仅取决于局部压力梯度，同时也受毛细血管和细胞距离的影响，其间的距离在水肿状态（如果间质占体积增大就会增加毛细血管到组织细胞的距离）和休克后毛细血管复张时（如果离细胞最近的毛细血管复张，其距离就会增加）将增加。这也许可以解释为什么循环性缺氧 / 血液性缺氧和低氧性缺氧之间会有差别，缺氧对细胞的氧气吸收障碍的作用被扩大，因此氧气扩散运输降低。这个效果也在图 2.1（细虚线）所示。

三、呼吸暂停时的动脉血氧去饱和的速率

我们已经看到，在细胞缺氧的发展过程中低氧性缺氧起到的重要作用是不言而喻的，在困难气道的情况下，低氧性缺氧的主要原因是气道阻塞。所以了解其中低氧性缺氧发生机制，并且确定影响该过程发展速度的因素就很重要。

一旦呼吸暂停（同时伴有气道阻塞）时，肺泡氧分压、肺毛细血管氧分压开始下降。呼吸暂停时，肺泡和肺毛细血管之间的气体交换成非线性。二氧化碳分压升高的部分和由于二氧化碳蓄积所导致的 pH 值降低，不断影响氧 - 血红蛋白解离曲线的形状，非线性地影响动脉血氧饱和过程。PO_2 输送过程中的变化和混合静脉血中 PO_2 的变化之间的时间滞后使得该数学模型更加复杂。图 2.2 显示出了在阻塞性呼吸暂停中 6 种不同的生理紊乱的动脉血氧去饱和度曲线。图 2.2（a）所示，在肺容积较小的时候动脉血氧解离释放加快（如可能发生在仰卧麻醉患者）。图 2.2（b）所示，呼吸暂停发作时的最初的肺泡氧气浓度值也是很重要的。在各种非线性数学系统中，初始肺泡氧张力越低，氧解离释放速度就越快。这对部分气道阻塞 [肺泡氧分压（P_AO_2）减少]，完全阻塞发生之前的患者有重要的意义。图 2.2（c）所示，在呼吸暂停期间任意指定时间点降低此时血氧饱和度，但饱和度降低的速率是不变的。图 2.2（d）显示了代谢率增加（可能发生在败血症，或在严重气道阻塞呼吸挣扎时）会加快动脉血氧去饱和速率，而这种效果将在氧解离释放的过程中进一步扩大。图 2.2（e）及（f）是在呼吸暂停时，低血容量和低还原血红蛋白浓度如何增加动脉血氧去饱和速率。这部分是由于血红蛋白作为氧的载体，而贫血和低血容量状态下全身血红蛋白减少。低血容量还具有其他效果，可导致每搏输出量和心输出量的降低。降低的心输出量导致更低的混合血氧饱和度，如果存在分流，这个越来越低的混合静脉血氧饱和度会导致动脉血氧饱和进一步降低。这样，动脉低氧性不仅在细胞缺氧过程起到重要作用（如上所讨论的，也见图 2.1 ），而且在呼吸暂停、贫血、低血容量和伴随血氧饱和度降低的低流量状态中，都显著减少氧输送，氧输送的降低是这三个方面共同的结果。这些因素的相互作用描绘在图 2.3 。

还值得注意的是，在图 2.2 中每一个小的生理紊乱都造成动脉血氧解离释放的速率产生较大变化的整体效果，这可能就是麻醉诱导常见的一个“典型的”患者。这显示在图 2.4。

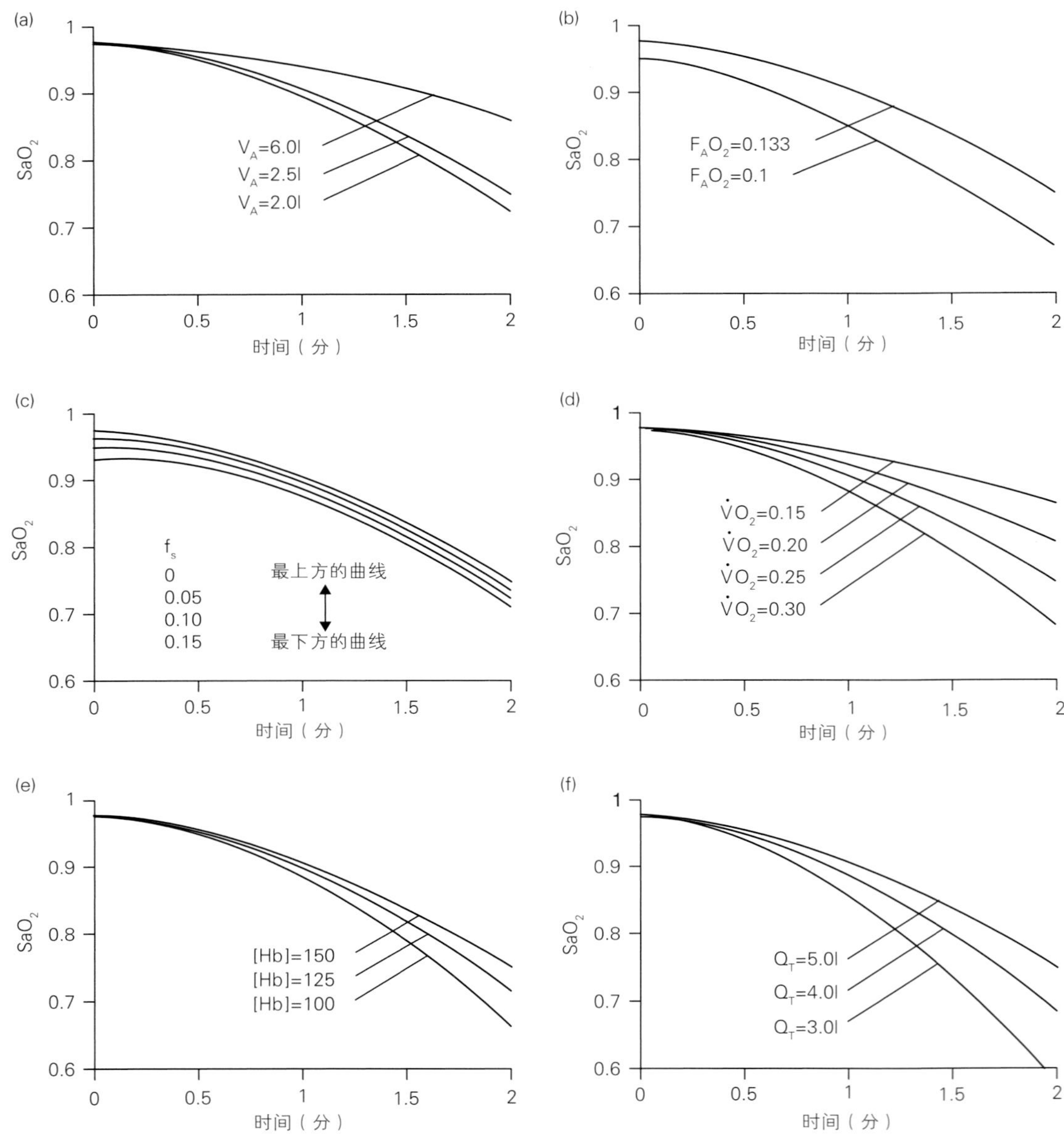

图 2.2 （a）肺容积（V_A，单位 L）在呼吸暂停时对血氧饱和度的影响；（b）初始肺泡氧气浓度 FAO_2 对在呼吸暂停期间血氧饱和度的影响；（c）从 0%～15%的分流率（fs）在呼吸暂停期间血氧饱和度的影响；（d）氧气消耗率（$\dot{V}O_2$）从 0.15~0.3L/min 在呼吸暂停期间血氧饱和度的影响；（e）血红蛋白浓度［（HB），g/L］在呼吸暂停期间血氧饱和度的影响；（f）总血量在呼吸暂停期间血氧饱和度的影响。[Reproduced with permission from Farmery and Roe (1996).]。

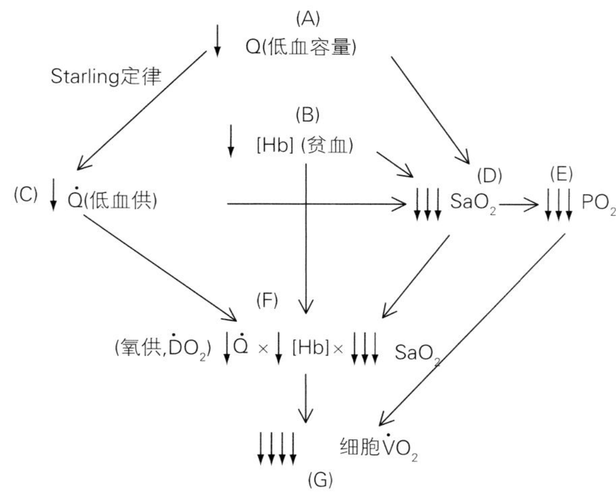

图 2.3　在呼吸暂停过程中，Q 和(HB)(低血容量及贫血)分别通过 A-D 和 B-D 途径增加氧解离释放的速率。由于低血容量可以导致心输出量减少，它还可单独通过 A-C-D 途径减少动脉的氧饱和度。氧输送通过直接(C-F 和 B-F)和间接(A-D-F、B-D-F、A-C-D-F)这两个途径发挥作用，因此对变量紊乱更加敏感。减少氧输送可减少细胞摄氧(经路径 F-G)，在图 2.1 中以实线表示。此外，低氧性(具有低毛细血管驱动 PO_2)可以独立地导致细胞的 O_2 吸收量的减少(通过通路 E-G)，在图 2.1 中以虚线表示。

四、麻醉期间低氧血症

麻醉期间发生低氧血症原因可分为以下三类：

• 氧气供应问题：这通常涉及设备故障导致缺氧混合气体的输送。麻醉前仔细检查，并在气体出口或呼吸系统的吸入侧使用氧气监测将消除此原因。

• 呼吸道氧气输送问题：通气不足的原因很多，

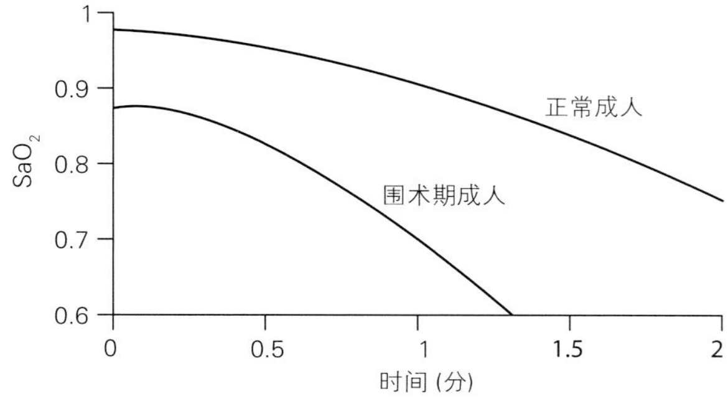

图 2.4　一个围术期成年患者可以观察到在发生一些病理生理紊乱后动脉血氧去饱和速度的变化。血红蛋白 =10g/dL，心输出量 =4L/min，初始 P_AO_2=10kPa，初始 P_ACO_2=8kPa，肺容量 =2.0L，分流分数(F_S)=0.1。[Reproduced with permission from Farmery and Roe (1996).]。

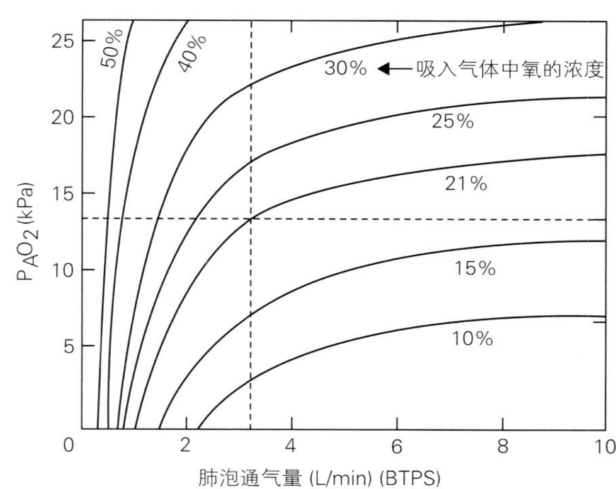

图 2.5　氧浓度，肺泡通气及动脉血氧分压的关系。

导致通气不足的原因	导致通气血流比失衡的原因
气道梗阻	麻醉
气胸	气管导管插入一侧支气管
管道不通畅或者呼吸系统不畅，呼吸机故障	气管导管插入食道
中枢性呼吸抑制	吸入性肺炎
呼吸肌减弱	肺栓塞

但最常见的是中枢性呼吸抑制、内在的气道梗阻和呼吸系统阻塞。需要注意的是，如果患者吸入高浓度氧，因为肺换气不足而导致的低氧血症将会很晚才表现出来。图 2.5 显示，肺泡通气量下降，甚至到非常低的水平，动脉血氧分压还是保持大于 30%。这清楚地强调了一个事实，即在重症监护中脉搏血氧仪无法监测通气量是否充足。

• 从肺到血液中氧气传输问题：在麻醉状态下 V / Q 紊乱经常出现。出现这种情况的机制尚不完全清楚，但通常认为是麻醉药抑制缺氧性肺血管收缩(HPV)造成的。改变体位、膈肌向头侧运动或增加胸部的血液量也是其原因。 V / Q 失衡产生低氧血症在很大程度上可以通过提高氧气的浓度来恢复。这应与血氧分流区分开来，"分流"是用来形容肺区域的一个术语，通气但不换气可能发生急性呼吸窘迫综合征(ARDS)或肺炎。如果分流分数(fs)> 30 %，增加吸入气体中氧气分数对氧合的影响不大(图 2.6)。通过增加心输出量，氧合通常可以在分流和 V / Q 异常情况下得以提高。形成这样的结果有两种机制，第一个是心输出量增加可使通气肺的灌注比非通气肺增加的多，从而降低了分流部分；第二种机制是通过增加心输出量，组织从单位体积血液中提取的氧减少，这样混合静脉血氧饱和度增

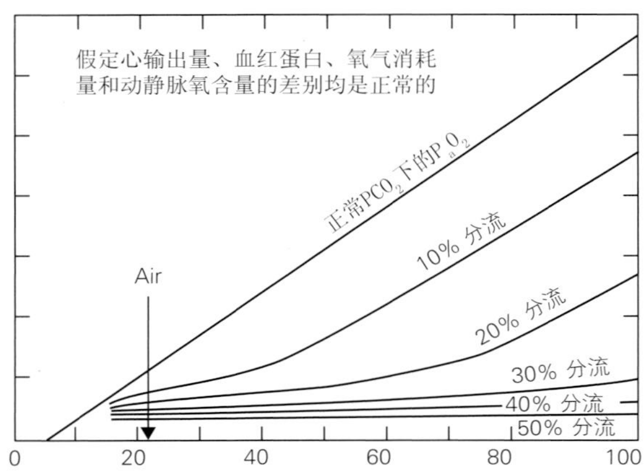

图 2.6　**真正从右到左跨肺分流时，吸入氧气浓度变化对动脉血氧分压的影响。假定心输出量、血红蛋白、氧气消耗量和动静脉氧含量之差是正常的。**[Reproduced with permission from Nunn JF. (1987) Applied Respiratory Physiology, 3rd ed. London, Boston: Butterworths.]。

加，因此，在相同的静脉混合（即分流率）的程度下动脉血氧去饱和也就减小。呼气末正压（PEEP）或持续气道正压通气（CPAP）能利用更多的肺泡和减少 V / Q 紊乱。

五、预充氧

预充氧的目的是使机体的 O_2 储备提升至最大值，在呼吸暂停期间，到临界饱和度之前耐受时间更长。预吸氧的实践中两个元素：

提供吸入 100% 的 O_2：好的预吸氧技术需要一个密闭的面罩，使患者呼吸输送的是新鲜气体，而不是夹带周围空气。正确的面罩漏气检查可通过观察其与呼吸气囊的移动进行确认。气囊是呼吸回路的一个重要组成部分，因为当患者的吸气最大流速（约 30 L/min）超过了潮气量时，气囊提供必要的氧储存。新鲜气体流量应足够高，以防止重复吸入回路中的废气，班氏回路易出现此问题。吸收回路系统受再呼吸的影响很小，但此回路本身具有较大的初始空气体积。因此，合理的做法是预充氧时总是用 O_2 的最大流量冲入回路，优选至少 10L/min。如果吸入 O_2 是 <100%，到达循环血去饱和度的临界时间将会缩短。

用 100% O_2 去氮时：其目的使肺和血液内 O_2 达到最大储备值。血液的氧储备因为预充氧的变化不大。呼吸室内空气血红蛋白的饱和度为 98%，通过预充氧上升至 100%，增加量极小。溶解在血浆中的氧气量可因局部压力增加而升高，但几乎微乎其微。

1. 血液的 O_2 含量

血红蛋白携带氧 =（HB）浓度 × 饱和度 × 1.39mL/100mL 血液

溶解在血浆中的氧 = 氧气分压（kPa）× 2.290 血浆

在预充氧时，主要变化是在肺部的氧气量。平静的呼气末，肺功能残气量（FRC）通常是 2500mL 左右。这会受患者状况或疾病的进程的影响，并因肥胖，怀孕或腹胀而大为减小。呼吸 100% 氧气，氧气的吸入是指数变化的。这个吸入方程的时间常数（t）是功能残气量或肺容积与肺泡通气量的比值（VA/ V）。假设给定肺泡通气量为 4L/min，FRC 为 2.5L，我们可以估算的时间常数是 2.5 /4=0.625 分钟。经过 3 个时间常数（1.9 分钟）这个指数过程将完成 95%。

2. 在预充氧过程中吸入氧气指数变化（典型值）

- 指数变化过程的时间常数（t）=$V_a/\dot{V}_A$ =2.5/4=0.63 分钟
- 经过 1 个时间常数（0.63 分）后
预充氧完成 37%
- 经过 2 个时间常数（1.25 分）后
预充氧完成 68%
- 经过 3 个时间常数（1.9 分）后
预充氧完成 95%

因此，合理的做法是持续预充氧进行至少 3 个时间常数，以确保最大的预充氧。应当注意，较小的 FRC 的患者会比 FRC 正常的患者预充氧快，FRC 内 O_2 储备将会减少。通过增加肺泡分钟通气量（4~8 次深或肺活量呼吸）加快动脉血氧分压上升的速度，当预充氧时间有限时是非常有用的。在预充氧前使用阿片类药物如芬太尼可以延长达到高 P_AO_2 所需的时间。

每个患者的分钟肺泡通气量和 FRC 的大小都是未知的。因此，可通过测量呼气末 FO_2 监测去氮的过程。90% ~91% 的呼气末 FO_2 表示最大预充氧化和功能残气量中的 O_2 储备 > 2000mL。为了使呼气末 O_2 指导预充氧，气体采样必须是可靠的（紧密贴合面罩）且二氧化碳分析仪上气体不应该有双向流向（用环形吸收回路不是班氏系统）。在血液和肺部预充氧后的 O_2 储备的整体增量为从 1200 mL（空气）涨至 3500 mL。

六、使用琥珀胆碱后的氧解离释放

美国麻醉医师协会（ASA）对困难气道的建议，如果全身麻醉诱导后最初的尝试气管插管不成功，麻醉医师应该"清醒插管"。"清醒"实际就是回归到未麻醉的状态允许患者有自主呼吸。这被认为是安全的做法。自主呼吸恢复前动脉血红蛋白饱和度以什么样的水平下降呢？使用临床数据和理论模型的组合，Benumof 指出，在接受了 1mg/kg 琥珀胆碱注射的患者出现完全阻塞性睡眠呼吸暂停，并在"不能插管，不能通气"的情况下，血红蛋白饱和度在功能恢复之前急剧下降。

图 2.7 显示，所有的"正常"成年人，在 10%的神经肌肉功能恢复之前发生剧烈的氧解离。

从这样的分析可以很清楚地看到，一个完全的"不能通气，无法插管"的局面，等待自主呼吸的恢复是不恰当的，应该立即进行抢救措施。Benumof 指出，这种分析忽略了同时给予的全身麻醉药的呼吸中枢性抑制作用，所以对功能恢复时间的估计偏短。

七、细胞缺氧的最后共同通路：膜电位和细胞死亡

静脉氧分压是评价毛细血管和组织 PO_2 的合理指标，在许多方面，测量静脉 PO_2（无论是混合静脉或器官特异性静脉如颈静脉）对评价组织氧合比测量动脉血氧分压更加有用。实验和临床证据表明，当颈静脉氧分压低于 20mmHg 时意识丧失（因此"组织氧分压"在此为邻界）。这个氧分压是驱动氧气扩散到最终目的地即线粒体的动力，线粒体的氧分压还不足 1mmHg。此种情况下，电子转移无法进行（没有足够的可用氧分子接受电子）。氧化还原反应减慢，且现有能源生产不足以提供 ATP 的生成。我们要讨论细胞生物能量衰竭后的事件。

组织对缺氧的敏感性各有不同，但皮质神经元特别敏感。它们以及心肌也许是临床上最重要的，因此，也是研究最多的。有人说："缺氧停止机器并击毁机器。"这句警语对神经元和心肌来说指的是缺氧摧毁了细胞的功能。在一段时间内细胞及其生存能力能够保持完整，如果缺氧被逆转，细胞功

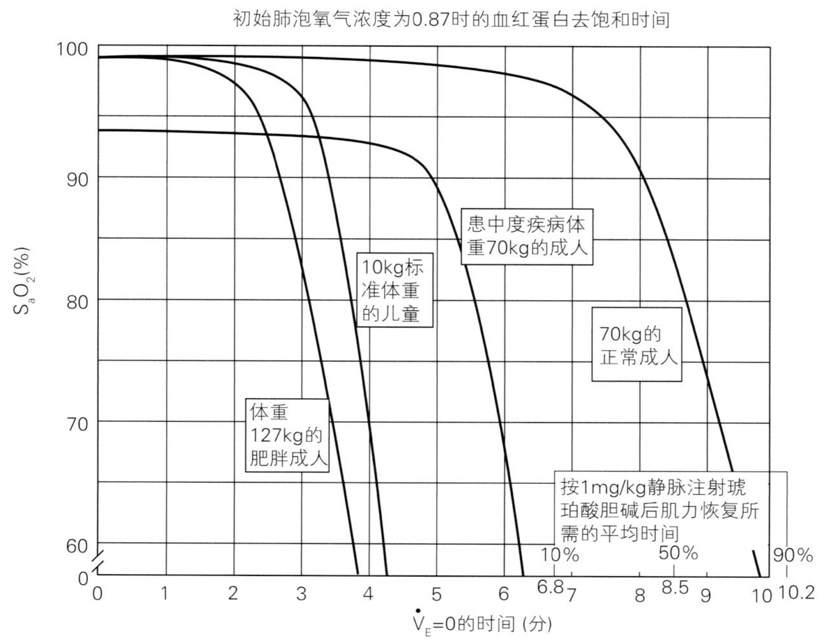

图 2.7　不同类型患者的血氧饱和度随呼吸暂停时间而发生的变化。[Reproduced with permission from Benumof et al (1997).]。

能将恢复；然而持续的缺氧损毁细胞结构。通过大量和复杂的机制，尤其是在神经元，随之而来的是加速破坏，这会导致细胞死亡。这个过程的长度是可变的，取决于组织的代谢率、血流量和许多其他因素。然而，在一些神经元可以短至 4 分钟。

缺氧和膜电位

一般情况下，活细胞的特点是有静息膜电位，而死亡的细胞没有静息膜电位。缺氧对静息膜电位的影响取决于缺氧的性质。在局部缺血（如中风），组织缺氧、血液流动停止，而在气道阻塞，发生低氧性缺氧时血流通畅（和葡萄糖供应有关），这可能害处更大。

线粒体生物能量衰竭时首先出现的新陈代谢的功能变化之一就是 ATP 枯竭和 NADH 的蓄积。从糖酵解途径可以产生少量的 ATP，这需要氧化型烟酰胺腺嘌呤二核苷酸（NAD^+），但是供不应求。必然会有 NAD^+ 通过丙酮酸转化为乳酸，从而在无氧条件下产生有限的 ATP。无氧代谢导致的细胞内酸中毒是细胞缺氧时首先检测出的变化之一。如果缺氧的本质是低氧性缺氧，血流量不变，会出现葡萄糖的供应充裕，则将加剧酸中毒，高血糖的患者特别危险。

细胞内酸中毒发作后不久，神经元的膜电位开始变化（如图 2.8 中所示）。这个作用效果是可变的，但大多数是超极化。据说，这是由于增加了钾离子通道的电导。该机制尚不清楚，但可能包括激活 ATP 敏感型钾离子通道（低 ATP 情况下电导增加）、O_2 敏感型钾离子通道或 pH 值敏感钾离子通道。神经元的超极化使它们不易受到突触活化，这可能表现为意识丧失（即“机器停止”）。

从这点来说，从膜超极化电位变化到缓慢去极化。其机制被认为是增加钾离子通道电导（初始超极化的膜）使钾离子沿浓度梯度流到细胞外。流到细胞外的钾离子是通过 Na^+-K^+-ATP 酶回收，但是该泵功能开始衰退，细胞外钾离子的增加，正如可以由 Nernst 方程来预测，静息膜电位开始去极化。作为进一步的膜电位去极化，钙离子通道被激活和钙离子涌入有助于去极化的加速。

在这一点上，如果氧合恢复，这些电生理作用便是可逆的。如果不是这样，不可逆的事件的级联反应随之而来。

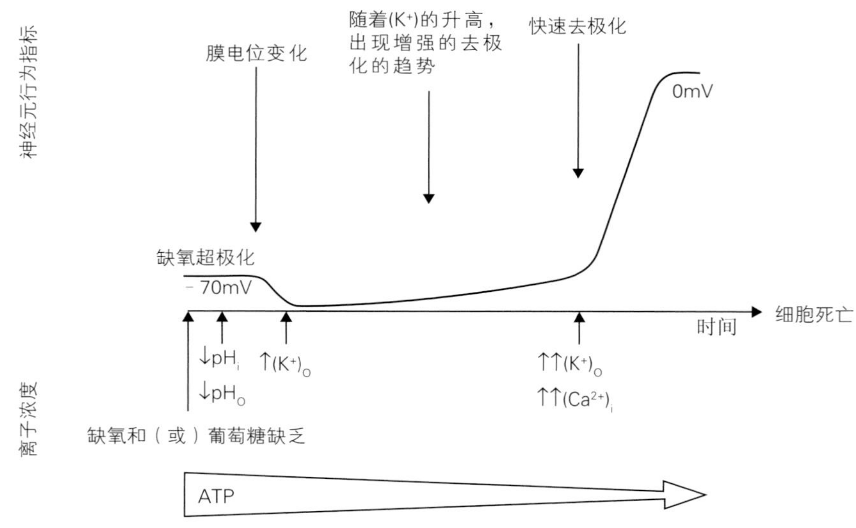

图 2.8　细胞缺氧诱导的膜电位变化。最先观察到的是细胞内和外 pH 值变化。膜电位改变发生在 15~90 秒间，通常由于增加了钾离子通道的电导而产生了超极化。钾离子从细胞内漏出。这导致细胞外钾离子的增加，特别是在灌注受限（如在局部缺血）性，由于细胞外离子和代谢物不被带走。细胞外钾离子增多导致膜逐步去极化从而激活电压敏感钙离子渠道，进一步去极化。酸中毒和去极化触发细胞内钙库释放的钙离子，反过来又触发突触释放谷氨酸。释放的大量谷氨酸刺激配体门控离子通道的开放同时产生快速的膜去极化。此时，Na^+-K^+-ATP 酶泵已停止工作，而且膜电位改变挽回损失。

在很短的时间，膜迅速去极化。这包含许多细胞事件：在 Na^{+}-K^{+}-ATP 酶泵发生故障，从细胞内储存大量的钙离子释放触发大量兴奋性神经递质（主要谷氨酸）从突触小泡释放出来，这些神经递质反过来又刺激谷氨酸受体连接的离子通道，进一步触发阳离子内流进入细胞。除了这一点，细胞存活的可能性不大。

这些事件时间是可变的。对暴露于缺血（血流停止）情况下的神经元来讲，在高血糖和温热条件下是最快的，其中的过程可能只有 1~4 分钟的时间。在保存流量和正常血糖低氧性条件下，这个过程可能在 4~15 分钟之间，取决于发作的程度和突然性。

八、要点

• 无论氧气量是否正常（氰化物和一氧化碳中毒）组织缺氧可能是致命的。

• 低氧性缺氧（气道阻塞）比血液或循环缺氧更损害细胞。

• 血氧仪测量的是血氧饱和度而不是通气。

• 一个正常的血氧饱和度并不意味着通气没有降低的危险。

• 呼吸暂停患者血氧饱和度会更快速地下降。等待自主呼吸恢复可能不是一个明智的选择。

• >90%的呼气末氧表示最大预充氧。

• 预充氧是通过增加肺内的氧含量而达到目的。

（杨啸　唐慧敏　译　王云　吴安石　校）

推荐读物

Benumof JL. (1999). Preoxygenation. *Anesthesiology*, **91**, 603–605.

Benumof JL, Dagg R, Benumof R. (1997). Critical hemoglobin desaturation will occur before return to an unparalyzed state following 1 mg/kg intravenous succinylcholine. *Anesthesiology*, **87**, 979–982.

Farmery AD, Roe PG. (1996). A model to describe the rate of oxyhaemoglobin desaturation during apnoea. *British Journal of Anaesthesia*, **76**, 284–291.

Farmery AD, Whiteley JP. (2001). A mathematical model of electron transfer within the mitochondrial respiratory cytochromes. *Journal of Theoretical Biology*, **213**, 197–207.

第3章

物理学与生理学

Andrew D. Farmery

一、气流的物理学

气体流经管道时按其特征可分为两种，即层流或湍流，通常这两种形式同时存在。在我们研究这些之前，需要熟悉一些基本热动力学概念，详述如下。

（一）层流

在层流中，虽然“流体”不同部分的气态分子有不同的速度，但这些速度的矢量是平行的，如图3.1。

对于黏性牛顿流体，如空气，可以认为其分子在光滑的薄层中排列，如图3.1所示，标记为1、2、3，最靠近管壁的分子层（层1）是静止的，并贴附在管壁上，每层的分子都可对它的邻层施加一个作用力（“剪切力”），所以缓慢移动的分子层往往会阻碍邻层的快速移动，而快速移动的分子层则倾向于拖带加快其邻层。例如层2，由层1对它施加的剪切力趋向于阻止它，但施加剪切力的其他邻层，如更快速移动的层3则倾向于增加它的速度。流体中间的分子层（如层3）最少受到边缘静止层的影响，因此速度最快。

分子层间的“黏滞力”（剪切力）是流体黏度的固有属性。对于低黏度（即光滑的）流体，其静止的边界层对邻层的“黏滞力”很小，所以每层的速度能很快上升，最终成为一体走向的中心流。对于高黏度（黏性）流体，其静止的边界层能拖拽并阻碍其邻层，该层进而会阻碍里面下一层，依此类推。其结果是，每层的速度逐渐接近中心层，使中间层的速度变慢。

在层流中，“压降”和“流量”线性相关

在层流中，压力和流量的关系类似于电压和电流。它们的关系遵循泊肃叶定律，类似于欧姆定律，如图3.2。

对流经管道的气体来说，如图3.1，各层互相滑过时产生的摩擦力（或剪切力）会产生热量，而热量又会随气体流经管道而丢失（能量丢失= 平均摩擦力 × 沿管道移动的距离）。假如平均摩擦力在沿管道的任何一点都是恒定的，那么沿管道移动一定距离后的能量丢失必定也是恒定的（或线性相关）。这将对气体流经管道的压力有何影响呢？

从表3.1的公式中可以看出，“动力学参数”一定是恒定的，因为沿着管道任意一点的分子层的平均速度是相同的。因此，通过推理，这必定意味着能量的线性下降，意味着沿着管道的压力线性下降（因为热量是沿着管道通过摩擦力释放出来的），图3.2可以解释说明遵循着欧姆 / 泊肃叶定律。

层流的关键特征在于所有流体层的速度矢量

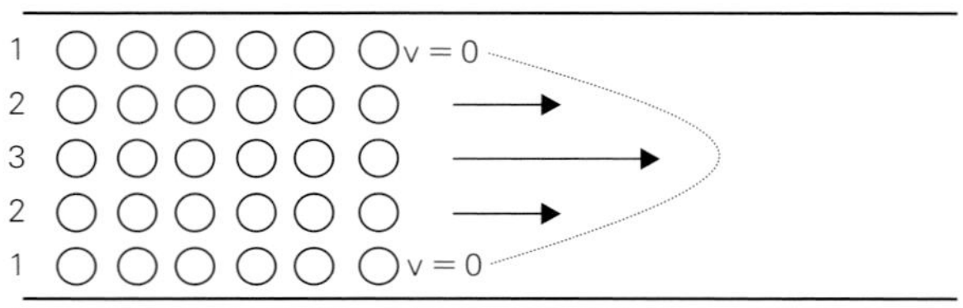

1 ○○○○○○ v = 0
2 ○○○○○○
3 ○○○○○○
2 ○○○○○○
1 ○○○○○○ v = 0

数字代表分子的“层数”，箭头代表速度矢量

图3.1　层流。

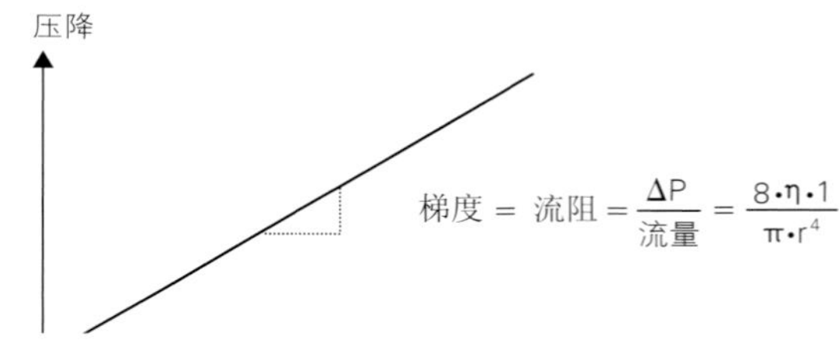

图3.2　压降与流量关系图。η= 黏滞系数，l= 管道长度，r= 管道半径。

表 3.1　伯努利定律

- 流动的气体颗粒拥有能量
- 它可能以气体的形式（即它的压力 P），或以动能的形式，来源于它的速度（$1/2\rho v^2$）
- 如果无能量损失，那么这两种能量的总和就是恒定的

$$P（势能）+1/2\rho v^2（动能）= 总能量（恒定）$$

是平行的，而且，虽然各层相对邻层来说具有不同的速度，但每个流体层都保持自己的速度，所以相对速度并没有变化，且在任何点的平均速度保持不变。层流有利于黏性流体在长而窄的光滑管道缓慢流动，这种属性可通过雷诺数 N_R 进行量化，其公式如下：

$$N_R=\frac{\rho \cdot \overline{V} \cdot D}{\eta}$$

其中 ρ 是密度，$\overline{V}$ 是平均线速度，D 是管道直径，η 为黏度。

雷诺数低于 2000 的以层流为主，雷诺数在 2000 以上则湍流占主导地位。

（二）湍流

在湍流中，分子运动不是薄层间彼此平行滑动这种有序的方式，而是打旋儿和涡流这样一个看似随意的方式。因此，在湍流中，分子不仅沿管道的长轴方向有一个线性的速度，当它们在涡流和漩涡周围打旋儿时，还有一个动荡或旋转的速度（图 3.3）。

1. 在湍流中，“压降”和“流量”是二次方关系

湍流动能由围绕漩涡旋转分子的速度引起，只能占到线性动能的百分之几，而且是一个固定的比例。由于这些分子在漩涡周围打旋儿，当它们彼此碰撞及碰到管壁时，它们的湍流动能就会被消耗。因此，与层流相比，湍流能量丢失得更快。能量丢失的速度与分子拥有的湍流动能是成比例的，反过来与平均线性动能也是成比例的。这种能量丢失由稳态压力的下降所“补偿”。

以上可总结如下：

$\triangle P$ = 能量消耗 α + 湍流动能 α + 线性动能 α / 流速^2

2. 上气道和下气道阻塞时黏度和密度的相对重要性

急性支气管痉挛的特征是远端气道的狭窄，这是由支气管平滑肌收缩和黏膜炎症引起。这一过程的发生在一定程度上累及整个支气管树，但气道阻力的增加主要是其对远端小气道的影响。这可以通过泊肃叶公式来理解：

阻力（R）= α $1/r^4$

由此，我们看到，阻力 R 的变化，与单位气道半径 r 的变化即（dR/ dr）与 $1/r^5$ 成正比。换句话说，气道越小，因为其半径越小，则阻力增加得越多。

3. 急性支气管痉挛时，有没有可能通过给予低密度气体，如氦氧混合气来增加气体流速

支气管树的第 11 级总截面积比肺叶支气管大 7 倍，所以认为气流是典型的层流。该区域的分子移动，是分子层间有序的相互滑动，它引起能量丢失和压力下降，这是气体黏度的作用而非气体密度的作用。因此为了达到一定的气体流速，通过降低气体密度使压力下降是不起作用的。氦氧混合气 70% / 30%（氦 / 氧）的密度约为 70% / 30%（氮气 / 氧气）密度的 1/5，但是其黏度是大致相同的。正因为如此，降低气体密度对总的气道阻力来说差别不大，因为阻力主要来自于以层流为主的小气道。但是急性哮喘发作时整个支气管树都可能受到影响，此时可能会有湍流。氦氧混合气是否有帮助仍有争议，但是最近一篇综述总结有证据表明它

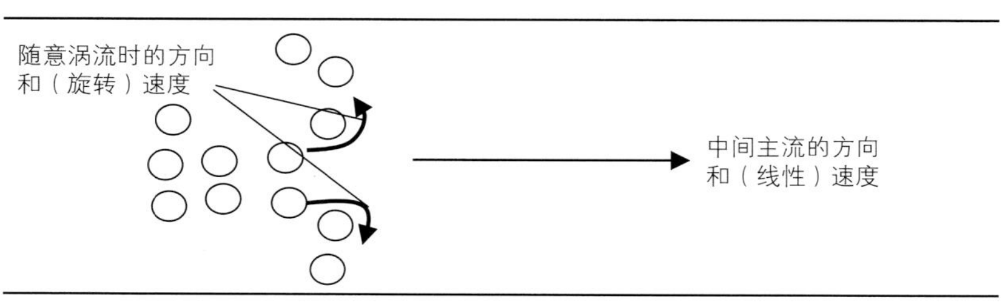

图 3.3　湍流。

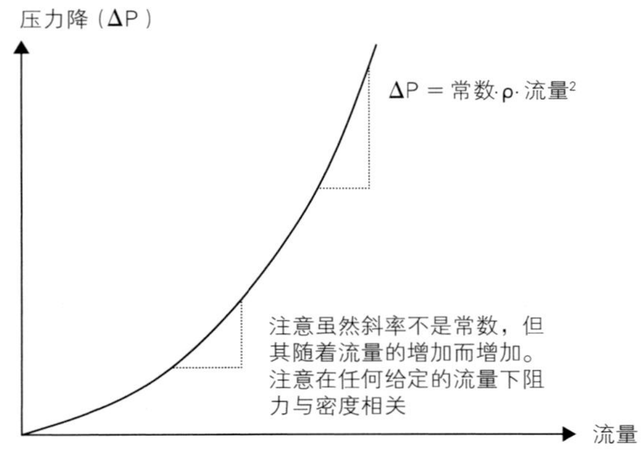

图 3.4 湍流的压力－流量关系。

是有用的，特别是在严重哮喘的情况下。

4. 在上气道阻塞时氦氧混合气有用吗

当以湍流为主时，对于一个给定的压力梯度，流速是气体密度的函数。这是因为当分子围绕漩涡高速运动时，动能的丢失是其速度和质量的属性（即密度），而不是它们的"黏性"。因此，如果气道阻力最大的地方正好在湍流发生的位置，那么在一个给定的压力梯度时，氦氧混合气将大大提高气体流速，或者气体流速不变但压力梯度变小。其临床实例包括：

- 由血肿、组织肿胀或肿瘤引起的上气道梗阻。
- 由水肿 / 感染、神经麻痹、肿瘤引起的喉梗阻。
- 由肿瘤或血管外源性压迫引起的大气道阻塞。

氦氧混合气是一把双刃剑，混合气体中氦气浓度越高，根据定义 FiO_2 越低。对于大多数有严重气流阻塞的患者，除给予 100%氧气以外的任何气体都必须谨慎。是否该给予氧化亚氮很难判断，因为它的密度比氧气更高。

二、气道扩张的物理学

（一）解剖学

上气道的解剖结构示于图 3.5。鼻咽部是坚固的骨性结构，因此不容易塌陷。同样对于气管，起支撑作用的软骨结构也是坚固不易塌陷的。然而，其中间部分，即咽部，没有骨或软骨的支撑，因此有可能塌陷。成人睡眠和麻醉时最常见的气道塌陷

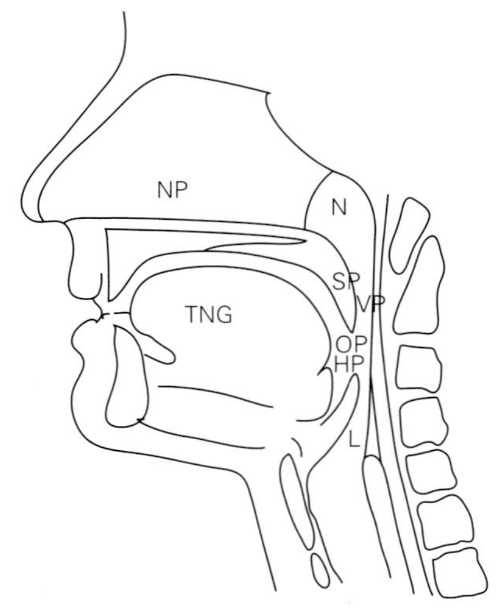

图 3.5 上气道解剖。NP：鼻咽；TNG：舌；SP：软腭；VP：腭咽；OP：口咽；HP：下咽；L：喉。

的部位是腭咽部（软腭和咽后壁交界处）。在吸入和静脉麻醉中通过放射学检查已经证实，这与先前普遍持有的观点相悖，即气道阻塞的主要部位是舌后，是由舌根后坠引起的。在一项异氟醚麻醉研究中舌根后坠仅占 2/16，其余的梗阻均发生在腭咽部和喉水平。

（二）Starling 电阻器

上气道的功能解剖可以简化到只考虑位于两个坚固部分（鼻咽和气管）之间的可塌陷部分（咽部），如图 3.6 所示。此结构如一个"Starling 电阻器"，当自主呼吸（"胸内负压"）时，气流受到限制或被完全阻止，如下所述。Starling 电阻的特性是在一定条件下为欧姆电阻（即流量仅依赖于上游压力 P_u 与下游压力 P_d 之间的差值），在其他条件下是非欧姆电阻（此时流量不依赖于下游压力，而依赖于可扩张部分的跨壁压）。

易塌陷部位的压力（P_c）值位于 P_u 和 P_d 之间，上游趋向于 P_u，下游趋向于 P_d。电阻存在三种状态，如图 3.7 所示。

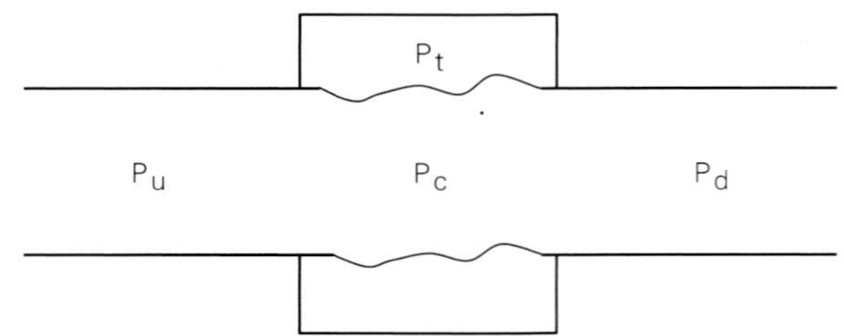

图 3.6 上气道各部分的功能解剖。P_t：组织压力；P_u：上游压力；P_d：下游压力；P_c：易塌陷部分的压力。

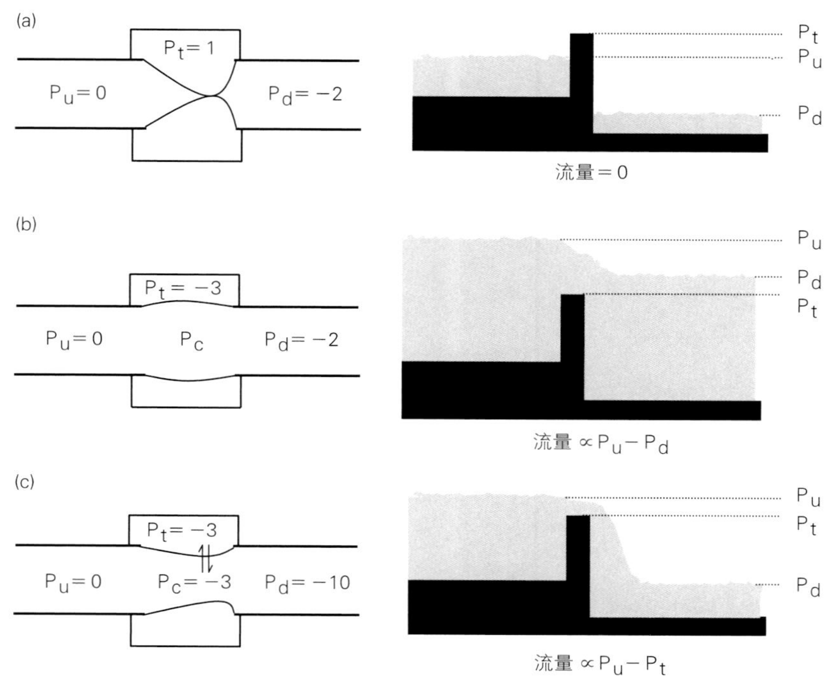

图 3.7　Starling 电阻的三种情况。

Starling 电阻类似于水流过拦河坝，上游与下游之间的高度类似于 P_u 和 P_d，而拦河坝的高度类似于组织压（P_t），如图 3.7 所示。

图 3.7 显示如下：

• 当 P_t 总是超过 P_u、P_c 和 P_d 时，可扩张部分将向内移动并完全堵塞气道，此时流量 =0。

• 当 P_u、P_c 和 P_d 总是超过 P_t 时，可扩张部分将保持开放，气道就表现为一个简易的欧姆电阻，此时流量为 α（P_u-P_d）。

• 当 P_u> P_t>P_d 时，上游端气道保持开放（此处 P_c 接近 P_u，大于 P_t），而在下游端，气道则倾向于部分塌陷，P_c 趋于 P_d，此时流量与（P_u- P_t）成比例，而不是（P_u-P_d）。值得注意的是，河流该如何通过拦河坝，不仅仅是降低下游河池的高度就可以的。

上气道与之类似也是这种情况，不能通过降低 P_d（即通过增加吸气做功）增加流量，因为这样做会使得可扩张部分进一步向内移动。因此为了缓解狭窄部位 P_d 的下降，P_c 与 P_t 须达到平衡并维持恒定。由于流量与 P_u- P_t 成正比，尽管不断增加吸气做功，它也仍是恒定的。在这种状态下流量的增加只能通过增加上游压力，如持续气道正压通气（CPAP）。

（三）狭窄部位的不稳定性

上气道内的狭窄，如肿大的扁桃体或部分舌根后坠可能是上呼吸道不通畅的关键所在。对狭窄的分析如图 3.7c 所示。在这里，气道已经向内移动直到收缩部位的压力与组织的压力平衡，因此为了缓解 P_c 的下降，除非降低 P_d，而这里已经造成的狭窄迫使气流的速度增加。根据伯努利定理（表 3.1），这将导致 P_c 下降，在一定程度上又靠气道内陷来缓解。这种不稳定的周期反复出现，直到气道塌陷。

（四）环甲膜穿刺术

当气道完全塌陷，不能实施 CPAP 或正压面罩通气时，可以通过环甲膜穿刺进行给氧。因为我们可以通过一个呼吸囊或直接间歇性连接一个挂壁式转子流量计提供巨大的推动压力，并通过相对小孔径的针给予合理“潮气量”的 O_2。不过理论上有一个风险，由于上气道受阻，气体可能排出不来，导致肺过度充气，这非常危险。

图 3.8 显示了由于 Starling 电阻的特性，这种风险非常小，而且大部分都无法实现。

O_2 进入气管到达阻塞的下游，使得 P_d 增加，超过 P_t，多余的气体则可以轻松地逸出，肺无过度膨胀

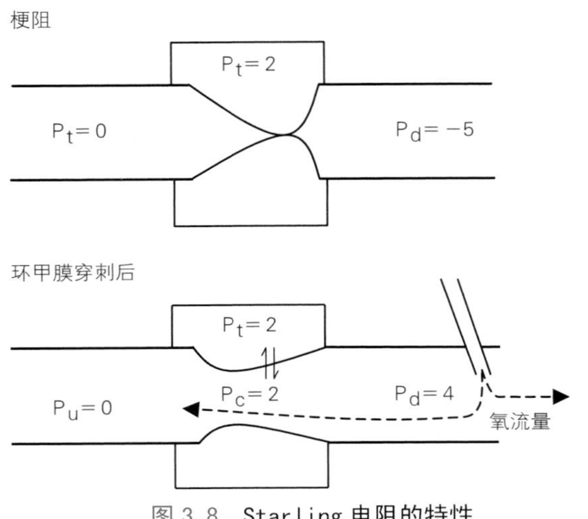

图 3.8　Starling 电阻的特性

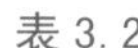

表 3.2

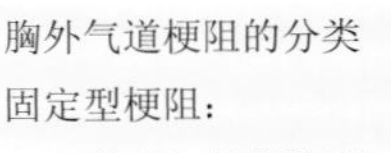

胸外气道梗阻的分类
固定型梗阻：
——喉或主气管肿瘤
——气管狭窄，气管切开后
——喉肿瘤、水肿、麻痹
——吸入异物
可变型气道梗阻：
——扩张塌陷气道（Starling 电阻）
——扩张塌陷气道伴狭窄点：扁桃体肥大，舌根后坠
——异物的“活瓣”作用

的风险。随着气道局部开放，通过面罩实施 CPAP 则有助于 O_2 沿着气管的运输和扩散，也可以控制过量的氧气逆行泄漏（从环状软骨到上气道）。

（五）流量－容积环

我们不展开讨论，仅分析胸腔外气道梗阻时的流量－容积（FV）环，相对于比较熟悉的胸内气道梗阻（如哮喘和肺气肿）的 FV 环。胸外梗阻的分类见表 3.2。

胸外气道阻塞的 FV 环形态独特，而且固定型和可变型胸腔外梗阻也不一样。图 3.9 显示了固定型和可变型胸腔外梗阻的 FV 环与正常 FV 环的比较。

正常 FV 环的特点是气体快速由肺总量（TLC）排空，在呼吸早期即到达峰值流量。此后，随着肺的排空有一个线性衰减（环中所谓的“呼气做功非依赖性”的一部分）。吸气支几乎是“半圆”形的。

固定型胸外梗阻产生的 FV 环，其吸气支和呼气支几乎是对称的。曲线更像是“盒状”的而不是“环状”的，因为最大吸气流速和呼气流速在大部分呼吸持续过程中都是恒定的。

肺有什么样的物理特性来解释 FV 环的这些差异呢？要理解这一点，我们需要考虑一些气道正常排空时的肺力学问题。图 3.10 显示了在呼气时气道各点的不同压力。吸气后屏住呼吸（图 3.10a），声门开放但没有气流，各点压力为 0（大气压）。请注意胸腔内的压力低于大气压（$-7cmH_2O$），因为该压力必须等于肺的弹性回缩压（$+7cmH_2O$），而肺的弹性回缩压往往会使肺萎缩。肺泡压力因此总是

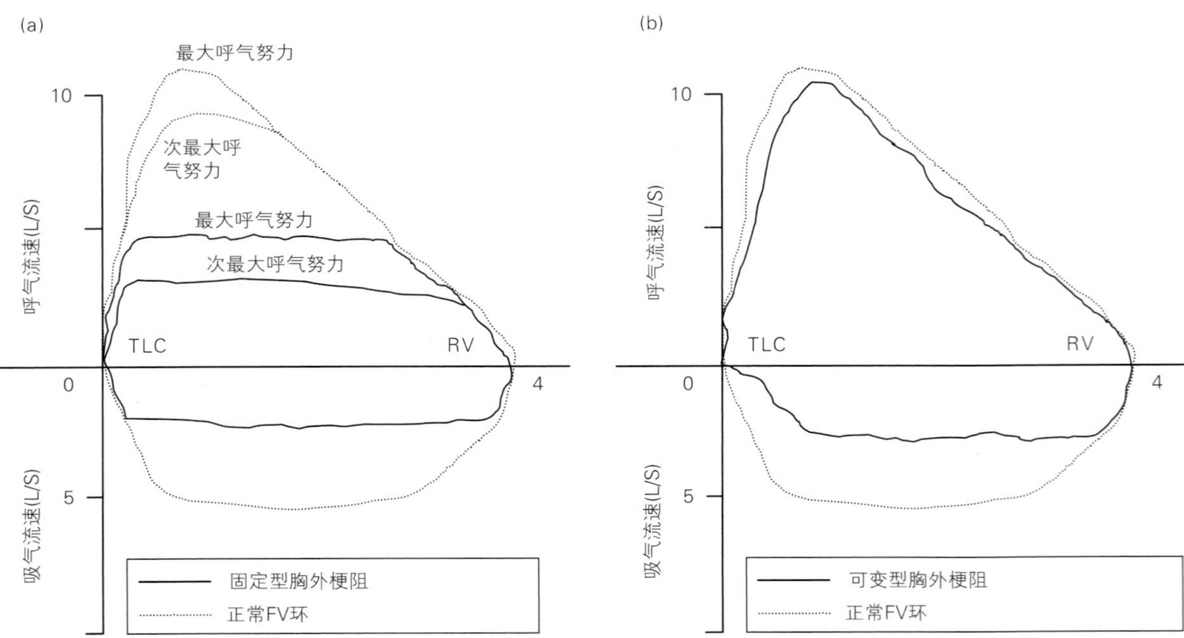

图 3.9　胸外气道梗阻的 FV 环形态

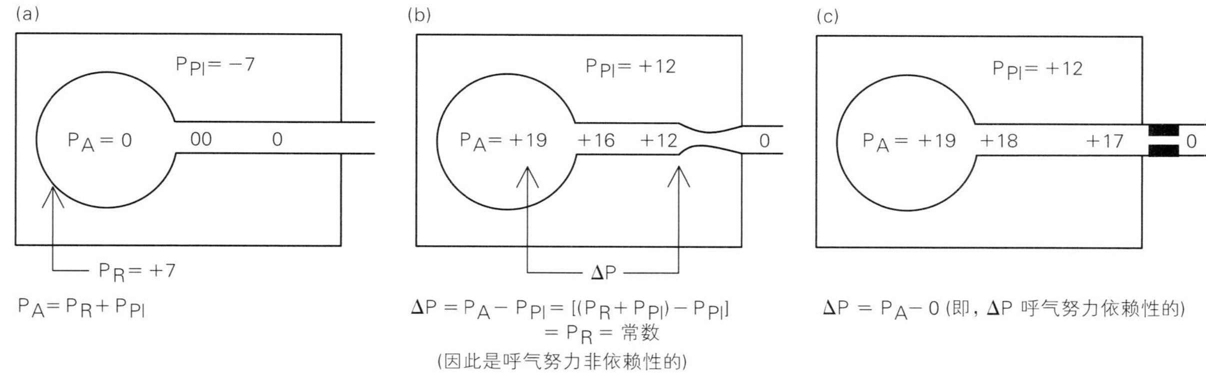

图 3.10 （a）呼气时气道各点的压力。（b）屏气时最大用力呼气。（c）正常肺力学最大用力呼气，胸外梗阻。

超过胸膜内压，超过部分等于肺的弹性回缩压（P_A=P_{Pl}+P_R）。

在最大用力呼气（图 3.10b）时，如果胸腔内压力升高达到 12 cmH_2O，则肺泡压力将等于 19 cmH_2O，气流就会沿气道产生。气流流经气道时由于气道阻力的原因使压力不断下降直到在某一点（即“压力平衡点”，或 EPP）时气道腔内压力等于胸膜压力，在此示例中为 12 cmH_2O。在该点，跨壁压力第一次变为正值并导致气道狭窄。这个狭窄使得气流加速且接近临界波的速度（即声速）。超过这个点，气流的速度则比压力波的速度更快。在这种情况下，下游压力不能向上游传递，所以下游压力对上游压力没有影响。因此，对气流的影响仅仅是“压力降 ΔP”，上游 EPP 相当于 19−12 = 7 cmH_2O。换句话说，气流的驱动压 ΔP 等于弹性回缩压这一常数。因此，随后气流将达到最大值，不受呼气做功的影响。在整个呼吸中，流量衰减的唯一原因是随着肺清空和缩小，气道的口径也变得更小，所以流量下降与肺容积而不是呼气做功成比例。图 3.9 可证实不依赖于呼气做功，即最大和次最大呼气做功的曲线显示它们呼吸后半部分的曲线大部分是重叠的。

在胸腔外气道梗阻（图 3.10c）中，在胸腔内没有压力平衡点，因为最大气流受限的地方正是胸外梗阻的位置。上游气道腔内压力始终高于胸腔内压力，所以气流驱动压 ΔP，就是肺泡内压 P_A，因此它是“呼气做功依赖性的”。这可以由以下事实证明，即最大和次最大呼气曲线在图 3.9 有明显不同的形态。

由于气道腔内压力始终高于胸腔内的压力，随着肺的变小，气道口径变小的倾向也减少（参见正常情况）。由于这个原因，尽管流量取决于呼吸做功，但它不依赖于肺的容积，因此呼气曲线有一个很长的平台。

（六）可变型与固定型梗阻的比较

图 3.9b 显示了睡眠过程中可能发生的可变型梗阻的 FV 环，其麻醉不涉及任何气道病理。这个 FV 环最主要的特点是，呼气相基本上是正常的，吸气相显著受损，其原因正是我们已经讨论过的气道扩张的物理特征（见图 3.7）。

三、桑德斯喷射器的物理特征

1967 年桑德斯描述了一个允许患者在支气管镜检查过程中通气的设备。包括一个轴向安装在支气管镜近端的 16 号针头，可以通过它间歇性地给予高压氧气。这种通气模式后来被称为“喷射通气”，除了在硬质支气管镜检中通气外，还有其他很多用途。喷射通气的使用细节在本书困难气道的章节有具体介绍。本章节的目的是描述该设备的物理特征和功能。

对于桑德斯喷射器的工作原理有一些误解。首先，由于该装置通过一个细针在高压驱动下（通常为 4 bar）将固定流量的氧气泵入，它通常被认为是一个“流量生成器”型呼吸机。由于流量生成器递送的是恒定的流量，而不考虑肺的顺应性和气道阻力，通常认为该桑德斯喷射器可能会导致有危险性的气道高压。然而，实际上桑德斯喷射器是一个“压力发生器”型呼吸机，其最大压力可以通过几何方式进行预测。标准装置产生的压力峰值约为 25 cmH_2O。

第二个误解是，该设备是根据文丘里原理来输送空气的。文丘里原理是指流体压在狭窄部位比在管腔的宽阔部位要低。然而，在桑德斯喷射器并没有收缩或扩张的部位，仅仅是通过一个细针注射器单纯地注入高速气体。空气的卷入是由于快速和缓慢空气流之间的摩擦力和剪切力，如下所述。

试想一个横截面积是 a 的小注射器放在一个横截面积为 A 的较宽的管道（如支气管镜或气管本身），如图 3.11 所示。

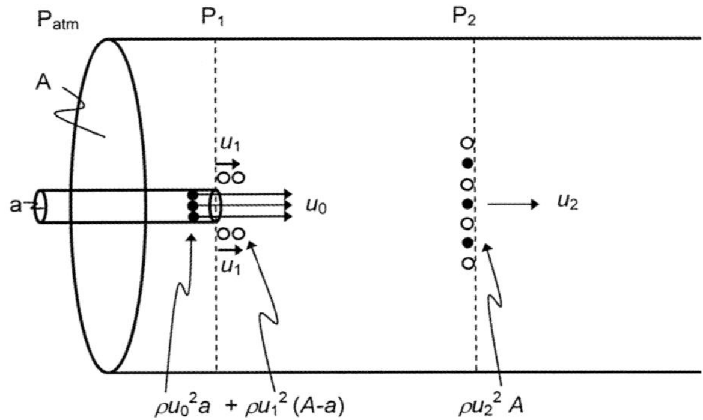

图 3.11　氧分子（实心点）通过一个横截面积为 a 的细管道以速度 u_0 向一个横截面积为 A 的宽管道喷出。在喷射器的尖端，高速氧分子与邻近静止的空气分子之间的摩擦力和剪切力将后者的速度提高到 u_1。从该点往前，空气分子被拖到一个更快的速度，氧气分子相应被拖到一个更慢的速度直到它们的速度相同，等于 u_2，此处氧气和空气均匀混合。喷射气体的动量率、进入的空气、混合气如图所示。P_{atm}、P_1、P_2 分别代表大气压、入口处压力和进入后的压力。

动量率

当驱动气体通过细针孔时高速（u_0）喷出，为了克服这个细针的阻力，驱动压必须高（比如 4 巴）。

在喷入点，氧气流和周围的空气之间会有相当大的摩擦力。这些剪切力将促使周围空气分子达到一个更高的速度，与此同时缓慢的空气分子会拖拽使得曾高速的氧分子降到一个较低的速度。直到一定的距离后，氧气和空气分子将有一个共同的速度（u_2）。在喷射器的前端，周围的空气被拖带加快，空气分子被拖动和拉开后导致压力下降（低于大气压）。这种作用被空气分子从外部进来所缓冲，因为 $P_{atm} > P_1$。

现在让我们来考虑气体分子在设备各点的动量。单位时间通过管腔的气体的体积是横截面积与速度的乘积。因此，喷射器的流量：

体积 / 单位时间 = $u_0 \cdot a$

气体的质量是体积和密度的乘积，所以：

质量 / 单位时间 = $\rho \cdot u_0 \cdot a$

动量是质量和速度的乘积，所以：

动量 / 单位时间 = $\rho \cdot u_0^2 \cdot a$

我们可以通过卷入的空气（u_1）和氧气 / 空气混合物（u_2）的动量率来重新演算，如已被写入图 3.11 中。在卷入过程的开始（即 P_1），动量率总和为 $\rho u_0^2 a + \rho u_1^2 (A-a)$，在该过程结束时（即 P_2）为 $\rho u_2^2 A$。牛顿第二定律决定了这些点之间动量率的差别或改变与施加的作用力相等。在我们的例子中，施加的作用力等于压力差乘以面积。故 $A(P_1-P_2) = \rho u_2^2 A - \rho u_0^2 \cdot a - \rho u_1^2 (A-a)$。

从这个等式可以得出，如果 P_2 升高，气体混合物的流速 u_2（以及流量）将下降。因此整个装置的输出对“反压力”很敏感。随着肺的膨胀，反压力上升到一定程度（由肺的顺应性和气道阻力决定），流量输出下降。可以预测气流完全停止（即 $u_2=0$）时的压力。在该点没有氧气卷入，驱动氧只能从气道倒流出来。这个所谓的“停滞压力”代表肺能够达到的最大膨胀压。它由 a、A 和 u_0 的值，即设备的大小和驱动压力决定。肺膨胀时的气道压力和流量分布，如图 3.12 所示，这是一个典型的“压力发生器”。

上述原理适用于喷射式吹入器，通过硬质支气管镜或直接通过开放的气道或打开的声带置入。当一个小口径针放入一个密闭的系统，例如细针通过环甲膜放置而声带关闭或上气道阻塞时，这些物理定律不适用。在这种情况下喷射通气，如前面所定义的，不能实施。这里该设备可作为气流发生器，因为充气气体的唯一来源是从注射器针孔发出的，而且一旦提供上游高压，其输出流量将对下游气道压力不敏感（即没有反向压力作用）。流量输出，并由此产生的气道压力不容易预测或测量，所以如果气道是这样时必须十分小心，以避免肺实质损伤。

可以这样说，如果气道上游持续梗阻则不能通过环甲膜喷射通气，因为二氧化碳不能有效清除，与无通气氧合或通过环甲膜套管轻柔的手控通气相比，它无任何优势。

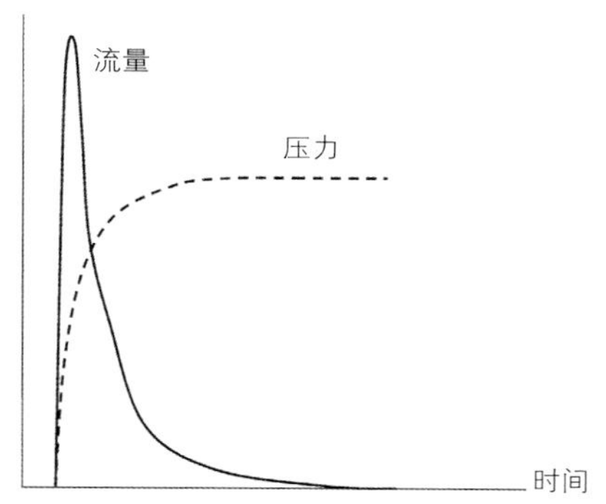

图 3.12　桑德斯喷射器肺膨胀时的气道压力和流量分布曲线。

四、要点

• 上呼吸道梗阻时气体流动往往是湍流，因此气体密度是有影响的。

• 在人体上呼吸道有一个“易塌陷”段——咽部。

• 维持咽腔气道通畅是一个复杂的神经肌肉现象。

• 在上气道梗阻时，呼气流量的影响小于吸气流量；在经气管喷射通气时，通过上呼吸道排空气体不成问题。

• 气道梗阻发生在咽水平时，不能通过增加吸气做功增加吸气流量，但可以通过提高梗阻上方施加的正压来实现。

（亢留玉　杨啸　译　林思芳　吴安石　校）

推荐读物

Bartlett D Jr, St John WM. (1986). Influence of morphine on respiratory activities of phrenic and hypoglossal nerves in cats. *Respiration Physiology*, **64**, 289–294.

Bethune DW, Collis JM, Burbridge NJ, Forster DM. (1972). Bronchoscope injectors: A design for use with pipeline oxygen supplies. *Anaesthesia*, **27**, 81–83.

Eastwood PR, Szollosi I, Platt PR, Hillman DR. (2002). Collapsibility of the upper airway during anesthesia with isoflurane. *Anesthesiology*, **97**, 786–793.

Fogel R, Malhotra A, Shea S, Edwards J, White D. (2000). Reduced genioglossal activity with upper airway anesthesia in awake patients with OSA. *Journal of Applied Physiology*, **88**, 1346–1354.

Ho MH, Lee A, Karmakar MK, et al. (2003). Heliox vs air-oxygen mixtures for the treatment of patients with acute asthma. *Chest*, **123**, 882–890.

Malhotra A, Fogel R, Edwards J, Shea S, White D. (2000). Local mechanisms drive genioglossus activation in obstructive sleep apnea. *American Journal of Respiratory and Critical Care Medicine*, **161**, 1746–1749.

Mathru M, Esch O, Lang J, et al. (1996). Magnetic resonance imaging of the upper airway. Effects of propofol anesthesia and nasal continuous positive airway pressure in humans. *Anesthesiology*, **84**, 273–279.

Nandi PR, Charlesworth CH, Taylor SJ, Nunn JF, Dore CJ. (1991). Effect of general anaesthesia on the pharynx. *British Journal of Anaesthesia*, **66**, 157–162.

Sanders RD. (1967). Two ventilating attachments for bronchoscopes. *Delaware Medical Journal*, **39**, 170–176.

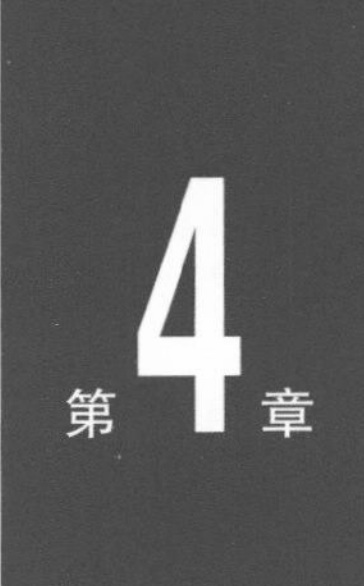

第4章 呼吸道反射

Jeremy A. Langton

一、概述

对麻醉医师而言，掌握上呼吸道反射活动的知识是非常重要的。一个良好的气道能够保证患者的肺通气和氧合。同时也能迅速改变吸入麻醉的深度。麻醉诱导过程中呼吸道反射敏感性的增加可增加喉痉挛和咳嗽的发生率。这可能会影响吸入麻醉的顺利进行，严重时可危及生命。麻醉恢复期，喉部在肺保护中起着重要的作用，反流误吸可能会导致患者术后并发肺部感染，如吸入性肺炎和肺脓肿等肺部疾病。

二、上呼吸道反射和受体

（一）鼻部反射

鼻黏膜通过筛前和上颌神经的分支接收来自三叉神经（脑神经Ⅴ）的感觉传导。现在还没有足够的证据说明感觉终末器官位于鼻部，但是有证据表明，位于上皮下细胞中的无髓鞘神经末梢对鼻腔反射活动起调节作用。空气中的化学刺激物可引起三叉神经放电，这可能是造成鼻反射如打喷嚏和呼吸暂停的原因。在实验条件下，鼻腔刺激更容易引起呼吸暂停，而不是打喷嚏。呼吸暂停反射属于复杂潜水反应的一部分，是由水扑到面部或进入鼻腔时生理刺激所引起的。气味或刺激物也可引起呼吸暂停，这些反应已在所有哺乳动物物种研究中得到证实。心血管变化和声门完全关闭均与呼吸暂停有关，它们都是潜水反应中的一部分。

化学刺激、机械刺激及介质（如组胺）作用于鼻腔黏膜时均可引起打喷嚏。局部应用辣椒素能有效预防因吸入刺激引起的喷嚏反射，它通过消耗神经肽的P物质起作用，这表明无髓鞘神经可能是其受体。在人和实验动物中，给鼻腔和鼻咽部施加正压能够刺激呼吸。另外，鼻腔的刺激可通过两种传入途径引起支气管收缩或支气管扩张。

麻醉气体刺激鼻腔黏膜引起鼻腔反射。安氟醚对呼吸模式的影响可能最显著。从安氟醚或异氟醚吸入鼻腔开始，可引起潮气量减少与呼气时间延长。氟烷对呼吸的影响最小。屏气、咳嗽和喉痉挛的发生可能与吸入诱导使用挥发性麻醉药有关。这些反射可能是由于上呼吸道受体受到刺激而引起的。鼻是一个发生反射的重要区域，并且在麻醉过程中鼻腔黏膜受到刺激可能会导致某些最常见的呼吸道问题。

（二）咽部和鼻咽部反射

鼻咽部受上颌神经（Ⅴ）及舌咽神经（Ⅸ）的支配，通过咽支支配鼻咽下黏膜。咽部和鼻咽部受到刺激可能会引起强大的反射活动，其中包括高血压和膈肌收缩。

（三）喉部反射

喉部由喉上神经（Ⅹ）和喉返神经（Ⅹ）支配，其中喉返神经所起的作用相对较弱。喉上神经内支包含了从喉部到颅内部分的传入神经纤维。喉返神经支配喉的声门下区。有许多神经纤维被认为能感知喉部黏膜的所有区域及一些更深的结构。喉黏膜及黏膜下分布各种类型的神经末梢，最常见的类型为有髓游离神经末梢及无髓神经纤维。游离神经末梢在声门后区域的密度最高，传入纤维通过喉上神经传导信号。一些早期研究证实，喉部存在两种类型的受体：一种为慢适应受体，另一种为快适应受体，它对化学刺激特别敏感。

位于喉部会厌感受区域的传入神经可被多种物质激活，这些刺激物包括水等，但是机械性刺激是最为强烈的。认为感官单元是由气道上皮组织黏膜细胞之间的游离神经末梢组成的。

（四）喉痉挛

喉痉挛是全身麻醉期间常见的严重并发症。它被定义为“喉部肌肉反射性痉挛收缩致使声门紧闭”，被认为是存在肺部通气障碍或由喉部肌肉活动过度亢进引起的。

喉痉挛本质上是一种呼吸道的保护性反射，以防异物或分泌物进入气道。喉肌是横纹肌，引起喉痉挛最重要的肌肉有环杓侧肌、甲杓肌（声门内收肌）和环甲肌（声带括约肌）。

在喉痉挛期间，无论是单独真声带，还是真声带与假声带并列位于中线位置使声门关闭。Rex 认为，喉痉挛是全身麻醉过程中呼吸道阻塞最常见的原因。在全身麻醉期间有两类刺激因素可诱发喉痉挛的发生，一是气道内分泌物、血液、反流的胃内容物可直接刺激喉部诱发喉痉挛，二是浅麻醉状态下手术操作如牵引腹部和盆腔脏器也可引起反射性喉痉挛。据文献报道，麻醉性刺激气体可诱发咳嗽、喉痉挛及支气管痉挛的发生。麻醉药可使相应受体致敏，这可解释为什么一些吸入和静脉麻醉药很容易引起喉痉挛。

喉痉挛并不少见，严重者可危及生命。在一项对 156 064 例全身麻醉的大样本研究中发现，喉痉挛的总发生率为 8.7/1000。在 0~9 岁之间的儿童中发生率较高，且在 1~3 个月的婴儿中发病率最高，为 27.6/1000。幼犬的实验研究证明，在早期喉内收肌会过度兴奋，并且这样一个相似的神经元发育不平衡现象也可能存在于人类，这就是婴儿的喉痉挛发病率增加的原因。

高危患者不易耐受低氧血症，因此避免喉痉挛的发生非常重要。在有哮喘病史和上呼吸道感染病史的患者中喉痉挛的发病率明显增加。在一项对近期有上呼吸道感染（URTI）病史的麻醉患儿的研究中发现，喉痉挛的发生率增加至 95.8/1000。与喉痉挛发生风险增加相关的这些因素同时也可诱发支气管痉挛。

（五）影响上呼吸道反射敏感性的因素

使用低浓度的氨气作为化学刺激物，可以对上呼吸道进行可重复及可靠的实验研究。诱发气道反射所需的氨气最低有效浓度称为阈浓度（NH_3TR）。低水平的 NH_3TR 表示气道的敏感性或反应性较高，而更高水平的 NH_3TR 表示上呼吸道反射或呼吸道反射的敏感性减低。气道敏感性采用几个数值指标来表示。

已建立通过测量吸气流量模式，来反映上呼吸道反射的敏感性。上呼吸道感染时，在其恢复期的第 15 天，呼吸道反射的敏感性才有所增加。这正好与存在的症状相一致。上呼吸道感染可引起上皮细胞脱落及随后的急性黏膜水肿。气道上皮脱落可以向下延伸到基底膜，可出现呼吸道反射敏感性增加的情况持续长达 3 周。病毒感染致上呼吸道高反应性的机制可能与上皮细胞内敏感性受体过多暴露于吸入刺激物中有关。在上呼吸道感染期间实验性吸入组胺，支气管的反应性也明显增加并持续长达 7 周。在吸入麻醉期间喉痉挛的高发生率可能与上呼吸道刺激性气体的直接作用有关。吸入麻醉并发症的横向研究表明喉痉挛的发生率为 12/1000，但接受吸入麻醉药异氟烷的患者发病率更高，可高达 29/1000（见图 4.1）。

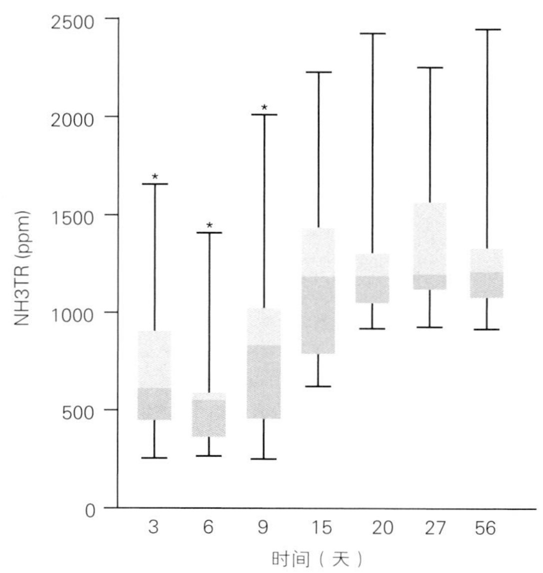

图 4.1 呼吸道感染对上呼吸道反射的影响。上呼吸道感染的志愿者的氨的浓度阈值（NH3TR）统计数据，包括中位数，四分位数间距和第 10 和第 90 个百分位数 $^{**}P < 0.01$（Wilcoxon）。[Taken from Nandwani et al (1997).]。

其他因素如吸烟会影响上呼吸道反射的敏感性。戒烟后 24 小时气道的敏感性是保持不变的，随后的 48 小时直到第 10 天气道反射敏感性降低。慢性吸烟者的呼吸道上皮会发育不良，这可能影响呼吸道上皮细胞的完整性。此外吸烟者的唾液表皮生长因子减低，这种因子能刺激上皮细胞的增殖。气道上皮损伤或炎症引起气道敏感性增加，这一证据来源于对下呼吸道反射中机械或化学上皮损伤的研究。已证明臭氧和急性烟雾暴露能增加气管黏膜的通透性，从而增加气道反应。研究表明，一组吸烟患者术前给予利多卡因雾化剂，可显著改善麻醉诱导的质量（见图 4.2）。

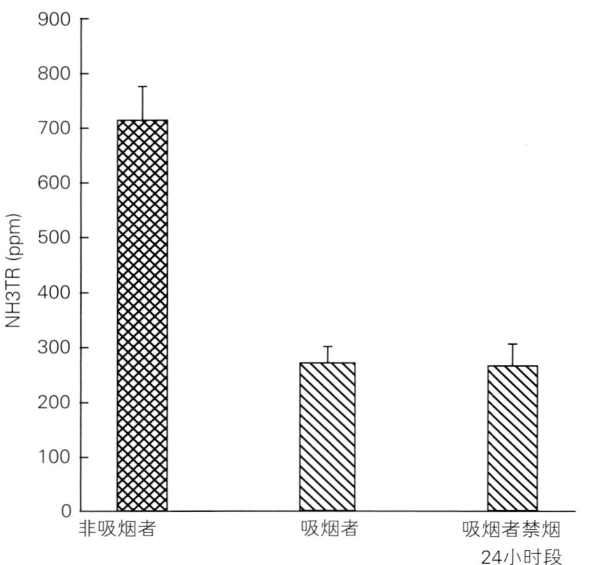

图 4.2 20 名非吸烟者、20 名吸烟者禁烟之前和禁烟 24 小时之后的氨阈值的均数（标准误）。$^{***}P \leqslant 0.001$。[Taken from Erskine et al (1994).]。

众所周知，年龄是影响喉反射的重要因素之一，随着年龄的增长，气道反应性降低。相对于年轻患者而言，无论是麻醉诱导期还是恢复期，老年人喉反射似乎均不太活跃，说明老年人的自身气道保护能力有一定程度的减弱。在对不同年龄组气道反射的研究中，发现年龄从 30 岁到 90 岁之间的人群，气道敏感性均有不同程度的下降（见图 4.3）。

三、麻醉药物与喉反射

（一）吸入麻醉药

在较浅的全身麻醉下，呼吸道对刺激敏感。

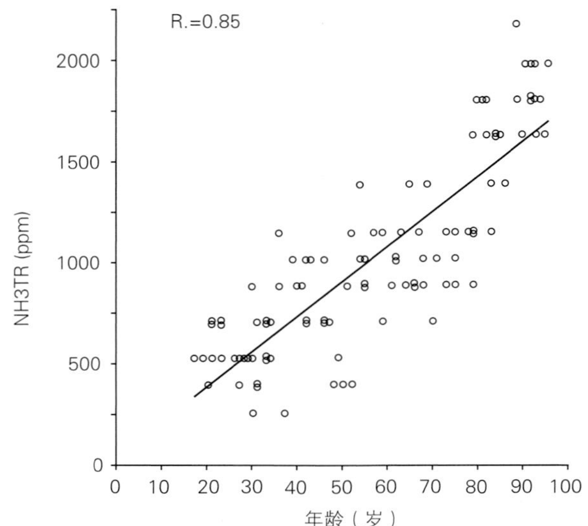

图 4.3 年龄和氨阈值之间的相关性。相关系数为 +0.85。[Taken from Erskine et al (1993).]。

Rex 在关于喉反应的研究中发现，挥发性麻醉药乙醚和氟烷能诱发喉痉挛。Nishino 对氟烷、安氟烷和异氟烷在离体犬的上呼吸道受体的影响进行了研究，发现只有氟烷对受体释放有抑制作用。有学者报道麻醉诱导时异氟烷对气道有刺激作用。众所周知，地氟烷在麻醉期间也对上气道有显著刺激作用。

相比较而言，最常引起呼吸道刺激症状的吸入麻醉药物是异氟烷，其次是安氟烷、氟烷，影响最小的是七氟烷。他们的结论是七氟烷不引起咳嗽反射，是现代吸入麻醉药中刺激性最小的挥发性麻醉药，推荐为吸入麻醉诱导的首选。

（二）静脉麻醉物

1. 硫喷妥钠

早期在动物模型（猫）中应用硫喷妥钠进行研究，发现当使用硫喷妥钠麻醉时大多数动物会发生咳嗽、喷嚏或呃逆。对这些动物进行声门检查时，发现声带内收亢进以及会厌的提升，导致声门完全闭合。大剂量阿托品（3~5mg/kg）能松弛声带，这样能得出结论，巴比妥类静脉麻醉药可能是通过副交感神经系统引起声门的关闭。

随后又有很多学者报道，硫喷妥钠麻醉诱导时，发生了声门暂时关闭和喉反射亢进。可能机制包括：①外周传入神经末梢对刺激变得更加敏感；②传入迷走神经核和传出迷走神经疑核之间的通路敏感性增加。

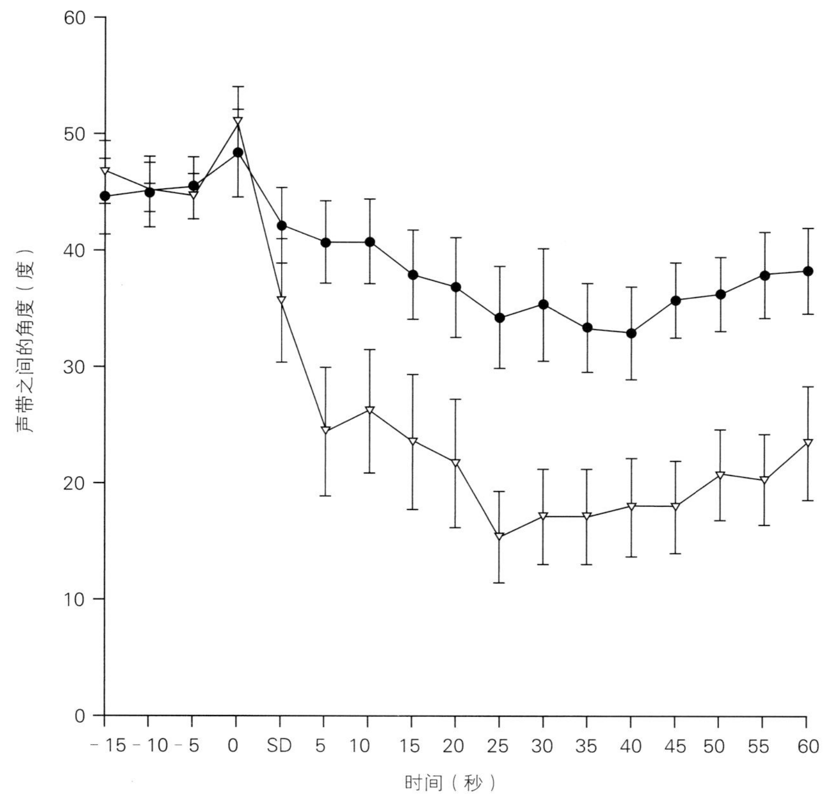

图4.4 异丙酚和硫喷妥钠麻醉诱导后声带之间的角度（平均数，平均标准误）。时间0=开始注射硫喷妥钠或异丙酚。SD=注射器滴。圆圈：异丙酚；空心三角：硫喷妥钠。[Taken from Barker et al (1992).]。

2. 丙泊酚

丙泊酚在麻醉中的应用已超过30年，大量文献报道显示丙泊酚不增加气道反射兴奋性。De Grood指出，用丙泊酚进行麻醉诱导时声带外展，单独使用丙泊酚即可完成气管内插管。相比之下使用硫喷妥钠诱导，有超过50%的受试者出现声带关闭。另一项研究使用纤维支气管镜来观察用硫喷妥钠或丙泊酚麻醉诱导时的声带运动。与硫喷妥钠导致声带关闭不同，使用丙泊酚诱导后声带仍处于外展状态。这可能与这两种药对气道反射作用途径不同有关。还有学者报道丙泊酚麻醉诱导时，患者对气道操作、导管插入及喉罩置入更易耐受（见图4.4）。

3. 阿片类药物

芬太尼剂量依赖性地抑制气道反射，且可减轻地氟烷引起的气道激惹反应。证实瑞芬太尼在小儿七氟烷麻醉中能改善气管插管条件。大量研究显示在置入喉罩及清醒插管时，瑞芬太尼及阿芬太尼能明显改善气道条件。

4. 苯二氮䓬类

苯二氮䓬类药物因其短效镇静以及抗焦虑作用，广泛应用于内镜检查及短小手术。它能抑制上呼吸道反射的敏感性，这可能损害了患者保护下气道避免误吸的能力。已有研究观察静脉注射地西泮、咪达唑仑和苯二氮䓬类拮抗剂氟马西尼后，吸入氨蒸汽引起反射性声门闭合的阈值浓度，来评估其对上呼吸道反射灵敏度的影响。地西泮（0.2 mg/kg）和咪达唑仑（0.07mg/kg）对上气道反射的敏感性有明显的抑制作用，在注射10分钟内达最大效应，60分钟后才恢复至基线。

咪达唑仑给药10分钟后，给予氟马西尼（300μg）可明显逆转它抑制气道反射的作用。同一研究小组观察了口服地西泮的效果，发现给药后30~150分钟对呼吸道反射有显著的抑制作用。苯二氮䓬类对气道的影响主要是通过降低颏舌肌的收缩张力作用，而颏舌肌的张力可保证舌远离咽喉壁。故在气道阻塞情况下不建议使用苯二氮䓬类药物。

5. 局部麻醉药

局部麻醉药在呼吸道的应用一般是在清醒患者中使用纤维支气管镜插管，也能减轻气管插管和拔管时的生理反射。Raphael 研究了局部用苯佐卡因和利多卡因对气道的影响。他们通过苯佐卡因含片、雾化利多卡因及声带直接使用利多卡因的研究发现：苯佐卡因含片 10 分钟后可明显起效（一般情况下用药后 25 分钟起效），而声带处直接使用利多卡因有明显的作用，且其效果可持续 100 分钟，雾化利多卡因效果持续 30 分钟（见图 4.5）。

局部麻醉药也可静脉内使用。Nishino 观察了静脉单次注射利多卡因 1.5mg/kg，对气道刺激时的呼吸反应。发现预先给予利多卡因后，抑制的气道对刺激的反应不仅仅是咳嗽反射，而且还有其他呼吸反射如呼气、呼吸暂停及痉挛性喘气。静脉注射利多卡因即刻（当血浆浓度 >4.7μg/mL 时），气道刺激仅引起短暂的呼吸暂停，而其他反射反应完全被抑制。

应当指出的是，早期将局部麻醉药用于气道可能与喉痉挛有关。一些临床报告描述了在准备清醒插管时，使用局部麻醉药后，患者气道立即失控。这可能是气道受体对局麻药理化性质初始的反应。

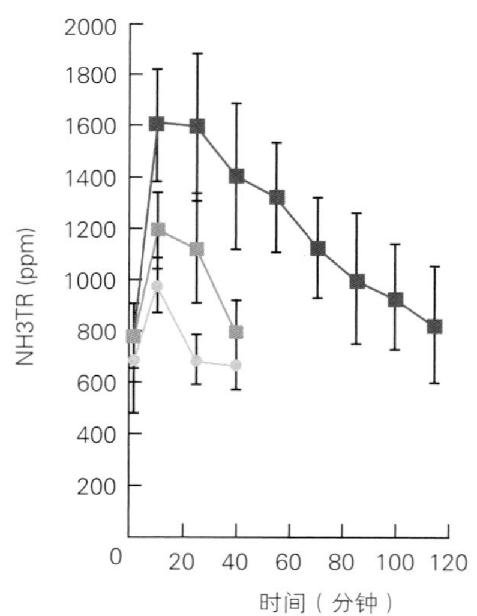

图 4.5　利多卡因声带表面麻醉，雾化吸入利多卡因，口服苯佐卡因含片之后对氨水刺激上呼吸道的阈值的影响（NH3TR）（均　数，95%CI）。[Taken from Murphy et al (1994).]。

四、呼吸道通畅

决定呼吸道大小的重要骨性结构是下颌骨，其上被肌肉和软组织附着。因此它有杠杆作用及一定张力。有超过 20 条肌肉围绕着上呼吸道，使其管腔收缩或舒张。为方便起见，统称为咽括约肌，但实际上这群肌肉以一种未知的复杂的相互作用方式来维持气道的通畅性。这些肌肉中研究最广泛的是颏舌肌，它主要控制舌和舌骨的位置。颏舌肌的起点在颏骨联合的隆起处，并插入舌和舌骨的背部。其强直收缩保持舌头向前，维持呼吸道通畅。在麻醉和残余神经肌肉阻滞作用下颏舌肌活动减弱。

一般认为咽扩张是通过咽壁内的肌肉群扩张引起的，但矛盾的是，这些肌肉却产生收缩运动。证据是由这些肌肉随着咽肌电（EMG）的活动而扩张得到的。尚不清楚的是括约肌是否直接引起气道扩张，或肌张力的增加是否只是通过对抗吸气时气道塌陷来维持气道稳定。

（一）咽括约肌活动的控制

咽括约肌的活动受许多因素影响，包括：动脉血氧分压和二氧化碳分压，气道二氧化碳分压，觉醒，激素（孕激素 / 雌激素），肺容积和胸膜腔内负压。

1. 局部反射

上呼吸道富含受体，包括压力感受器和化学感受器，它们起到调节咽括约肌的肌电图基线处于稳态的作用。气道压力感受器可能通过中枢介导的反射，感受到上呼吸道压力的任何下降，增加肌肉张力，对抗负压造成的气道塌陷。如果上呼吸道应用局部麻醉药，则这种反射被阻断，肌电活性降低。同样地，患者从上呼吸道呼吸转换为通过气管造口呼吸时肌电活性降低。

2. 时相性和中枢性咽肌活动

除了基本或“强直”活动，咽肌也有“相位”的活动，即它们的 EMG 活动随通气时相而变化：吸气时增加，呼气时减弱。更有趣的是，这些活动变化在膈肌变化几毫秒前出现（即它在气流开始之前并且在任何局部的负压传感器激活之前发生)，就好像上呼吸道肌肉提前活动为吸气时负压做准备一样。现认为除了膈肌，咽括约肌也含有呼吸中枢的传出神经。此外，缺氧和高二氧化碳血症通过刺激中央和颈动脉体化学感受器，兴奋呼吸中枢，使其时相传出对咽括约肌运动的增加，就像对膈肌的作用一样。很明显，通气的中枢控制和呼吸道通畅的控制是紧密联系在一起的。

（亢留玉 余卓颖 译　林思芳 吴安石 校）

推荐读物

Barker P, Langton JA, Wilson IG, Smith G. (1992). Movements of the vocal cords on induction of anaesthesia with thiopentone or propofol. *British Journal of Anaesthesia*, **69**, 23–25.

Burstein CL, Rovenstine EA. (1938). Respiratory parasympathetic action of some shorter acting barbituric acid derivatives. *Journal of Pharmacology and Experimental Therapeutics*, **63**, 42–44.

Caranza R, Raphael JH, Nandwani N, Langton JA. (1997). Effect of nebulised lignocaine on the quality of induction of anaesthesia in cigarette smokers. *Anaesthesia*, **52**, 849–852.

De Grood PM, Van Egmond J, Van De Wetering M, Van Beem HB, Booij LH, Crul JF. (1985). Lack of effects of emulsified propofol (Diprivan) on vecuronium pharmacodynamics: Preliminary results in man. *Postgraduate Medical Journal*, **61**, 28–30.

Doi M, Ikeda K. (1993). Airway irritation produced by volatile anaesthetics during brief inhalation: Comparison of halothane, enflurane, isoflurane and sevoflurane. *Canadian Journal of Anaesthesia*, **40**, 122–126.

Empey DW, Laitinen LA, Jacobs L, Gold WM, Nadel JA. (1976). Mechanisms of bronchial hyperreactivity in normal subjects after upper respiratory tract infection. *American Review of Respiratory Disease*, **113**, 131–139.

Erskine RJ, Murphy PJ, Langton JA. (1994). Sensitivity of upper airway reflexes in cigarette smokers: Effect of abstinence. *British Journal of Anaesthesia*, **73**, 298–302.

Erskine RJ, Murphy PJ, Langton JA, Smith G. (1993). Effect of age on the sensitivity of upper airway reflexes. *British Journal of Anaesthesia*, **70**, 574–575.

Golden JA, Nadel JA, Boushey HA. (1978). Bronchial hyperreactivity in healthy subjects after exposure to ozone. *American Review of Respiratory Disease*, **118**, 287–294.

Groves ND, Rees JL, Rosen M. (1987). Effects of benzodiazepines on laryngeal reflexes. *Anaesthesia*, **42**, 808–814.

Harrison GA. (1962). The influence of different anaesthetic agents on the response to respiratory tract irritation. *British Journal of Anaesthesia*, **34**, 804–811.

Herbstreit F, Peters J, Eikermann M. (2009). Impaired upper airway integrity by residual neuromuscular blockade. *Anesthesiology*, **110**, 1253–1260.

Hoglund NJ, Michaelsson M. (1950). A method for determining the cough threshold with some preliminary experiments on the effects of codeine. *Acta Physiologica Scandinavica*, **21**, 168–173.

Langton JA, Murphy PJ, Barker P, Key A, Smith G. (1993). Measurement of the sensitivity of upper airway reflexes. *British Journal of Anaesthesia*, **70**, 126–130.

Lee J, Oh Y, Kim C. (2006). Fentanyl reduces desflurane induced airway irritability following thiopentone administration in children. *Acta Anaesthesiologica Scandinavica*, **50**, 1161–1164.

Lew JK, Spence AA, Elton RA. (1991). Cross sectional study of complications of inhalational anaesthesia in 16,995 patients. *Anaesthesia*, **46**, 810–815.

Murphy PJ, Erskine R, Langton JA. (1994). The effect of intravenously administered diazepam, midazolam and flumazenil on the sensitivity of upper airway reflexes. *Anaesthesia*, **49**, 105–110.

Nandwani N, Raphael J, Langton JA. (1997). Effect of an upper respiratory tract infection on upper airway reactivity. *British Journal of Anaesthesia*, **78**, 352–355.

Nishino T. (2000). Physiological and pathophysiological implications of upper airway reflexes in humans. *Japanese Journal of Physiology*, **50**, 3–14.

Nishino T, Anderson JW, Sant'Ambrogio G. (1993). Effects of halothane, enflurane, and isoflurane on laryngeal receptors in dogs. *Respiratory Physiology*, **91**, 247–260.

Nishino T, Hiraga K, Sugimari K. (1990). Effects if intravenous lignocaine on airway reflexes elicited by irritation of the tracheal mucosa in humans anaesthetised with enflurane. *British Journal of Anaesthesia*, **64**, 682–687.

Nishino T, Tanaka A, Ishikawa T, Hiraga K. (1991). Respiratory, laryngeal and tracheal responses to nasal isufflation of volatile anaesthetics in anesthetised humans. *Anesthesiology*, **75**, 441–444.

Olsson GL, Hallen B. (1984). Laryngospasm during anaesthesia. A computer aided incidence study in 136,929 patients. *Acta Anaesthesiologica Scandinavica*, **28**, 567–575.

Pontoppidan H, Beecher HK. (1960). Progressive loss of protective reflexes in the airway with the advance of age. *Journal of the American Medical Association*, **174**, 2209–2213.

Raphael JH, Stanley GD, Langton JA. (1996). Effects of topical benzocaine and lignocaine on upper airway reflex sensitivity. *Anaesthesia*, **51**, 114–118.

Rex MAE. (1966). Stimulation of laryngospasm in the cat by volatile anaesthetics. *British Journal of Anaesthesia*, **38**, 569–571.

Rex MAE. (1970). A review of the structural and functional basis of laryngospasm and discussion of the nerve pathways involved in the reflex and its clinical significance in man and animals. *British Journal of Anaesthesia*, **42**, 891–899.

Sasaki CT. (1979). Development of laryngeal function: Etiological significance in the sudden infant death syndrome. *Laryngoscope*, **89**, 1964–1982.

Tagaito Y, Isono S, Nishino T. (1998). Upper airway reflexes during a combination of propofol and fentanyl anaesthesia. *Anesthesiology*, **88**, 1459–1466.

Verghese ST, Hannallah RS, Brennan M. (2008). The effect of intranasal administration of remifentanil on intubating conditions and airway response after sevoflurane induction of anaesthesia in children. *Anesthesia and Analgesia*, **107**, 1176–1181.

Widdicombe JG. (1981). Nervous receptors in the respiratory tract and lungs. In: Hornbein TF (Ed.), *Regulation of Breathing*. **Vol. 1**. New York: Dekker. pp. 429–472.

第 5 章

气道设备的清洁、消毒和灭菌

Adrian Pearce

凡用于气道管理的医疗设备都会直接与患者黏膜接触，如果重复使用就存在交叉感染的风险。目前已有大量用于预防交叉感染的指南。引起交叉感染的微生物主要包括病毒、细菌、孢子和酵母菌，此外，也有引起海绵状脑病感染的风险。

一、传染性海绵状脑病(TSE)

人类传染性海绵状脑病是罕见的神经退行性疾病，包括克雅病(CJD)、库鲁病和致死性家族性失眠症。其中克雅病最常见(患病率约百万分之一)，全球范围内散发型约占90%，家族型占10%。医源性克雅病主要通过接触被污染的医疗器械或组织，通过角膜移植、硬脑膜移植或是接受从垂体提取的激素的治疗等被感染而发病。变异型克雅病(vCJD)首例于1994年在英国发现，认为与患者食用感染了海绵状脑病牛的牛肉有关。vCJD患者发病年龄(平均29岁)比散发型患者发病年龄(65岁)小，且通常临床表现以感觉和精神症状为主。2010年2月英国因vCJD死亡169人，法国死亡25人。淋巴组织如扁桃体被视作vCJD的感染中介体。

TSE的病原体是一种变异朊蛋白。正常细胞朊蛋白基因(PrP^{c})通过α-螺旋体的减少及β-折叠体的增加等方式改变蛋白结构，从而成为变异性朊蛋白基因(PrP^{sc})。朊病毒没有特异性核酸参与疾病传播，并且高压灭菌及标准冷化学消毒不能杀死异常朊病毒蛋白。

NICE指南已经制订了医源性CJD的预防措施，医源性CJD是通过接触了高风险组织如大脑外层、视神经和视网膜的外科手术器械传播的。可重复使用的设备不应该用于已知或怀疑患有克雅病的患者，除非此设备使用后将被销毁。如果要使用光纤镜，可在爱丁堡的国际克雅病监测组或是当地专门的机构获得专用内镜。扁桃体床已被确定为高风险区域，常规操作的气管导管、声门上及口腔气道设备使用后要丢弃。以往认为扁桃体切除术应该使用一次性的喉镜，最近大不列颠和爱尔兰麻醉医师协会(AAGBI)工作小组指出，在认为风险极低时，若可重复使用镜片更具有临床优势则可以使用。截至目前还没有通过重复使用气道设备而感染TSE的报道。

二、相关定义

净化包括清洁、消毒和(或)灭菌的整个过程，目的是保证可重复使用的医疗器械在下次使用时是安全的。

消毒是指消除所有病原微生物如细菌、病毒等。

灭菌指消除所有微生物包括芽孢。经过灭菌的医疗器械理论上允许有等于或小于1×10^{-6}个活微生物存在。

三、英国法律制度

2009年1月英国卫生法(2006年)被健康与社会保健法(2008年)取代，后者包括有关预防和控制卫生保健相关感染的NHS实践方案。从2009年4月1日起英国护理质量委员会(CQC)担任监管机构，其有权采取任何措施来保护患者。最新的卫生守则中详细规定了医院的9个具体标准，医院暗访成为检验的一部分。感染控制委员会及小组负责编制感染控制政策，以便符合国家及国际标准及建议。卫生技术备忘录 HTM 01-01 系列涵盖基本信息，目前正在修订中。

在 2008 年 AAGBI 公布有关麻醉的感染控制指南。气道设备的使用有三种方式：一次性使用、蒸汽消毒后使用及冷化学灭菌后使用。

四、一次性使用设备

作为首选的一次性使用的气道设备可以消除患者之间的交叉感染。包括：只用一次的设备如吸痰管，及只能在一个患者身上反复使用的设备如咽喉镜及杨克（yankauer）吸力装置。其优点还包括：

- 已灭菌（γ 射线）及打包好。
- 不需要在医院清洗及消毒。
- 使用中无结构变化及不需反复消毒。

气管导管、口咽及鼻咽通气道、导管支架、呼吸过滤器 / 加湿器、塑料面罩、插管器、管芯、呼吸回路及吸引装置均应一次性使用（图 5.1 ）。一些金属喉镜片及 Magill 钳由于造价便宜也采用一次性使用。目前由于成本和供应压力的限制，以及两者在临床应用优势的考虑，所有的呼吸相关设备、喉镜片、喉罩及面罩都成为一次性使用的设备仍不现实，但未来是有望实现的。在使用一次性设备前应检查包装是否完好，确保控制感染，能准确识别组件，能追溯制造商信息，保证安全。塑料的设备在使用前应常规检查以确保没有缺陷，如导管在制造时有无堵塞，以确保不会造成通气失败。

标记为一次性使用的物品不能重复使用，除非临床已计划使用或预备将患者暴露于交叉感染的风险中。已开发出用于纤维镜的一次性膜套，但它们降低了透射光强度，并不推广使用。一些新型间接喉镜使用一次性塑料镜片，虽然其接触口腔的塑料镜片在使用后被丢弃，但是镜柄仍有可能被脏手套污染。有研究发现喉镜柄即使经过了低级别的消毒，也仍有较高的细菌污染率。

一次性使用设备的缺点主要是大容量的堆放、贮存及丢弃的问题。这些问题给医院增加了处理一次性塑料部件的成本。另外，人们也很关注一次性使用设备是否和可重复使用设备一样具有同样的效果。一个显著的例子就是早期一次性使用插管器和“弹性探条”的比较。另一个例子就是扁桃体切除术中一次性使用的手术器械。但这些手术设备没有按照可重复使用的标准来设计，它们增加了扁桃体切除术后出血的发生率。

五、高温灭菌法

足够的高温可以破坏病毒、细菌和芽孢，但也可能损坏对温度敏感的设备如纤维镜，反复的高温灭菌可以破坏硬质喉镜中的光束。但它仍是手术设备（一次性使用很贵的情况下）的主要消毒方法，现在也常用于可重复使用的喉罩（经典喉罩、Proseal 喉罩和插管喉罩）、喉镜片及无电池镜柄、黑色橡胶面罩、橡胶或硅导管架和 Magill 钳的消毒（图 5.2）。与干热消毒法相比，高压蒸汽灭菌法更常用，因为在相同的温度下饱和蒸汽的热能比干燥空气高出许多倍。

首先要清洗设备，洗净设备上患者的血渍、组织及体液。在有关手术器械的调查中发现，许多准备使用的器械上尚存有上个患者的血液或是组织。当发现朊病毒不能被普通高压蒸汽灭菌破坏时人们是极其担忧的。表面上已经清洗干净的可重复使用的麻醉设备如喉罩及喉镜片上面仍然残留有可以被赤藓红显色为红色的斑点，这些被染色的斑点显示此处有噬斑存在，这些噬斑即为可以在口腔的任何部位迅速聚集的朊蛋白（图 5.3 ）。人工使用擦洗刷、温水和洗涤剂对设备进行里外的清洗是非常有效的，但费时且不能保证清洗质量。浸泡在酶洗涤剂中使用搅拌或超声清洗将会有更好的洗涤质量。

多孔负载灭菌器在蒸汽进入之前要将其抽至真空状态，它适用于所有气道设备包括有空腔的（如喉罩）。循环操作流程包括排气、灭菌及干燥。经典周期采用 134℃～ 138℃的温度，维持 12 分钟。简单的台式灭菌器无真空辅助不适合打包设备及有管腔的设备。灭菌器要借助化学指示剂进行常规测试，化学指示剂暴露于热源中会变色，其可以是高压灭菌器的磁带、含化学试剂的测试管或灭菌袋。可重复使用的喉罩在高压灭菌 40 次后要丢弃，用于 ILMA 的特殊导管在高压灭菌 10 次后要丢弃。

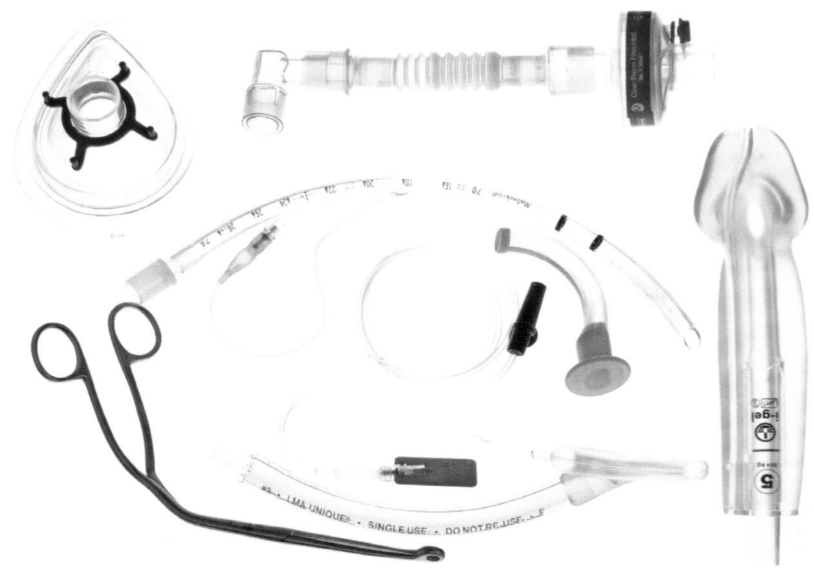

图 5.1　一次性使用气道设备。

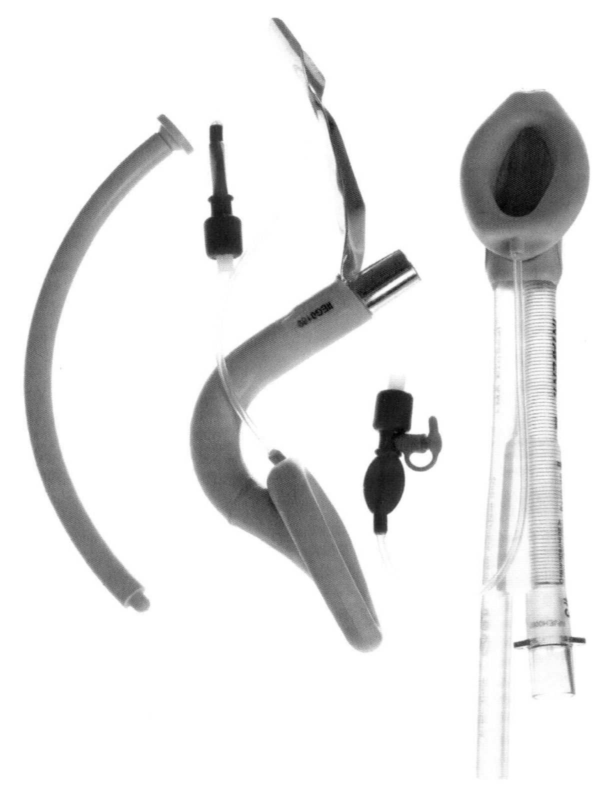

图 5.2　可重复使用的 Proseal 喉罩及插管型喉罩。

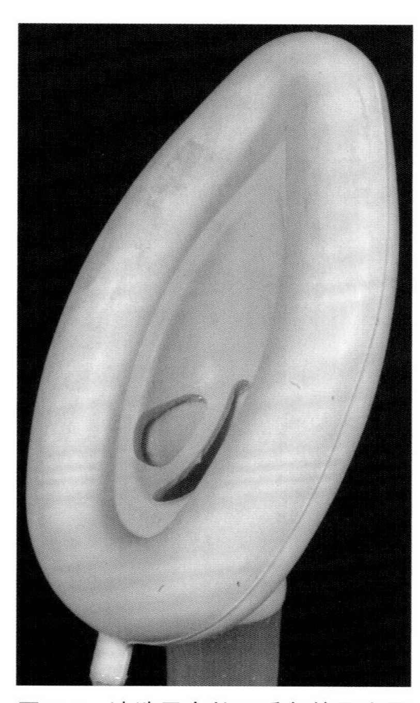

图 5.3　清洗干净的可重复使用喉罩上的红色蛋白质聚集区域。

六、冷化学灭菌法

冷化学灭菌法适合可重复使用设备及对热原敏感的设备。常规使用的插管型纤维镜是目前唯一采用此法灭菌的气道设备。目前使用的标准试剂为 2%活性戊二醛，纤维镜用洗涤剂清洗之后被完全浸泡其中 10 ～ 20 分钟。这个浸泡时间能杀死微生物但对芽孢无用，因此浸泡只能消毒而不能灭菌。戊二醛易挥发，且具有毒性、刺激性及致敏性。1988 年（英国）健康危害物控制法（COSHH）规定职业性暴露于空气中的戊二醛浓度应限制在 0.05ppm（mg/L）以下。

冷灭菌法化学剂的发展方向集中在能杀死所有微生物，减少灭菌时间，不超过 5 ～ 10 分钟，对医护人员、患者无毒副作用，对纤维镜无不良影响。理想的冷化学灭菌剂的特性见表 5.1。新型试剂包括：

表 5.1　理想冷化学灭菌剂的特性

价格便宜
保质期长
灭菌剂而不是消毒剂
灭菌所需时间短（约 5 分钟）
对纤维镜及消毒设备无副作用
对医护人员无毒副作用
灭菌剂的弃置无须特殊处理

- 过氧乙酸 (NuCidex, Gigasept, Perasafe)。
- 邻苯二甲醛（Cidex-OPA）。
- 超氧化水（Sterilox）。
- 二氧化氯（Tristel）。

纤维镜使用后应立即对其表面及工作管道进行彻底的人工清洗，使用酶洗涤剂溶液以去除设备上的血渍、黏液及生物膜（图 5.4 ）。生物膜细菌以胞外多糖形式紧紧黏附于设备上难以去除。所有吸气阀应该被取出、拆解来清洗，工作管道应该用合适的专门的管道清洁刷清洗。清洗过程是必不可少的，因为消毒剂不能穿透黏液及生物膜。

清洗后的纤维镜用水漂洗以去除洗涤剂，然后放进自动消毒机进行消毒和灭菌，最后用灭菌水或过滤水进行冲洗后才能再次使用。自动化流程优于手动清洗，因为它们的质量控制更高。已清洗干净的标签应该和患者注意事项及纤维镜性质说明书放在一起。每次使用纤维镜时都应该有患者登记信息，这有助于纤维镜临床使用的跟踪调查。

存储纤维镜于干燥空气中之前推荐使用异丙醇灌洗工作管道，取出吸气阀，管道自然下垂，保持工作管道干燥。如果纤维镜存储在未经灭菌的橱柜中，且消毒时间与临床使用之间已间隔超过几个小时，那么建议经过自动消毒循环后可再次使用。

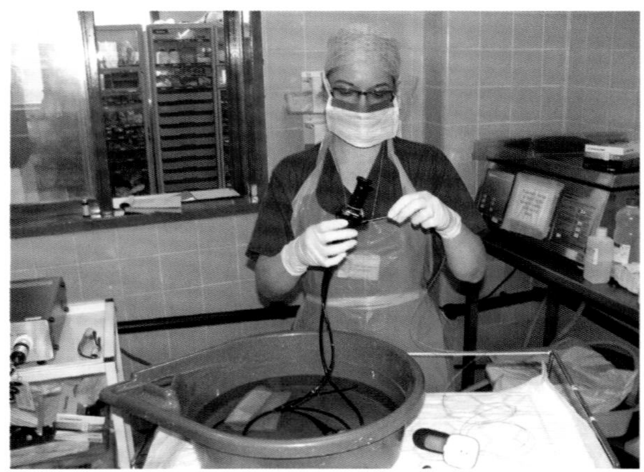

图 5.4　清洗纤维镜的工作管道。

存放在紫外线橱柜中可以保持纤维镜无菌 72 小时。如果纤维镜是打包进行灭菌的，那么纤维镜将长期保持无菌直到将包打开。

七、环氧乙烷

环氧乙烷（C_2H_4O，分子量 44）在温度达到 11℃以上时，是一种易燃、无色气体。它通常储存于标有红黄相间环的含 85％的二氧化碳气缸里，红黄环标示储存物为易爆、有毒气体。它具有良好的灭菌特性，但缺点也很多。其易燃、有毒，可致眼痛、喉咙痛、头晕、恶心、头痛、抽搐，高浓度时可致死亡，同时也可致癌。它可用于对温度敏感的设备如插管型纤维镜，但是其使用周期短，存储要求高。

八、要点

- 可重复使用的气道设备可造成交叉感染。
- 气道设备尽可能一次性使用。
- 可重复使用的设备应尽可能高温灭菌。
- 多孔负载高压灭菌器可用于有管腔设备的消毒。
- 纤维镜必须使用化学消毒。
- 自动消毒器应该用于纤维镜的消毒。
- 标准的高压灭菌或化学消毒周期不能破坏变异性朊病毒蛋白。

（王娟　卢娟　译　　程智刚　吴安石　校）

推荐读物

Association of Anaesthetists of Great Britain and Ireland (2008). Infection control in anaesthesia. *Anaesthesia*, **63**, 1027–1036.

Bannon L, Brimacombe J, Nixon T, Keller C. (2005). Repeat autoclaving does not remove protein deposits from the classic laryngeal mask airway. *European Journal of Anaesthesiology*, **22**, 515–517.

Barnett M, Rios M. (2009). Preventing hospital-acquired infections from reprocessed multiple-use medical devices. *Journal Clinical Engineering*, **34**, 139–141.

Blunt MC, Burchett KR. (2003). Variant Creutzfeldt–Jakob disease and disposable anaesthetic equipment – balancing the risks. *British Journal of Anaesthesia*, **90**, 1–3.

British Society of Gastroenterology. (2008). *Guidelines*

for Decontamination of Equipment for Gastrointestinal Endoscopy. Available at: www.bsg.org.uk.

Bucx MJ, Dankert J, Beenhakker MM, Harrison TE. (2001). Decontamination of laryngoscopes in the Netherlands. *British Journal of Anaesthesia*, **86**, 99–102.

Call TR, Auerbach FJ, Riddell SW, Kiska DL, Thongrod SC, Tham SW. (2009). Nosocomial contamination of laryngoscope handles: Challenging current guidelines. *Anesthesia Analgesia*, **109**, 479–483.

Dettenkofer M, Block C. (2005). Hospital disinfection: Efficacy and safety issues. *Current Opinion in Infectious Diseases*, **18**, 320–325.

Miller DM, Youkhana I, Karunaratne WU, Pearce A. (2001). Presence of protein deposits on 'cleaned' reusable anaesthetic equipment. *Anaesthesia*, **56**, 1069–1072.

National Institute for Health and Clinical Excellance. (2006). *Patient safety and reduction of risk of transmission of Creutzfeld-Jakob disease (CJD) via interventional procedures*. Available at: www.nice.org.uk/IPG196.

Rowley E, Dingwall R. (2007). The use of single-use devices in anaesthesia: Balancing the risks to patient safety. *Anaesthesia*, **62**, 569–574.

Seoane-Vazquez E, Rodriguez-Monguio R. (2008). Endoscopy-related infection: Relic of the past? *Current Opinion in Infectious Diseases*, **21**, 362–366.

Weber DJ, Rutala WA. (2002). Managing the risk of nosocomial transmission of prion diseases. *Current Opinion in Infectious Diseases*, **15**, 421–425.

第二部分 临床麻醉

第6章 气道管理的基本原则

Ian Calder, Adrian Pearce

虽然在临床工作中，严重的气道问题并不常见，但为此设计一项解决严重气道问题的方案是必须的。Hanley 及 Lippman-Hand 在他们的经典著作中写道："如果工作上没出现问题，就不能表明所有的做法都正确吗？"指出如果实施的某种干预措施能够多次成功地解决问题，就证明该技术是正确并合理的。

在气道管理中，对于一些基本的问题，例如是否需要按压环状软骨或是否需要使用适量的神经肌肉阻滞药（NMBD）尚未达成统一的意见。表 6.1 中所列出的处理原则已达成专家共识。

表 6.1　气道管理的基本原则

- 麻醉诱导前准备至关重要：包括可以胜任的医务人员和可满足需求的设备
- 有经过正规培训的助手可提高气道管理的安全性
- 插管前预吸氧对气道建立可提供有价值的安全空间
- 规范的流程是气道应急管理的组成部分
- 随时准备好呼吸囊和可供吸入的氧气
- 良好的监测设备可减少严重并发症的发生率
- 当患者意识逐渐消失时，立刻建立气道的困难程度会增加
- 当患者意识消失时，有导致误吸的可能
- 如果怀疑有困难气道存在，可考虑施行区域麻醉或局部麻醉
- 如果麻醉诱导既无法面罩给氧，也不能插入气管导管或使用声门上通气装置的患者，则应该在诱导之前建立通气气道（详见第 7 章）

一、气道管理预案

1993 年美国麻醉医师协会提出的气道管理指南有助于保证气道管理安全，现在仍然认为它是一种行之有效的方法。

表 6.2　ASA 气道管理的步骤

- 气道评估
- 困难气道准备
- 麻醉开始时气道管理策略
- 麻醉结束时气道管理策略
- 随访

（一）气道评估

气道评估的目的在于提前准备气道设备，对各种情况的气道提供保护和治疗，评估重点为是否存在困难气道。所有手术患者气道都需要麻醉医师来评估，因为即便是只接受镇静、局麻或区域麻醉的手术患者也有可能需要改为全身麻醉或需要气管插管。对困难气道的评估详见第 7 章。如果评估某患者可能存在困难气道，就应改为局麻或区域麻醉，或者需要准备相应的设备、人员来协助，需要制订气道管理方案，并和患者共同讨论可供选择的方案，必要时可延期手术。但评估不可能百分之百的准确，术前评估正常的患者术中可能会出现困难气道，术前评估为困难气道的患者术中也可能是正常的。

（二）困难气道准备

麻醉医师需根据他们评估的气道困难程度或性质去制订一个预案，预案至少应包括对策、手术时间、参加人员、使用药物和设备。如突然遇到困难气道，需要实施替代预案，确保麻醉医师能及时获得所需药物和设备。常规的气道管理设备应放在每个手术间的固定推车里，在患者开始麻醉前麻醉医师应常规检查。特殊的困难气道设备应放在一个困难气道急救车里。如果预计是困难气道，需向另一个麻醉医师寻求帮助，多一个人商量可拓宽处理的思维。Arbous 等已经证实有两个训练有素的麻醉医师参加困难气道的处理可以明显改善预后。该预案应是整个团队来共同处理更易获得成功。

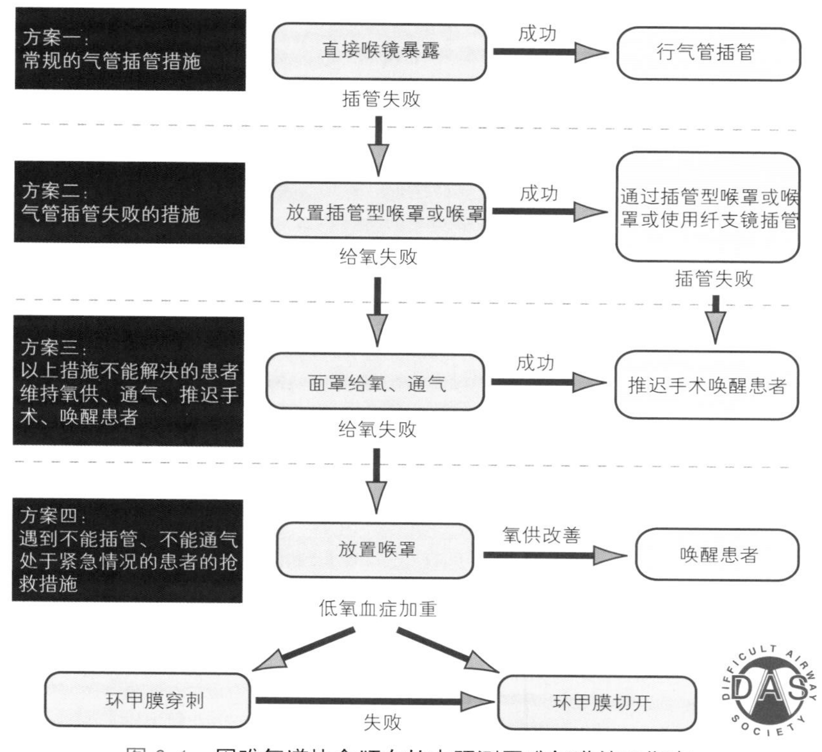

图 6.1　困难气道协会颁布的未预测困难气道处理指南。

(三)气道处理预案

气道处理的预案包括处理的第一套、第二套、第三套方案,它实际上是一套实施方法,这个预案过程从麻醉诱导直到麻醉苏醒(详见第 17 章)。困难气道的发生率是不可预测的,所以需要麻醉医师去制订一个在时间、助手和设备都受到限制时可以实施的处理方案。如果第一套方案麻醉插管不成功,那么第二套方案是插入喉罩。如果第一套方案插入喉罩不满意,那么处理通常是气管插管。如果气管插管失败,可插入喉罩进行通气(详见第 20 章)。一般来说,如果用面罩可维持通气,认为第二套方案仍应准备,在插管困难情况下可供选择的插管设备应该随手能获得(详见第 19 章)。在极少情况下,需在麻醉诱导之前建立股 - 股转流来保证氧合。

1. 操作步骤和流程

正常气道和困难气道管理的方法之一是通过流程来进行处理(见流程图)。为了使该流程图有指导意义,作者参照了培训大纲里的核心技术。该流程图简明易懂,包含各个步骤的处理。2004 年该流程图在英国由困难气道管理协会制订推出,在相关杂志和困难气道协会网站 (www.das.uk.com) 可以查阅。

2. 常规插管或困难插管处理预案

图 6.1 困难气道管理协会制订的未预测困难气道处理流程图,概括了临床上常见的特殊情况,包括择期手术患者发生的不可预料的困难气管插管。患者在术前评估无插管困难体征,在麻醉诱导后一个有经验的麻醉医师使用直接喉镜的失败率约为 1∶2000 ～ 1∶500,这表明一个麻醉医师在 3 ～ 5 年里碰到的气管插管失败的手术患者不超过一例,直接喉镜插管失败比较少见。因此,该流程图最适合在手术室环境下全身麻醉患者的气管插管。最初的方案是在插管之前面罩给氧,然后使用神经肌肉阻滞药抑制喉反射尝试直接喉镜插管。如果给予神经肌肉阻滞药后,不能面罩给氧,马上启动第二套方案——置入口咽通气道、双手托下颌、放入喉罩,若在紧急情况下可以行环甲膜切开术。

图 6.2 显示了困难气道梗阻协会提出的如果直接喉镜下气管插管失败后的指导方法,建议在插入声门上气道装置如喉罩前应有满意的氧合和麻醉深度,必须强调的一点是不能反复尝试直接喉镜下

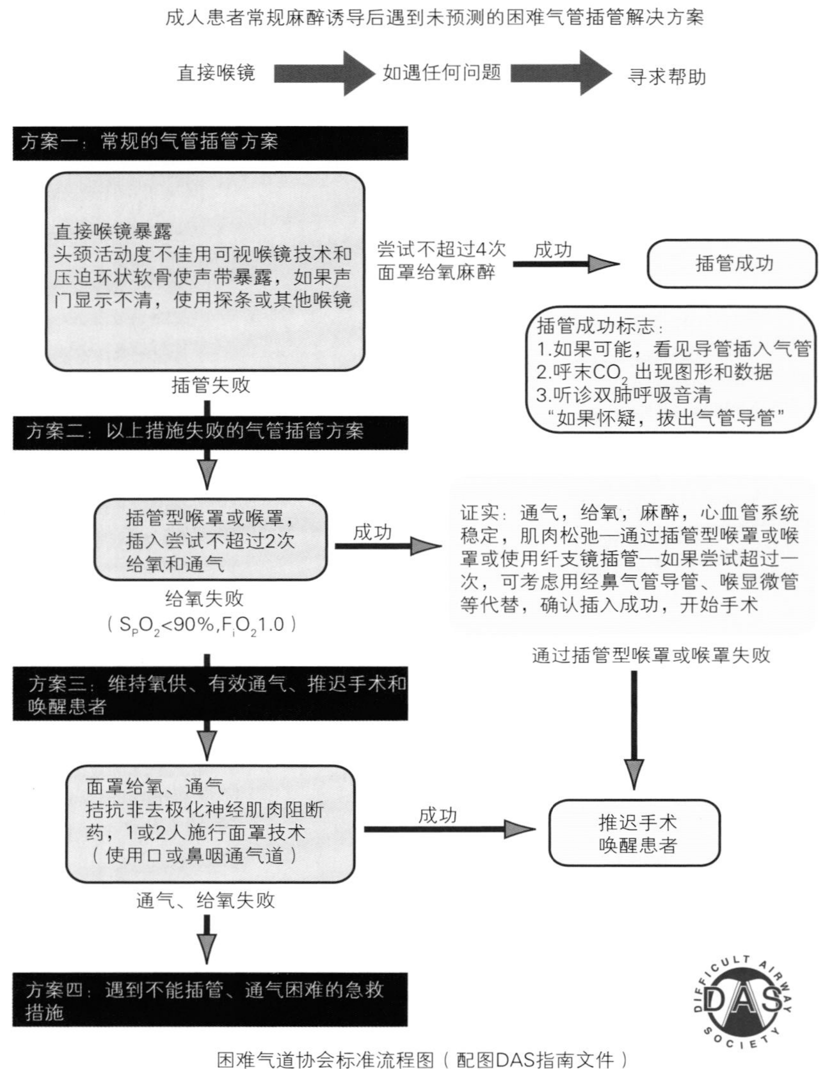

图 6.2　**困难气道协会推荐的第二套预案。**

插管，因为这样做可能造成局部水肿导致面罩通气困难和再插入气管导管困难。

在指南中方案三是关于碰到未预料到的困难气道插管，在使用声门上装置也失败时，应该通过声门上气道装置维持氧合和麻醉深度直到患者苏醒。如果推迟手术，下次手术时可换用另一种气道管理方式。当碰到危及生命的困难气道时，可以先使患者苏醒，延期手术。使用环糊精可以拮抗神经肌肉阻滞药，促进患者苏醒。

该指南的缺陷之一是未对“当已麻醉诱导后，给予神经肌肉阻滞药之前如果患者不能面罩通气该怎么办？”给出建议。麻醉医师必须做出的决定是等患者自主呼吸恢复还是进一步给予药物后行气管插管。

（四）随访

当碰到困难气道时，应将当时的情况及处理详细记录下来。咽部黏膜穿孔会导致深部组织感染和纵隔炎（详见第 11 章），必须进行监测。必要时随访患者，以便及时发现并发症并给予治疗，同时向患者解释所遇到的问题。应该鼓励患者记住这次气管插管遇到的困难，如果以后还需气管插管时，以便告知麻醉医师。如果问题非常严重甚至危及生命，在下次麻醉时可能会再次发生，而仅从患者的外部检查不能评估到的困难气道，应该鼓励患者去参加“医疗预警”，佩戴“插管困难”或“困难气道”的标志。

一旦急诊遇到气道灾难情况紧急时，周围同事应该立即提供帮助。在 AAGBI (www.aagbi.org) 上有关于“麻醉实践中的急诊气道处理”的免费小册子，里面提出了同事帮助的建议。如果对发生的某种紧急情况不予公开会使情况变得更加被动。当并发症发生后，应该避免事后遗憾的“不应该这样做，如果那样做会产生好结果”的偏见。事后遗憾的偏见只是知道了结果，而并不了解某些情况的特殊原因。

（五）存在争议的话题

1. 镇静

镇静使内镜检查、气管插管、牙科治疗和小手术等的刺激减弱，患者更容易接受治疗。意识水平达到什么程度，是镇静还是麻醉尚未达到统一意见。在英国是通过与患者交流——患者必须能够理解语言或手势并做出反应来断定镇静效果。然而，很难维持在合适的镇静水平，在给药初期可能使其处于麻醉状态。在美国，深度镇静被称为“监测下的麻醉”(Monitored Anesthesia Care，MAC)。MAC 和麻醉两者之间是很难区别的。“深度”镇静会产生无法预料的后果，例如面部烧伤行透热疗法的患者。镇静对治疗来说是一个非常适当和有价值的辅助手段，但如果是为了经济原因或其他的利益去使用镇静是危险的做法。

更适当的尝试镇静或坚持建立一个可靠的气道，可能是很难决定的但很少有人认识到建立安全气道的难度。在抑制与过度抑制意识水平的两者之间的安全效比经常发生矛盾，但不过度的镇静是最安全的，因为大部分过度镇静者会出现危险，在镇静过程中因气道阻塞而出现脑损伤和死亡的报道并不少见。很多非医务人员甚至医务工作者都认为镇静比使用全身麻醉安全，但这种认识是不正确的，因为镇静时很大程度上气道安全性得不到保证。

当得知存在困难气道时，患者的生理和心理状态都比较差。操作者的能力和操作持续的时间，还有一些可能的并发症，例如出血等都对建立一个可靠的气道会产生不良影响。

2. 神经肌肉阻滞药 (NMBD) 在气道管理中的应用

无经验的人员应用神经肌肉阻滞药是非常危险的。初学者开始培训时，通常是在给予硫喷妥钠之前给予箭毒或泮库溴铵，因为硫喷妥钠比异丙酚对气道的影响更大，使用神经肌肉阻滞药后，便于面罩通气或气管插管。但有一段时间该方法不被认可，2008 年来自美国一家医院的 Schmidt 等人报道，在院外施行紧急气管插管时，只有 17% 的患者使用了神经肌肉阻滞药。

以前有学者建议麻醉医师，如果给予神经肌肉阻滞药后，不能被拮抗，不应该试着去给予神经肌肉阻滞药。当患者不能通气时，如果没有给予神经肌肉阻滞药，患者有可能恢复自主呼吸，而如果给予了神经肌肉阻滞药，呼吸恢复的机会就很少了。因此，除非有必要，不要使用神经肌肉阻滞药。但不使用神经肌肉阻滞药，也不总是对患者有利的。肌肉松弛了，面罩通气会更容易实施，如果没有使用神经肌肉阻滞药，会有更多的创伤并发症和增加失败率，这对大多数患者是不利的。

处理这个问题的一个重要方面是需要经验，欧美学者都建议没有使用神经肌肉阻滞药经验的医师使用神经肌肉阻滞药时需格外谨慎。然而，证据表明应用神经肌肉阻滞药让面罩通气和气管插管更容易施行，尤其是对那些缺乏插管经验者更有益。如果被限制或被鼓励使用神经肌肉阻滞药，是否会导致更多的患者死亡或并发症？我们的意见是受训的学员应该知道给予神经肌肉阻滞药后气道控制会更加成功，但是应该清楚地了解使用神经肌肉阻滞药后与之不利的相关问题，见表 6.3。

神经肌肉阻滞药对患者的安全起到了重要的作用，回顾一下麻醉史，如果没有神经肌肉阻滞药，麻醉操作将会多么困难。

在过去 20 年里，实践已经证明用面罩通气之前给予神经肌肉阻滞药是安全的，尽管患者已处于呼吸停止状态，不需要尝试能否面罩通气，而需要

表 6.3　神经肌肉阻滞药在气道管理中应用的意见

赞成	反对
便于快速控制气道通气	直到药效消失自主呼吸才可恢复
面罩通气更容易成功	增加了意识丧失风险
提高了直接喉镜插管成功率	药物过敏反应
减少了喉镜和插管导致的创伤	拮抗药拮抗不充分和有副作用
可抑制屏气、喉痉挛等反射	存在神经、肌肉，肾脏系统疾病者使用琥珀胆碱等可导致严重并发症
增加气道管理期间心血管稳定性	不使用神经肌肉阻滞药插管可缩短自主呼吸恢复时间

立即、足量给予神经肌肉阻滞药，如果不能面罩通气，患者应被唤醒，Calder 和 Yentis 对这些概念的有效性进行了解释。

（1）临床经验不足。

（2）在大部分病例中，麻醉医师认为唤醒患者是有利的，有学者报道，在 53 041 例病例中，有 77 例面罩通气困难，其中有 2 例被迫唤醒，有 73 例给予神经肌肉阻滞药后插入气管导管，有 2 例行环甲膜切开。当发现患者不能用面罩通气时，无经验的麻醉医师需唤醒患者，血氧饱和度开始下降时表明需要立即采取干预措施了。

（3）麻醉医师不应超量地给予麻醉诱导药，特别是那些有可能面罩通气困难的患者。

（4）在麻醉诱导时，如果麻醉医师未给予神经肌肉阻滞药，而给予阿片类麻醉药会出现肌肉僵直和喉痉挛。有学者报道阿片类麻醉药会导致患者声带关闭，需要使用神经肌肉阻滞药才能松弛。

（5）有经验的麻醉医师认为在大部分病例中给予神经肌肉阻滞药会使面罩通气更容易。有学者报道麻醉诱导时给予罗库溴铵后，使面罩通气更易成功。

（6）如果面罩通气失败需要使用神经肌肉阻滞药，麻醉医师更愿意给予琥珀胆碱（有学者报道一组 73 例中有 65 例给予琥珀胆碱）。琥珀胆碱有较严重的副作用（详见第 18 章），用药后由于肌颤可以增加机体氧耗。环糊精给药 2 分钟后，可以有效地拮抗 1.2mg/kg 的罗库溴铵。

（7）对于那些意识不清、呼吸循环衰竭、严重脓毒血症、气道阻塞或需要复苏的患者，需行气管插管者不需考虑恢复自主呼吸。

教材建议被培训者应该意识到当遇到不能面罩通气时应该怎么做，应该尽快做出决定，是冒着血氧饱和度下降的危险去等待自主呼吸恢复，还是采取另外的办法。有证据表明大多数给予神经肌肉阻滞药后都获得了很好的结果。气道管理指南还明确指出，如果碰到面罩通气困难应该怎么做。然而，最近有学者建议如果碰到面罩通气困难时，应该按照如下方法处理（详见图 6.3），这个方法包括如果碰到困难气道应该先给予神经肌肉阻滞药，如果不给予神经肌肉阻滞药就行外科气道或环甲膜穿刺，此做法对患者是不利的。

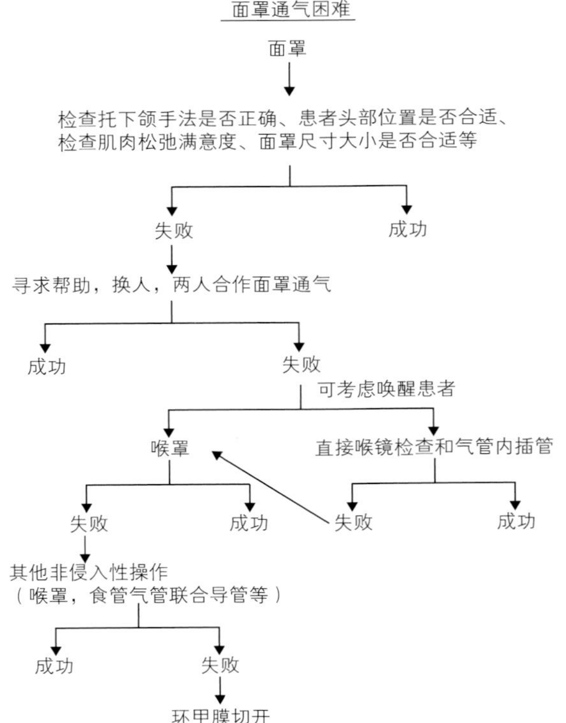

图 6.3　面罩通气困难处理流程图。

3. 神经肌肉阻滞药和困难气道

要认真地讨论这个问题是非常困难的，根据我们的经验，特别是要重视早期的培训。有学者认为如果碰到预料之中的困难气道，而不使用神经肌肉阻滞药是不明智的，对此情况是否准备全麻诱导？如果选择不使用神经肌肉阻滞药进行麻醉诱导，可举个例子，如果这个患者发生分级为 4 级的喉痉挛，我们则必须使用神经肌肉阻滞药。有学者认为如果有喘鸣音的患者气道严重梗阻，需要使用神经肌肉阻滞药并给予正压通气。

4. 气道梗阻解决方法

急性气道梗阻的常见原因，包括血肿、甲状腺、颈椎前路、颈动脉等手术术后组织肿胀、创伤、咽喉部感染。虽然大部分学者都认为按以下所示去做是最好的办法，但还未在同行中达成统一的意见。

（1）开放伤口以减轻组织张力（详见第 26 章），在麻醉诱导之前患者的伤口应该保持开放。

（2）配备能胜任的医疗人员和设备（如行气管切开或环甲膜切开的器械）。

（3）吸入高浓度的笑气可引起严重缺氧，在困难气道时应该避免使用。

5. 保留患者自主呼吸,避免使用静脉药物

当气道完全梗阻时,我们需最紧急的做法是无论如何只要我们能在直接喉镜的帮助下插入气管导管或声门上通气装置进行通气,如果插管失败,可行环甲膜穿刺或切开。然而,当气道梗阻不完全,操作者会担心麻醉诱导会导致通气失败带来的致命后果。可保留自主呼吸,直到能够行气管插管或给予面罩或声门上通气装置时为止。

然而,在气道梗阻的情况下实施麻醉诱导是不符合逻辑的。首先,气道梗阻会增加通气难度导致不能实施麻醉诱导。第二,物理原理表明负压可加重气道梗阻(详见第 2 章)程度。英国皇家耳鼻喉医院的研究团队 Patel 报道有喘鸣音的患者,由于气管狭窄给予静脉麻醉药诱导插入喉罩后相比不用静脉麻醉药的患者能获得更好的氧气流量。患者入睡后由于负压产生的气道梗阻所导致的呼吸暂停可通过持续正压通气得到缓解。

然而,很多经历过气道梗阻的麻醉医师推荐用药时保留自主呼吸,达到一个允许气管插管的水平。但是当气道完全梗阻而喉反射仍很活跃时,必须给予静脉药物(异丙酚被认为是最合适的选择)或神经肌肉阻滞药。有学者报道过一例咽后壁脓肿的病例,该病例在吸入氧气行麻醉诱导时,气道完全梗阻,但静脉给予异丙酚后梗阻得到缓解。也有学者报道过一例脓性颌下炎症的患者,脓肿破裂后给予吸入药行麻醉诱导时导致喉痉挛,给予氯琥珀胆碱后行气管插管获成功。还有学者报道了 4 例早期气道梗阻者使用快速诱导技术,在直接喉镜下插入了带探条的导管获得成功的案例。

清醒插管和气道梗阻:可以使用可弯曲的纤维喉镜和直接喉镜。清醒插管技术已经成功地用于很多病例,特别是用于脓性颌下炎,往往是最好的选择。然而,当气道完全梗阻时,纤维喉镜插管不可能成功,气道局部必须喷洒利多卡因,使声门暂时的部分或完全的麻痹。

结论:对于紧急情况下的困难气道需使用多种技术来处理,应该认识到经麻醉诱导或纤维镜检后的气道有恶化的风险。在时间允许的情况下我们应该配备最好的团队和设备,使用对此有帮助的药物和设备。纤维镜失败后可以使用直接喉镜、光棒等是极其重要的选择。

二、人的因素

在本书出版的第一、二版期间,因为航空业的发展为医疗界提供了更好的设备而使医疗有了飞速进步。但人们常会回忆起过去困难气道处理中犯的错误。气道管理在危急时刻不允许有时间去多考虑,以避免引起不良后果。麻醉医师自己或助手因压力过大、精神过度紧张而导致表现失常,这种现象是客观存在的。麻醉医师将所遇的病例与团队成员间进行交流是很有必要的。

在驾驶飞机的团队合作是密切的,飞行员严格按程序(SOP)操作就可避免出现险情。气道管理标准操作流程在院前急救中是非常有意义的,每个成员应知道自己的角色和承担的任务,标准操作流程使团队工作更加有序,现在气道管理团队操作流程已被写入教材(见图 6.4)。

施行医疗的团队成员,包括操作者和患者(尤其患者家属)都应了解困难气道处理的特殊性。

人为因素是可以控制的,其他人员、设备、环境等都可以去协调,充分利用各种条件去提高安全性,总而言之很多情况下依靠操作者去创造条件。

困难气道管理协会和英国皇家麻醉协会曾经用了一年的时间审查严重气道问题(如导致死亡、脑损伤或未预料中的患者进入了 ICU),现已完成。

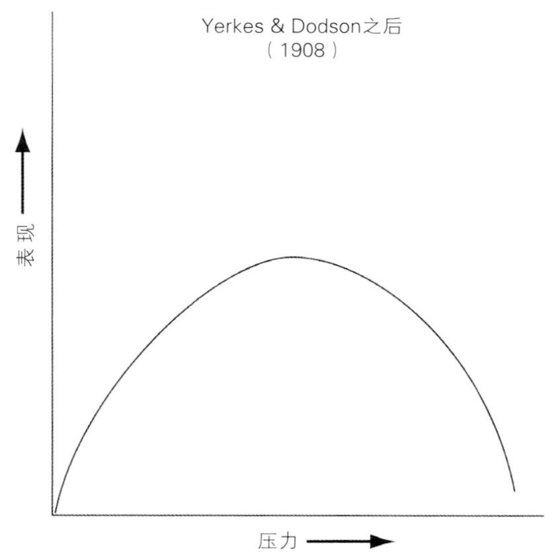

图 6.4　压力与表现的关系。一定的压力对操作者的表现是有利的,但当压力超过操作者的经验能力时,他们的表现可能反而会恶化。

该审查组专家清楚地说明患者、设备、人为因素或其他因素导致的困难气道的处理方法。

三、要点

• 在手术间任何时候都需配备吸引器和简易呼吸囊，当麻醉机供氧有故障时，可以用呼吸囊来膨肺供氧。

• 术前评估到可能存在困难气道时，麻醉诱导前需要精心准备各种设备、所用药物和参与人员。

• 如果首套方案失败，则需采用第二套方案。

• 尽早寻求帮助。

• 术后随访患者。

• 要认识到在紧急情况下可能出错。

（朱琼　卢娟　译　卿恩明　吴安石　校）

推荐读物

Academy of Medical Royal Colleges. (2001). *Implementing and Ensuring Safe Sedation Practice for Healthcare Procedures in Adults*. London: Royal College of Anaesthetists. Available at: http://www.rcoa.ac.uk/docs/safesedationpractice.pdf.

Arbous MS, Meursing AE, van Kleef JW, et al. (2005). Impact of anesthesia management characteristics on severe morbidity and mortality. *Anesthesiology*, **102**, 257–268.

Belmont MJ, Wax MK, DeSouza FN. (1998). The difficult airway: Cardiopulmonary bypass – the ultimate solution. *Head Neck*, **20**, 266–269.

Bennett JA, Abrams IT, Van Riper DF, Horrow JC. (1997). Difficult or impossible ventilation after sufentanil-induced anesthesia is caused primarily by vocal cord closure. *Anesthesiology*, **87**, 1070–1074.

Benumof JL, Dagg R, Benumof R. (1997). Critical hemoglobin desaturation will occur before return to an unparalyzed state following 1 mg/kg intravenous succinylcholine. *Anesthesiology*, **87**, 979–982.

Bhananker SM, Posner KL, Cheney FW, et al. (2006). Injury and liability associated with monitored anesthesia care: A closed claims analysis. *Anesthesiology*, **104**, 228–234.

Broomhead R, Marks RJ, Ayton P. (2010). Confirmation of the ability to ventilate by facemask before administration of neuromuscular blocker: A non-instrumental piece of information? *British Journal of Anaesthesia*, **104**, 313–317.

Bromiley M. (2008). Have you ever made a mistake? *Royal College of Anaesthetists' Bulletin*, **48**, 2442–2445.

Calder I, Yentis SM. (2008). Could 'safe practice' be compromising safe practice? Should anaesthetists have to demonstrate that face mask ventilation is possible before giving a neuromuscular blocker? *Anaesthesia*, **63**, 113–115.

Calder I, Yentis S, Patel A. (2009). Muscle relaxants and airway management. *Anesthesiology*, **111**, 216–217.

Caplan RA, Posner KL, Cheney FW. (1991). Effect of outcome on physician judgement of appropriateness of care. *Journal of the American Medical Association*, **265**, 1957–1960.

Combes X, Andriamifidy L, Dufresne E, et al. (2007). Comparison of two induction regimens using or not using muscle relaxant: Impact on postoperative upper airway discomfort. *British Journal of Anaesthesia*, **99**, 276–281.

Combes X, Dumerat M, Dhonneur G. (2004). Emergency gum elastic bougie-assisted tracheal intubation in four patients with upper airway distortion. *Canadian Journal of Anaesthesia*, **51**, 1022–1024.

Conacher ID, Curran E. (2004). Local anaesthesia and sedation for rigid bronchoscopy for emergency relief of central airway obstruction. *Anaesthesia*, **59**, 290–292.

Davis DP, Ochs M, Hoyt DB, Bailey D, Marshall LK, Rosen P. (2003). Paramedic-administered neuromuscular blockade improves prehospital intubation success in severely head-injured patients. *Journal of Trauma*, **55**, 713–719.

De Boer HD, Driesen JJ, Marcus MA, et al. (2007). Reversal of rocuronium-induced (1.2 mg/kg) profound neuromuscular block by sugammadex: A multicenter, dose-finding and safety study. *Anesthesiology*, **107**, 239–244.

El-Orbany M, Woehlck HJ. (2009). Difficult mask ventilation. *Anesthesia and Analgesia*, **109**, 1870–1880.

Hanley JA, Lippman-Hand A. (1983). If nothing goes wrong, is everything all right? Interpreting zero numerators. *Journal of the American Medical Association*, **249**, 1743–1745.

Hari MS, Nirvala KD. (2003). Retropharyngeal abscess presenting with acute airway obstruction. *Anaesthesia*, **58**, 712–713.

Henderson JJ, Popat MT, Latto IP, Pearce AC. (2004). Difficult Airway Society guidelines for management of the unanticipated difficult intubation. *Anaesthesia*, **59**, 675–694.

Kheterpal S, Martin L, Shanks AM, Tremper KK. (2009). Prediction and outcomes of impossible mask ventilation. A review of 50,000 anesthetics. *Anesthesiology*, **110**, 891–897.

King KP. (2002). Where is the line between deep sedation and general anesthesia? *American Journal of Gastroenterology*, **97**, 2485–2486.

Lundstrøm LH, Møller AM, Rosenstock C, et al. (2009). Avoidance of neuromuscular blocking agents may increase the risk of difficult tracheal intubation: A cohort study of 103812 consecutive adult patients recorded in the Danish Anaesthesia Database. *British Journal of Anaesthesia*, **103**, 283–290.

Mencke T, Echternach M, Kleinschmidt S, et al. (2003). Laryngeal morbidity and quality of tracheal intubation. A randomized controlled trial. *Anesthesiology*, **98**, 1049–1056.

Mort TC. (2007). Complications of emergency tracheal intubation: Immediate airway-related consequences: part II. *Journal of Intensive Care Medicine*, **22**, 208–215.

Neff SP, Merry AF, Anderson B. (1999). Airway management in Ludwig's angina. *Anaesthesia and Intensive Care*, **27**, 659–661.

Nouraei SA, Giussani DA, Howard DJ, Sandhu GS, Ferguson C, Patel A. (2008). Physiological comparison of spontaneous and positive-pressure ventilation in laryngotracheal stenosis. *British Journal of Anaesthesia*, **101**, 419–423.

Schmidt UH, Kumwilaisak K, Bittner E, George E, Hess D. (2008). Effects of supervision by attending anesthesiologists on complications of emergency tracheal intubation. *Anesthesiology*, **109**, 973–977.

Shakespeare WA, Lanier WL, Perkins WJ, Pasternak JJ. (2010). Airway management in patients who develop neck haematomas after carotid endarterectomy. *Anesthesia and Analgesia*, **110**, 588–593.

Shaw IC, Welchew EA, Harrison BJ, Michael S. (1997). Complete airway obstruction during awake fibreoptic intubation. *Anaesthesia*, **52**, 582–585.

Szabo TA, Reves JG, Spinale FG, Ezri T, Warters RD. (2008). Neuromuscular blockade facilitates mask ventilation. *Anesthesiology*, **109**, A184.

Yentis SM. (2010). Of humans, factors, failings and fixations. *Anaesthesia*, **65**, 1–3.

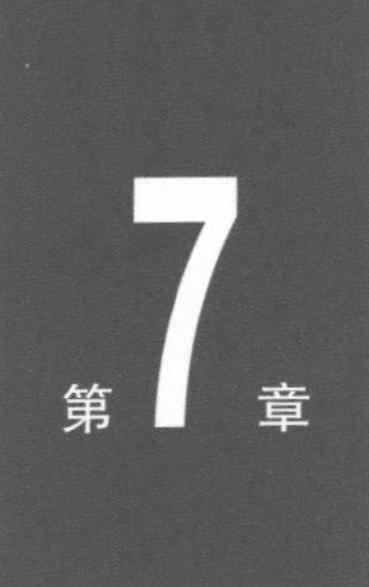

困难气道的处理

Ian Calder

一、困难气道的定义

如果人不能吸入氧气，排出二氧化碳，就不可能存活，而前提是气道至少部分是必须保持开放的。困难气道是指用标准的气道维持手法（头部倾斜、托下颌、复苏体位、面罩通气、声门上气道装置、气管导管、气管造口）很难通气甚至是不可能维持通气。然而当一种方法困难时另一种方法也许较容易（例如当一个患者面罩通气困难时，气管插管也许比较容易成功），所以广义的困难气道需根据不同患者的情况来定义。

二、困难气道的原因

（一）非患者因素

• 操作者：操作者和助手的技术水平和经验不足。

• 设备和位置：如果缺乏合适的设备和药物或对环境不熟悉，最熟练的操作者也会无能为力（详见第 29 章）。

• 药物问题：未行麻醉或者麻醉深度不够会影响操作者对气道的控制。一般来说，足够的麻醉深度能抑制气道反射，是最容易控制气道的，足量的神经肌肉阻滞药也使气道能得到有效控制，但目前还存在争论（详见第 6 和第 9 章）。阿片类药物使肌肉强直，可能与作用于中枢的 mu_1 受体有关，这会导致咽喉肌痉挛。琥珀胆碱可以导致咬肌痉挛，虽无后遗症，但可诱发恶性高热。

（二）患者因素

• 不利的反射活动：唾液分泌过多、屏气、喉痉挛等最常见（详见第 4 章）。

• 僵硬、畸形、肿胀：头颈关节、颞下颌关节、面部、口、咽、颈椎、声门或气管等组织僵硬、畸形、肿胀引起的气道困难，类似这些原因还有很多，可以按照病理进行分类，例如先天性或后天性、创伤、肿瘤、炎症、内分泌或医源性等原因（表 7.1）。头颈关节、颞下颌关节、颈椎等的活动度随年龄增加而降低，从而增加了困难气道的难度，另外，血管紧张素转换酶抑制药物导致的血管性水肿被越来越多的学者认为与气道梗阻有关。

• 其他因素：包括心肺疾病，其他可能会导致低氧血症或循环衰竭的情况。静脉穿刺困难、存在误吸的风险、患者不合作等会增加麻醉医师的压力。由于患者肥胖使静脉穿刺困难导致无给药通路和氧储备能力较差会增加困难气道的风险（图 7.1）。在紧急情况下，特别是在手术室外的环境下，困难气道气管插管成功率更低。

表 7.1　造成困难气道的原因

• 小颌畸形综合征
• 下颌发育不良综合征
• 颈椎融合综合征
• 类风湿性关节炎
• 强直性脊柱炎
• 面部 / 颈部创伤（包括烧伤）
• 头颈部放射治疗后
• 肢端肥大症
• 会厌炎
• 咽喉部肿瘤
• 异物
• 路德维希咽峡炎（脓性颌下腺炎）
• 术后颈椎前路肿胀或血肿
• 颈椎使用固定装置
• 扁桃体炎
• 服用血管紧张素转换酶抑制剂后导致血管神经性水肿的患者

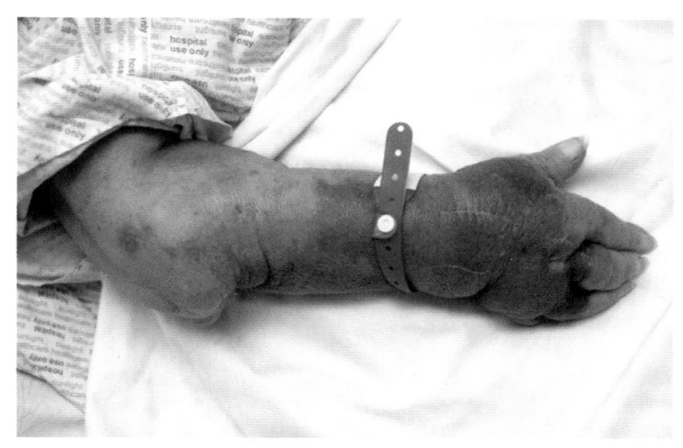

图 7.1　类风湿性关节炎导致静脉穿刺困难，无给药通路是导致困难气道的一个原因。

三、困难气道的类型

• 面罩通气困难型：面部病变可能导致面罩通气困难。缺齿患者较常见，许多操作者宁愿保留患者义齿，因为这有助于面罩麻醉，但是应防止义齿脱落掉入咽部和食道（许多义齿是透光的，所以 X 线检测不到）。

从主观经验上很难解释面罩通气困难的发生率，客观原因例如，呼气末二氧化碳监测的价值受限是因为面罩通气经常不监测呼气末二氧化碳。Kheterpal 等将面罩通气困难分为 4 级（图 7.2）。

1 级：用面罩即可通气。

2 级：使用口咽通气道等辅助工具才可进行面罩通气。

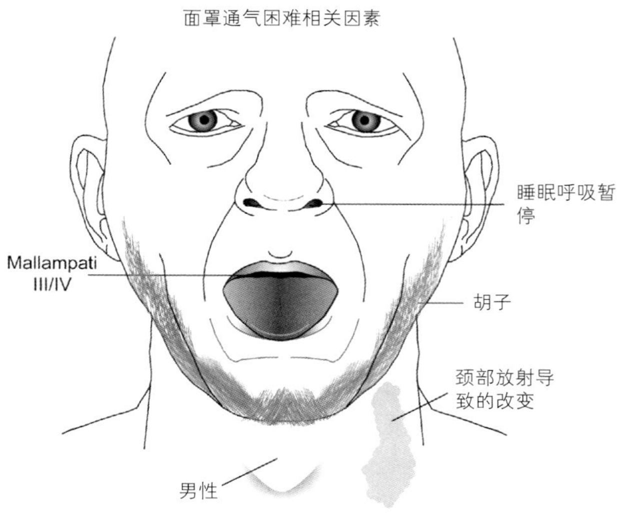

图 7.2　Kheterpal 等发现的面罩通气困难的因素。这些因素的预测价值较低，面罩通气困难的发生率低于 1%，即使是联系最大的因素（颈部放射治疗 320 例中仅有 3 例）。

3 级：通气困难（通气不足、通气量不稳定，需要两个操作者一起进行）。

4 级：无法行面罩通气。

Kheterpal 等观察的 53041 例患者中遇到面罩通气困难为 4 级的有 77 例（占 0.15%），3 级者为 2.2%。

• 直接喉镜检查困难型：以前的术语“前喉”现在有时仍然被使用，但没有价值。Cormack 和 Lehane 提出的四级分级法被广泛应用于咽喉可见度的观察（图 7.3）。大约 2% ～ 5% 的全麻患者分级为 3 级（仅见会厌），4 级（即看不到咽喉结构）是极少见的。在临床实践中，两者之间最重要的区别是那些看得见咽喉结构的患者可在直接喉镜下插入探条，而看不见咽喉结构者则不能。Cook 建议修改 Cormack 的分级法来区别，直接喉镜检查暴露了会厌但探条不能插入者分为 3b 级。4 级和 3 b 级

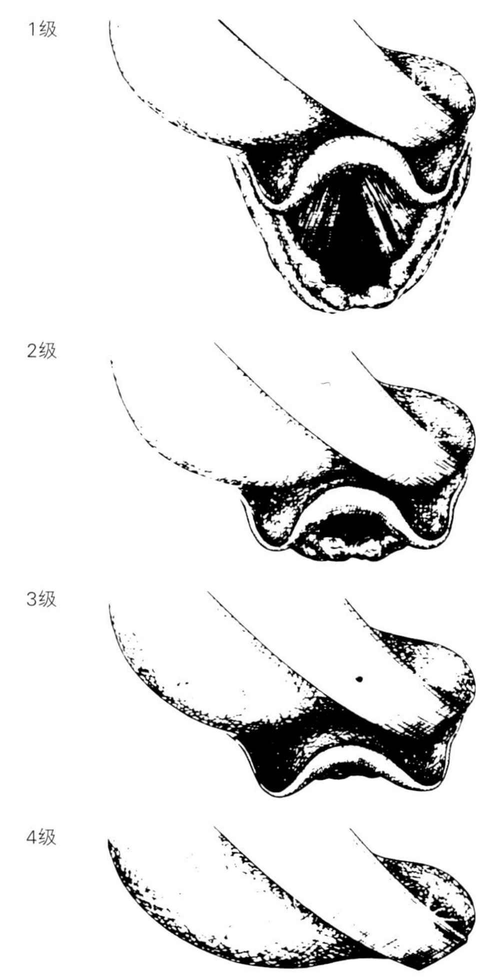

图 7.3　Cormack and Lehane 分级法。（Reprinted with permission from Williamg Ku, Caiti F, Cormark KS, Arresth 1991,66:38-44）。

表 7.2 丹麦麻醉数据库气管插管评分法（评分大于 1 分为气管插管困难）

评分	定义
1 分	麻醉医师使用直接喉镜插管最多尝试两次
2 分	麻醉医师使用直接喉镜插管尝试超过了两次或者插管失败后需要上级医师来插管
3 分	除了使用直接喉镜外，还使用了其他方法
4 分	尝试多种方法，气管插管仍失败

为困难气道。

• 气管插管困难型：困难插管的定义通常不准确，实际上有时使用直接喉镜检查咽喉部暴露困难，但可视喉镜通常可使咽喉部暴露良好，但也有可能存在插管困难。各种各样的插管困难分级方法被提出，包括尝试插管的次数、操作者人数及所需的时间。丹麦麻醉数据库使用的评分法似乎更符合临床实际情况 (表 7.2)。

• 通气和插管困难：通常情况下是指面罩通气和气管插管均失败。如果一个患者无任何明显气道异常，并有足够的麻醉深度，很少碰到此种情况。导致通气和插管困难的直接原因多是麻醉深度和肌肉松弛度不够，这种情况是完全可以避免的。反复多次的气管插管失败会导致面罩通气困难的发生率增加，Kheterpal 等指出，不能行面罩通气并不代表不能行气管插管。在他们的研究中，77 例用面罩通气困难的患者，其中有 73 例使用肌肉松弛药后可以行气管插管。

困难气道需要行气管切开术 / 造口术主要是由于颈椎屈曲畸形、软组织肿胀、肿瘤放射治疗、烧伤等。

四、困难气道的评估(正确区分真假阳性)

那些气道有明显异常的患者插管时风险极大，有些不正确的决定可能会导致患者死亡(图 7.4、7.5)。

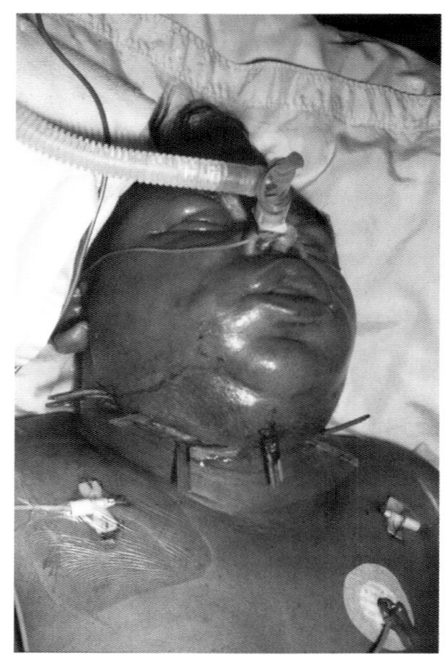

图 7.4 由于拔牙后局部感染导致的全身性组织肿胀。

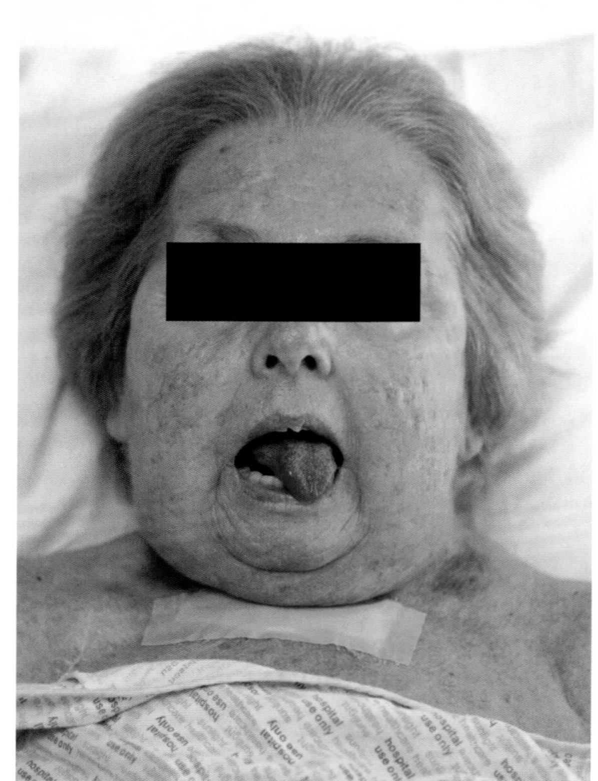

图 7.5 类风湿性关节炎累及颈椎和颞下颌关节。

某些情况下，那些外观看起来正常的患者也可能存在严重的困难气道。很难去鉴别那些评估是困难气道但实际上却不是困难气道者(假阳性)，有些真正的困难气道却无法被评估出来。这样就会出现两个问题：第一，不可评估的困难气道是麻醉医师最棘手的问题，但在麻醉实践中却难以避免；第二，应努力去鉴别那些假阳性患者，以避免麻醉医师临阵束手无策。

Wilson 指出，有经验的麻醉医师能够评估到困难气道和处理无法评估到的困难气道，这点很重要。另一方面，必须执行基本的气道评估程序，不至于忽视那些形态特别异常的患者(例如张口严重受限)。

有时会有这样的提法"当发现困难气道时,麻醉医师不应该使用可能会使患者呼吸暂停的技术",需要由有经验的麻醉医师来处理,因为导致困难气道的原因尚未确定。在病房床边评估困难气道对于正常的患者来说无临床意义。以下资料有助于解释这些问题。

(一)敏感性和特异性

这些概念虽然令人不好理解,但对评估困难气道是非常重要并且有价值的,值得我们努力去理解。

判断患者时敏感性一般为阳性,如果测试 100 名患者,测试的结果是 50 个是阳性,那么阳性的比例是 50%,则敏感性为 50%(整个实验要求真阳性率为 50%,但真阳性和假阴性会丧失 50%)。

判断健康者时特异性一般为阴性,如果测试 100 名健康者,测试的结果其中 90 个为阴性,那么特异性是 90%;其中 10 个测试为阳性(为假阳性),假阳性率是 100 - 90=10%。因此,如果测试的阳性率很低,那么就说明该事件没有很高的特异性。当疾病不存在时,仍然为阴性,这样就会产生和真阳性同样多甚至更多的阳性。事实就是这些测试有很高的敏感性,但特异性低。为解决此问题可举办一个关于困难气道的敏感性讨论会。换言之,一项筛查试验可以分辨出大部分真阳性的同时也可能出现很多假阳性。

• 似然比:即使当实验确认阳性时,也会有假阳性。真阳性与假阳性的比例叫似然比(敏感性 /1- 特异性)(表 7.3),当似然比超过 10 时是强有力的证明。似然比指筛检实验结果阳性中有病者与无病者的比值或者是指测试阳性结果中实际上患有这种疾病的概率。阴性似然比也是有可能的,但是在本章中叙述有限,众所周知外表看起来正常的患者不是没有困难气道的可能。

表 7.3　2005 年 shiga 等提出的有价值的似然比

试验项目	敏感性(%)	特异性(%)	似然比
Mallampati 分级	49	86	3.7
颏甲间距测量	20	94	3.4
胸颏间距测量	62	82	5.7
张口度测量	22	97	4.0
Wilson 危险因子评分	46	89	5.8
Mallampati 分级 + 颏甲间距测量	36	87	9.9

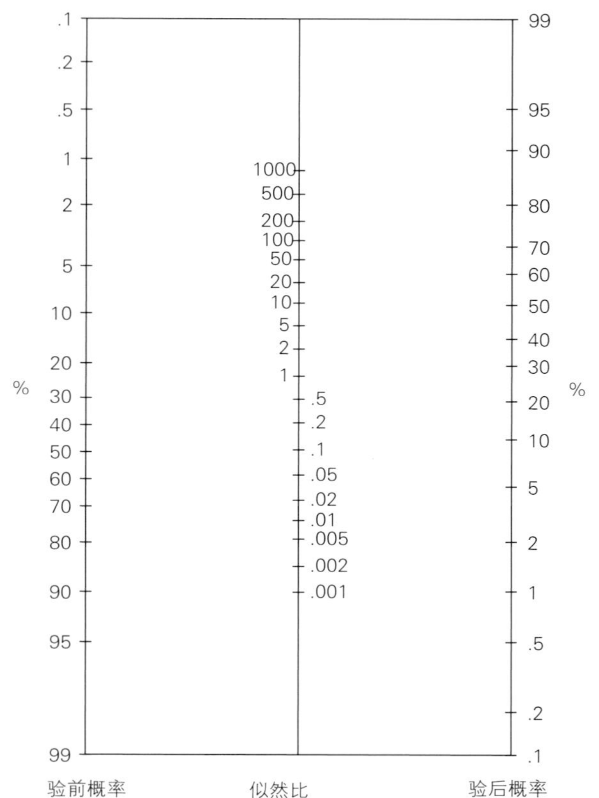

图 7.6　Fagan 列线图。验后概率可以通过似然比及验前概率画一条线来定。

• 验后概率:当了解试验的灵敏度和特异度后,可以用似然比来估算验后概率或阳性似然比(测试结果为阳性时正确的概率)。验前概率(p_1)是指在测试的人群中该问题的流行率。严格来讲,我们计算验后概率(p_2)应该使用验前概率比值。但是 Fagan 使用列线图描述了一个使用未转化的验前概率的机会(验前概率比值被估算为 $p_2=p_1/(1-p_1)$,可以通过验前概率去估算验后概率或阳性预测值(图 7.6)。

从图上可看出,当验前概率低,该筛查试验必须有一个较高的似然比以保证有价值的验后概率。测试例如 Mallampati 分级、测量颏甲间距的预测值是比较低的,不适合筛选流行率低的人群。在流行率更高的人群中阳性结果有更大的意义,例如类风湿关节炎患者颈椎活动度受限。

• 联合试验:如果两个及两个以上的测试发现是阳性的,那么预测值更有价值。Shiga 等发现

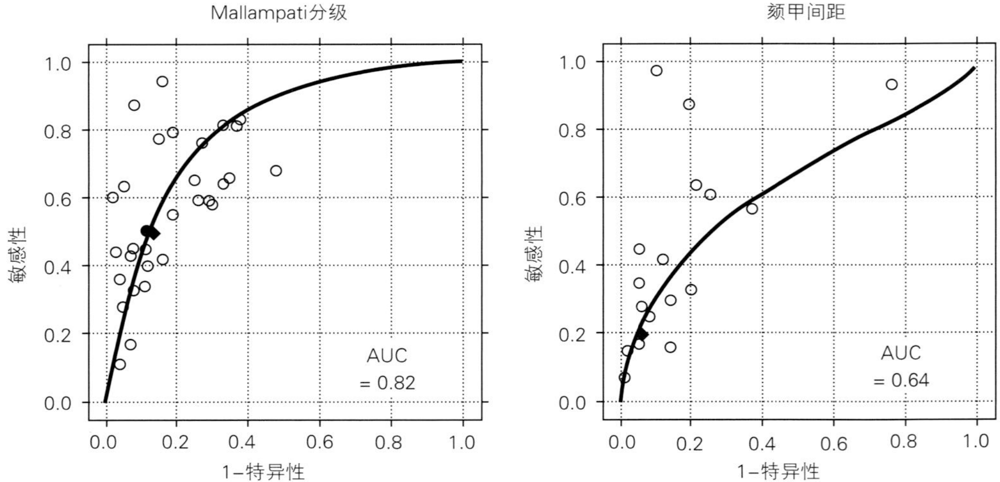

图 7.7　受试者工作特征曲线。受试者工作特征曲线是对 Mallampati 分级和颏甲间距测量的研究。结果图中每一个圆点代表了一个研究数据，抛物线图代表了预测的灵敏度和特异度的交汇点。Mallampati 分级曲线下的面积要大于甲颏距离测量曲线下的面积，说明 Mallampati 分级比测量颏甲间距有更好的评估价值（该图的复制得到了 shiga 等的允许）。

Mallampati 分级和甲颏距离测量两者联合试验的似然比将近达到 10。但联合试验会不可避免地造成灵敏度降低，增加假阴性结果。但是在临床上这根本不是问题，因为作者采纳了“Bayesian 定理法”：用一组数据的同时可以寻求另一种数据来增加其概率。

• 受试者工作特征曲线 (ROC 曲线)：如果多个研究获得一系列的灵敏度和特异度，并由真阳性率除以假阳性率 [灵敏度 /（1- 特异度）]，或者由不同的阈值价值 (例如颏甲间距有不同的价值) 可以画一条曲线。理论上来讲是一个从左侧底部到右侧顶部的 45° 的平分线 [这个曲线下面积 (AUC) 为 0.5] 代表了一个可获得的预测值。受试者工作特征曲线的原理是一个测试试验与另一个测试试验的比较。曲线下面积值大于 0.7 表示具有临床意义 (图 7.7)。

（二）困难气道的评估

可根据既往史、检查结果和某些专科检查结果来评估 (但是在某些紧急情况如：患者意识不清或无法合作时难以实施)(图 7.8)。

• 既往史：既往有困难气道病史或曾患过可能会导致困难气道疾病的患者，都是值得注意的。Lundstrom 等发现既往有困难气道或插管失败的患者，评估此次插管困难的似然比大约为 6 和 22，说明既往插管失败的患者此次应慎重对待。但是既往插管困难并不代表此次插管也困难。

• 症状：麻醉医师评估气道最主要的困难之一是大多数患者的困难气道在插管之前没有症状。对怀疑患有睡眠呼吸暂停综合征的患者应高度重视。麻醉医师应掌握预示气道阻塞的症状和体征（表 7.4）。

• 检查：首先要考虑使用面罩的密封性如何。如果面罩的密封性不好而使用喉罩或气管导管插管又失败，那么通气困难将导致严重后果。打鼾、

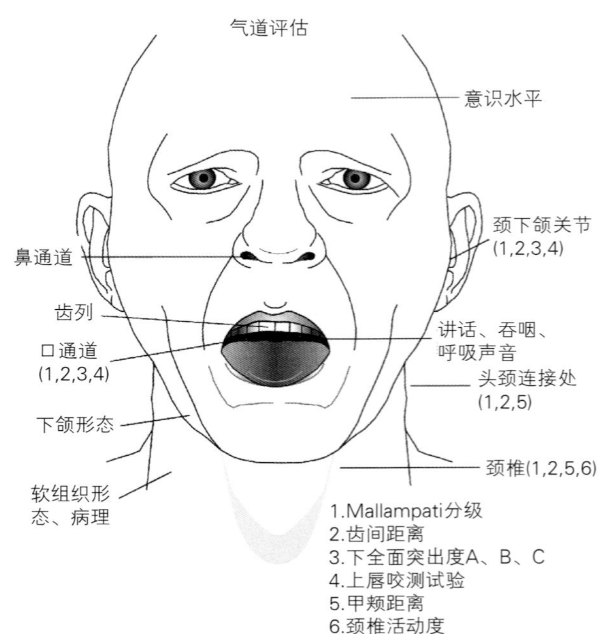

图 7.8　气道评估的相关区域及检查。

表 7.4　气道阻塞的症状和体征

症状 / 体征	说明
晚上睡觉被憋醒	声门阻塞的标志
感觉不能呼吸	阻塞症状很明显，但有时被忽视
端坐呼吸	阻塞常见的特征
讲话、吞咽困难	阻塞的征象
打鼾	见于声门上阻塞，常被误诊为声门下阻塞导致的哮喘
血氧饱和度	如果吸入氧浓度较高，只要气道不完全阻塞，血氧饱和度可以维持正常

阻塞性睡眠呼吸暂停综合征、肥胖、年龄大于 55 岁、Mallampati 分级不佳、颏甲间距小于 6cm、下颌牙突出、放射治疗后瘢痕形成等都可能导致面罩通气困难，但是以上因素预测价值不大。如果面罩密封性不好或不能维持气道的开放，必须考虑清醒插管。

如果患者气道内存在大量的血液、脓液或黏液，使用纤支镜行气管插管时纤支镜通气腔可能被阻塞。

（三）特别区域的检查

• 意识状况：这是一个基本问题，对气道管理影响很大。还有包括年龄、语言障碍程度、受教育程度等因素。

• 牙齿问题：应该检查牙齿并告知患者，义齿或病变牙齿在插管过程中可能会受到损害或脱落、丢失。重要的是麻醉结束后要确定患者牙齿数目和麻醉前是否相同，因为 X 线可透过牙齿，牙齿丢失后是很难寻找到的。

• 张口度：约 95% 的年轻人上下牙齿之间的距离为 3.7cm。一般是通过目测来评估张口度，但是在评估张口度受限的患者时，应该测量其精确值。通常用手指宽度作为一个衡量单位来测量张口度，但这种方法不准确。很少有人研究上下牙齿之间的距离对张口度的影响，也没有研究证实可接受的上下牙齿之间的最小距离。如果上下牙齿之间的距离小于 2cm，插入喉罩可能会比较困难，所以 2cm 可能是可接受距离的最低限标准。

下颌牙突出程度是判断张口度是否正常的一个重要标准，可以通过让患者把下门齿放在上门齿平面上的方法来评估。ABC 分类法已在临床使用，但在实际应用中修订版的上唇咬测试验更容易实施，具体方法是让患者用他们的下门齿去覆盖他们的上唇。Eberhardt 等人发现经由上唇咬测试验评判张口度，发现具有临床意义的气道异常的似然比为 3.7。如果经口腔通道通气不好，鼻腔通道就非常重要了。

• Mallampati 分级：口咽可见度的分级由最初的三级被 Sansoom 和 Young 划分为四级，而这个划分在与直接喉镜下咽喉部可见度的分级有关。关于这个概念相关的依据还不足，不需要超过两个的分级：1（“良”）和 2（“差”）。Mallampati 分级有较为严重的观察者间偏倚，灵敏度和特异性也不是那么让人满意，但是它仍然是迄今为止最好的分级标准。

• 头颈活动度：头颈活动度是气道管理和直接喉镜检查的一个重要组成部分，但是目前还无可靠的方法来评估头颈活动度。原因之一是头颈关节活动受限可以通过颈部以下椎间盘来弥补，所以整个颈椎的活动度仍接近正常。当使用直接喉镜检查时，常发现头颈关节活动僵硬。奇怪的是，Mallampati 分级可能是检查头颈活动度最好的方法，因为头颈活动度受限可能导致张口度变小。因头颈活动受限导致张口困难的患者特征性的面容为小下颌，颈部和颏下软组织里有褶皱出现（见图 7.5）。在既往有颈椎疾病患者的研究中发现获得最准的评估结果的是 Mallampati 分级。研究者发现特殊姿势“喝香槟姿势”是有价值的，颈部僵硬的患者仰头喝香槟是困难的（详见第 1 章）。

• 颏甲间距和胸颏间距：公认的颏甲间距和胸颏间距的最小距离分别是 6cm 和 12cm。这些数值的标准是指不降低太多特异度的前提下使灵敏度最大价值化。遗憾的是按所测颏甲间距和胸颏间距的阳性预测值仍低于 Mallampati 分级。床边测试颏甲间距和胸颏间距的缺点是需要一个测量的单位标准。以指宽作为单位并不准确，另一个不准确的原因是具体的测量点认识还不一致。

（四）专科检查

•“快速”喉镜检查法：拟行清醒插管的患者在局部麻醉下行快速喉镜检查，如果在直接喉镜或可视喉镜下能够获得满意的视野可以考虑行全麻诱导。

• 超声检查：超声可以用于经皮气管切开术中来确定气管的位置（详见第 28 章），当评估喉镜检查有困难时，也可以用超声来估计颈部脂肪的厚度。

• 放射学检查：有些患者通过检查颈椎 X 线、CT 或 MRI 来评估头颈活动度或头面部畸形情况（详见第 26 章）。喉镜检查困难多与头颈关节异常有关。开放气道的难易程度可以通过 CT 或 MRI 来评估（详见第 25 章）。

（五）麻醉后呼吸道评估

我们要认识到麻醉后出现困难气道的可能性，特别是睡眠呼吸暂停综合征患者术后风险比麻醉诱导时更大。而某些类型的手术会带来术后困难气道例如颌面部手术，颈椎前路手术。气管插管造成的创伤可能导致喉部、气管狭窄，从而造成拔管后气道阻塞。患有类风湿疾病和肢端肥大症的患者术后气道特别容易阻塞，所以应尽可能准备最小号的气管导管（见图 7.9，图 7.10）。

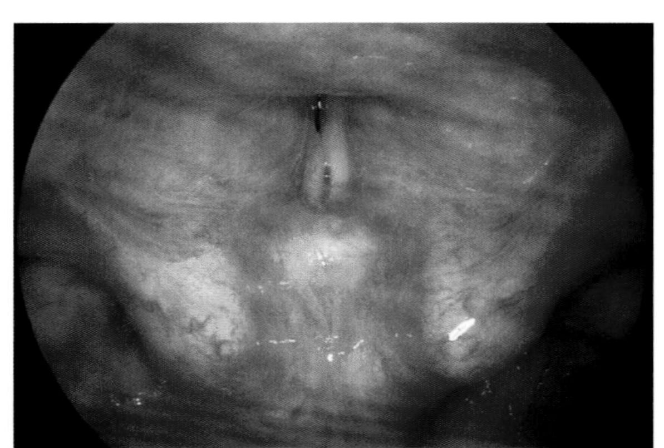

图 7.9 类风湿关节炎导致声门狭窄，环杓关节受累导致声带固定，插管创伤可导致拔管后气道阻塞。

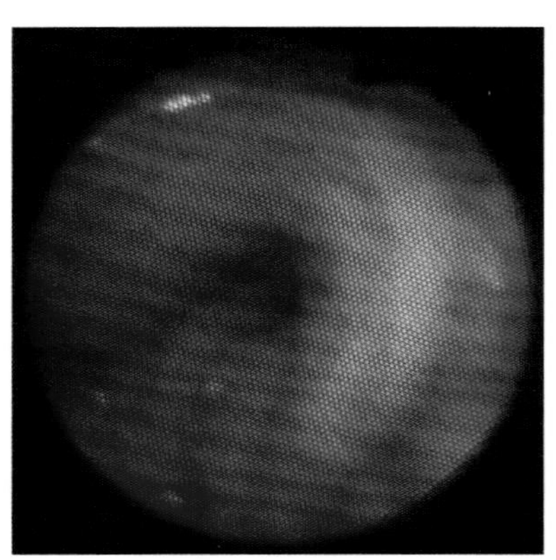

图 7.10 肢端肥大症导致声门狭窄，插管创伤可导致拔管后气道阻塞。

表 7.5 术中气管切开术的指征

指征
1. 头颈部手术（例如游离皮瓣移植术）
2. 高位颈椎、颅底、颌部及舌部手术
3. 既往患过严重的高位颈髓疾病或脑部神经麻痹
4. 咽喉部创伤

一些患者在术中行气管切开术是明智的选择（见表 7.5）。

五、困难气道评估和严重并发症及死亡率

麻醉医师随时都有可能碰到无法预料的面罩通气困难或直接喉镜检查困难的患者。麻醉医师应牢记与气道相关的死亡多数是由于反复尝试气管插管失败，咽部穿孔和导管插入食道导致的感染所致（详见第 11 章）。需要常规检查患者牙齿的健康状况、齿间距离和下颌突出程度。麻醉诱导后才发现齿间距离只有 1cm 的情况对一个有责任心的医师来说是不应该发生的。

六、记录和沟通

碰到困难气道应该记录并告知患者及其家属。应该给患者说明此次碰到的困难气道及解决问题的办法。对那些外表看起来正常实际上存在严重困难气道问题的患者戴上医疗警示标志是很有必要的。可以从困难气道协会网站 (www.das.uk.com) 获取相关资料。

七、要点

• 识别严重困难气道需要通过专门培训。

• 在麻醉期间很难判定那些外观看起来正常但实际上存在严重困难气道的患者。

• 困难气道的基础评估包括牙齿健康问题、声门可视度、下颌突出度和头颈活动度。

• 麻醉医师应具备处理未预测到的困难气道的能力。

• 严重上呼吸道阻塞可无喘鸣或去饱和。

• 手术后或拔管后的并发症可能会导致困难气道。

• 气道管理中存在很多未预测到的困难气道可能会导致严重并发症和死亡，应避免反复多次气管插管失败，并需警惕导管插入食道和气管穿孔的风险。

（朱琼 钱敏 译　陈向东 吴安石 校）

推荐读物

Baker PA, Depuydt A, Thompson JM. (2009). Thyromental distance measurement – fingers don't rule. *Anaesthesia*, **64**, 878–882.

Calder I, Picard J, Chapman M, O'Sullivan C, Crockard A. (2003). Mouth opening – a new angle. *Anesthesiology*, **99**, 799–801.

Conlon NP, Sullivan RP, Herbison PG, et al. (2007). The effect of leaving dentures in place on bag-mask ventilation at induction of general anesthesia. *Anesthesia and Analgesia*, **105**, 370–373.

Cook TM. (2000). A new practical classification of laryngeal view. *Anaesthesia*, **55**, 274–279.

Deeks JJ, Altman DG. (2004). Diagnostic tests: 4. Likelihood ratios. *British Medical Journal*, **329**, 168–169.

Eberhart LH, Arndt C, Cierpka T, et al. (2005). The reliability and validity of the upper lip bite test compared with the Mallampati classification to predict difficult laryngoscopy: An external prospective evaluation. *Anesthesia and Analgesia*, **101**, 284–289.

El-Orbany M, Woehlck HJ. (2009). Difficult mask ventilation. *Anesthesia and Analgesia*, **109**, 1870–1880.

Hanley JA, McNeil BJ. (1982). The meaning and use of the area under a receiver operating characteristic (ROC) curve. *Radiology*, **143**, 29–36.

Jones PM, Harle CC. (2006). Avoiding awake intubation by performing awake GlideScope laryngoscopy in the preoperative holding area. *Canadian Journal of Anesthesia*, **53**, 1264–1265.

Kheterpal S, Martin L, Shanks AM, Tremper KK. (2009). Prediction and outcomes of impossible mask ventilation. A review of 50,000 anesthetics. *Anesthesiology*, **110**, 891–897.

Lau E, Kulkarni V, Roberts GK, Brock-Utne J. (2009). 'Where are my teeth' A case of unnoticed ingestion of a dislodged partial denture. *Anesthesia and Analgesia*, **109**, 836–838.

Lee A, Fan TY, Gin T, Karmakar MJ, Ngan Kee WD. (2006). A systematic review (meta-analysis) of the accuracy of the Mallampati tests to predict the difficult airway. *Anesthesia and Analgesia*, **102**, 1867–1878.

Lundstrøm LH, Møller AM, Rosenstock C, et al. (2009). A documented previous difficult tracheal intubation as a prognostic test for a subsequent difficult tracheal intubation in adults. *Anaesthesia*, **64**, 1081–1088.

Lundstrøm LH, Møller AM, Rosenstock C, et al. (2009). Avoidance of neuromuscular blocking agents may increase the risk of difficult tracheal intubation: A cohort study of 103812 consecutive adult patients recorded in the Danish Anaesthesia Database. *British Journal of Anaesthesia*, **103**, 283–290.

Lundstrøm LH, Møller AM, Rosenstock C, Astrup G, Wettersley J. (2009). High body mass index is a weak predictor for difficult and failed tracheal intubation: A cohort study of 91,332 consecutive patients scheduled for direct laryngoscopy registered in the Danish Anesthesia Database. *Anesthesiology*, **110**, 266–274.

Mort TC. (2007). Complications of emergency tracheal intubation: Immediate airway-related consequences: part II. *Journal of Intensive Care Medicine*, **22**, 208–215.

Nouraei SA, Giussani DA, Howard DJ, Sandhu GS, Ferguson C, Patel A. (2008). Physiological comparison of spontaneous and positive-pressure ventilation in laryngotracheal stenosis. *British Journal of Anaesthesia*, **101**, 419–423.

Ovassapian A, Glassenberg R, Randel GI, et al. (2002). The unexpected difficult airway and lingual tonsil hyperplasia. *Anesthesiology*, **97**, 124–132.

Parmet JL, Colonna-Romano P, Horrow IC, et al. (1998). The laryngeal mask airway reliably provides rescue ventilation in cases of unanticipated difficult tracheal intubation along with difficult mask ventilation. *Anesthesia and Analgesia*, **87**, 661–665.

Pemberton P, Calder I, O'Sullivan C, Crockard HA. (2002). The Champagne Angle. *Anaesthesia*, **57**, 402–403.

Segebarth PB, Limbird TJ. (2007). Perioperative acute upper airway obstruction secondary to severe rheumatoid arthritis. *Journal of Arthroplasty*, **22**, 916–919.

Shiga T, Wajima Z, Inoue T, Sakamoto A. (2005). Predicting difficult intubation in apparently normal patients: A meta-analysis of bedside screening test performance. *Anesthesiology*, **103**, 429–437.

Tham EJ, Gildersleve CD, Sanders LD, Mapleson WW, Vaughan RS. (1992). Effects of posture, phonation, and observer on Mallampati classification. *British Journal of Anaesthesia*, **68**, 32–38.

Thompson T, Frable MA. (1993). Drug-induced, life threatening angioedema revisited. *Laryngoscope*, **103**, 10–12.

Tse JC, Rimm EB, Hussain A. (1995). Predicting difficult endotracheal intubation in surgical patients scheduled for general anesthesia: A prospective blind study. *Anesthesia and Analgesia*, **81**, 254–258.

Urakami Y, Takennaka I, Nakamura M, et al. (2002). The reliability of the Bellhouse test for evaluating extension capacity of the occipitoatlantoaxial complex. *Anesthesia and Analgesia*, **95**, 1437–1341.

Wilson ME. (1993). Predicting difficult intubation. *British Journal of Anaesthesia*, **71**, 333–334.

Yentis SM. (2002). Predicting difficult intubation – worthwhile exercise or pointless ritual? *Anaesthesia*, **57**, 105–109.

Yentis SM. (2006). Predicting trouble in airway management. *Anesthesiology*, **105**, 871–872.

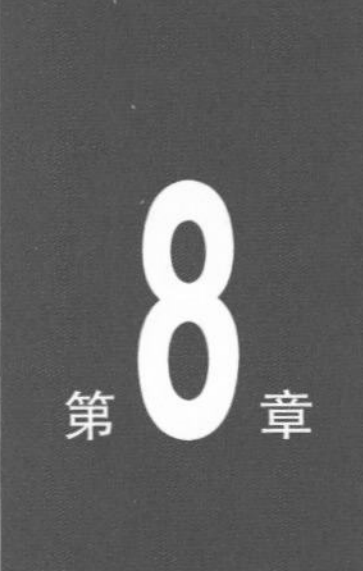

第8章 阻塞性睡眠呼吸暂停与麻醉

Peter J. H. Venn

阻塞性睡眠呼吸暂停 (Obstructive sleep apnoea，OSA) 是世界范围内影响睡眠最常见的医学疾患，约有 3% ～ 4% 的英国中年人受此困扰，其中约 70% 为男性。美国睡眠医学学会对睡眠障碍进行了全面系统的分类（表 8.1），OSA 的高患病率使得麻醉医师频繁地遇到此类患者，无论是其接受 OSA 相关手术还是与 OSA 无关的其他手术。本章将对 OSA 的病理生理、临床特征、检查及治疗进行阐述，并总结该类患者围术期的管理要点，此外，对小儿睡眠呼吸暂停也有简略介绍。

表 8.1　美国睡眠医学学会对睡眠障碍的分类大纲

1. 睡眠异常
A. 内源性睡眠障碍
B. 外源性睡眠障碍
C. 生物节律性睡眠障碍
2. 异态睡眠
A. 觉醒障碍
B. 睡眠 - 觉醒转换障碍
C. 异态睡眠通常与睡眠 REM 期相关
D. 其他异态睡眠
3. 内科 / 精神性睡眠障碍
A. 精神性障碍相关
B. 神经性障碍相关
C. 其他内科障碍相关
1A. 内源性睡眠障碍
1. 神经生理学失眠
2. 睡眠状态知觉错乱
3. 特发性失眠
4. 发作性睡病
5. 复发性嗜睡症
6. 特发性嗜睡症
7. 创伤后嗜睡症
8. 阻塞性睡眠呼吸暂停综合征
9. 中枢性睡眠呼吸暂停综合征
10. 中枢性肺泡低通气综合征
11. 周期性肢体运动障碍
12. 不宁腿综合征

一、OSA 的定义及临床表现

OSA 指睡眠过程中因反复上呼吸道梗阻导致动脉血氧饱和度下降和低氧血症，致使睡眠质量降低的临床疾患，当出现白天过度嗜睡（Excessive daytime sleepiness，EDS）时，则称为睡眠呼吸暂停综合征。几乎所有患者都有多年的睡眠打鼾史，并呈逐年加重，甚至使得他们与伴侣分床而睡。气道梗阻可能由多种解剖因素引起，如表 8.2 所述，除异常解剖以外，睡眠时咽喉收缩肌群松弛引起的气道塌陷也是原因之一。有证据表明，清醒时咽喉收缩肌群肌张力高，而睡眠时该组肌群疲劳则会出现过度松弛。阻塞性睡眠呼吸暂停的生理相关因素包括男性、颈围≥ 43.2cm(17 英寸)、舌体肥大，并通常伴有一定程度的下颌后缩。该类患者多伴有较高体重指数，因此麻醉评估时多认为其存在潜在困难插管的风险。OSA 困难插管的发生率随年龄增长而增加，有文献报道 65 岁至 95 岁的老年人群，其发生率超过 30%。与 OSA 发生相关的疾病因素主要包括甲状腺功能减退、肢端肥大症、糖原沉积症、先天性疾病如唐氏综合征、小颌畸形综合征及其他面部畸形。

呼吸暂停的诊断标准为：睡眠过程中气道完全梗阻反复发生，持续 10 秒以上，但膈肌仍继续运动，从而导致动脉血氧饱和度较基础值下降≥ 4%。

表 8.2　睡眠呼吸障碍的解剖和生理原因

1. 舌根宽大
2. 下颌后缩
3. 上气道肿瘤
4. 颅面部畸形
5. 神经肌肉障碍
6. 扁桃体肥大
7. 颈围≥ 43.2cm(17 英寸)

膈肌运动停止所致的通气停止称为中枢性呼吸暂停，这并非罕见，且通常提示循环异常，不属于本文研究范围。中枢性和阻塞性睡眠呼吸暂停同时存在时称为混合型睡眠呼吸暂停。此外，肥胖低通气综合征也可于睡眠时出现持续性血氧饱和度下降，如伴有气道梗阻，则会导致血氧饱和度的进一步下降。

典型的阻塞性睡眠呼吸暂停，气道梗阻发生在咽部、下咽部水平或两者均有，时间持续 30 秒至 1 分钟（有时会更长），在此期间，随着动脉血氧饱和度的逐渐下降，吸气力度逐渐增强，最终导致患者部分觉醒，气道瞬时重新开放，这种爆发式的吸气运动通常伴有部分身体运动或肢体抽动，表明睡眠中断或被扰乱。脑电图（Electro-encephalography，EEG）显示皮层或皮质下觉醒是由动脉血氧饱和度下降、吸气力度增大以及膈肌运动联合作用的结果。气道重新建立后随之出现短暂的过度通气，但当睡眠加深时气道梗阻再次出现，从而重复上述循环。最严重的病例每小时出现高达 60 次上述循环（窒息指数），8 小时睡眠内可出现 400 ～ 500 次觉醒，血氧饱和度可降至 60%。

间断的、低质量的睡眠导致患者醒来时仍缺乏活力，出现白天过度嗜睡（EDS），EDS 可由 Epworth 嗜睡量表进行评定（图 8.1）。该量表评分最高为 24 分，8 分以上则表明存在异常，12 分以上提示会影响到社会及家庭生活及日常行为能力，尤其是车辆驾驶能力。患者可能会伤及自己，以及那些依赖其判断力的他人。大型货车驾驶员由于其特有的生活方式而在一定程度上更易罹患此病。

Epworth 嗜睡量表

在下列情况下你有多大可能会打瞌睡或睡着，而不仅仅是感到疲倦？
根据下列评分给每种情况选择最适当的数值

一点也不 0 分
稍微有点 1 分
较大可能 2 分
极有可能 3 分

活动	评分
坐着阅读	
看电视	
在公共场所坐着不动（如在剧院或开会）	
午餐不喝酒，餐后安静地坐着	
作为乘客在汽车中坐 1 小时中间不休息	
在环境允许时下午躺下休息	
与人谈话	
堵车时停车数分钟	

图 8.1 Epworth 嗜睡量表，用于量化评估因夜间间歇性睡眠所致的白天动能障碍的程度，是目前世界上应用最广泛的评分系统，尽管其他评分系统也日渐流行起来。

表 8.3 以下是世界卫生组织制订的代谢综合征的诊断标准（1999 年）

糖尿病、糖耐量异常、空腹血糖受损或胰岛素抵抗至少存在一项，同时伴有下列两项或两项以上：

指标	数值
体重 腰围 / 臀围比增加	男性 W/H ＞ 0.9 女性 W/H ＞ 0.85 中心性肥胖腹部脂肪增加
体重指数	＞ 30kg/m²
高密度脂蛋白 -HDL	＜ 1.7mmol/L
低密度脂蛋白 -LDL	＞ 0.9 mmol/L
动脉血压	＞ 140/90mmHg
微量蛋白尿	尿清蛋白排泄＞ 20mg/min
炎症状态	C- 反应蛋白升高

虽然完全性和反复的呼吸暂停是最严重的症状，但有些患者仅存在上呼吸道的部分梗阻，并不伴明显的动脉血氧饱和度下降，但睡眠觉醒仍会发生，这可能是因为上呼吸道阻力增加可使膈肌做功增加。上呼吸道部分梗阻导致的潮气量下降称为低通气，常会引起 EDS 而非真正的 OSA。

夜间反复的低氧血症会诱发一些心血管并发症，如高血压和肺动脉高压、肺源性心脏病、心脏病及脑血管意外的发生率增加等。已有明确的证据表明，治疗 OSA 可降低已升高的动脉血压。此外，大量证据亦表明 OSA 还与成人 II 型糖尿病及代谢综合征有关，代谢综合征已由世界卫生组织（WHO）定义，其诊断标准见表 8.3，其可使主要心血管事件的发生风险增加 6 倍。近来又将其称为 X 综合征，可能源于胰岛素抵抗的发展。

二、临床表现

（一）病史

患者如有打鼾、呼吸暂停、EDS 等症状常会咨询耳鼻喉科医师，但是出现其他的症状则可能会到胸科、神经科或心血管科就诊。此外，因日间嗜睡与抑郁症相似，亦有患者被分诊至精神科。

OSA 的临床表现多种多样，诊断需要有一定的指标，其典型特征是：男性，体重超标，体重指数≥

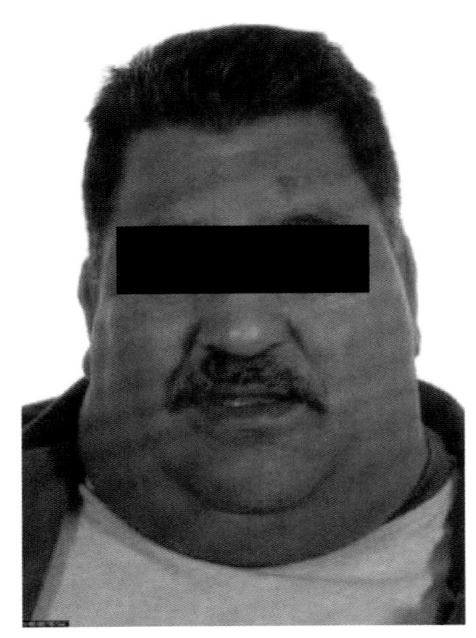

图 8.2　OSA 的典型的面部特征。注意颈项的宽度。

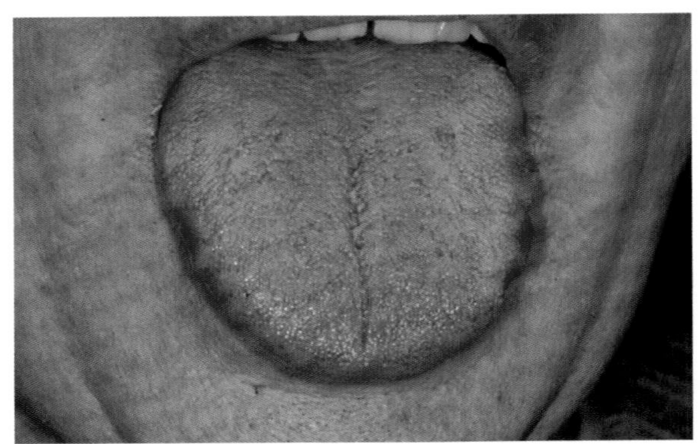

图 8.3　OSA 患者的典型舌体外观。注意牙齿造成的舌体侧缘的“细褶皱”（压痕），Mallampati 评分为 4 分。

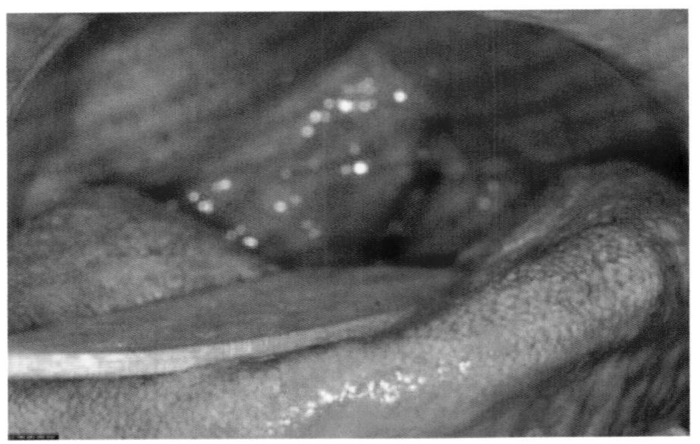

图 8.4　在 OSA 患者常常可看到因冗余的黏膜褶皱导致的咽腔狭小。

$30kg/m^2$，颈围超过正常范围 3.8cm，达到 43.2cm 左右（图 8.2）。任何体位均出现睡眠打鼾，并呈逐渐加重，且伴有睡眠呼吸暂停及日间嗜睡病史。一份完整的病史应包括详细的主诉，并应询问相关症状，如有无夜尿、性欲缺乏、噩梦及夜间惊醒并伴有恐惧或心悸等。胃食管反流在此患者群体中较常见，可导致睡眠中突然惊醒，伴呛咳和呼吸困难。心血管系统的详细病史包括高血压所累及的靶器官的功能情况，用药史、吸烟饮酒史。通常，患者已开始服用降压药物，也有越来越多的患者服用降血脂药物及阿司匹林。不幸的是，仍有患者服用安眠药，因其清晨缺乏活力乃由夜间失眠所致。苯二氮䓬类以及更新型的药物，如扎来普隆、唑吡坦及佐匹克隆（称为 Z- 药物），易使咽部肌肉更加松弛，从而加重 OSA 病情。OSA 的一个常见症状是患者通过鼻腔呼吸的主观能力很差，患者可能已行鼻部手术或者正准备实施此类手术。

（二）体格检查

应对上呼吸道进行全面检查，注意颈围、Mallampati 评分、牙齿咬合情况及咽腔容积，注意有无扁桃体肥大，因其可能为问题所在，它通常发生在患有 OSA 的小儿。面部外形应注意检查下颌后缩的程度。舌体可能出现褶皱，由牙齿造成的舌体外侧缘的细微压痕，说明当口腔闭合时舌体会向内及向后挤向咽腔（图 8.3）。冗余的黏膜褶皱限制了外侧缘的直径使咽腔容积显著减小（图 8.4）。嘱患者下颌前伸，观察下颌移动度，如移动度≥ 5mm，说明可以采用内置下颌气道装置，而不需要持续正压通气装置。

（三）辅助检查

血液化验可排除诱发 EDS 的其他原因，如甲状腺功能减退、贫血及发作性睡病（与 HLA DQB1＊0602 基因型有关），但通过多导睡眠图（PSG）很容易确诊该病。完整的 PSG 很复杂，包括监测胸廓运动、气流动力学、心率和血压、动脉血氧饱和度、脑电图、眼电图以及胫前肌电图（用以检测肢体运动）。脑电图监测用来判断睡眠时相（Ⅰ、Ⅱ、Ⅲ相及Ⅳ相非动眼或动眼期睡眠），是诊断混合型睡眠障碍的有效工具。然而，有此设备的实验室并不多，至少在英国是这样，通常使用心肺监测足以诊断 OSA。使用红外相机的遥测视频结合声音信息行夜间睡眠监测也是一个很有用的辅助手段，正常人与轻度 OSA 患者的 PSG 比较见图 8.5。

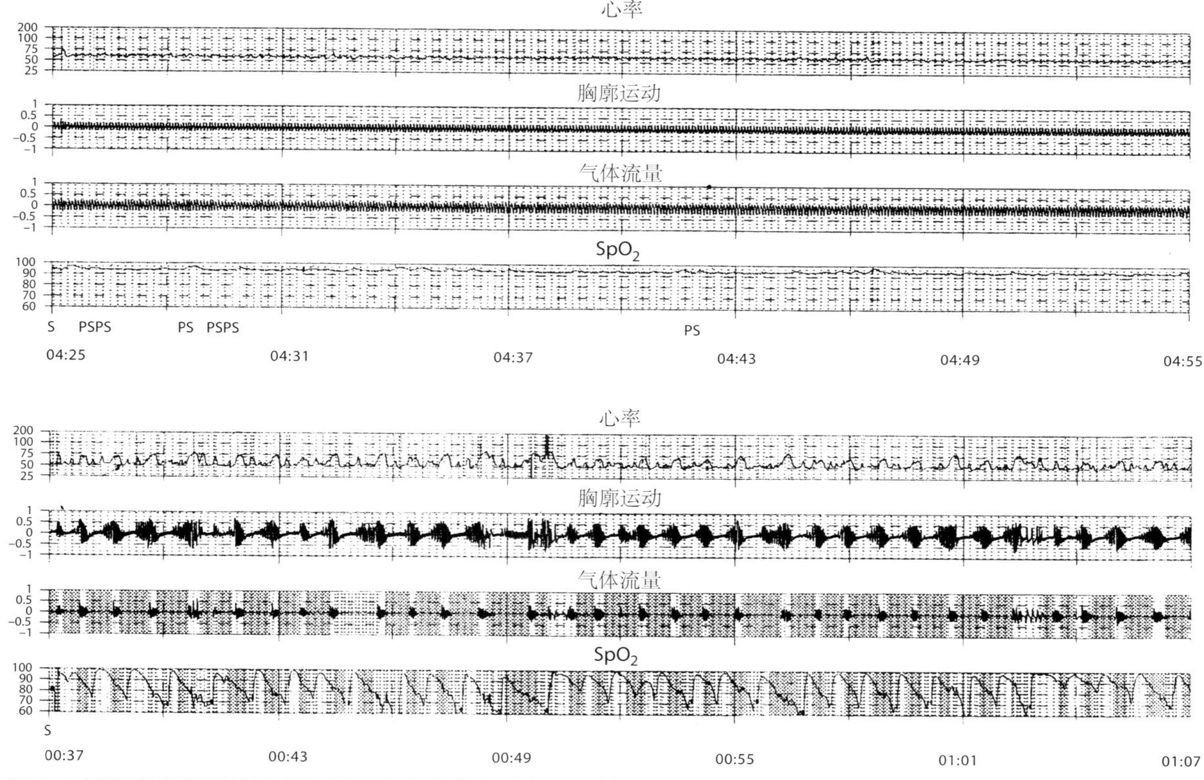

图 8-5 两组呼吸记录图分别记录两名患者半小时的睡眠情况。四条波形从上往下依次为心率、胸廓运动、气体流量以及动脉氧饱和度。上组波形显示无阻塞安静睡眠时，其呼吸正常，心率和氧饱和度平稳。下组波形显示阻塞性睡眠呼吸暂停时，随着呼吸气流的停止氧饱和度下降，最终因惊醒导致心率的快慢变化，并呈循环往复。

三、治疗

OSA 治疗的金标准是患者入睡后行经鼻持续气道正压通气（nasal continuous positive airway pressure，nCPAP）。CPAP 装置目前已在全球广泛使用，有各种产品可供选择，CPAP 可通过鼻罩（图 8.6）实施，在整个呼吸循环中提供气道正压以克服咽部塌陷导致的气道阻力。首次应用 CPAP 最好在医院内由专人指导实施，同时设置个体化的气道压力（cmH_2O）。不过现在有自动化的设备可以使用，它可感知每次吸气时的气流，然后根据需要自动调整压力以克服阻力（自动 - 滴定测量），压力既要足够大以克服咽部塌陷造成的阻塞，但又不能过大而使气流通过下呼吸道，增加功能残气量，因为有证据表明功能残气量增加本身就会扰乱睡眠。根据阻塞的严重程度，所需压力范围最低为 $5cmH_2O$，最高可达 15 ～ $20cmH_2O$。

已有多项课题对评估和预测患者家庭 CPAP 治疗的依从性进行了研究。显然，依从性差对患者没有好处，对症状无缓解作用，但在每个研究中都存在这种患者。依从性好的预测因素包括：患者因为 EDS 主动就诊（与迫于伴侣或者家庭的压力而就诊截然不同），应用专利型鼻气道，最重要的预测因素为，通过 CPAP 治疗，缓解了日间嗜睡，提高了生活质量。尽管进行了充分的 CPAP 治疗，仍有约 10% 的 OSA 患者有 EDS，其原因已引起争论，但目前仍不清楚，依从性的好坏可以通过气道内置的仪表记录的使用时间来评估。通过治疗前后的 Epworth 评分估计，每晚至少使用 4 小时可减少 EDS。

CPAP 并无严重副反应，但轻微的副作用亦可能造成不适并使其依从性下降。其中加压气流造成的鼻黏膜炎症常导致鼻炎、鼻塞，可造成患者不适，有时甚至会使患者放弃治疗。鼻塞常常导致使用者经口呼吸，这样就丧失了所需的咽腔压力，使气流经鼻流入而经口流出，患者醒来时会因喉咙疼痛和干燥而感到不适。鼻塞可使用类固醇喷剂治疗，还可对加压气流进行湿化，因此设计 CPAP 装置时常常包括加湿器的部分（图 8.7）。如果采取一些简单的措施之后，鼻气道仍持续堵塞，可尝试用面罩同时罩住口鼻，若仍无效则考虑鼻部手术。其他

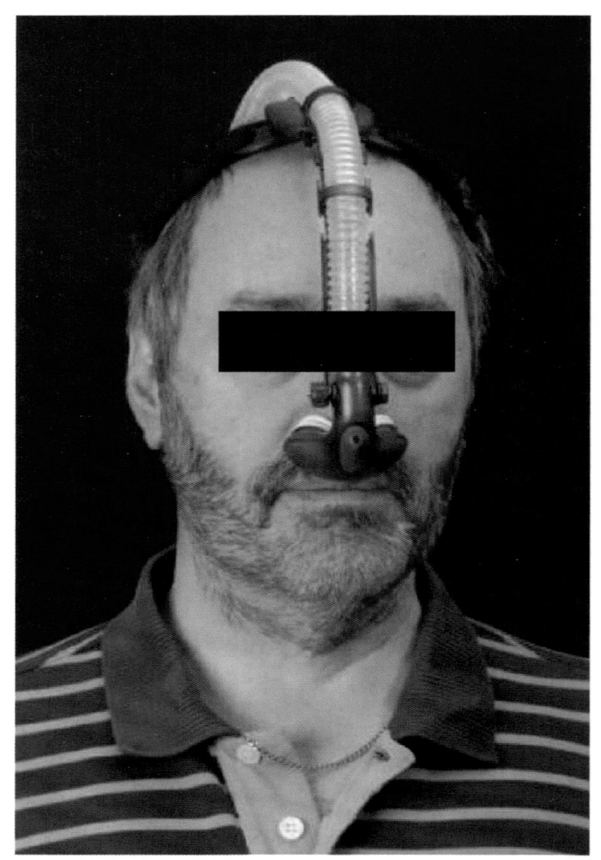

图 8-6 nCPAP 的应用，通过鼻夹和背带与气道连接。设备与患者面部最小限度的接触增加了该装置的可接受性。

不适主诉包括：鼻气道装置发出的声音会打扰患者或其伴侣休息，面罩不适，鼻梁压痛或者感到幽闭恐惧等。

CPAP 最明显的改善为减少白天嗜睡，同时还会带来生理上的益处。高血压患者用 CPAP 治疗可同时降低收缩压和舒张压，这种效应随使用时间的延长而增加。对同时伴有哮喘的 OSA 患者也有裨益，伴有夜尿症者亦如此，减少夜尿本身即可提高睡眠质量。随着使用时间的延长，患者会逐渐善于管理自己的 CPAP 治疗，安装、设置并携带装置进入睡眠只需几分钟时间。

如前所述，一些轻度的 OSA 患者可用下颌前伸装置（Mandibular advancement devices，MAD）进行治疗。该装置可将下颌推向前方，通过颏舌骨肌和颏舌肌的牵引，使舌体离开咽后壁。下颌前伸装置依赖于颞下颌关节的部分错位以起效。下颌后缩的患者最能从该治疗中获益，该类患者存在 II 型咬合不正，口腔闭合时下切牙位于上切牙的后方。他们的鼾声主要来自于舌后部，即使没有 OSA，也

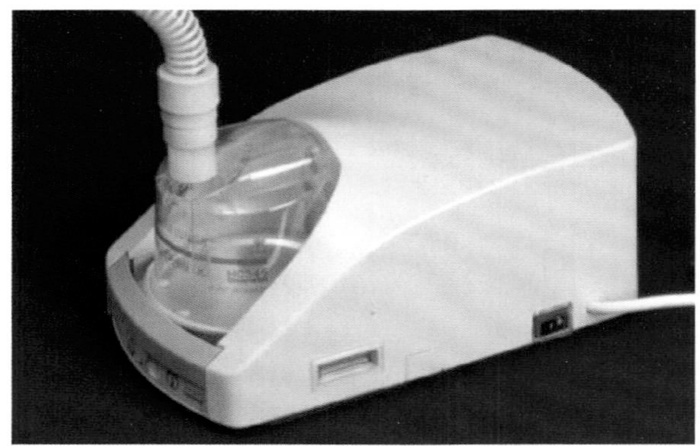

图 8-7 Fisher Pakel CPAP 装置，有一个内置的加热水槽用于湿化吸入空气。

可能导致不同程度的上呼吸道阻塞。然而同时应用 CPAP 和 MAD 的缺点在于患者必须坚持每晚使用。因此，很多人更愿意选择一劳永逸的手术治疗，从而得到不同程度的改善，而手术数量也因此增加。

最近开展的腭部射频消融（睡眠矫正术）、舌底部切除及软腭加固物植入术用于治疗腭部引起的打鼾均已取得一定的成功。英国国家临床成果研究所（NICE）对 2005 年后实施的上述手术进行了评估，尽管上述手术显示出一些效果，但并不推荐作为临床常规治疗方法。然而相对于切除全部软腭的腭垂腭咽成形术（Uvulopalatopharyngo-plasty，UPPP）而言，许多患者宁可选择上述手术方式。虽然激光辅助腭咽成形术仍在实施，就诊于睡眠门诊的许多 OSA 患者先前也接受过此手术，但作者认为 UPPP 在现代睡眠呼吸暂停治疗中已没有地位。UPPP 的实施率下降是由于其效果欠佳，以及严重的长期并发症即咽帆闭合不全。

治疗 OSA 的最新手术是双颌截骨术。对于 MAD 治疗有效的患者，单独通过矢状分裂截骨术使下颌前移，或联合实施上颌骨 LeFort1 式截骨术，可以达到永久治愈的效果。但该治疗耗时较长，手术前需要长达 2 年的畸齿矫正治疗，以使术后牙齿咬合正常。该手术一个额外的好处就是使鼻气道变得更通畅。

最终，数量剧增的病态肥胖患者使得睡眠中心与实施减肥手术的中心开始合作。胃束缚和更复杂的胃旁路手术均可产生有效的减肥效果，从而降低代谢和生理疾病的风险。

总之，由于现在有了更广泛的选择范围，不论

是手术还是非手术，只有通过仔细的评估，才能为 OSA 患者提供一个合适的建议。

四、OSA 和麻醉

(一)术前评估

OSA 患者接受手术最严重的风险是使用麻醉药、镇静药和阿片类药物后丧失气道，当合并肥胖和高血压时麻醉风险更为增加。OSA 的高患病率意味着麻醉医师会频繁遇到该类患者，很多患者并未确诊，因此不能期待患者主动陈述相关病史。部分患者拟行的手术是他们睡眠呼吸暂停治疗的一部分，最常见的手术部位为鼻腔、腭、舌、扁桃体或下颌等组成气道的组织，因而增加了麻醉并发症。然而，未确诊及未发现 OSA 的患者实施非 OSA 相关的手术时存在的风险最大，如果怀疑患者有睡眠呼吸暂停，择期手术应推迟，直到完成全面的检查及治疗。

入院前就应为拟行手术进行准备，因为围术期可能需要一些特殊的检查。以前的麻醉记录、直接喉镜暴露和插管难易程度的分级等是非常宝贵的资料。所有在家使用 CPAP 治疗的患者入院时应带上他们的 CPAP 装置以便住院期间使用，在病房及恢复室照料他们的医护人员应熟悉 CPAP 的概念及其使用方法。

麻醉评估气道情况时，应常规询问睡眠打鼾和呼吸暂停的病史。存在相关症状的患者大部分能够意识到他们的这种情况导致卧室环境不和谐，虽然他们一直也没有因此就诊。但若同时有日间嗜睡症状，则说明睡眠时存在一定程度的气道阻塞，同样会给麻醉带来风险。必须询问心肺情况，以评估左右心室功能，是否存在肺源性心脏病，以及靶器官功能情况。如何检查和预测困难气道在麻醉学文献中已有大量研究，这里不再赘述。然而张口度、Mallampati 评分和颏甲间距以及 Wilson 评分应当记录在案。对于颈围超过 43.2cm(17 英寸) 的患者，应假设存在睡眠呼吸暂停，除非被证实没有罹患该病。

有必要与患者进行坦诚的交流，包括全身麻醉的风险增加以及相应麻醉方法的详细解释。与 OSA 高度相关的肥胖症及胃酸反流可影响麻醉决策的制订。

术前应避免应用镇静类药物及阿片类药物，若确实有必要使用，则必须高度谨慎。一旦用药就要时刻保持警惕，且应注意监测动脉血氧饱和度。

(二)麻醉方法

该类患者的插管、拔管和术后镇痛对麻醉医师都是巨大的挑战。有趣的是一项回顾性研究得出结论，虽然病态肥胖本身不是直接喉镜暴露困难的预测因素，但 OSA 却是一项预测因素，该研究 90% 的 OSA 患者 Cormaek 分级为 3 级和 4 级。

对于麻醉方法的选择，尚缺乏广泛适用的方法，每个病例都应具体情况具体分析。然而麻醉诱导时必须进行全面监测。无论选择哪种方法来建立气道，普遍认为气管插管要优于喉罩。注意诱导时有出现胃酸反流的可能性。准备好困难插管的所有设备，在场人员应熟悉这些设备的使用。

一些作者提倡对所有 OSA 患者均应实施表面麻醉下光纤引导清醒插管，不过有报道称上呼吸道局麻后反射迟钝使术后梗阻增加。无论诱导和插管选择哪种方法，注意力集中和技能熟练对每个麻醉医师来说才是最重要的。首选方案失败后至少应该有两种后备方案来保证气道安全。

拔管应被认为是“暴风雨”，必须在患者清醒的情况下进行。术中使用局麻药缓解疼痛可减少阿片类药物的用量。局部阻滞麻醉是术后非常有用的辅助措施，尤其是在超声引导精确安置导管的情况下。

虽然推荐围术期应避免使用镇静药和阿片类药物，但镇静药和阿片类药物联合 CPAP 治疗仍被大量使用，未见术后并发症。

(三)术后管理

患者的 CPAP 装置应被送入恢复室，为麻醉后的紧急使用做好准备。除非患者已完全清醒，否则任何情况下都不能让患者无人看护或不行心肺监测。即便如此，也要考虑到镇静药或阿片类药物的肠肝循环带来的问题。多达 20% 的患者需要医疗干预如术后紧急再次插管，护理工作人员应熟悉这些并发症，必要时为维持困难气道做好准备。显然麻醉医师应该立即到达现场。

在重症监护病房的后续治疗应考虑到可能施行手术干预，尤其是血管手术，因为术后第一和第二天晚，可观察到血氧饱和度的显著下降，可能是由于麻醉后 REM 期睡眠反弹的结果。一种建议是术后夜间吸氧及停止阿片类药物治疗后至少吸氧一晚以上。

五、儿童睡眠呼吸暂停

儿童睡眠呼吸暂停属专科领域疾病，但是大多数患者常被送到耳鼻喉科做腺样体或扁桃体肥大手术。可询问家属患儿的打鼾病史以及睡眠时的呼吸质量。这些患儿对 CO_2 的通气反应下降，在恢复室需要有经过培训的儿科工作人员。虽然儿童的依从性不如成人，但在专业化的治疗中心，儿童可以很成功地进行 CPAP 治疗。伦敦 Great Ormmond stree 儿童医院报道多达 86% 的各年龄阶段的 OSA 患儿行扁桃体腺样体手术后并不能使症状得到缓解。

与儿童 OSA 相关的罕见原因包括先天性疾病如黏多糖症、唐氏综合征及甲状腺功能减退。还有颅面部畸形，常见的有 Pierre Robin 综合征、Treacher-Collins 综合征及 Goldenhars 综合征。这些病例需要在有着多学科综合治疗方案的专业化中心进行治疗，而不能在外面条件不适合的地方实施治疗。

六、要点

- OSA 是一种很常见的疾病，常常未被发现。
- 术前评估时发现存在 OSA 时，应暂缓择期手术以完善相应检查。
- 术中术后的气道管理可能更困难。
- OSA 增加术后发病率和死亡率。
- 已建立的治疗方案，如 CPAP，应在术后继续进行。
- OSA 患者应用阿片类药物可带来特殊问题，患者需要心肺监测。
- 补充性吸氧的时间要比阿片类药物治疗结束的时间至少长 12 小时。

（亢留玉 高俊美 译 程智刚 李民 校）

推荐读物

Benumof JL. (2002). Obstructive sleep apnea in the adult obese patient: Implications for airway management. *Anesthesiology Clinics of North America*. **20**, 789–811.

Bolden N, Smith CE, Auckley D. (2009). Avoiding adverse outcomes in patients with obstructive sleep apnea (OSA): Development and implementation of a perioperative OSA protocol. *Journal of Clinical Anesthesia*, **21**, 286–293.

Brown KA. (2009). Intermittent hypoxia and the practice of anesthesia. *Anesthesiology*, **110**, 922–927.

Brown KA, Morin I, Hickey C, Manoukian JJ, Nixon GM, Brouillett RT. (2003). Urgent adenotonsillectomy: An analysis of risk factors associated with postoperative respiratory morbidity. *Anesthesiology*, **99**, 586–595.

Candiotti K, Sharma S, Shankar R. (2009). Obesity, obstructive sleep apnoea, and diabetes mellitus: Anaesthetic implications. *British Journal of Anaesthesia*, **103**(Suppl 1), 123–130.

Chung F, Elsaid H. (2009). Screening for obstructive sleep apnea before surgery: Why is it important? *Current Opinion in Anaesthesiology*, **22**, 405–411.

Chung SA, Yuan H, Chung F. (2008). A systemic review of obstructive sleep apnea and its implications for anesthesiologists. *Anesthesia and Analgesia*, **107**, 1543–1563.

den Herder C, Schmeck J, Appelboom DJ, de Vries N. (2004). Risks of general anaesthesia in people with obstructive sleep apnoea. *British Medical Journal*, **329**, 955–959.

Eastwood PR, Szollosi I, Platt PR, Hillman DR. (2002). Comparison of upper airway collapse during general anaesthesia and sleep. *Lancet*, **359**(9313), 1207–1209.

Ezri T, Medalion B, Weisenberg M, Szmuk P, Warters RD, Charuzi I. (2003). Increased body mass index per se is not a predictor of difficult laryngoscopy. *Canadian Journal of Anaesthesia*, **50**, 179–183.

Gross JB, Bachenberg KL, Benumof JL, et al. (2006). Practice guidelines for the perioperative management of patients with obstructive sleep apnea: A report by the American Society of Anesthesiologists Task Force on Perioperative Management of patients with obstructive sleep apnea. *Anesthesiology*, **104**, 1081–1093.

International Diabetes Federation. *Worldwide Definition of Metabolic Syndrome*. Available at: www.idf.org/metabolic_syndrome.

Isono S. (2009). Obstructive sleep apnea of obese adults: Pathophysiology and perioperative airway management. *Anesthesiology*, **110**, 908–921.

Liao P, Yegneswaran B, Vairavanathan S, Zilberman P, Chung F. (2009). Postoperative complications in patients with obstructive sleep apnea: A retrospective matched cohort study. *Canadian Journal of Anaesthesia*, **56**, 819–828.

Lim J, McKean M. (2003). Adenotonsillectomy for obstructive sleep apnoea in children. *Cochrane Database of Systematic Reviews*, (1), CD003136.

Logan AG, Tkacova R, Perlikowski SM, et al. (2003).

Refractory hypertension and sleep apnoea: Effect of CPAP on blood pressure and baroreceptor reflex. *The European Respiratory Journal*, **21**, 241–247.

Massa F, Gonsalez S, Laverty A, Wallis C, Lane R. (2002). The use of nasal continuous positive airway pressure to treat obstructive sleep apnoea. *Archives of Disease in Childhood*, **87**, 438–443.

National Institute for Health and Clinical Excellence. *Radiofrequency Ablation of the Soft Palate for Snoring.* NICE Interventional Procedural Guideline 124. Available at: www.nice.org.uk.

National Institute for Health and Clinical Excellence. *Continuous Positive Airway Pressure for the Treatment of Obstructive Sleep Apnoea/Hypopnoea Syndrome*. NICE technology appraisal guidance 139. Available at: www.nice.org.uk.

Ramachandran SK, Josephs LA. (2009). A meta-analysis of clinical screening tests for obstructive sleep apnea. *Anesthesiology,* **110**, 928–939.

Schwengel DA, Sterni LM, Tunkel DE, Heitmiller ES. (2009). Perioperative management of children with obstructive sleep apnea. *Anesthesia and Analgesia,* **109**, 60–75.

Strauss SG, Lynn AM, Bratton SL, Nespeca MK. (1999). Ventilatory response to CO_2 in children with obstructive sleep apnea from adenotonsillar hypertrophy. *Anesthesia and Analgesia*, **89**, 328–332.

第 9 章

面罩和声门上气道工具

Tim Cook

一、概述

维持气道通畅是全身麻醉的首要目标。

几乎所有的全身麻醉诱导后均需要面罩通气维持气道，而一些国家60%以上的全身麻醉使用声门上气道工具维持术中气道。

二、初级气道管理

全身麻醉几乎总是引起呼吸道反射消失和呼吸停止（呼吸暂停）。由于麻醉诱导通常在仰卧位下进行，气道梗阻几乎不可避免，必须迅速纠正缺氧。麻醉诱导后血红蛋白氧解离曲线改变常常出现延迟，一旦出现明显低氧血症（SpO_2 85%），麻醉医师又不能建立和维持气道，将会在20～40秒内出现威胁生命的缺氧（SpO_2<50%）。对于那些气道解剖异常（如先天性形态异常、肿瘤、外伤）、氧储备减少（如怀孕、肥胖、儿童、肺病）、氧耗量增加（如妊娠、败血症、烧伤）或循环功能不全的患者，发生缺氧的速度更快，程度更重。

（一）梗阻机制

麻醉诱导后呼吸动力出现抑制或消失，正常气道的肌张力大幅度减小，气道反射也明显抑制或完全消失。仰卧位时，在重力作用下患者表现为闭口、下颚和软组织后坠，尤其是舌后坠下移遮挡下咽。喉部表现为会厌关闭和发声消失，软腭可能会阻塞鼻道。随着麻醉深度增加，这些因素都将增加气道梗阻发生的可能性。鼻咽部以下的梗阻可以同时阻塞鼻腔和口腔的通气道，因此，颌下软组织结构（舌和会厌）被认为是气道阻塞的主要原因。舌附着在下颌骨的内表面，下颌骨的运动将带动舌运动。因此，纠正或防止气道阻塞可以通过提颏使下颌骨向前运动以增加颌下间隙。

大部分患者可以通过调整体位和简单的气道操作解除气道梗阻。但在某些情况下，这些简单措施无效时需使用气道辅助工具控制气道。

麻醉（和镇静）可能会改变气道张力，导致气道梗阻，必须由受过训练的专业人员进行处理，有经过培训的助手，并配备相应的监护仪器和复苏设备。由AAGBI制订的对供氧情况的监测就包括血压、脉搏氧饱和度和呼气末二氧化碳。麻醉诱导前吸入高流量氧气可以增加患者肺内氧储备，减少缺氧发生率，增加麻醉诱导的安全性。诱导后所有患者必须维持气道通畅，消除导致气道阻塞的因素。

（二）麻醉面罩

麻醉诱导后通过面罩给氧维持氧合和通气。通过调整头颈部的位置和开放气道的手法来保持气道的通畅（托起下颌并前移下颌）（图9.1）。

麻醉面罩的设计要适用于不同患者的面部轮廓，在自主呼吸和控制通气期间提供低压密封环境，并保持通气无泄漏。

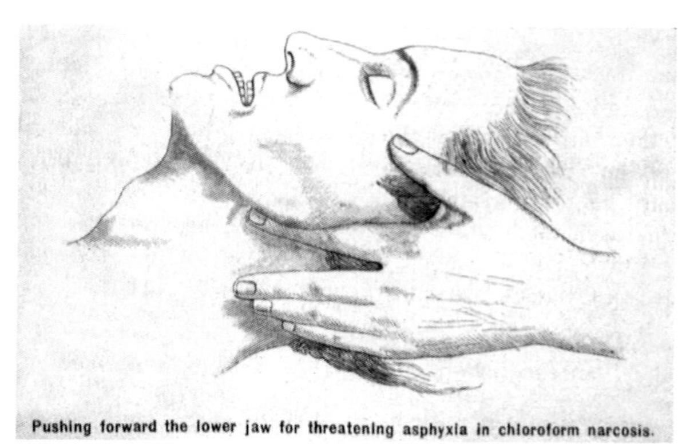

图9.1　前移下颌［由Esmarch F.（1877）提出通过英国皇家医学学会认可］。

面罩麻醉可用于短期麻醉过程的气道维持，但该技术需要麻醉医师的手持续接触面罩，且不适合头颈部的手术。麻醉医师可采用约束带固定面罩以解放双手，但这种方法比较古老。长时间的面罩密闭或约束带固定有可能（实际很少）导致三叉神经或面部神经的分支（特别是眶内和滑车神经）的损伤。

标准面罩由塑料或橡胶制成，呈锥形，可盖住口鼻。标准 22mm 接口连接麻醉呼吸回路，充气的边缘与面部形成密封。麻醉面罩有多种型号，适用于从婴儿到大体格的成人。传统由防静电橡胶制成的面罩，由于麻醉药的易燃性已经放弃使用。现在的面罩大多由透明塑料制成，更加舒适同时方便麻醉医师观察患者的口唇颜色和分泌物，呼出的潮湿凝结气体可监测患者的呼吸。专用的麻醉面罩还包括通过鼻腔使用的鼻面罩（见第 24 章）。为克服儿童使用传统面罩的无效腔量偏大的问题，设计生产了 Baker-Rendell-Soucek 面罩。

面罩通气需要连接一个呼吸球，非麻醉使用时通常可自动膨胀，而麻醉回路中的储气囊则充满麻醉气体。

许多麻醉面罩在连接口的外围设计了一圈带多个突出的 O 形环，以连接约束带，保持面罩处于合适位置，既维持气道又解放医生的双手。随着声门上气道工具的出现，这种设计则显得多余，O 形环降低了面罩握持的舒适性，通常在使用前拆除。

麻醉面罩的厂商众多，产品设计和质量各异。面罩通气是一项麻醉基本技能，也是气管插管和其他技术失败的救命技术。因此，麻醉面罩的质量不能含糊。

麻醉医师进行储气囊和面罩通气需要满足几个条件：①维持气道开放；②面罩与面部之间的有效密封；③通过挤压储气囊进行有效平稳的通气。这项基本技能并不是每一个人都能轻松和熟练完成。许多患者进行密闭通气相当困难，特别是没有牙齿的老年患者，其面中部凹陷，需要使用口咽通气道辅助。

单人技术：有经验的麻醉医师可以用一只手抬起下颌并保持面罩密封，另一只手挤压储气囊实现通气。拇指和示指按压面罩，中指和无名指向上提拉下颌骨，小指则钩住下颌角向前提拉。即使是最有经验的麻醉医师这种技术也存在失败的可能性，需要采用双人技术。

双人技术：适用于麻醉医师手小，患者体壮以及有胡子的小下颌患者（一种常见组合）。一人用双手前推下颌保持气道通畅，另一人挤压储气囊。双手的三个手指前推下颌并上提下颌骨接触面罩，拇指和示指向下加压面罩形成有效密封。整体用力的方向保持下颌上提和上颈部伸展，向下过度用力将导致上颈椎前屈出现气道阻塞。

任何技术只要气道密封不佳都会发生气体泄漏和无效通气。气道不畅以及辅助通气时通气量过大或压力过高，气体都会首先进入食道（而不是喉），出现胃胀气并增加反流的风险。关注呼吸道的“手感”并注意胸壁运动情况、储气囊的充气量以及呼末二氧化碳波形，这些可以提示通气是否成功。气道压力高又缺少胸部运动提示气道梗阻。系统的漏气（无法保持储气囊膨胀）表示面罩密封不够，出现气体泄露。面罩通气困难时使用较高的新鲜气流量可以提高通气的成功率，但面罩通气困难仍然难以描述或难以量化（见第 7 章）。

三、气道辅助工具

口、鼻咽腔分别放置口咽或鼻咽通气道，可以克服气道塌陷或梗阻，维持气道通畅。

（一）口咽通气道

Guedel 通气道于 1933 年首次报道，是由一个空心部分扁平的塑料管制成，形状与舌面吻合。作用是开口和将舌抬离下咽部使气道通畅，尖端放置在口咽部。有七种不同型号，通过测量中线（门齿）到下颌角的距离来确定选用的型号，成人用的长度为 90 ～ 110 mm（3、4、5 号）。成人可以将通气道反转 180º 置入，到软腭后旋转 180º 推进至咽腔。该技术可将插入通气道时出现的舌翻转风险降到最低。在压舌板或喉镜直视下放置通气道是儿童的首选方法，也可用于成人。插入通气道的型号错误或麻醉过浅可能导致气道梗阻、喉痉挛或反流。Guedel 通气道一次性使用，价格低于 0.5 英镑。

型号	长度（mm）
00	40 ～ 45
0	50 ～ 55
1	75
2	80
3	90
4	100
5	110

（二）鼻咽通气道

鼻咽通气道沿鼻腔插入经软腭背面，尖端到达口咽部。全身麻醉时使用较少，多用于镇静或昏迷的患者。剪短的气管导管也可以当鼻咽通气道使用，选用的型号比气管导管约小 1mm 较为合适。鼻咽通气道插入时应避免造成鼻腔缺血，选用型号不必超过 7.0mm。鼻咽通气道的长度估算是从鼻尖到耳垂的距离，比口咽通气道大约长 3cm。

润滑后的通气道插入鼻腔后沿下鼻甲下部的上腭平行前行，插入过程有刺激性，但插入后耐受性较好可保留至患者完全清醒。鼻咽通气道的主要并发症是鼻出血（有大量出血的可能），还可能置入黏膜下。近端的边缘翼型加大设计可以防止通气道完全滑入鼻腔内，较柔软的通气道可能还需要一个更加安全的别针。颅底骨折或严重出血倾向的患者禁用鼻咽通气道。一次性使用鼻咽通气道花费约 2 ～ 3 英镑。

四、声门上气道工具（SAD）

声门上气道工具（Supraglottic Airway Device, SAD）是一系列用于麻醉期间建立和维持气道通畅的工具。SAD 在包括麻醉、插管失败以及院外紧急气道的建立上扮演重要的角色，还可以用于心肺复苏，辅助引导完成困难气管插管。也被称之为声门外气道设备（EAD），但 SAD 这个名称更为广泛接受，可以在此用这个名字。

在 1998 年之前几乎所有的全身麻醉均采用面罩或气管插管进行气道管理，1988 年经典喉罩（cLMA）问世，并迅速应用于全球多数国家的临床麻醉。此后，特别是最近 5 年，新型设计的 SAD 不断涌现。但这些工具进入市场前后评估程度不一，一些产品自开发以来几经演变，需警惕文献中评估的版本与目前生产的版本是否一致。目前不同工具的临床效果还缺少对照试验，Proseal 喉罩(PLMA) 和喉通气管（LT）是目前研究最广泛的新型 SAD，Supreme 喉罩和 i-gel 喉罩也得到越来越多的支持证据。

大多数 SAD 的设计原理是将其尖端放置在食道的开口处，有效地堵塞食道，而后通过套囊充气在喉头周围形成密封圈，并上抬舌根和会厌，密封口咽部。有些套囊环绕在喉入口周围，另一些则位于喉上方。所有声门上气道工具插入会厌下方（COPA 除外），均有可能导致会厌反折和气道阻塞。这些气道工具设计的挑战之一是工具的尖端部分插入到环状软骨后方而不出现会厌移位。

（一）有效性和安全性及新型 SAD

如上所述，由于设计风格和性能特性的不同，不同 SAD 的作用各异。最初的 cLMA 主要用于短小的非头面部手术，体形瘦的患者，并通常保留自主呼吸。cLMA 的普及促进了 SAD 的发展，并越来越多地应用于时间更长、操作更复杂的手术。肥胖患者使用也逐渐增加。随着腹腔镜手术的增多，SAD 已经用于腹腔镜或开腹手术。也常规用于控制通气。

使用范围的扩大为患者带来了潜在的益处，但同样为有效性和安全性提出挑战。在自主呼吸麻醉下 cLMA 可以为 95% 以上的麻醉提供畅通气道，并解放麻醉医师双手。cLMA 控制通气的有效性显著降低，尤其是肺阻力增加（如肥胖、腹腔镜检查等）时，可导致肺通气不足以及胃膨胀，在这些情况下能否安全应用，引发了业内的担忧。

在过去的十年里，出现了超过 40 余种的新型 SAD，其中大多数只是简单复制和 cLMA 的竞争产品（商家和管理人员的关注点），而麻醉医师更感兴趣的则是改善 SAD 的有效性和安全性，提高临床使用率。

许多不同 SAD 间的对比研究并不能明确其有效性。缺乏与安全性直接相关的研究，尚需要新途径的研究。

SAD 有效性与多种因素相关，包括：是否插入简单，麻醉期间能否保证气道通畅以及苏醒期的耐受性。控制通气需要 SAD 的通气口正好覆盖喉头，在咽喉部形成有效密封。

安全性即麻醉期间及麻醉后发生并发症的风险，防止误吸需要咽部和食道高质量的密封：①防止气体进入食道和胃；②防止食道的反流物进入气道。具有引流功能的通道可以直接将反流物绕过喉部排到体外，既可以保护气道，又为可能发生的反流提供早期预警。

研究表明，不同 SAD 之间食道的密封性存在较大差异，即使有食道引流管的 SAD，也只有在引流管通畅时才能有效地排出反流物。

（二）第一代和第二代 SAD

一些分类方法根据 SAD 的结构和放置位置进行分类，对 SAD 的实际应用缺少指导。

作者简单地将 SAD 分为第一代和第二代 SAD。第一代 SAD（如 cLMA）是简单的通气管，没有专门的设计来改善安全性（或通气效果）。相比第一代 SAD，第二代 SAD 具有特定的设计，安全性更高（通常更有利于控制通气）。

1. 第一代 SAD

包括：

- 经典喉罩。
- 加强型喉罩。
- 所有 LM。
- Cobra 喉周通气道。

（1）经典喉罩（cLMA）：cLMA 是由英国 Brain 医生在 20 世纪 80 年代初设计，1988 年应用于麻醉临床实践，在全球已经使用了约 2 亿人次，发表了超过 2500 篇研究论文。因此，cLMA 是公认的 SAD 金标准。

cLMA 由一个透明的硅胶管和位于远端的椭圆形硅胶罩组成。喉罩前端有套囊与指示球囊相连，背面加强防止喉罩打折。通气管的远端有两条软性孔栅，防止舌头阻碍喉罩插入和置入后会厌的梗阻。喉罩置入的正确位置是正对前方的气道开口，尖端位于食道的起始部，套囊包绕喉入口。套囊的侧面正对梨状窝而套囊的上方位于舌底部。通气罩主要靠两侧的咽括约肌和下面的环咽肌维持在一个稳定的位置。通气罩套囊的膨胀使喉周密封并获得较低的密封压。

经典喉罩的设计历经 40 次演变。由于充气管活瓣由金属制成，不能用于核磁共振检查。目前已没有金属活瓣，用于 MRI 检查使用的喉罩，其充气球囊为黄色，有别于其他喉罩。

从新生儿到成人共有八种型号的 cLMA 可供选择（1、1½、2、2½、3、4、5、6）。选择的依据是根据患者的体重（表 9.1）。对于特定的患者，使用大一号的 cLMA 喉密封性可能更佳。在西方人群中，依“大拇指规则”常规为成年女性使用 4 号喉罩，成年男性使用 5 号。但在亚洲人群中，小一号喉罩可能更加合适。

cLMA 在自主呼吸患者中使用最佳，同时也广泛应用于控制通气。麻醉时可以替代面罩或气管导管。cLMA 的引入改变了传统的麻醉实践，面罩麻醉已经很少使用。然而 cLMA 并不适合所有的情况，选择合适的患者是成功的关键。最重要的是 cLMA 不能防止胃内容物的反流，未禁食或饱胃的患者禁忌使用。cLMA 没有引流管，咽部的密封压为 16 ～ 24 cmH_2O，而食道的密封则需要较高的压力，为 40 ～ 50 cmH_2O。cLMA 能有效阻隔套囊上方的咽部分泌物，因此可用于鼻腔和口腔外科的手术。

表 9.1　cLMAs 的特征

型号	患者类别	体重范围（kg）	套囊最大充气量（mL）	通气管长度（mm）	气管导管最大型号
1	新生儿	＜ 5	4	108	3.5
1.5	婴儿	5-10	7	135	4.5
2	儿童	10-20	10	140	5.0
2.5	儿童	20-30	14	170	6.0
3	儿童 / 青少年	30-50	20	200	6.5
4	成人	50-70	30	205	6.5
5	成人	70-	40	230	7.0
6	成人	＞ 100	45	—	—

通气管长度：从接头到孔栅。

气管导管最大型号：依据是无套囊，良好润滑，Portex 蓝线气管导管，轻松置入。

cLMA 使用的禁忌证包括：反流高险高(通常难定义)，病态肥胖，肺顺应性降低如需要维持气道压 > 20 cmH_2O，严重的口腔或咽喉疾病。

喉罩插入最佳体位是“嗅物位”。cLMA 操作前应该确定口腔内有无异物，喉罩是否抽空。若 cLMA 不能保持抽空状态表明套囊已经漏气，借助与套囊形状一致的专用工具可以完全抽空套囊。

喉罩的前缘越小，插入期间卡住舌或会厌，导致损伤的机会就越小。cLMA 完全抽空后可以滑入环状软骨后方。通气罩的背面必须充分润滑，以“执笔式”插入气道，示指放在通气管和罩体连接处的前端，张开口插入喉罩，喉罩的背部贴于硬腭上，示指继续向前推向枕后部，引导 cLMA 沿口腔顶部到达咽部，并继续平稳向下推进，直至遇到阻力到达环咽肌。插入时另一只手固定头部防止屈曲。助手上抬下颌或前推下颌有助于喉罩的置入，喉罩置入到位后固定通气管，并退出插喉罩的手指(图 9.2)。

连接麻醉回路前将套囊充气， cLMA 插入位置正确时，背面黑线将始终保持在中线位置，套囊充气时喉罩将从口腔上抬约 1~2cm，同时颈前部膨起。制造商给出的喉罩参考充气量，往往是最大充气量，通常仅需最大充气量的一半。另外一种推荐的方法是维持套囊压力为 60~70cmH_2O 的充气量。通常第一次充气 10mL、套囊的压力小于 30 cmH_2O 即可封闭大部分气道。制造商推荐的套囊最大充气量往往导致套囊内压 > 120 cmH_2O，而长时间高囊内压会导致咽喉黏膜或神经损伤。使用氧化亚氮麻醉时，尤其是麻醉开始的前 30 分钟，氧化亚氮可以弥散进入套囊内，使囊内气体量增加，压力增大，导致舌(尤其是使用大号喉罩)、舌下神经和喉返神经的损伤。喉罩插入轻柔、定位正确，并维持囊内压低于 70 cmH_2O 可最大限度减少损伤。

cLMA 插入后要进行手法通气评估，气道压力低于 20 cmH_2O 又无可闻及的漏气声表明通气合适，如通气不满意应考虑更换另一型号的 cLMA 或其他气道工具。出现气道杂音或储气囊膨胀不佳时提示喉罩位置不正确，需要进一步检查或重新定位。

使用胶布或线绳固定 cLMA 减少脱出或移位的发生，建议使用牙垫(将纱布卷起放在磨牙之间)直到 cLMA 被拔除，这在苏醒期尤为重要。

喉罩扭转、尖端向后翻转、会厌折叠或尖端误入声门均可导致喉罩的位置不正确，仔细操作可以减少喉罩位置不正确的发生率。充气罩的尖端插入到喉口可以出现类似喉痉挛一样的高气道压、呼气延长和喘鸣。而 cLMA 的尖端向后翻转位于喉后方时，自主呼吸时偶然会出现声带缩短引起的胸腔外气道部分梗阻，和控制通气时出现声带反常运动。当食道的顶端位于 cLMA 的罩内时，控制通气可导致胃胀气。喉罩位置不正确的发生率可能超过 15%，但临床上并不明显。

手术结束后将控制通气转换为自主呼吸，cLMA 可以耐受很浅的麻醉，转运时可以保留喉罩到麻醉恢复室，并建议患者保持仰卧位。可以使用 T 形管、文丘理管或 T 形袋输送氧气。其中 T 形袋最常用，因其经济便宜，在仅 2L/min 的氧流量即可维持较高氧浓度，通过视听评估呼吸状况，需要时还可以控制通气。

虽然没有得到所有研究结果的支持，但建议和公式都指出，在患者意识和气道反射恢复前，不应尝试拔出牙垫和 cLMA。尽管拔除 cLMA 时套囊

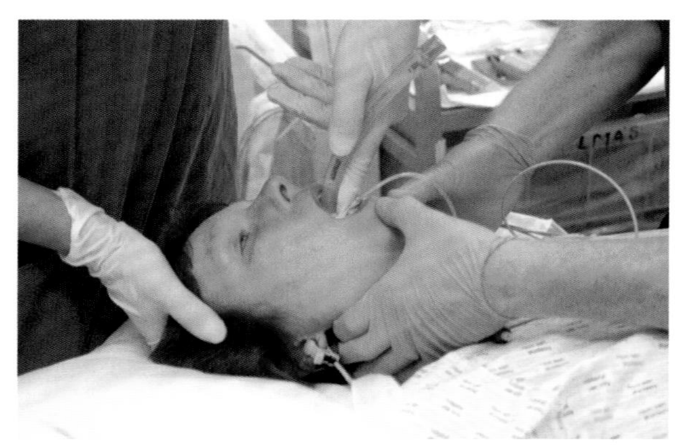

图 9.2 cLMA 插入技术。

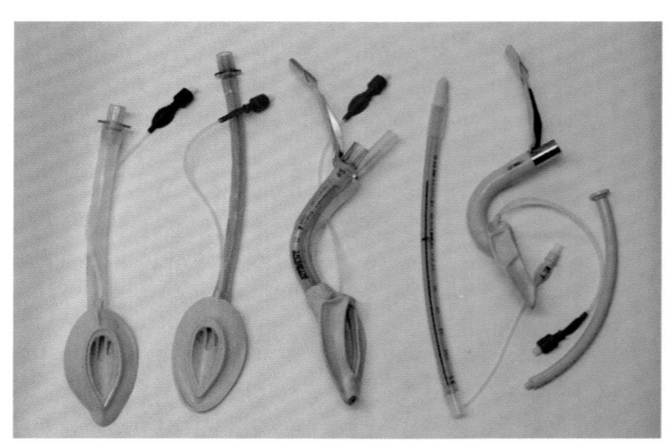

图 9.3 LAM 系列：从左至右：cLAM、fLAM、PLAM、ILAM。

不抽气通常能够很好地耐受，也没有副作用，但仍然推荐在抽空套囊后拔除喉罩。除非咽部分泌物过多，否则没有必要实施气道吸引。cLMA 可以在仰卧位或侧卧位拔除，但没有必要在患者清醒前转为侧卧位进行气道管理。儿童 cLMA 的拔除时机尚未定论，对婴儿和较小的儿童，一些临床医生喜欢在苏醒前拔除 cLMA。

cLMA 使用后尽快彻底清洗，套囊完全放气后进行 137ºC，3 分钟高压蒸汽消毒，然后无菌包装存储。

尽管张口度受限将阻碍 cLMA 放置，但预测喉镜暴露或气管插管困难的因素与放置 cLMA 的难易并无相关性。在牙槽骨缺失的无牙患者，使用 cLMA 可能很难维持稳定的气道。

cLMA 插入所需的麻醉深度大于插入 Guedel 气道所需的麻醉深度，但低于其他 SAD 所需的麻醉深度，在睫毛反射消失和前移下颌无反应后插入喉罩。丙泊酚是喉罩置入的理想麻醉诱导药，因其可以大幅减少气道反射（与硫喷妥钠比），加用快速起效的阿片类药物和静脉注射利多卡因，不仅减少诱导所需的药物剂量还同时改善插入条件，插入时不需要肌松药。也可在气道局部麻醉或双侧喉上神经阻滞后插入 cLMA。通常喉罩置入较少引起血流动力学波动。

cLMA 的气流阻力大约相当对应型号气管导管的 1/6。由于 cLMA 放置在声门之外，因而对比 cLMA 与气管导管时，比较整个气道阻力更合适。使用 cLMA 的气道阻力（导管加上喉的阻力）与常用的气管导管基本相同（4 号 cLMA 对应气管导管内径 7.5 ～ 8.5 mm）。cLMA 正确位置有助于减少阻力，而会厌下翻、cLMA 扭转或机械性声带缩短可增加喉及整个气道的阻力。

头颈部的运动通常不会改变 cLMA 在喉部的位置，但头颈屈曲或旋转将增加喉密封压和套囊内压，头颈部后仰则相反。

1988 年 cLMA 首次用于麻醉时曾受到过一定程度的质疑，当时仅限于用在保持自主呼吸的外周短小手术，禁用于超重和机械通气的患者。当时这种保守的方式较为合适，此后 cLMA 的应用范围逐渐扩大，禁忌证也相应减少。虽然 cLMA 更大范围地使用是否合适目前还不清楚，但依据其安全记录，常规麻醉使用 cLMA 的临床影响深远。1993 年，在英国的一项大型研究显示，30% 手术采用 cLMA。到 2002 年这一数字已上升到 65%，其中一半的患者术中采用控制通气。

气道相关的危急事件发生率在自主呼吸为 0.16%，控制通气为 0.14%。在严选的手术患者中误吸的发生率估计为 1/11 000 ～ 1/5000。这些数据的准确性还不清楚，但与报道的气管插管期间 1/4000 ～ 1/2000 的误吸发生率相近。

有荟萃分析比较 cLMA 麻醉与气管导管或面罩麻醉的优缺点。cLMA 麻醉在改善氧供和减少手部疲劳方面优于面罩；在维持血流动力学的稳定、减少维持期间的麻醉药用量、提高恢复质量（更好氧供和更少咳嗽）和减少成人术后咽痛等方面优于气管插管。与气管插管相比，cLMA 的喉部并发症发生率低，减少机械性和神经性声带功能障碍的发生。cLMA 用于控制通气目前还有争议，主要的关注点是 cLMA 能否避免胃内容物反流保护气道，以及控制通气时能否出现胃扩张。反方认为，cLMA 可以在一定程度上降低食管下端的括约肌张力，更重要的是随着气道峰压的增加，胃 - 食道进入气体的风险和程度也随之增加。然而用 cLMA 控制通气时，口咽部漏气的大约 95% 进入口腔（并排出体外）。尸体研究显示，与完全没有保护的气道相比，cLMA 可以对食道反流液体提供一些保护作用。大量的系列研究提示，使用控制通气时约 44%~95% 的患者并没有增加误吸的风险或出现气道相关的危急事件。已经证实，与使用 cLMA 相关的误吸十分罕见，也几乎没有使用 cLMA 发生误吸出现长期后遗症的报道。当 cLMA 应用控制通气时，病例的选择和喉罩的正确位置至关重要，不满意的喉罩置入位置不能接受。气道压应保持在最低，应避免超过 20 cmH_2O。最近出现的双管喉罩，比 cLMA 更适合控制通气。

腹腔镜手术使用 cLMA 也同样存在争议。控制通气、腹内压增加、截石位在理论上都增加了误吸的风险。几项小样本的研究支持 cLMA 用于妇科腹腔镜检查，可以使用肌松药控制通气或自主呼吸。虽然还缺少安全性的确切证据，但有超过 1500 例患者成功实施，且没有出现一例误吸的报道。

cLMA 另一作用是维持气管拔管后的气道。气管拔管能够引起异常血流动力学改变和呼吸系统并发症，特别是咳嗽和血氧饱和度下降（见第 17 章）。恢复期置入 cLMA 可以减少上述并发症的发生，cLMA 可在气管导管后面放入，将拔出前的气管导管作为引导管使用。该技术广泛应用于一些医疗中心的神经外科手术后患者，也被认为可能适合于所有拔管患者。

cLMA 的应用范围十分广泛，有应用于择期开腹手术、腹主动脉瘤手术、剖宫产、神经外科、所有拔管术和心脏外科手术的报道。在重症监护病房，cLMA 已用于特定患者的短时间控制通气、神经外科术后拔管的过渡、机械通气患者脱机以及经皮扩张气管造口术的辅助通气。然而 cLMA 的成功使用并不意味着安全有效，“可以做”不等于“应该做”。

cLMA 除用于麻醉维持，还是一个气管插管和困难气道管理的有用工具，75% ～ 90% 的患者可以从 cLMA 罩内看见声门，能够放入小号气管导管、探条或交换导管。因此 cLMA 可以作为盲探气管插管、纤支镜插管和支气管镜检查的引导管使用（专用气道）。但通过 cLMA 盲探进入气管并不可靠，直视下可见整个过程的纤维支气管镜技术更为可取。在气管插管失败的紧急情况下，cLMA 可以作为急救工具。气管插管失败后最重要的是保持氧合，cLMA 通常能建立有效气道，并注意以下几点：①由于 cLMA 的尖端在环状软骨后方，环状软骨加压可以干扰喉罩的到位，如果使用了环状软骨加压，放置过程中应降低或放松压力。喉罩放置成功后可以重新使用环状软骨加压，但可能会干扰有效通气。② cLMA 防止误吸并不可靠，误吸风险较高时需要选用更安全的气道。③困难气道患者通过 cLMA 行控制通气可能较为困难，尤其是高气道压时，漏气的可能性较大。cLMA 在几乎所有国家的困难气道指南中，都是气管插管失败后气道管理的急救工具。

除麻醉使用外，cLMA 在心肺复苏中也发挥了重要作用，即使是新手也能在复苏时为大多数患者实施控制通气。非专业人员用 cLMA 实现通气的成功率明显高于面罩或气管插管，是国际复苏联合委员会（ILCOR）推荐用于心肺复苏的气道控制工具，复苏过程中必须牢记肺误吸的风险依然存在，但使用 cLMA 维持气道的误吸风险比面罩明显降低。

（2）可弯曲（加强型）喉罩（fLMA）：除通气管外，可弯曲或加强型喉罩与经典喉罩相同，通气管用柔软的硅胶制成并用钢丝圈加固，意味通气管的柔韧性增加，弯曲时不会打折。因此，可弯曲喉罩的近端可以根据需要向任何方向移动，可用于面部的外科手术。可弯曲喉罩特别适用于头部、颈部、口腔科、眼科和耳鼻喉科的手术，但可弯曲喉罩的通气管有金属圈，不能用于 MRI 扫描。

可弯曲喉罩的型号为 2 ～ 5 号。一次性使用的可弯曲喉罩型号为 2.5 ～ 5 号。

与经典喉罩相比，可弯曲喉罩的通气管更长，管腔较细，气道阻力也相应增加，与对应型号的气管导管基本一致。当喉阻力增加时，可弯曲喉罩的阻力略高于气管导管，也增加了自主呼吸时的呼吸做功，但临床意义不大。在需要经喉罩建立气管内通道时，经可弯曲喉罩变窄的通气管更换气管导管不如经典喉罩方便。

可弯曲喉罩的插入技术与经典喉罩相同，但需要更加注意细节以防止轴向旋转。技术不熟练时还可能出现“背面朝前”情况，尽管有气道阻力略微增加和气道保护减弱，但令人惊奇的是气道维持通常不受影响，要到喉罩拔除时才被发现。良好的技术将减少错位并改善通气功能，插入的成功率和密封压与经典喉罩类似。推荐使用的插入辅助技术多种多样（如导气管内插入气管导管或弹性探条，或导气管外插管钳辅助），但这些技术多数是增加了喉罩的纵向硬度，对防止轴向旋转作用不大。可弯曲喉罩特别适合口内（颌面部和耳鼻喉手术）和鼻部手术，与经典喉罩的区别是需要改善外科视野时，可通过移动可弯曲喉罩的通气管，而不用更换喉罩。喉罩的充气罩可以阻止咽部分泌物，对喉部形成良好的保护。例如扁桃体切除术中使用可弯曲喉罩，气管的污染少于气管插管。头颈部的移动对盖在喉上方的喉罩位置影响很小，苏醒期也比气管内插管更平稳，呛咳、喉痉挛、气道梗阻和低氧血症更少。所有的这些特征使可弯曲喉罩成为许多面部或口内、鼻及耳科手术的选择。用于口内和扁桃体手术，必须将可弯曲喉罩完全插入，口内出现套囊的近端，将会干扰外科手术野。

尽管有这些潜在的优势，但在手术野临近气道时必须十分小心。可弯曲喉罩的位置改变时可以出现漏气或气道梗阻。尤其是扁桃体切除术放置 Boyle-Davis 开口器，有可能对 5% ～ 10% 的患者丧失气道的控制。可弯曲喉罩适用于眼科手术，除不影响手术操作外，与气管插管比，fLMA 较少升高眼内压，苏醒期呛咳和气道并发症也更少。

（3）其他喉罩

1）插管型喉罩（ILMA）（Fastrach™）：插管型喉罩（ILMA）是在 20 世纪 90 年代后期由 Archie Brain 医师设计并应用于临床。设计目的是提供一个专用气道，在正常或困难气道时可以放入一个型号合适的气管导管。ILMA 有符合解剖学弯曲的较短硬性通气管，即使新手也插入容易，但较高的成本和潜在的黏膜损伤限制了 ILMA 的常规使用。ILMA 在困难气道管理的应用见其他章节介绍（见第 14 章）。

2）标准喉罩：一次性和重复使用。自 2003 年以来，许多制造商生产了经典喉罩的竞争产品，包括一次性使用（主要是 PVC）和可重复使用喉罩（PVC 和硅胶）。随着喉罩通气道（LMA）的注册，这些新工具被称为喉罩（LM）。自 2001 年蛋白物的清除和阮病毒疾病传播的风险（变异型克雅病，vCJD）成为英国的一个特殊问题，对清洁可重复使用喉罩能否达到无菌的担忧推动了一次性喉罩的发明。而基于感染风险改用一次性喉罩的科学理由值得更多商榷，对 cLMA 市场的经济效益的考虑也是一次性使用的产品增多的另一明显原因。

出于专利的原因其他喉罩不同于经典喉罩，且不同喉罩之间也有较大的变化。除了经典喉罩厂商生产的原研产品外，其他所有喉罩通气管远端均没有格栅。有些产品通气管有角度，有些罩体增大，插入过程中特别是一些较大型号喉罩存在将舌头向后卷入，以及会厌向下折叠出现气道梗阻的可能性。出于成本原因大多数一次性喉罩采用 PVC 充气囊，增加了喉罩的硬度。也有一次性和重复使用的硅胶喉罩，氧化亚氮不会扩散至 PVC 充气囊内。大体上看，还缺少有力证据表明目前使用的一次性喉罩与 LMA 喉罩性能相似，也不推荐哪种喉罩最好，有限的证据仅显示其他喉罩与 LMA 喉罩并不完全一致。在 27 种目前使用的喉罩类工具中，仅有 2 种与 cLMA 进行了大量的有效性比较的研究。证据强力提示其中一种的性能不如 cLMA，而来自大约 400 例患者的证据表明 Ambu Aura 喉罩与 cLMA 的效果相同，余下的其他 25 种工具完全没有相关的文献发表。

来自 NHS 中心最新文献表明，从循证医学很难明确这些竞争产品与 cLMA 的相对优缺点。文章列举了超过 25 种不同的喉罩，并报道了 18 篇不同工具间的对比研究，其中的一些研究质量较差。与之相比的是，cLMA 本身的文献已经超过 2500 篇。

3）一次性使用可弯曲喉罩：近年来，一次性使用的可弯曲 LMA 和 LM 开始使用。由于大部分产品的性能评估和对比试验尚未实施，性能还不清楚。

目前英国卫生部门建议所有的扁桃体切除手术必须使用一次性气道工具，这得到了皇家学院麻醉医师和其他专业团队的支持。英国国家卫生与临床优化研究所（NICE）考虑到有传播 vCJD 的风险，不推荐 LMAs，在这种情况下一次性使用可弯曲喉罩可能扮演一个重要角色。

4）喉管（LT）：由一根前端带有小球样气囊（远端气囊）的细长通气管，以及一个附着在通气管中部的较大球样不对称气囊（近端气囊）组成。气囊通过单一的充气管和指示球囊进行充气，并可以监测气囊压力。喉管顺着舌头的长轴插入，近端和远端的气囊分别位于口咽部和食道的入口处。充气密封后，通过气囊之间的开孔进行通气。

喉管设计用于自主呼吸、控制通气和气道急救。

目前喉管是 cLMA 控制通气的一种替代选择。但它在自主呼吸通气的作用还有待证实，由于自主呼吸时气道梗阻的发生率较高，不推荐用于自主呼吸的麻醉。也已证实控制通气时喉管并不比 cLMA 和 PLMA 更有优势。

喉管有一次性产品提供使用（LT-D），但缺少有效的评估。

费用约为 70 英镑。

（4）气道管理装置（AMD™）：气道管理装置由透明硅胶管以及其远端和中部气囊组成，外表与喉管相似。气囊和装置本身在横截面上不对称，其目的是插入后减少或消除旋转。每个气囊通过各自的测试小气囊充气。两个气囊之间有一个椭圆形的通气孔，远端气囊内有一个通道，用于到食道开口引流食管上段的内容物，但能否实现这样的功能存在争议。当位置正确时，远端气囊位于食管的顶部，近端气囊位于喉咽上方或口咽处。食管的气囊封闭食管，咽部的气囊前推舌根部并抬起会厌。因此，两个气囊跨越喉部的上下，通过导气管上的通气孔输送气体。该装置有三种型号，被设计用于自主呼吸和辅助通气。

有一些研究对 AMD 的性能进行了评估，认为 AMD 插入损伤小，术后并发症少。但是与 cLMA 的对比研究和队列研究显示插入的成功率约 70%。气道梗阻（接近 30% 的病例）可以发生在麻醉期间从插入到苏醒的任何一个阶段，其中 15% ～ 20% 的病例需要提前拔除。

（5）CobraPLA™：Cobra 喉周通气道（CobraPLA）是一种相对新型的一次性使用声门上通气道（图 9.4）。远端（类似眼镜蛇头，以此命名）由一个柔软的塑料头组成，设计到达并密封下咽部，同时前表面紧贴喉部。塑料头的前表面由柔软条栅组成，可进行气体交换。这些条栅足够柔软，以便必要时在喉部和上气道置入其他装置。带测试小气囊的近端气囊用于上抬舌根并密封口咽部。通气管的近端是一个 15mm 的标准接头用于连接呼吸回路。

CobraPLA 有过误吸的报道。除适度增加气道密封外，没有明显优于 cLMA 的证据。

2. 第二代声门上通气装置

包括：

- 食管引流型喉罩。
- 吸引型喉管（Ⅱ型）（可重复使用和单次使用）。
- 胃镜喉管。
- i-gel 喉罩。
- Supreme 喉罩。
- 免充气 SLIPA 喉罩。
- 联合导管和单腔导管。

（1）食管引流型喉罩：食管引流型喉罩（PLMA）是 Archie Brain 医生在经典喉罩（cLMA）的基础上于 2001 年 1 月在英国设计发明，是第一次对 cLMA 的较大改动，以此来增强控制呼吸、提高安全性和便于判断喉罩的位置错误。

改进包括一个更加柔软、加大的罩碗、一个后置的可充气气囊、一个与通气管平行的引流管和一整体牙垫。这些改进增加了喉部的密封性，通过引流管可以排出泄露的气体和轻松放置胃管。通过引流管可以早期发现 PLMA 的位置错误，是 cLMA 无法做到的（图 9.5）。

PLMA 的正确放置依赖于引流管和食管的连续性以及通气管和气管的连续性。咽和食管的密封性的提高实现了消化道和气道的分离，引流管排泄从喉罩泄露进入食道的气体，防止胃胀气，同时排出胃反流物。

可使用的型号为 1.5 ～ 5 号，用于小儿的型号（1.5 ～ 2.5 号）缺乏后置的充气气囊。喉罩大小型号的选择和其他 LMA 类似。PLMA 有辅助气囊放气的装置，建议在置入前应用，能帮助完全抽空气囊并展平顶端。完全抽空可以避免会厌反折或顶端进入声门。

PLMA 置入时可以使用或不使用自带的引导

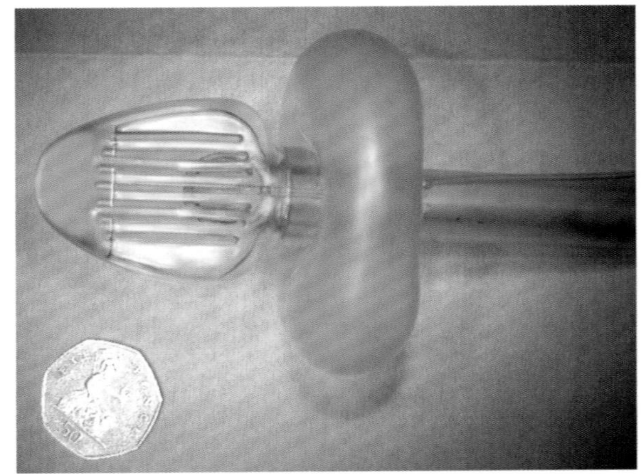

图 9.4　Cobra。

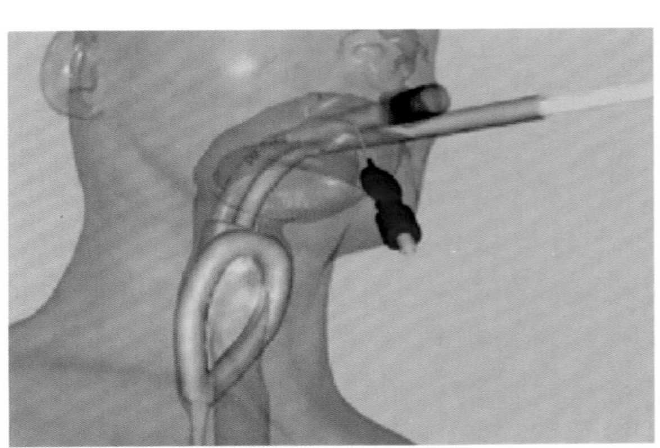

图 9.5　PLAM 显示到达食管的通路。

器。不用引导器方法与 cLMA 相同，使用引导器则类似于 ILMA，没有充分的证据表明哪种方法最为可取，退出引导器时要小心避免牙损伤。喉罩置入后，气囊充气。虽然制造商注明了最大气囊充气容积，但充气到囊内压为 60 ～ 70cmH_2O 较为合适。需要时可通过引流管放置胃管，制造商建议置入前进行采用良好的润滑，而不要将 PLMA 放入冰箱。

PLMA 插入的另一个重要替代方法是，预先将一个弹性橡胶探条（或胃管）放入食道，另一端放入 PLAM 的引流管后顺着推入喉罩。

位置正确时 PLAM 的顶端（对应引流管的末端）位于环状软骨后。PLAM 有可能出现三种重要的位置错误。在引流管上涂抹少量的凝胶可以诊断位置是否错误，并早期纠正位置和保证最佳通气功能。

如果 PLMA 置入太浅，气体经引流管排出。如果喉罩前端进入声门，被动呼气（胸壁的压力）可导致凝胶从引流管逸出，也可能出现气道梗阻。如果 PLMA 前端在置入过程中折叠则引流管的功能丧失，无法将胃管放到 PLMA 顶端可以诊断这种位置错误。近端引流管的开口上放置凝胶或涂抹肥皂可以帮助诊断位置错误或证实功能正常（表 9.2）。PLMA 是否比 cLMA 更容易发生位置错误尚不清楚，但其诊断更容易。

插入和通气成功率超过 95%，一次插入成功率（85%）低于 cLMA（92%），插入的时间也延长几秒。而使用探条引导技术可以使第一次尝试的成功率达到几乎 100%，既不增加创伤也没有不良后果。

PLMA 的平均气道密封压约为 32cmH_2O（cLAM 为 16 ～ 20cmH_2O），其中 20% 超过 40cmH_2O，是否使用神经肌肉阻滞药无明显影响。密封压的增加使许多用 cLMA 无法通气的患者成功通气，在任何给定的气囊压或喉密封情况下，PLMA 对黏膜施加的压力都小于 cLMA。

PLAM 位置正确时胃管放入的成功率接近 100%，胃管通道的顺畅程度与纤支镜下 PLMA 的喉头位置相关。如怀疑 PLMA 的位置是否正确，应置入胃管，如不能通过则需重新置入 PLMA。

PLMA 设计目的是降低反流风险，如发生反流则降低误吸的可能性。来自实验室、尸体以及临床研究的大量有力证据支持这些观点，但未经证实也可能无法证实。尸体研究表明，食管密封压为 70 ～ 80cmH_2O，引流管可以排出反流液；还有几篇通过引流管排出反流物的病例报道。

现有的所有证据都表明 PLAM 的误吸风险少于 cLMA，是支持其常规应用的理由，但 PLAM 仍然不能用于误吸风险较高的患者。

PLAM 的相关并发症包括食管通气、胃胀气和气道梗阻，这些并发症的发生率是否高于 cLAM 尚不清楚。自主呼吸时 PLAM 轻微并发症更为常见。

有几项研究对比了 PLAM 与其他 SADs 的性能，结果表明 PLAM 性能与其他 SAD 一样或更胜一筹。

根据现有的证据，对于以下几类患者，可以扩大 PLAM 的应用范围，SAD 也适用于中度肥胖患者、腔镜外科手术、择期开腹手术、辅助困难插管以及气管插管失败的急救设备。用于这些患者需要

PLAM 的插入和定位流程

插入过程中出现阻力增加或不能推入，提示喉罩的前端打折。

气囊充气至 60cmH_2O。

估计插入深度：牙垫 50% 以上插入深度应超过切牙。

用二氧化碳监测仪和肺流量计观察评估，吸气和呼气流量通畅时开始控制通气。顺应性差或呼气气流减少提示可能有声带机械性梗阻。

在引流管上涂抹凝胶（或一薄层肥皂液）。a. 如果通气时立即吹动（或膨大），或薄膜随脉搏震荡，则 PLAM 可能置入声门开口处。可以通过按压胸部出现凝胶位置变动证实。b. 吹起凝胶的气道压力小于 20cmH_2O 提示 PLAM 深度不够，继续下推可以解决漏气，否则需要拔出重新置入。

充气压的异常增高同样也提示喉罩的前端打折。

插入过程受阻需要进一步测试和排除前端打折，即使通气成功也不能减免。短暂的按压胸骨上窝能增加食道的压力，如果此压力不能传递到引流管，则喉罩顶端可能出现打折。30cm 胃管不能顺畅地通过引流管前端也提示前端打折。如果 PLAM 的前端打折则必须重新插入。

表 9.2　PLMA 位置错误的诊断和正确功能的确认

位置	牙垫位置	胸部加压	胸骨上切迹加压	气道密封	其他
正确位置	>50%（通常口外可见部分<25%）	—		平均 32 cmH_2O	可轻松通过胃管
前端在声门	—	凝胶从引流管吹走	—	—	气道梗阻
喉罩打折	可能出现可见部分 >50%	—	—	可能高或低	插入有阻力，气道可能梗阻，不能通过胃管
前端在咽部	可见部分 >50%	—	—	低于（<20 cmH_2O）	

进行利弊的仔细评估、了解设备的优点和局限性、在低风险患者身上积累的使用经验以及良好的操作技术。

还可将 PLMA 扩展用于病态超肥胖患者的气管插管过渡、俯卧位或紧急手术；手术室外主要涉及 ICU 和复苏。但这些领域的应用大多数还需要充分的探索。

推荐产品可消毒灭菌使用 40 次。

（2）吸引型喉管（Ⅱ型）：2002 年推出了一种 LT 新产品，即可吸引型喉管（LTS），在通气管的后面带有一个引流管，用于放置胃管和防止通气出现的胃膨胀。虽然这种设计增加 LT 的安全性（类似 cLAM 到 PLAM 的步骤），但外形明显变大，增加了插入的难度和潜在的损伤，也失去了 LT 最主要的两大优势。在 2005 年 LTS 进一步改进为 LTS-Ⅱ型，前端变得细长并增加不对称的食管气囊。像 LT 一样 LTS-Ⅱ型在灭菌后可重复使用 50 次。型号的选择和插入技术参照 LT。

在 LTS-Ⅱ型用于常规麻醉前还要完成大量的工作。

一次性使用的 LTS-Ⅱ型叫作 LTS-D。

（3）胃镜喉管：胃镜喉管是设计用于上消化道内镜的一种喉管。引流管被扩展到一定尺寸可容纳消化道内镜。通气管被缩减至最小口径。

（4）i-gel 喉罩：i-gel 喉罩是一种相对新型、一次性使用 SAD（图 9.6），其外形部分类似于充气的 PLMA，是一种由医用级弹性凝胶制成的无气囊装置。特征（和潜在的优势）包括一个较短的大口径无格栅通气管（气流阻力低和良好引导通道）、椭圆形的外形（稳定）、符合解剖学形状的碗形结构（提高咽密封）、内置牙垫（防止梗阻）和一个引流管（抗反流）。最近已推出小儿型号但尚未充分评估。

嗅物位插入，插入前对 i-gel 喉罩进行润滑。良好的张口和下颌前推有助于喉罩的插入，标准的插入方法与 cLAM 相似，i-gel 喉罩依次经过上腭、咽后、直到达环咽肌停止。同样还可以使用旋转技术插入，即从侧方插入喉罩，出现阻力时旋转并推进到位。

有研究证实，由于 i-gel 喉罩具有摩擦力小的特性且无须气囊充气，不管是有经验还是初学者插入都特别容易。大部分患者咽密封压接近 24 ～ 28 cmH_2O，但仍有少数明显偏低甚至不能实现通气。大约有 1% ～ 5% 的使用者出现明显的低密封压，由于缺少气囊阻碍了有效使用：由于没有气囊，这些患者除了选择另一型号的喉罩外别无选择。一些学者报道由于这种弹性材料的可热塑特性，喉罩置入后随时间延长，逐渐升温，密封压可以增加。也有研究并未发现这种情况，同时，对于带气囊的喉罩，随时间延长，密封压也可能逐渐升高，因其适应了咽腔形状。反之亦然。

作为一次性使用 SAD，i-gel 喉罩像 SLMA 一样（见下），比 cLMA 使用容易、通气改善并增加了安全性。

i-gel 喉罩的应用越来越广泛，它的性能和设计使其真正成为 cLAM 的替代产品。尽管引流管径稍小，但胃管的路径同 PLMA 一样可靠。已经有经 i-gel 喉罩用纤支镜引导气管插管成功实施气道抢救的病例报道，i-gel 喉罩的通气道内径较 cLAM 宽大，可以轻易通过 7mm 的 ETT。通气道的长度也比 cLAM 短，用作气管插管通道时必须注意不要将气管导管插入右侧主支气管。

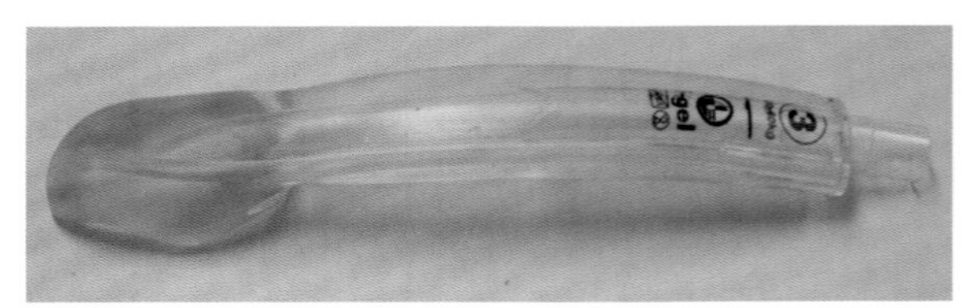

图 9.6　i-gel。

由于 i-gel 体积大、管壁无弹性，不能替代 fLAM 用于口腔和耳鼻喉手术。是否可以像 PLAM 一样扩大使用范围目前尚未证实，值得注意的是，i-gel 的咽（通气）和食管（保护反流）密封压均比 PLAM 低。

尸体的研究显示，i-gel 的食管密封压低于其他大多数 SAD（i-ge 为 l13 ～ 21cmH_2O，cLMA 为 30 ～ 50cmH_2O，PLMA 为 50 ～ 80cmH_2O，LT 和 LTS Ⅱ型增至 70 ～ 80cmH_2O）。但同一研究也证实，除非发生管道阻塞，反流液可以通过引流管有效排出。制造商称其食道密封压低，是由于设计的 i-gel 前端缩短，可以降低对食管括约肌组织的压迫，减少吞咽困难。现有的证据提示，使用 i-gel 时引流管中不应放置胃管，引流管被占据后食管的密封似乎不能保护气道，胃管使用后必须移除。已有一些用 i-gel 防止误吸的病例，但其中有一例报告发生了部分误吸。

使用 i-gel 喉罩的并发症报道少见，使用后咽喉损伤和咽喉疼痛最为常见，一过性的神经损伤和舌充血曾有报道但发生率很低。

（5）Supreme 喉罩：Supreme 喉罩（SLMA）是 PVC 制成的一次性使用的 SAD，设计上融合了 PLAM（改善气道密封、引流管、牙垫）和 ILMA（硬性解剖手柄，置入时不必将手放入患者口腔）的最有效功能（图 9.7）。目前只有成人型号可用，制造商推荐使用适应证与 PLMA 相同，由于两者存在一些显著的差异，不能简单地将 SLMA 作为一次性 PLMA 使用。这些差异包括通气管和充气罩的硬度增加、具有较硬的牙垫、贯穿其间的引流管将通气道分为两个较窄的通道（5mm），以及包括具有专利“鳍”样结构的充气罩（防止会厌阻塞呼吸道）。

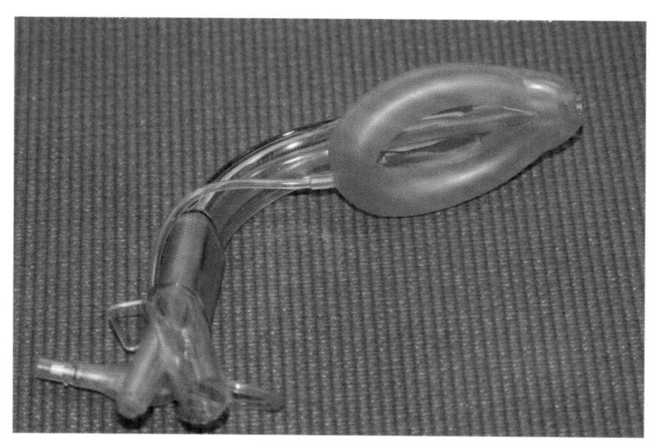

图 9.7 Supreme 喉罩。

插入喉罩取“半嗅物位”，或像插入 ILMA 一样操作。插入后，喉罩上面的标记将提示正确的插入深度（和型号）：应该距离上唇 0.5 ～ 2.0cm。该标记同时可粘贴胶带固定喉罩。

与其他喉罩相比，SLMA 的临床评估较为欠缺。有证据表明即使是新手使用 SLMA，也可以十分容易和稳定地插入。插入后既可达到稳定和咽部密封的效果，密封压约 24 ～ 28 cmH_2O，高于 cLMA 但低于 PLMA。与 cLMA 或 PLMA 相同，通气罩覆盖在喉的上方，胃管通常可以通过引流通道置入。SLMA 已经被用于气道救援和心肺复苏的胸外按压中。在 SLMA 和 i-gel 喉罩的模拟气道救援比较中，二者效果相同，由于 SLMA 的通气道狭窄和明显的弯曲，不能用于引导气管导管。SLMA 用于低风险患者的效果可以基本保证，但安全性并不可靠，食管的密封和引流管的引流效果尚未确定。

在 SLMA 推荐的适应证像 PLMA 一样广泛之前，还需要进行进一步的比较评价。

（6）免充气 SLIPA 喉罩：免充气 SLIPA 喉罩是单次使用的新型 SAD，由软塑料吹塑成型的气道工具，形状类似加压的咽部（图 9.8）。外观上 SLIPA 略像靴子，无气囊，呈凹形，靴子形的前端位于下咽部，中部的横向突起使其刚好置于梨状窝，将舌根前移，达到改善气道密封，减少会厌引起的气道阻塞，稳定设备位置的效果。

SLIPA 属第二代的 SAD，发明者认为 SLIPA 内中空部分可以提供保护性蓄水池作用，能容纳 50 ～ 70mL 的反流液体。有临床研究提示（研究设计上可能就是偏向 SLIPA）在收集反流液方面，SLIP 可能优于 cLMA（收集液量大约 5mL），但缺少临床数据的支持。

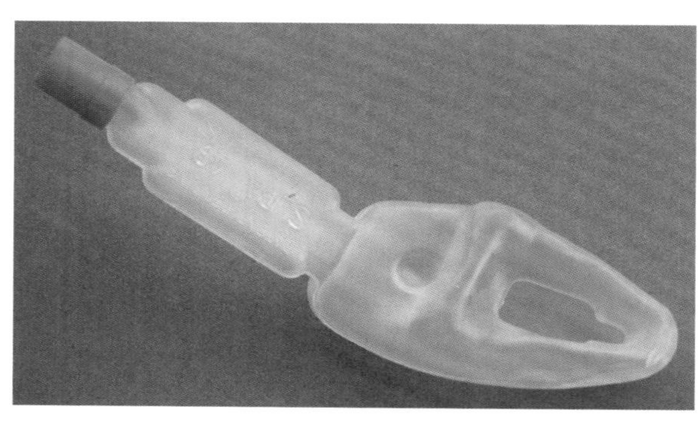

图 9.8 SLIPA 喉罩。

SLIPA 有六种型号，根据身高选择型号，以将 SLIPA 的最大直径与喉的最大宽度相匹配（即测定甲状软骨的最大宽度，单位为毫米）。

发明者的早期队列研究和对照试验显示了满意的插入性能（第一次尝试的插入成功率 90%，咽密封性与 cLMA 相同或优于 cLMA）。几个小样本独立研究也显示有满意的插入成功率和咽部密封，有一个研究显示增加了胃胀气风险。损伤和出血是潜在的担忧，还没有食管密封的研究数据，也缺少气道保护的临床试验。

（7）食管气管联合导管和 Easy 导管：食管气管联合导管包含硬性双腔通气管和双气囊，联合导管的远端部分看起来像一根有囊气管导管。食道 - 气管联合导管可以直接插入气管内，像气管导管一样形成呼吸环路。当远端管插入食管，充气远端气囊封闭食道，近端的较大气囊位于舌根水平，这个大容量气囊充气后可以稳定联合导管的位置并封闭口咽部，然后通过两个气囊之间“咽部导管”上的通气孔进行通气。联合导管通过插入深度的标记进行辅助定位。

最初型号仅有两个（37F 和 41F）对应小体格和大体格的成年。为减少创伤的发生率，最近推出了更小号（26F）联合导管，这种小导管还有几处其他方面的改进。身高小于 1.5m 的患者不建议使用联合导管，盲插几乎总是进入食道。无论患者处于何种体位，都可在喉镜辅助下插入联合导管。当远端管位于食道时，由于经过咽部通气孔通气，可以出现呼气延迟和伴随的 PPEP，氧合改善可能优于放置在气管内。

联合导管实质上是 AMD 和 LT 系列的前身。

临床报道，特别是北美护理人员和急救医务人员的研究显示，联合导管作为气管插管失败后的急救设备非常成功。盲插置管时大约 98% 的病例导管远端进入食道，除非出现其他情况，可以假定联合导管插入了食道。常规麻醉期间使用联合导管存在极大争议，也缺少联合导管优于其他的 SAD 的有力理由。联合导管一次性使用，其价格高出其他类似工具的 10 倍。常规使用联合导管黏膜损伤的发生率较高，因此，联合导管不推荐用于常规麻醉期间的气道管理。一方面有必要学习紧急情况下使用联合导管（制造商推荐了 5 种选择），另一方面要认识到常规使用中存在潜在的损伤风险（在一项颈部固定患者的研究中，67% 盲插失败，47% 出血和 40% 咽痛），还有食管破裂的报道。北美使用联合导管处理失败的紧急气管插管明显多于英国。

Easy 导管是新近引入的通气工具，与前面介绍的联合导管十分类似。

在联合导管和 Easy 导管的尸体研究中（将导管置入食道），食道的密封压超过其他 SAD（120cmH_2O），引流管能有效排出液体。

五、要点

• cLMA 已经证实，SAD 是选择性和一些紧急情况下气道管理的有效和安全方法。

• SAD 是可靠的困难气道管理方法。

• SAD 在反流风险增加患者的安全性尚不确定。

• cLMA 可以用于正压通气，但通气压力高于 20cmH_2O 时有增加胃胀气的风险。PLMA 和 SLMA 更有优势。

（陈益 吴芳 译 邓晓明 李民 校）

推荐读物

Asai T, Shingu K. (2005). The laryngeal tube. *British Journal of Anaesthesia*, **95**, 729–736.

Bercker S, Schmidbauer W, Volk T, et al. (2008). A comparison of seal in seven supraglottic airway devices using a cadaver model of elevated esophageal pressure. *Anesthesia and Analgesia*, **106**, 445–448.

Caponas G. (2002). Intubating laryngeal mask airway. A review. *Anaesthesia and Intensive Care*, **30**, 551–569.

Centre for Evidence-Based Purchasing. (2008). *Buyers Guide. Laryngeal Masks.* NHS Purchasing and suppliers agency. July, 2008.

Cook TM. (2003). Spoilt for choice? New supraglottic airways. *Anaesthesia*, **58**, 107–110.

Cook TM, Lee G, Nolan JP. (2005). The ProSeal laryngeal mask airway: A review of the literature. *Canadian Journal of Anaesthesia*, **52**, 739–760.

Eschertzhuber S, Brimacombe J, Hohlrieder M, Keller C. (2009). The laryngeal mask airway Supreme–a single use laryngeal mask airway with an oesophageal vent. A randomised, cross-over study with the laryngeal mask airway ProSeal in paralysed, anaesthetised patients. *Anaesthesia*, **64**, 79–83.

Keller C, Brimacombe J, Bittersohl P, Lirk P, von Goedecke A. (2004). Aspiration and the laryngeal mask airway: Three cases and a review of the literature. *British Journal of Anaesthesia*, **93**, 579–582.

Keller C, Brimacombe J, Kleinsasser A, Loeckinger A. (2000). Does the ProSeal laryngeal mask airway prevent aspiration of regurgitated fluid? *Anesthesia and Analgesia*, **91**, 1017–1020.

Keller C, Brimacombe J, Rädler C, Pühringer F. (1999). Do laryngeal mask airway devices attenuate liquid flow between the esophagus and pharynx? A randomized, controlled cadaver study. *Anesthesia and Analgesia*, **88**, 904–907.

Schmidbauer W, Bercker S, Volk T, Bogusch G, Mager G, Kerner T. (2009). Oesophageal seal of the novel supralaryngeal airway device i-gel in comparison with the laryngeal mask airways Classic and ProSeal using a cadaver model. *British Journal of Anaesthesia*, **102**, 135–139.

Theiler LG, Kleine-Brueggeney M, Kaiser D, et al. (2009). Crossover comparison of the laryngeal mask supreme and the i-gel in simulated difficult airway scenario in anesthetized patients. *Anesthesiology*, **111**, 55–62.

Verghese C, Brimacombe J. (1996). Survey of laryngeal mask airway usage in 11,910 patients: Safety and efficacy for conventional and non-conventional usage. *Anesthesia and Analgesia*, **82**, 129–133.

第10章 气管导管，气管切开套管

Viki Mitchell, Anil Patel

气管内放置带套囊的气管导管为气道提供了最完善的支持和保护，通常也是机械通气最合适的通道。本章主要介绍气管导管的特性，而不是气管插管的方法。目前使用的气管导管设计各异，主要在制作材料、斜面和套囊的形状以及是否存在墨菲孔等方面存在明显的差异（图 10.1）。

一、历史

早在 1878 年，格拉斯哥的 Macewen 最早描述了经喉气管插管术，但直到 20 世纪 20 年代 Rowbotham 和 Magill 描述了经鼻盲探气管插管后，这种经喉气管插管并能快速、准确和早期控制气道的方法才开始普及。Magill 的自制导管是从一段橡皮管切下相应长度，将导管的一端磨成斜面，然后用砂纸将顶端打磨光滑之后将它放入饼干盒里使其达到想要的弯曲程度。

气管导管可以用不同材料制作，且每一种材料都有自己的特性（表 10.1）。传统的矿化红橡胶导管还在使用，但是从 20 世纪 50 年代开始逐渐被塑料导管替代。塑料导管用聚氯乙烯或聚亚胺酯制

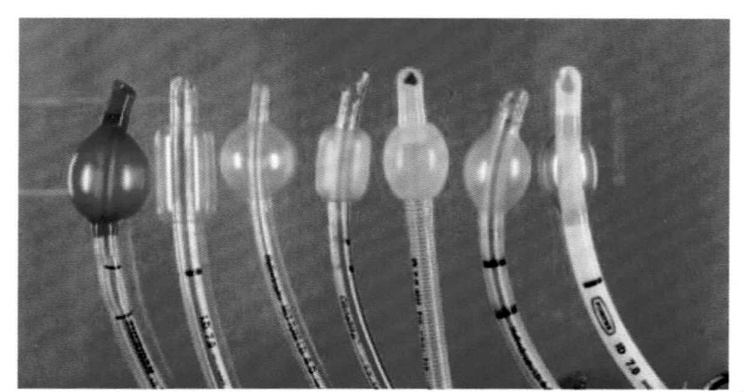

图 10.1　不同气管导管，从左到右依次为：Sheridan 加强管，低压套囊管，显微喉镜导管，Gliderite 导管，Fastrach 插管型喉罩专用导管，Malinckrodt 加强管，Portex 象牙白导管。

表 10.1　不同制作材料气管导管的特点

材料	特点
矿化橡胶	柔软，有弹性
	可以消毒重复使用
	可以被凝固分泌物堵塞
	不透明
	橡胶易疲劳，可能打折
	套囊特点：高压低容
	套囊易不规则膨胀，可能疝出
	不可用于乳胶过敏患者
塑料（聚氯乙烯或聚亚安酯）	无刺激性
	一次性
	低成本高标准生产
	无菌生产
	加热后变软
	可透明，不透明或部分硅胶化
	不易打折（与橡胶比）
	比橡胶或硅胶硬
	比橡胶弹性差
硅胶	柔和
	松软
	高压蒸汽消毒
	生产成本高

作，优点众多，因而广泛应用。聚亚胺酯可以在保证强度的情况下，制作比聚氯乙烯更薄的导管，因此更适合于气管导管的生产。硅胶材料的导管也有使用，但造价昂贵，应用较少。聚氯乙烯和聚亚胺酯导管可以在生产中部分硅胶化。过去的一些气管导管生产材料被证明存在组织毒性，应用新材料时，必须在植入测试或者细胞培养时排除组织毒性，否则不允许进入市场。

二、设计

标准导管的弧度应该和咽部的解剖弧度基本一致，有利于插入和防止导管打折。由于椭圆形容

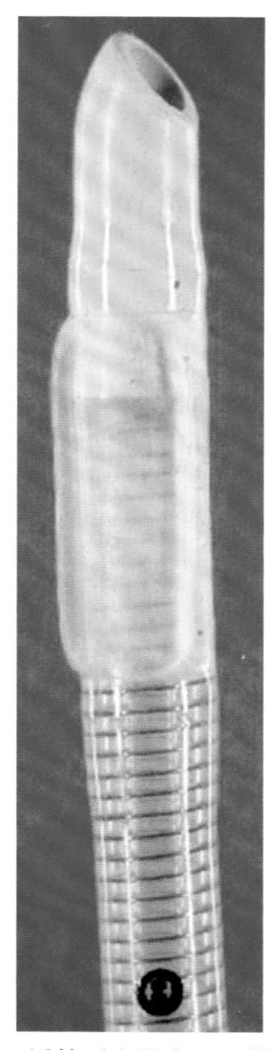

图 10.2　插管型喉罩专用导管的斜面。

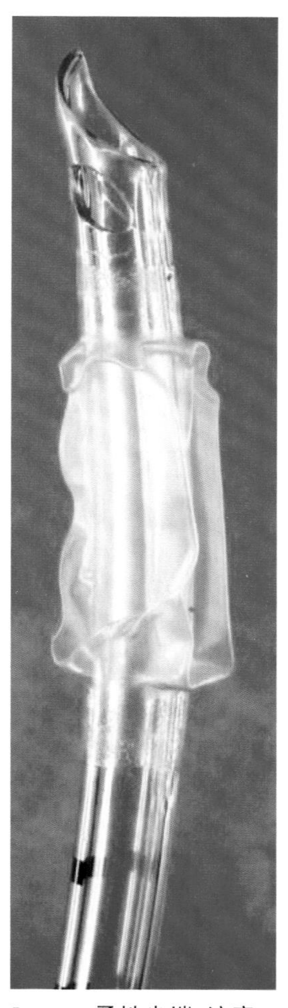

图 10.3　Parker 柔性尖端，注意 Murphy 孔。

易打折，导管的横截面一般为圆形。右手持管时，导管的远端斜面向左侧开口，倾斜角在 38°~56°之间。用右手插管时，通过开口向左的斜面可以看到导管尖端经过声门。左斜面导管的一个特征是，套入纤支镜、探条或管芯的气管导管向下推送时，右侧的杓状软骨有时会卡住气管导管，可以通过逆时针旋转导管改变斜面方向来解决。有些厂商还开发了具有部分遮盖的钝性或柔性尖端的气管导管，推荐用于一些困难的场合，其中重要的有专供插管型喉罩使用的气管导管（图 10.2）和 Parker 柔性尖端导管（图 10.3）。

有些导管在接近斜面的管壁上开了一个窗（Murphy 孔），当导管的开口斜面紧贴气管壁阻碍通气时，可以为气流提供另外一条通路。但它也成为纤支镜、导管交换器和经皮气管切开时容易疏忽和不受欢迎的通路，也意味着气管导管的套囊不能离导管的开口太近。气管导管的命名较为混乱，有些学者将有 Murphy 孔的气管导管命名为 Murphy 导管，没有 Murphy 孔叫作 Magill 导管；还有人将所有标准弯曲的导管都叫作 Magill 导管，不管是否有 Murphy 孔。发展于 20 世纪 40 年代的原始 F. J.Murphy 导管，是第一个带有套囊的气管导管，同样也有一个侧通气孔或通气眼。该导管有一个能充气的套囊，充气后可以密封导管和气管壁之间的空间。

三、标记

在气管导管或包装袋上可以看到不同的标记（表 10.2）。参考线、环或涂有颜色的区域有时用来帮助确定导管与声带的位置关系。用于制作导管的材料必须进行生物安全性测试，通常在兔子脊椎旁肌肉上进行。直到 1996 年，导管上都标记有测试编号 F-29 或 IT，用于证明这种材料完成了测试，并且无毒。一次性使用导管上有不能重复使用的标记（表 10.3）。目前在欧盟上市的任何产品必须符合所有的欧盟相关法规，包括生物安全性达到了欧

表 10.2 气管导管的标记

导管内径，以 mm 为单位
6 号及以下导管标有外径
经口插管或经鼻插管或经口 / 鼻插管标识
供应商的名字或商标
纵向放射显影线（硫酸钡，其降低导管燃点从而可增加激光着火的风险）
从尖端开始以 cm 为单位的距离
不能重复使用或仅限单次使用
附加的标记有参考线、环或彩色区域，用于帮助确定导管与声带的位置。符合 CE 或 ISO 规则标注在外包装上。

表 10.3 导管或外包装上标记的含义

2	一次性使用，无交叉感染的风险
STERILE EO　STERILE GAM	无菌，ETO 或 γ 射线照射
EA	单独包装
LATEX	无乳胶
C	15mm 连接头符合 ISO5356-1，保证与回路连接完全兼容
BL	放射显影蓝线用于确定导管的准确位置
I	完成植入测试无毒的象牙白 PVC 导管能保护娇嫩的黏膜组织
NS	未消毒
S	完成植入测试的硅胶化 PVC 导管能保护娇嫩的黏膜组织
10	包装数量

盟标准（CE）标记和外包装上的 CE 标记。在美国，除非已经明确了产品的生物安全性，否则食品药品管理局不允许上市。

表 10.4 小号和大号气管导管的比较

	小号导管	大号导管
优点	容易插入	自主呼吸患者的呼吸功小
	喉损伤小	
	咽痛发生率低	气管内吸痰容易
缺点	增加气道阻力	插入难度增加
	套囊容量大	喉损伤较多
	自动 PEEP	套囊内折污染气管
	吸痰困难	
	纤维光导内镜检查困难	

四、尺寸

导管的内径尺寸以毫米 (mm) 为单位。由于不同的导管壁厚度不同，相同型号导管的外径有明显的差异（图 10.4）。传统观念认为应该使用可以轻松通过声带（或小儿的环状软骨）的最大直径导管。不同大小的导管有各自的优缺点（表 10.4）。大号导管可以降低气流阻力和呼吸功。根据 Hagen-Poiseuille 方程，在层流的情况下，阻力与半径的四次方成反比。虽然在体内气流经常是湍流，但管道直径每减少 1mm，阻力增加 25% 到 100%。导管变细时，呼吸功和阻力同时增加，导管直径每减少 1mm，根据每分通气量不同其呼吸功可增加高达 150%。

传统英国麻醉中，成年女性使用 8mm 导管，成年男性使用 9mm 导管，现在这些大型号的导管已不再推荐使用。由于声门开口的视野较小，直接喉镜下导管通过声带时容易模糊视线，使用小号的导管插管较为容易。可以减少导管插入和插管过程中的喉损伤，降低咽痛发生率。生理正常的成年患者使用 6mm 和 7mm 的导管，在麻醉时可以满意地进行自主呼吸和机械通气的管理。

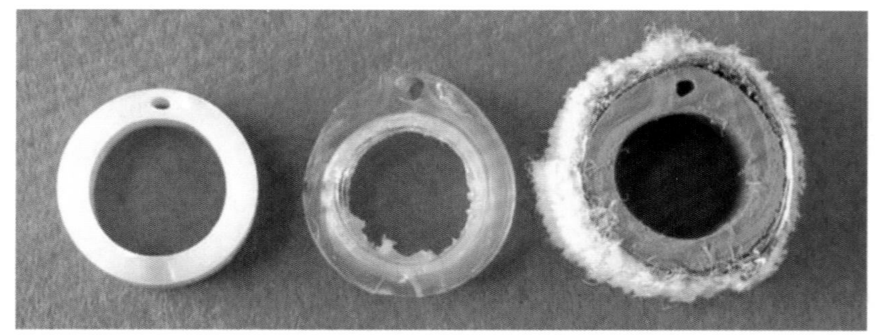

图 10.4 相同内径的导管。从左到右：微型喉导管，加强型导管，Sheridan 激光导管。

五、长度

导管从尖端起的长度以厘米为单位标记在导管外壁。插入正确的深度是避免导管进入支气管、套囊在喉部充气或导管意外脱出的关键。头部的大幅活动可带动头 / 颈部的伸展，并引起导管位置回撤，使得导管顶端与隆突的相对位置发生变化。所以理想状态下无囊导管的前端应位于气管中段，这样可以最大限度地减少导管意外脱出和进入支气管。由于新生儿的气管长度只有 4cm，导管的前端应在声带下面 2cm 处。使用有囊导管时，插入足够的深度，对防止套囊在喉部充气十分重要。多数导管都有深度标记（通常是一条或两条黑色实线），当标记位于声门处表示插入深度正确，插入深度通常是导管尖端到牙齿或口角的厘米数。

六、套囊

套囊和充气系统包括一段行走在导管壁内和一段外露的充气管、测试小气囊、和一个自动封闭的充气阀。带有套囊的导管通常用于成人的气道封闭，避免来自气道上方的污染和防止气体泄漏。套囊的压力可以传到接触点的气管壁，此压力即侧壁压。为了防止误吸，侧壁压应该超过套囊上方液体产生的最大静水压（唾液、呕吐物或血液）。静水压取决于距离口腔上端的垂直距离，以及患者的体位变化。患者仰卧位垂直距离 10~15cm，直立 15~20cm，仰卧时侧壁压 20cmH_2O，直立时 25cmH_2O。侧壁压不能直接测量，也不能通过套囊内压推测。侧壁压超过 30cmH_2O 可以阻碍气管黏膜血流，达到 50cmH_2O 将出现完全阻断气管黏膜血流。

套囊压力高能降低误吸的风险，但增高侧壁压，有可能导致咽痛、黏膜炎症乃至溃疡、软骨破坏和气管狭窄。

以下三个因素与套囊损伤气管的程度有关：

- 套囊特性。
- 套囊压力调节。
- 套囊充气技术和介质。

套囊特性

根据套囊容积和压力的特型，分为两大类（图 10.5）（表 10.5）。

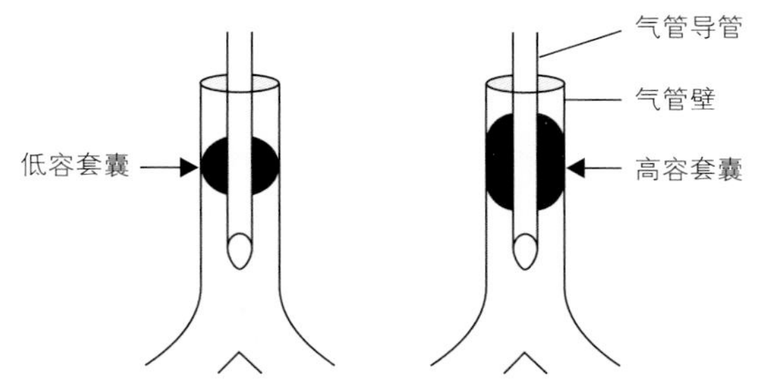

图 10.5　两种类型的套囊：高容低压和低容高压套囊的不同封闭区域。

表 10.5　高容低压套囊的优点

气管壁的压力低，不会阻断气管黏膜血流
套囊均匀充气密封面大
气管中央的导管稳定，尖端不会贴气管壁
导管型号的选择范围大，允许使用小号导管减少喉损伤
较大的套囊限制导管的上下移动，减少了气管的摩擦

1. 低容高压套囊

早期的红色橡胶导管直径较小、残余容量小以及顺应性低，需要较高的套囊内压力才能获得气管内的密闭，导管与气管的接触面积小，套囊膨胀使气管变成圆形。某种程度上，这种套囊内的压力主要用来克服套囊壁的顺应性（如张开套囊），作用于气管壁的压力比套囊内压小，但两种压力间并非线性关系。使用的导管直径与气管相近时，可以注入小量气体并获得相应的气管黏膜保护，但增加了潜在的喉损伤。由于导管直径较大，插入时可以伤及喉结构，并加大了置入后摩擦损伤声带的可能性。对早期套囊不良作用的认识促进了 20 世纪 70 年代高容低压套囊的发展。

2. 高容低压套囊

现代的气管插管套囊，静息体积和直径较大、套囊壁较薄顺应性小，可以在不扩伸套囊壁的情况下获得封闭效果。套囊充气时，薄软的套囊就会自动调整为气管的形状。这种导管的套囊大小较为重要，套囊压可以代表侧壁压，除非静息状态下套囊周长小于气管周长。套囊扩张超过封闭点的剩余容量时，将出现类似高压套囊的情形。因此，套囊的最佳充气状态是已经达到密封效果的大小，而充气量还没有超过剩余容量。

尽管有这些优势，但是当高容低压套囊和低容高压套囊比较时，高容低压管在临床麻醉方面几乎没有优势。原因可能与高容低压套囊对气管黏膜的压力较小，但接触面积加大有关。大号、柔软的套囊同样能影响直接喉镜下的视野，并增加插管损伤的可能性。同时，一旦充气量超过残余容量 2 ~ 3mL，就可以出现套囊内压呈指数增长，进而出现危险的侧壁压。另一个缺点是，如果套囊周长比气管周长大，套囊充气后会产生折叠，并形成通道允许液体漏入气管内，这点对有呼吸机相关肺炎风险的 ICU 患者十分重要。

3. 气管导管套囊和呼吸机相关肺炎（VAP）

声门下分泌物在套囊上方积累，分泌物有可能沿着套囊壁折叠形成的通道进入到下呼吸道，引发呼吸机相关肺炎（VAP），导致临床重症患者的发病和死亡。以下步骤可以降低 VAP 的发病率：

（1）使用聚亚胺酯材料，带超薄套囊（10μm）的气管导管，套囊为柱形不能是球形。这种导管可以在低套囊压的情况下达到有效的封闭，不易折叠形成通道，可以避免 VAP 的情况。

（2）初步研究表明，使用银离子镀膜的气管导管可以通过防止表面生物膜的形成和阻碍呼吸道细菌生长，降低 VAP 的发病率。

（3）使用有声门下分泌物引流通道的气管导管。对套囊上分泌物的引流可以降低 VAP 的发病率。

（4）连续自动的套囊压力调整可以阻止人工通气引起的压力波动，同时患者的体位可能也很重要。

4. 套囊压力调节

套囊压的测定较为麻烦，事实上套囊内压力并不能代表侧壁压，特别是低容高压套囊的大部分的套囊内压力都用来克服套囊的顺应性。尽管如此，

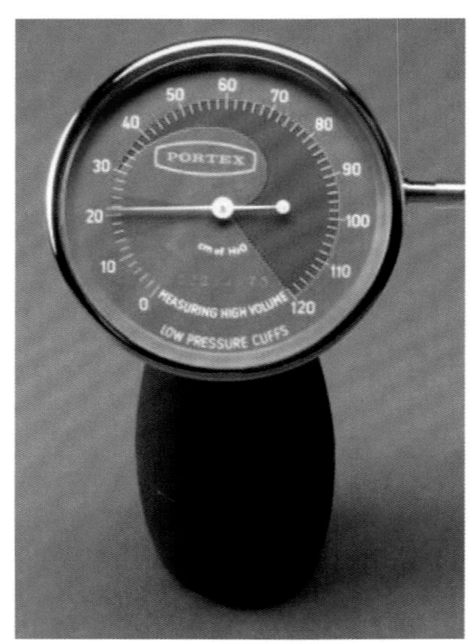

图 10.7 套囊内压力监测仪：绿色部分表示理想的范围。

由于套囊压超过侧壁压，套囊压力的测量对于防止黏膜压力过高十分重要。此外，套囊压力随着呼吸周期而变化（图 10.6）。自主呼吸患者，气道压和套囊压在吸气相为负值。而在行控制通气时，套囊的远端在吸气相被施以正压，套囊内的空气被压缩，导致套囊内压升高至与气道压相同为止。有几种方法用于套囊压力的连续或者间断测量，其中市售的套囊压力测定仪（图 10.7）最常用。

5. 压力调节套囊

市场中已经有几种套囊内压变化较小的套囊系统，但还没有一个显示出明显的临床优势。Brandt 套囊系统的测试小气囊允许氧化亚氮的重新扩散，可以维持低压力的封闭。Lanz 套囊系统的测压小气囊与套囊之间有一个压力调节活瓣功能的透明膜，可以维持 3.4kPa 的恒定套囊压。压力调节瓣允许气体从小气囊快速进入套囊内，而套囊的气体只能缓慢移动到小气囊。这可以防止吸气相气道压快速上升发生漏气，还能防止氧化亚氮麻醉过程中套囊压力的升高。

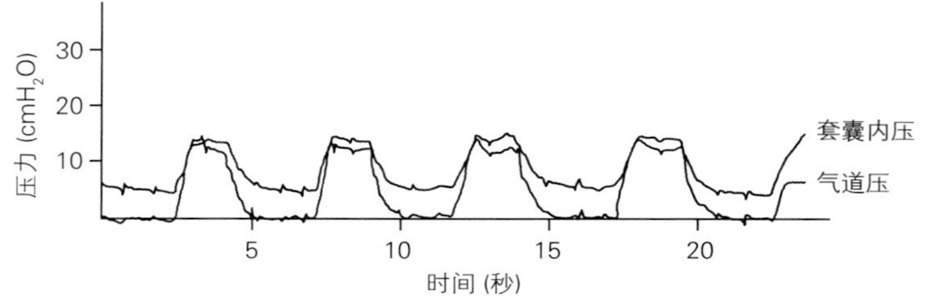

图 10.6 IPPV 时套囊内压和气道压的关系

Smith Portex 的柔软封闭套囊号称几乎不能通过氧化亚氮，可以限制术中的套囊压升高。且 Smith Portex Fome 导管的套囊充满聚氨酯泡沫，不受膨胀介质和温度的影响，可以维持稳定的侧壁压。

6. 充气技术和介质

采用漏气技术设计的套囊，其充气时套囊压力的变化范围较大（表 10.6）。套囊注入空气后，由于氧化亚氮可以顺浓度差弥散进入套囊内，氧化亚氮麻醉过程中套囊压将出现明显的上升（图 10.8）。体温加热导致氧气扩散进入套囊以及空气膨胀也同样可以会引起囊内压的升高。

注入生理盐水可以保持套囊压力的稳定，但不如空气方便，盐水的黏性比空气或其他气体大，套囊膨胀达到系统压力的平衡的时间明显延长。如果套囊充填过程完成得太快，充填压力中断时，套囊的弹性推动盐水回流到测试小气囊，出现套囊内压力的下降。由于在高压消毒时盐水容易爆炸，盐水不适用于重复使用的套囊。已经证明，用利多卡因替代盐水，还有降低术后咽痛的益处。

表 10.6　使用漏气技术时不同充填介质的套囊压力

封闭需要的套囊压力（mmHg）	空气	生理盐水	O_2/N_2O 混合气
平均值	35.3	22.5	27
范围	9~119	8~41	2~53
标准差	31.61	11.27	20.7

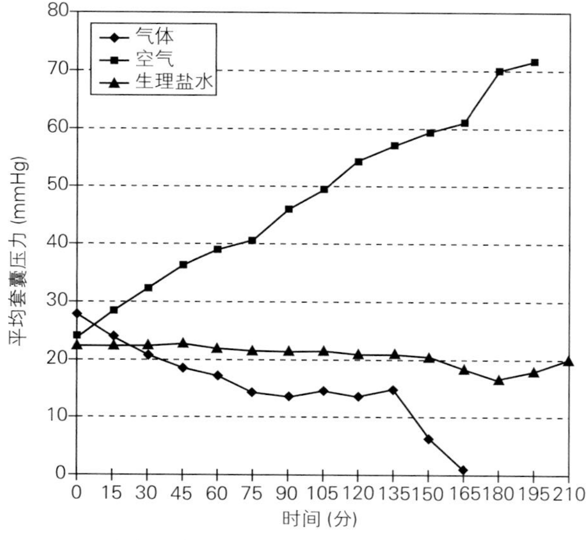

图 10.8　空气、盐水或 N_2O 混合气充填套囊在氧化亚氮麻醉中的套囊压力变化。

用含有氧化亚氮的混合气体来膨胀套囊，有可能发生套囊缩小。当套囊内的压力超过大气压以及套囊内氧化亚氮分压超过吸入气的氧化亚氮分压时，氧化亚氮顺压力差弥散移出套囊，导致套囊缩小。

七、连接头

气管导管通过 ISO 标准 15mm 公 - 母锥形连接头与呼吸系统相连接。公锥形连接头直径比导管稍大，确保与气管导管的安全连接；系统母端的内径为 15mm、外径为 22mm，其与导管连接器或呼吸回路相连。儿科还有一种直径 8.5mm 连接头，非 ISO 标准连接头如金属 Magill 或可弯曲接头已经很少使用。

八、特殊导管

（一）异形（异向）导管

异形导管可以让 ISO 标准连接头远离口或鼻（图 10.9）如众所周知的 RAE 导管（Ring-Adair-Elwyn,Salt Lake City）。可以避免使用笨重的成角连接头和导管固定装置，并将导管牢固固定在下颌或额头上，几乎不出现打折和移动。口插和鼻插导管有向头端或向尾端的朝向，表示导管预成形的方向是朝向头端或尾端，朝向头端的异形鼻插管（图 10.10）特别适用于在需要占用口腔的头部和颈部手术。这类导管的主要缺点是在口内或鼻内的长度固定不变，此外通过长度和曲度较大的导管吸痰比较困难。在导管弯曲处切断导管，重新插入 ISO 连接头可以将其转换成普通气管导管。

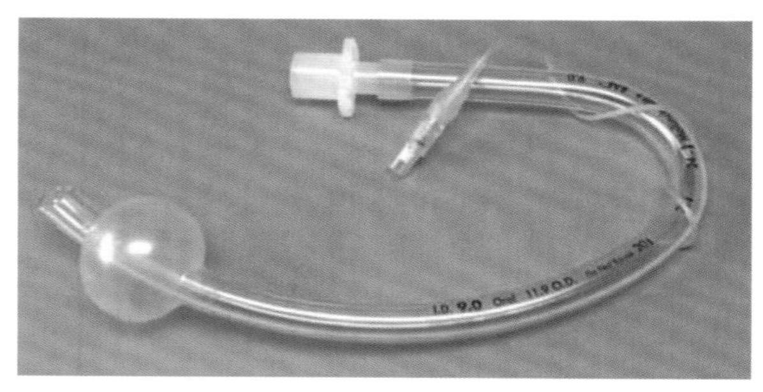

图 10.9　朝尾端的经口 RAE 导管。

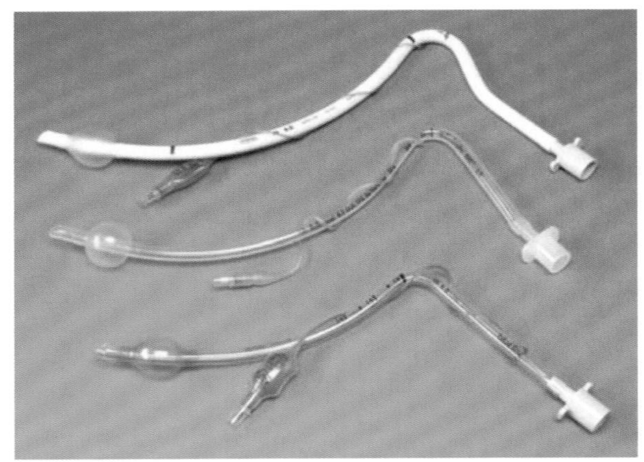

图 10.10 朝头端的鼻插管。

（二）加强型导管

标准导管在扭转或挤压时可能出现打折，用螺旋状的金属丝或尼龙加固导管壁（图 10.11），可以防止头颈部移动时出现导管打折或梗阻。使用富有弹性材料制成的加强导管，可以减少导管插入的创伤，但由于导管柔软，缺少预成形，增加了插入的难度。ISO 标准连接头以焊接方式连接，更好地加固薄弱的导管与接头连接处，避免打折。加强型导管还可以用于插管型喉罩（ILMA），但导管的连接头必须可以卸除，便于导管通过 ILMA。

加强型导管的管壁较厚，它的外径也比同型号普通导管偏粗。加强型导管相对较长，这样设计的好处是既可用于经口插管，也能用于经鼻插管。但缺点是插管时如果忽略导管位置，容易误入支气管。导管上的圆形标记表示声带的正确位置。加强型导管不能剪切，必须用黏合胶带固定。

使用加强型导管特别是经口插管时有两种风险，在患者咬住气管导管，并出现加强丝的永久变形时，由于没有预定的弯曲度，导管更容易出现纵

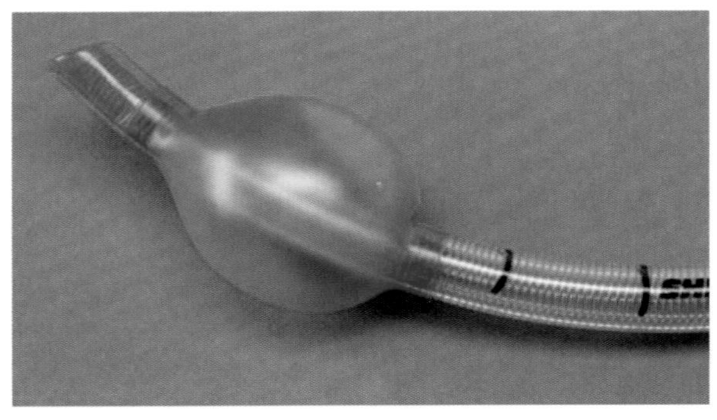

图 10.11 加强型导管：注意管壁的金属螺旋丝和插入深度标记。

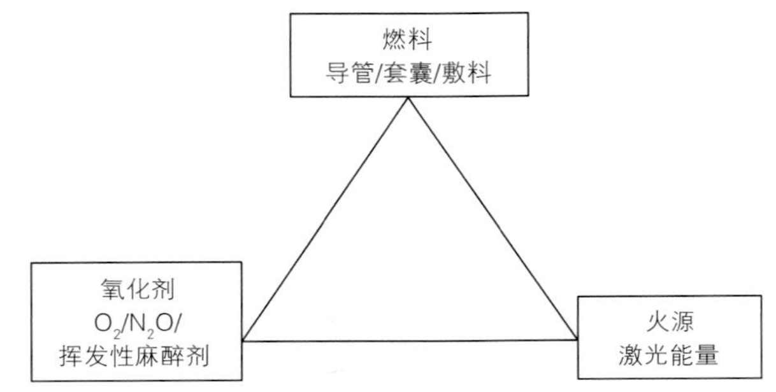

图 10.12 激光燃烧三角。三角的三个组成部分在气道燃烧时必须同时存在。如果激光手术时三个组成部分同时存在，需要使用最低的 F_IO_2（用空气稀释）来维持 SpO_2。

向移动和完全堵塞。因此，使用加强型导管经口插管时，通常会在导管旁边放入 Gudedl 通气道，用于防止并发症的发生和固定导管。

（三）激光导管

由于激光束的高能量，标准和显微喉镜导管都不适用于气道上的激光手术。激光引发的燃烧需要三个燃烧基本要素同时存在（图 10.12）。塑料或红色橡胶导管提供燃料，存在高浓度氧气时，气道内的导管会迅速燃烧碳化，并出现致命性损害。激光导管必须有抗激光特性（大幅度降低激光能量与燃料的接触），但导管仍然有可能被持续高能量的

表 10.7 使用漏气技术时不同充填介质的套囊压力

激光导管	特性
Norton	完全钢制，可以防激光
	重复使用
	螺旋状切口不锈钢壁可弯曲，无套囊，外径较大、粗糙
	间歇正压通气（IPPV）
Sheridan Laser-Trach	红色橡胶
	一次性
	从套囊到导管近端有压纹铜箔螺旋缠绕
	放射状压纹
	外层覆盖面料使用前用清水浸泡
Mallinckrodt Laser Flex	不锈钢波纹
	一次性
	两个套囊，防止术中穿孔套囊被泡沫充满
Xomed Laser- shield 2	铝箔包裹硅胶导管，Teflon 胶带外包装
	光滑防损伤外表
	套囊里的亚甲蓝晶体允许早期检测穿孔
Bivona	金属芯
	一次性
	硅胶覆盖
	套囊里填充泡沫
	咽痛发生率高

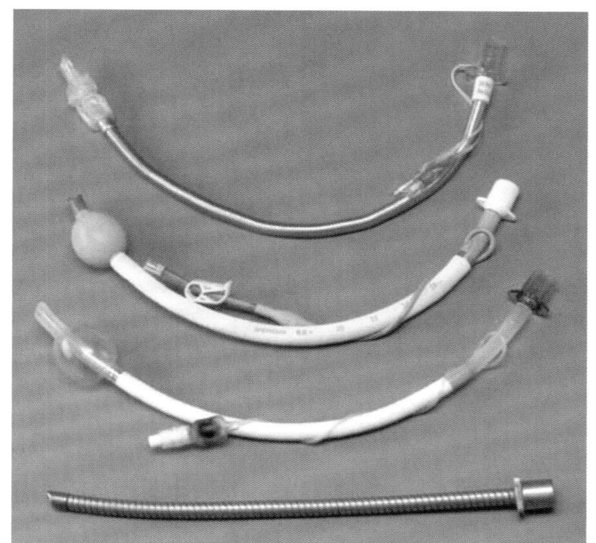

图 10.13　激光导管:从下向上的顺序为 Norton,Xomed,Sheridan,Mallinckrodt。

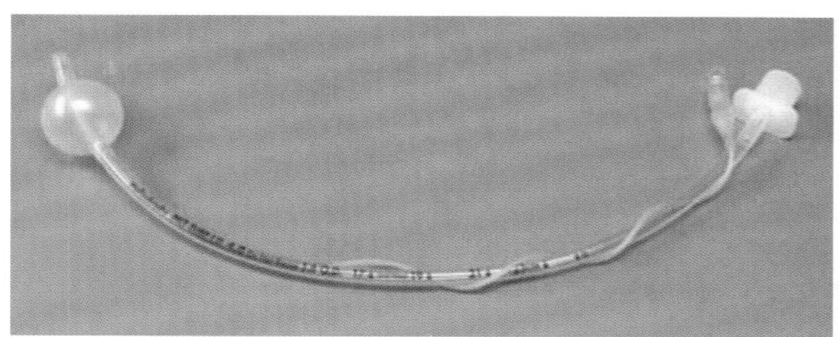

图 10.14　Microlaryngeal 导管 4.0mm。

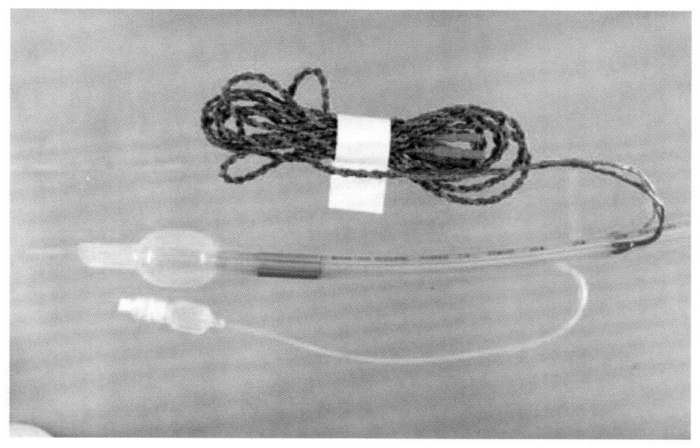

图 10.15　监测喉返神经的 Xomed 导管。

表 10.8　小儿微型套囊导管的型号

导管型号(ID)	年龄 / 体重
3mm	<8 个月或 >3Kg
3.5mm	8 个月至 2 岁
4mm	2 ～ 4 岁
4.5mm	4 ～ 6 岁
5mm	6 ～ 8 岁
5.5mm	8 ～ 10 岁
6mm	10 ～ 12 岁
6.5mm	12 ～ 14 岁
7mm	14 ～ 16 岁

激光照射点燃,可以使用金属制造的导管来防止激光照射。所有激光导管的外径相对于内径而言较大,目前市场上已经有一些此类导管(表 10.7 和图 10.13)。

(四)显微喉镜导管

显微喉镜导管的内径和外径较小,设计专用于喉部的内镜手术。常用的型号是 5mm,但长度和套囊都适用于成人(图 10.14)。导管柔软,无损伤,特别适用于声带无损伤、范围可控、定位精确的声带良性占位病变。导管被体温加热后变软,容易在口或鼻的外显处打折。

(五)喉返神经功能监测导管

Xomed 设计制作的一种与表面电极结合导管,用于监视甲状腺或其他手术中声带的肌电图活动(图 10.15),间接了解喉返神经的受损情况。当蓝色电极位于声带和手术或电刺激之间的正确位置时,监视器上可以监测到神经刺激信号。

(六)小儿导管

在过去的 50 年,8 岁以下儿童的标准气管插管使用无囊气管导管。根据临床观察,小儿的喉部呈圆锥形,最狭窄处在环状软骨环。而成人喉部为圆柱形,声带成为限制因素。理论上认为,位于环状软骨处的气管导管被气管黏膜密封,误吸的风险最低,通气时也不存在漏气的麻烦。但在 $20cmH_2O$ 压力下听见漏气声,是导管不会过粗的指征,此时出现环状软骨扩张导致的黏膜缺血、纤维化和声门下狭窄的风险最小。

最新 MRI 证据显示,儿童的喉部实际上是椭圆体,无囊的气管导管更倾向于贴在侧后的环状壁上,即使出现正压漏气,也可能影响黏膜血流。

一种专门设计用于小儿气道的气管导管,采用超薄聚氨酯制作,高容低压以及长度较短的套囊颠覆了传统习惯,并得到了认可。最近欧洲开展的多中心研究发现,与无囊导管相比,微小套囊导管的喘鸣发生率相同,但再次插管发生率明显降低。套囊在气管内的准确位置十分重要,而设计有深度标记的气管导管便于定位。套囊压力监测也很有必要,$10cmH_2O$ 的密封压可能较为合适,最高不能超过 20cmH_2O。根据小儿年龄来选择推荐导管的型号(表 10.8)。

九、气管切开套管

气切套管由金属或塑料制成,有或无套囊(图 10.16),长度固定或变化(图 10.17)。开窗或语音活瓣有利于患者发声,有声门下吸引通道则可以减少呼吸机相关肺炎的发生。采用外科或经皮扩张技术置入套管,带有 15mm 的 ISO 标准连接头可以直接连接呼吸回路。而缺少标准连接头时,可以通过喉罩覆盖气管造口获得气道密封;也可以在患者入睡后选用合适型号的气管导管连接头或直接插入合适的气管导管。

(一)型号

由于气切套管的内径与型号并不总是一致,气切套管的型号有时会出现误导。如 8 号 Portex Blue Line 导管的内径为 8mm,外径 11mm;8 号 Portex Blue Line Ultra 导管的内径 8mm,外径 11.9mm;8 号 Shiley Fenestrated 导管的内径 7.6mm,外径 12.2mm。

(二)金属气切套管

由于银无刺激性并有杀菌作用,通常用于制作金属气切套管,用于长期气管切开的患者。金属套管没有套囊,带有可置入的封闭器和便于取出清洗的内管(图 10.18)。

(三)有孔的气切套管

在导管最大弯曲处的开窗或开孔可以引导空气朝向声带流动并帮助发声。套囊抽气后,导管周围和穿过开窗处的气流可以像经过通气孔一样降低呼吸功,并有助于脱管。有些导管还需要选择有孔或无孔的内管。

(四)气切语音活瓣

单向语音活瓣可以连接在无囊气切管或抽气后的有囊气切管。

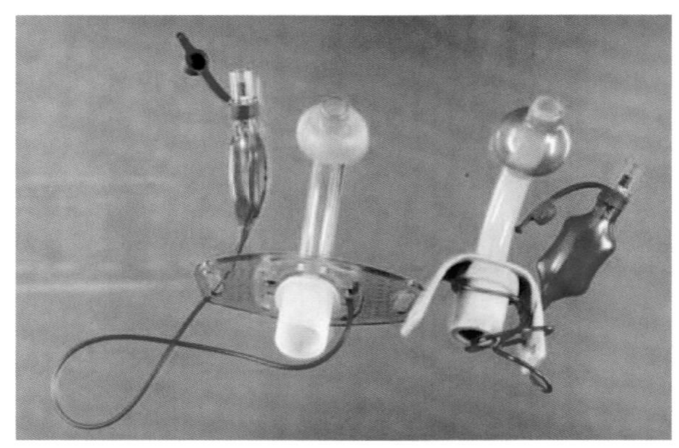

图 10.16　带囊气切套管。

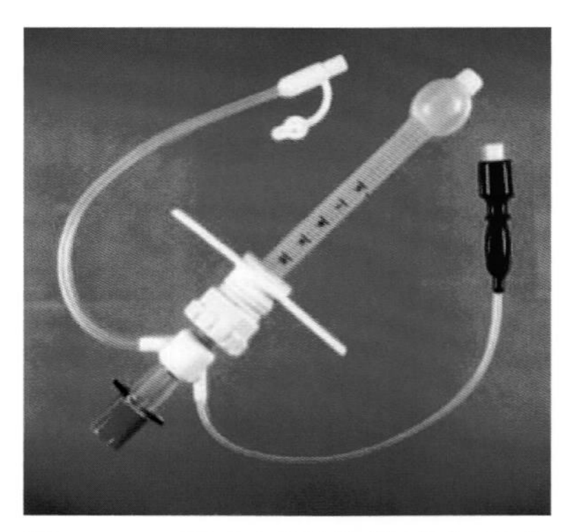

图 10.17　弯度可调的带囊气切套管。注意声门下分泌物吸引管。

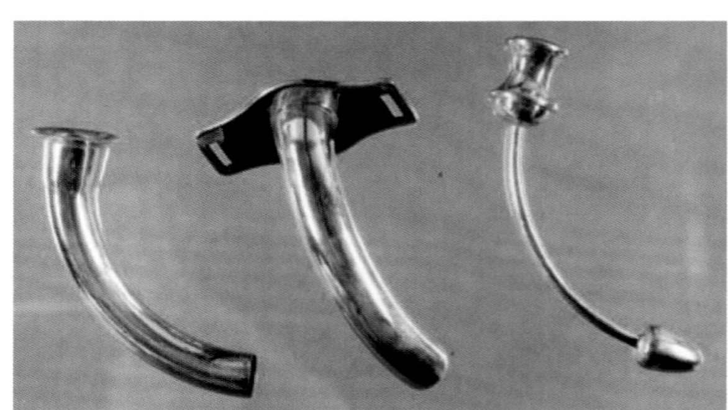

图 10.18　银制气切套管。

(五)喉切除术导管

这种导管为 J 形(图 10.19),可以在喉切除后插入气管远端,并允许在远离呼吸口的地方连接呼吸回路。有些导管其套囊位于末端且无远端斜面,可以防止意外插入支气管。

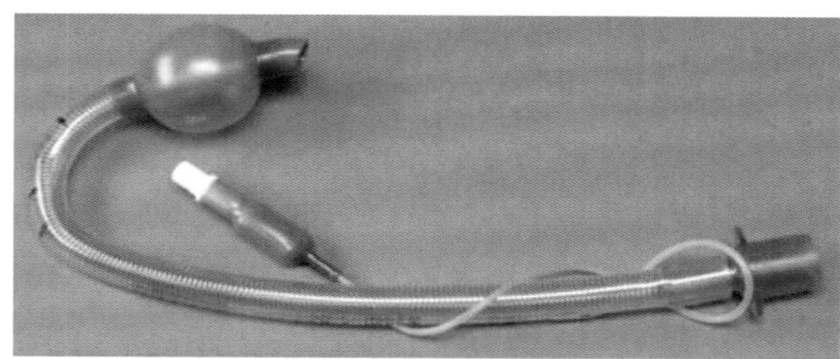

图 10.19 喉切除术导管。

十、要点

• 导管内径以毫米为单位。

• 偏小号管更容易插入，并发症更少。

• 高容低压套囊导管比低容高压套囊导管安全。

• 套囊内压始终等于或超过侧壁压。

• 侧壁压超过黏膜灌注压可以出现局部黏膜缺血。

• 安全侧壁压为 20~30cmH_2O。

• 建议监测套囊内压，尤其是儿童。

• 空气注入套囊在 N_2O 麻醉过程中可出现套囊压力升高。

• 混合气注入套囊可出现套囊压力下降。

• 套囊注入生理盐水能提供稳定的套囊压力，但使用较为困难。

• 选用激光手术的气管导管需要考虑着火三因素。

• 气管导管的特性可以影响呼吸机相关肺炎的风险。

（李启飞 陈红华 译 邓晓明 李民 校）

推荐读物

Bolder PM, Healy TE, Bolder AR, Beatty PC, Kay B. (1986). The extra work of breathing through adult endotracheal tubes. *Anesthesia and Analgesia,* **65**, 853–859.

Chastre J. (2008). Preventing ventilator-associated pneumonia.: Could silver-coated endotracheal tubes be the answer? *Journal of the American Medical Association,* **300**, 842–844.

Crawley BE, Cross DE. (1975). Tracheal cuffs: A review and dynamic pressure study. *Anaesthesia,* **30**, 4–11.

Hannallah MS, Sudyerhoud JP. (1996). Endotracheal tubes and respiratory care. In: Benumof JL (Ed.), *Airway Management Principles and Practice.* St Louis: Mosby.

Jaensson M, Olowsson LL, Nilsson U. (2010). Endotracheal tube size and sore throat following surgery: A randomized study. *Acta Anaesthesiologica Scandinavica*, **54**, 147–153.

Koh KF, Hare JD, Calder I. (1998). Small tubes revisited. *Anaesthesia*, **53**, 46–50.

Kollef MH, Afessa B, Anzueto A, et al. (2008). Silver-coated endotracheal tubes and incidence of ventilator-associated pneumonia: The NASCENT randomized trial. *Journal of the American Medical Association,* **300**, 805–813.

Loesler EA, Hodges M, Gliedman J, Stanley TH, Johansen RK, Yonetani D. (1978). Tracheal pathology following short-term intubation with low- and high-pressure endotracheal tube cuffs. *Anesthesia and Analgesia,* **57**, 577–579.

Mitchell V, Adams T, Calder I. (1999). Choice of cuff inflation media during nitrous oxide anaesthesia. *Anaesthesia,* **54**, 32–36.

Pneumatikos I, Dragoumanis CK, Bouros D. (2009). Ventilator-associated pneumonia or endotracheal tube-associated pneumonia?: An approach to the pathogenesis and preventative strategies emphasizing the importance of endotracheal tube. *Anesthesiology*, **110**, 673–680.

Rai MR, Scott SH, Marfin AG, Popat MT, Pandit JJ. (2009). A comparison of a flexometallic tracheal tube with the intubating laryngeal mask tracheal tube for nasotracheal fibreoptic intubation using the two-scope technique. *Anaesthesia,* **64**, 1303–1306.

Seegobin RD, Van Hasselt GL. (1986). Aspiration beyond endotracheal cuffs. *Canadian Journal of Anaesthesia,* **33**, 273.

Shapiro M, Wilson RK, Casar G, Bloom K, Teague RB. (1986). Work of breathing through different sized endotracheal tubes. *Critical Care Medicine,* **14**, 1028–1031.

Shroff PP, Patil V. (2009). Efficacy of cuff inflation media to prevent postintubation-related emergence phenomenon: Air, saline and alkalinized lignocaine. *European Journal of Anaesthesiology*, **26**, 458–462.

Suzuki A, Tampo A, Abe N, et al. (2008). The Parker Flex-Tip tracheal tube makes endotracheal intubation with the Bullard laryngoscope easier and faster. *European Journal of Anaesthesiology,* **25**, 43–47.

Tonnesen AS, Vereen AS, Arens JF. (1981). Endotracheal tube cuff residual volume and lateral wall pressure in a model trachea. *Anesthesiology,* **55**, 680–683.

Weiss M, Dullenkopf A, Böttcher S, et al. (2006). Clinical evaluation of cuff and tube tip position in a newly designed paediatric preformed oral cuffed tracheal tube. *British Journal of Anaesthesia,* **97**, 695–700.

Weiss M, Dullenkopf A, Fischer JE, Keller C, Gerber AC. (2009). Prospective randomized controlled multi-centre trial of cuffed or uncuffed endotracheal tubes in small children. *British Journal of Anaesthesia*, **103**, 867–873.

网站

http://www.standardsuk.com (British Standards)

BS EN ISO 5366–1:2009 Anaesthetic and respiratory equipment. Tracheostomy tubes. Part 1: Tubes and connectors for use in adults

BS EN 1782:1998 tracheal tubes and connectors

BS EN ISO 14408:2005 tracheal tubes designed for laser surgery.

BS EN 1282–2:1997 Anaesthetic and respiratory equipment. Tracheostomy tubes. Paediatric tubes

http://www.cookmedical.com/ (percutaneous tracheostomy tubes)

http://www.intaventorthofix.com

http://www.kapitex.com (tracheostomy tubes)

http://www.kchealthcare.com/microcuff/ (microcuff tubes)

http://www.myrusch.com (tracheal and tracheostomy tubes)

http://www.nellcor.com (Mallinckrodt tubes)

http://www.parkermedical.com (Parker Flex Tip tubes)

http://www.smiths-medical.com (Portex tubes)

http://www.vbm-medical.com (cuff pressure monitors)

http://www.xomed.com/xomed_physicians.html (recurrent laryngeal monitoring tubes)

第11章 气道损伤:医源性气道损伤和创伤性气道损伤

Anil Patel

一、医源性气道损伤

医源性气道损伤是指由喉镜检查、可视化操作、插入气管导管和长期放置气管导管所引起的气道相关性损伤。除了明显的创伤、裂伤和牙齿损伤之外,其余损伤可能不会立即显现,进行操作的麻醉医师通常无法察觉发生了气道损伤。

(一)鼻腔、口腔

若患者鼻腔狭窄、鼻中隔偏曲或下鼻甲肥大,放置鼻导管可能造成鼻咽部黏膜撕裂、穿孔,引起出血或感染。应选择通畅的鼻腔和管型大小合适的气管导管以有效地减少医源性损伤。使用鼻血管收缩剂以及在吸痰管或者内镜引导下的气管插管可减少创伤。长时间(>24 小时)经鼻气管插管与鼻窦感染有关。

文献报道气管插管可引起口唇、舌、软腭及扁桃体的擦伤。合理放置咽部填塞物可减少软腭擦伤。

(二)牙齿损伤

在对麻醉医师的民事诉讼中,牙齿损伤是最为常见的原因。牙齿损伤主要发生在喉镜操作中,尤其是伴有牙龈疾病、缺齿和牙齿松动的患者气道暴露困难时。术前应认真评估这些风险,使用适当的措施保护牙齿可在一定程度上避免该类事件的发生。上切牙损伤最为常见。在某些情况下,因为牙齿及牙龈病变十分严重,尽管采用了合理的保护措施,气道损伤或牙齿脱落仍然会发生。

(三)发声功能

通过电声门图、频闪喉镜检查、24~48 小时的声波波形分析与检查发现,即使是短时间的气管插管也会对发声功能存在不利影响。幸运的是,短时间气管插管大多不影响患者的长期发声功能,经过24~48 小时语音参数可以恢复至插管前水平。然而对专业的语音患者来说,少数声音功能可能会受到长期的不利影响。插管后喉和声带肿胀可导致喉阻力和声门张角增加。常规气管插管改变了喉的解剖和功能,但幸运的是大多数患者并没有临床症状,在不可预知的少数患者中,这些短期的改变可能持续存在。使用小口径气管导管(女性 6.0mm、男性 7.0mm)和使用神经肌肉阻滞药后插管可以减少气管插管并发症。

(四)医源性喉损伤

环杓关节功能障碍、错位、肉芽肿形成、声带麻痹及血肿的发生,可引起显著的临床症状。有任何无法解释的持续咽痛、声音嘶哑、发声困难或咳嗽无力的患者均应进行进一步的检查。

在美国的未公开的索赔事件分析显示中,麻醉过程中的气道损伤发生率分别为喉 33%、咽 19%、食管 18%、气管 15%、颞下颌关节 10%、鼻 5%。喉损伤中声带麻痹最为常见(34%),其次是肉芽肿(17%)、杓状软骨脱位(8%)和血肿(3%)。大多数(85%)的喉损伤与短期气管插管相关,并且大多数(80%)与常规气管插管(非困难插管)相关。

医源性喉损伤大多发生在常规的、非困难插管的、短期气管插管的患者(图 11.1)。

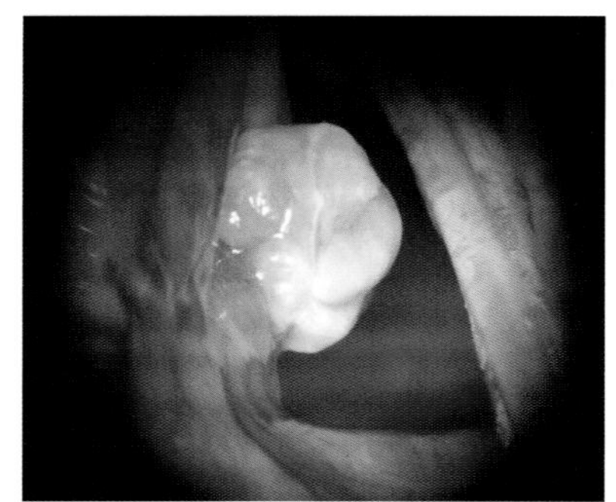

图 11.1 插管后肉芽肿。

（五）医源性单侧声带麻痹

在常规非困难插管，使用适当大小和气囊压力监测的气管导管行四肢手术时，单侧声带麻痹的发生率约为 1/1000。这种单侧声带麻痹 2/3 发生在左侧声带，1/3 在右侧声带。在大多数情况下，参与插管的麻醉医师不会意识到这些问题，因为诊断往往是在出院以后。气管插管相关的舌神经、舌下神经和喉神经的失用症也均有报道。

（六）医源性气道狭窄

气管插管后的气道狭窄会发生在气道的任一水平。每年需要手术矫正的插管后喉气管狭窄的年发生率：成人为 1/204 000，儿童为 4.9/100 000。长期气管插管和机械通气喉气管伤的发生率接近 90%，这些患者中约 11% 会出现长期后遗症（图 11.2）。

患者可在气管插管的数周或数月后出现气道狭窄，可能被误诊为哮喘或当作哮喘治疗。外科治疗包括激光手术、扩张、支架置入、类固醇注射、气管切除术、"端端"吻合术和气管移植术等。

在小儿呼吸系统中，声门下（环状软骨）是气道最窄的部位，气管插管可以导致周围形成肉芽组织、瘢痕，最终形成声门下狭窄。新生儿环状软骨后倾斜可以减少在成人常见的杓状软骨损伤。

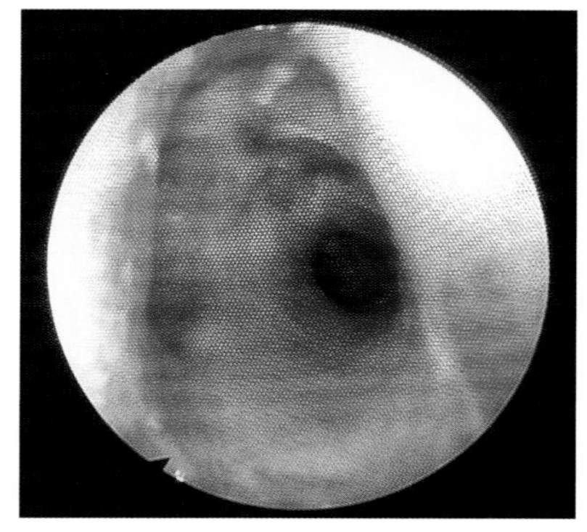

图 11.2 插管引起的气管狭窄。

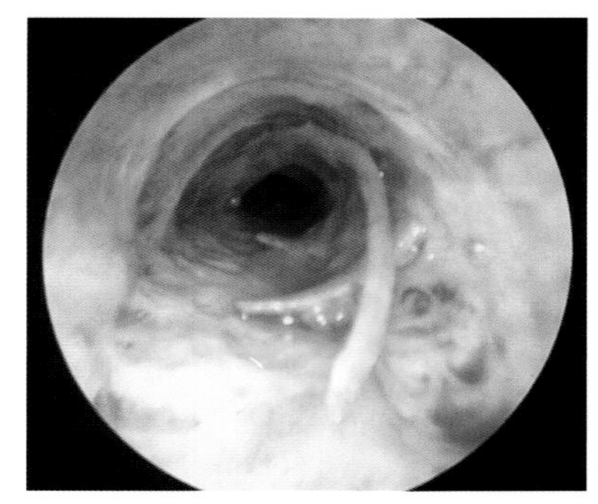

图 11.3 插管创伤导致气管环断裂。

声门是成人气道最狭窄的部位，气管导管往往与后声门接触最多。气管导管在后声门和杓状软骨的运动可导致这个区域的黏膜压力增大 / 缺血性坏死，这会导致溃疡、软骨膜炎、肉芽组织形成和瘢痕。如果瘢痕影响杓间区会导致双侧声带固定。双侧插管肉芽肿合并可使声带内收，后联合狭窄一旦发生，治疗会非常困难，早期气管切开相对经喉气管插管可降低其发病率。

成人声门下气管狭窄可由尺寸过大的气管导管或过度膨胀的导管套囊的高压力导致气管黏膜溃疡、缺血性坏死、软骨膜炎、肉芽组织和瘢痕形成（图 11.3）。

气管造口术定位在接近环状软骨或在环状软骨上时也会导致成人声门、声门下气管损伤 / 狭窄。气管造口导管气囊压力监测应常规应用，以降低气管狭窄的发生率。尽管成人气管造口术可以引起气道狭窄，但与气管造口术相关的气道狭窄往往比喉狭窄预后要好。

（七）咽、食管穿孔

咽或食道穿孔是上呼吸道及上消化道仪器检查的一种严重并发症，比其他医源性气道损伤具有更严重的损伤程度和更高的死亡率。患者表现为疼痛、吞咽困难、误吸和颈部捻发音（皮下气肿）。穿孔主要的早期症状是皮下气肿，但并非所有病例的最早表现都是皮下气肿。如果怀疑有穿孔，必须仔细观察患者的临床症状和体征。治疗包括禁食、使用广谱抗生素和鼻 - 胃营养或肠外营养。脓毒血症需要紧急探查和排脓。

二、非医源性创伤性气道损伤

空气通过喉进入肺部，喉还具有发声和吞咽功能保护下呼吸道。喉或喉周围的创伤可能会影响这些功能中的一个或多个，可导致紧急的危及生命的气道狭窄，或造成患者长期的语音问题（发声困难），或吞咽功能障碍和误吸可能。

气道损伤大致可分为两种类型：①喉创伤包括钝性和穿透性损伤；②内部气道损伤：包括灼伤、化学腐蚀和医源性损伤。

喉创伤是罕见但严重威胁生命的并发症，如不及时识别和治疗会导致显著的长期并发症。

（一）气道评估

不论初始损伤的机制如何，气道评估的目的是确定气道狭窄的风险、建立安全气道并保护颈椎。提示喉创伤的症状非常广泛，包括喘鸣、疼痛、呼吸困难、发音困难、吞咽困难和声嘶。检查可发现颈前皮肤擦伤、皮下气肿、捻发音、咯血、挫伤、贯通伤、喉柔软、可触及的喉解剖标志消失和气胸等体征。

紧急干预和气道管理包括经口气管插管或经过大的气道开放伤口进行插管。对可能有气管插管困难、加重喉损伤、气管外造成假通道和气道突然完全阻塞风险的患者，应局麻下紧急手术建立气道可能更安全。这些患者很难管理，应尽早的寻求资深麻醉医师和手术医师帮助。紧急外科气道应通过气管切开建立，避免环甲膜切开术。

因气道变形、肿胀、水肿、出血以及光导纤维镜通过气道损伤区域困难患者，不推荐对于光导纤维不熟悉的操作者进行光导纤维引导插管。

若经口气管插管，不应实施环状软骨压迫，这可能导致环状软骨分离和呼吸道闭合。选择合适的导管、喉镜镜片、弹性探条、间接可视喉镜、熟练的助手，可能会减少一些远期喉损伤。对于熟练的操作者，间接可视喉镜比标准直接喉镜有优势，既可减少颈部操作，又可减少喉镜在喉部产生的力和喉部变形。

如果根据病史、症状和体征判断气道是稳定的，那么可以使用柔性鼻内镜和 CT 进行进一步检查，这可能会发现隐藏的损伤，以便在随后的气道干预或保守的管理选择中做出更明智的决定。

（二）喉创伤

喉创伤是较为罕见的并发症，预计发病率为创伤患者的 1/1000。在美国这个比例占急诊室就诊者的 1/30 000~1/5000 之间。喉创伤应该由一个多学科的创伤团队管理，系统地进行相关治疗。

1. 钝性气道损伤

上气道受到下颌骨、脊柱和胸锁乳突肌的保护。然而对于脊髓来讲，暴露在前颈部的喉创伤挤压时，其更容易受到损伤。机动车事故是喉创伤的最常见原因。喉钙化从 30 岁左右开始，男性多见，而甲状软骨钙化更为显著，在遇到挤压伤害时，其更易破碎。

钝性喉创伤最常见的特点是声音嘶哑 (85%)、吞咽困难 (52%)、疼痛 (14%)、呼吸困难 (21%) 和咯血 (18%)。相关的损害包括开放颈部损伤 (18%)、颌面部骨折 (18%)、颅内损伤 (17%)、颈椎骨折 (13%)、胸部损伤 (13%)、其他面部损伤 (10%)、颅骨骨折 (7%) 和开放的咽部损伤 (4%)。

喉创伤有各种不同的分级系统，如 Scaefer-Fuhrmann 分级系统或 Lee-Elishar 分级系统，他们的目的旨在区分出损伤的严重程度。包括轻微喉部小血肿或撕裂伤、水肿、黏膜破坏、软骨暴露、无移位的喉骨折、声带固定、移位的骨折、前连合中断、2 个或 2 个以上的喉骨折及喉头不稳定骨折，喉气管分离等。

其处理措施取决于损伤程度，包括：①无气道干预的保守管理；②经喉气管插管；③气管造口术 / 外科气道；④手术修复。无气道干预的保守管理涉及进入重症监护病房、气道观察、连续柔性鼻内镜检查、湿化氧、抗生素、激素、头的位置和质子泵抑制剂。这种方法适用于那些无须立即干预但可能会出现问题的患者。

2. 气道穿透伤

穿透性损伤常累及颈椎及周围其他相关结构，其损伤程度往往取决于损伤的解剖部位和穿透物的重量和速度，刺伤通常比抛掷物损伤预后好。

颈部创伤患者血流动力学不稳定或有呼吸消

化道明显受伤常需紧急手术，CT 已列入颈部创伤稳定患者的一线检查，可指导随后的相关检查和介入或手术修复。

在锁骨和环状软骨之间，约 5% 的损伤发生于此区域。该区域涉及大血管及周围组织损伤，往往需要经喉气管插管。损伤位于环状软骨下缘、下颌角之间的区域，约 1/3 的患者需要紧急气道干预。损伤位于下颌角和颅骨之间的区域，通常不需要气道干预。

对于食道创伤而言，最初可能无症状，但可继发引起颈内和纵隔感染，对此麻醉医师应保持高度警惕。

(三)内部喉损伤

喉内损伤可以由热灼伤和酸碱腐蚀以及医源性损伤造成。

1. 气道热损伤

气道热损伤是因吸入过热的空气造成，这类患者是麻醉医师的重大挑战。应仔细检查患者面部、鼻、口腔和咽喉烧伤，并对鼻、口内、痰中的烟灰进行评估。所有患者都应住院观察，一旦出现气道梗阻的早期迹象就应立即进行气管插管。

30% 的烧伤患者伴有吸入性灼伤，20% 的吸入性灼伤患者有广泛的喉损伤。另外 7% 吸入性灼伤患者有喉、气管支气管损伤。火灾相关的死亡中 50% 由烟尘吸入导致。

口咽烧伤约 12 小时后引起的肿胀程度最为严重，可导致气道梗阻，尤其在伴有头面部及颈前部烧伤患者更易发生。

喉烧伤可因气道水肿而迅速恶化，必须及时处理。应尽早进行光导纤维镜或间接喉镜检查，以确保无喉水肿。一旦出现任何气道阻塞的迹象应立即处理，若发现水肿应尽早进行气管插管或气管切开。多达 70% 的吸入性损伤患者在损伤后 16~25 年仍存在发音困难。

2. 腐蚀性气道损伤

无论是碱性还是酸性物质的吸入均会导致上呼吸道，消化道损伤。大部分损伤是由于摄入碱性物质引起，其中约 40% 涉及喉。喉损伤出现时，由于化学物质刺激喉及咽喉部黏膜，那些需要气管插管的患者几乎都会出现声门气道狭窄进而需要后续的气管切开。

三、要点

• 在麻醉医师的民事诉讼中，喉镜检查所致的牙齿损伤是最常见的原因。

• 呼吸道和消化道穿孔可能导致颈深部感染或纵隔炎症。

• 皮下气肿是穿孔的主要征象，但最初常常没有表现。

• 喉痛和发音困难是常见麻醉并发症，48 小时后仍有症状需要进一步检查。

• 非医源性气道损伤虽然罕见，但危及生命，需要多学科专家联合会诊。

（徐伟 尹泓 译　米卫东 李民 校）

推荐读物

Combes X, Andriamifidy L, Dufresne E, et al. (2007). Comparison of two induction regimens using or not using muscle relaxant: Impact on postoperative upper airway discomfort. *British Journal of Anaesthesia*, **99**, 276–281.

Domino KB, Posner KL, Caplan RA, Cheney FW. (1999). Airway injury during anaesthesia a closed claims analysis. *Anesthesiology* **91**, 1703–1711.

Jaensson M, Olowsson LL, Nilsson U. (2010). Endotracheal tube size and sore throat following surgery: A randomized-controlled study. *Acta Anaesthesiologica Scandinavica*, **54**, 147–153.

Jewett BS, Shockley WW, Rutledge R. (1999). External laryngeal trauma analysis of 392 patients. *Archives of Otolaryngology–Head & Neck Surgery*, **125**, 877–880.

Kikura M, Suzuki K, Itagaki T, Takada T, Sato S. (2007). Age and comorbidity as risk factors for vocal cord paralysis associated with tracheal intubation. *British Journal Anaesthesia* **98**, 524–530.

Maktabi MA, Smith RB, Todd MM. (2003). Is routine endotracheal intubation as safe as we think or wish? *Anaesthesiology*, **99**, 247–248.

Morfey D, Patel A. (2008). Airway trauma. *Anaesthesia and Intensive Care Medicine*, **9**, 312–314.

Nottet JB, Duruisseau O, Herve S. (1997). Inhalational burns: Apropos of 198 cases: Incidence of laryngotracheal involvement. *Annales d'oto-laryngologie et de chirurgie cervico faciale*, **114**, 220–225.

Nouraei SA, Ma E, Patel A, Howard DJ, Sandhu GS. (2007). Estimating the population incidence of adult laryngotracheal stenosis. *Clinical Otolaryngology*, **32**, 411–412.

Nouraei SA, Singh A, Patel A, Ferguson C, Howard DJ, Sandhu GS. (2006). Early endoscopic treatment of acute inflammatory airway lesions improves the outcome of postintubation airway stenosis. *Laryngoscope*, **116**, 1417–1421.

Sandhu GS, Nouraei SA. (2009). Laryngeal and esophageal trauma. In: Cummings CW (Ed.), *Cummings Otolaryngology Head & Neck Surgery.* Chapter 70. Philadelphia: Elsevier/Mosby.

Schaefer SD. (1992). The acute management of external laryngeal trauma: A 27-year experience. *Archives of Otolaryngology–Head & Neck Surgery,* **118**, 598–604.

Tanaka A, Isono S, Ishikawa T, Sato J, Nishino T. (2003). Laryngeal resistance before and after minor surgery, endotracheal tube versus laryngeal mask airway. *Anesthesiology,* **99**, 252–258.

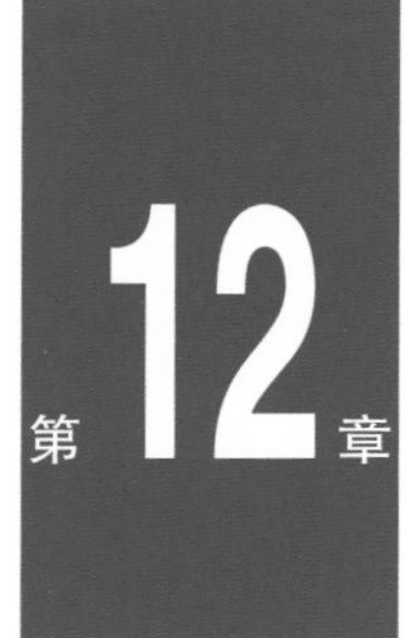

第12章 气管插管：直接喉镜插管

Jhon Henderson

带套囊的气管导管如果置入位置正确，可以为无意识的、麻醉状态下的或危重的患者提供最可靠的气道保障。气管插管是每一位医生必备的技能，但操作也可能是困难的，那样会导致相关并发症，其中最为严重的是低氧性脑损伤和死亡。创伤性的插管尝试可能导致软组织损伤，包括致命性的纵隔炎。

如果预计患者行直接喉镜检查、面罩通气或紧急环甲膜切开术有严重的困难时，最安全的气道管理措施是在麻醉诱导前进行局麻下气管插管。然而未预料的困难气道并不少见，准备一个预先制订的策略来应对这种状况显得尤为重要，我们推荐使用困难气道协会指南中提出的基本流程。必须首先考虑维持氧合。麻醉诱导前应预先给氧，若插管困难，应在患者氧合状态恢复良好后再尝试操作。尽量使损伤最小化。尽管直接喉镜检查需用力上提，但不应该过度用力，任何盲探操作尝试次数不应该超过三次。一旦遇到困难，麻醉医生应尽快寻求帮助。择期手术气管插管期间发生了未预料的困难气道并且可视技术插管失败时，最安全的方法是推迟手术并唤醒患者。

一、直接喉镜气管插管的解剖学基础

直接喉镜操作的成功取决于从上牙到喉的视线 (line of sight，LOS)(图 12.1)，对舌和会厌的处理尤为重要 (图 12.2)。通常，患者的体位一开始就放置为“嗅花”位，通过屈曲中段颈部 (C_2~C_4) 和伸展头部（更准确地说是枕 - 寰 - 枢复合体）获得。最大限度将头伸展，使上牙旋出视线并且最大限度张口有利于喉镜检查。可通过放置枕头或其他支撑物实现颈部的屈曲。屈颈的作用是有争议的，最近的研究显示其并没有显著的益处。颈部过度屈曲可能会增加镜柄和胸骨之间接触的可能性，影响喉镜置入。但是仍推荐使用“嗅花”位，因为这样可提高咽部通畅性。“斜坡”位从肩膀到头都是升高的，被推荐用于对肥胖患者进行直接喉镜检查，但尚没有证据表明，“斜坡”位可以降低喉镜分级 3 级或 4 级（见后文）的发生率。然而，垫高肥胖患者的肩可能有助于头部的伸展。

摆好体位，诱导药物发挥最佳的药理作用以

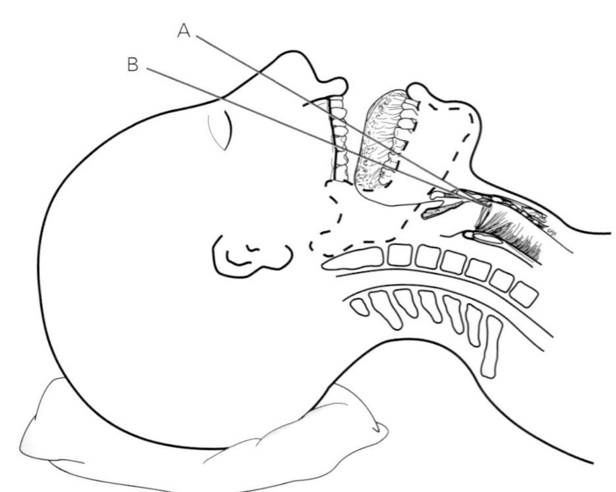

图 12.1 Macintosh 喉镜 (A) 和直喉镜 (B) 下的 LOS。此时，舌和会厌是 LOS 主要的软组织障碍物。

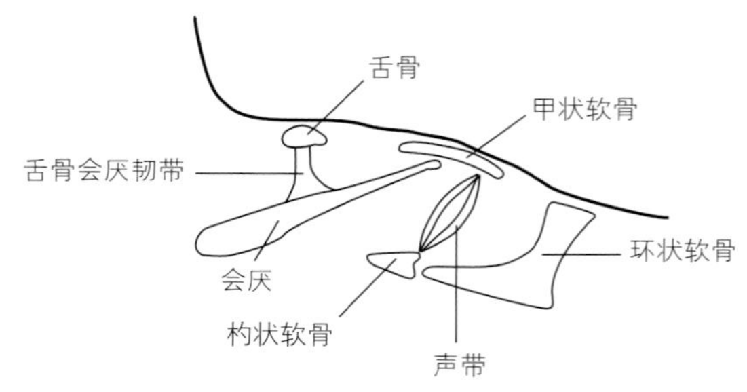

图 12.2 会厌和喉软骨。

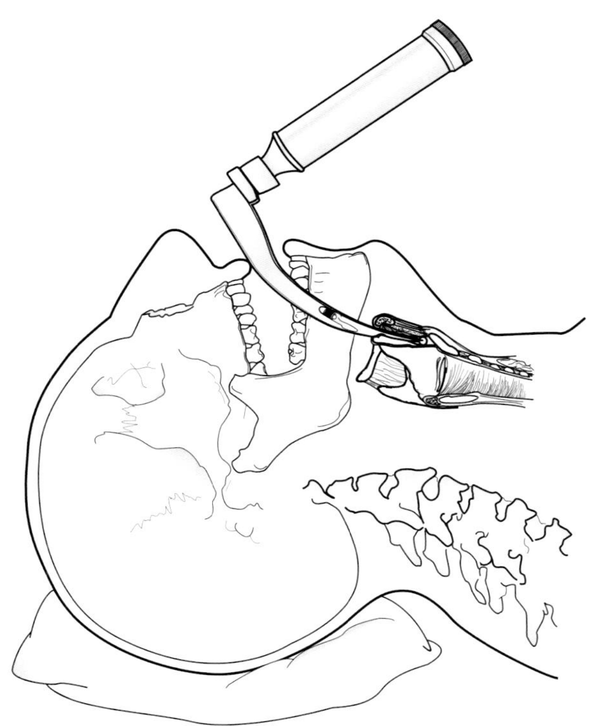

图 12.3　Macintosh 喉镜的最佳位置。已经通过旋转和抬高颞下颌关节处的下颌骨使张口度达到最大。舌体已经被移到喉镜左侧。

后,使用硬质喉镜将软组织移出视线。增加张口度有助于置入喉镜。颞下颌关节的旋转和滑动都很重要,剪刀技术(右拇指向下和向前压舌侧的下牙,示指或中指固定上牙)也很有帮助。随着喉镜的置入,舌头移出视线,下颌骨和舌骨前移,会厌抬高(图 12.3)。直接喉镜操作时,调整力的大小和方向以达到最佳视野。在接近会厌时尽最大可能上提喉镜,方向与 LOS 成直角。

二、气管插管相关药理学

直接喉镜暴露和气管插管时给药的目的是为了达到足够的肌肉松弛度,便于直接喉镜置入和定位并确保声带开放和对刺激无反应。达到这些条件是有一定代价的,如患者意识降低,上气道梗阻机会将会增加。通常可以通过一系列的手法保持患者气道通畅,但这些手法对于存在气道不完全梗阻的患者可能无效,这时就需要紧急建立人工气道。意识降低时误吸的发生率也会增大。最常用的药物方法是联合应用静脉麻醉药与神经肌肉阻滞药。用麻醉性镇痛药替代神经肌肉阻滞药会使声带闭合从而导致呼吸暂停、通气困难,还会增加喉损伤的风险。如果预料存在困难插管,则不应使用神经肌肉阻滞药或者麻醉性镇痛药避免呼吸暂停。气管插管也可以在患者进行吸入性麻醉药诱导后仍保留自主呼吸时进行。吸入麻醉必须达到足够深度,但可出现肺通气不足、气道阻塞、低血压、心律失常和误吸等风险。与此同时,对喉头使用局部麻醉药有利于在一个较浅的麻醉深度下创造更好的气管插管条件。

三、直接喉镜检查的准备

必须有足够的医务人员,可用的药品和设备。必需设备清单见表 12.1 所示。保证有静脉通路和基本的监测(心电图,血压和脉搏氧饱和度监测音量开启,备好呼气末二氧化碳分析仪),患者已经预给氧。

四、Macintosh 喉镜和喉镜检查技术

Macintosh 喉镜技术依赖于间接抬高会厌,是最常用的直接喉镜操作方式。Meta 分析表明,94.2% 的患者可通过该技术获得可观的喉视野。

患者颈部屈曲,开始麻醉诱导。一旦达到良好条件,头完全伸展完成手法定位和开放患者口腔。将 Macintosh 喉镜(成人患者建议 4 号)从右侧口角插入到舌的右侧,小心进入避免与腭舌弓接触。前进时,镜片向左移动到中线,将舌移动到左侧,并

表 12.1　基本的设备

检查麻醉机(或氧源和人工呼吸器)
各种型号麻醉面罩 ,SADs,口咽通气道或鼻咽通气道
两个检查过的喉镜手柄
各种型号直接喉镜片 (Macintosh 喉镜和直喉镜)
硬的间接喉镜(可视喉镜)(一个或多个型号)
各种型号的气管导管
管芯和引导器
给套囊充气的注射器
润滑胶冻
吸引器
Magill 钳
固定导管的胶布
呼气末二氧化碳分析仪

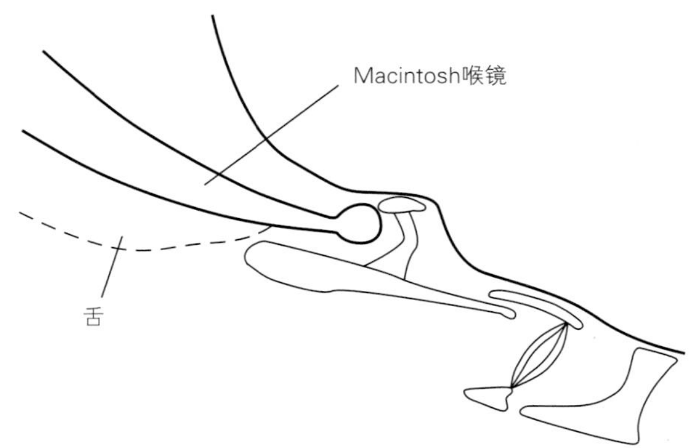

图 12.4 Macintosh 喉镜的尖端前进到会厌谷最佳位置。舌全部位于喉镜的左侧。舌骨会厌韧带的张力使会厌完全抬起。

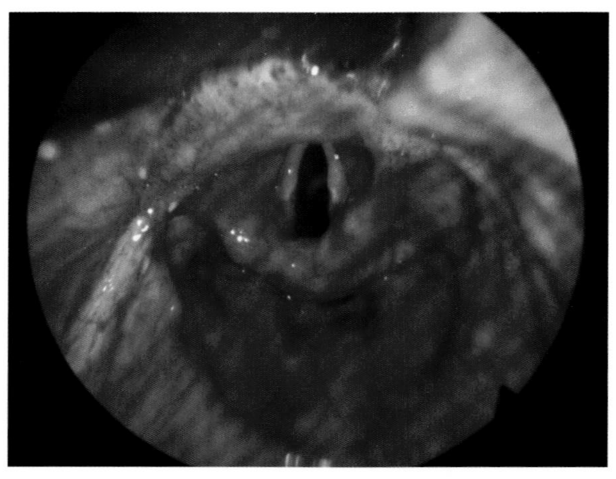

图 12.5 Macintosh 喉镜达到的最佳喉视野。此图中将会厌略向后移以显示会厌谷处的喉镜。

轻轻挡住。确保唇不在喉镜片和牙齿中间后，继续深入喉镜并增加喉镜柄的上提力以达到最大张口度。看到会厌后，喉镜尖端进到会厌谷，调整上提会厌力量显露声门。调整插入深度 (图 12.4) 和上提力度以实现喉的最佳视野 (图 12.5)。需要相当大的上提力度（力度不足是暴露喉部失败的原因之一）。不要把牙齿作为受力支点，这会损伤牙齿，且减少喉镜视野（远端结构被向前移出 LOS，近端结构被旋入 LOS）。若不压迫牙齿就不能得到良好的视野，那么应该放弃 Macintosh 喉镜而使用其他技术。

良好的喉视野，可看到声带，杓会厌襞和后方软骨 (图 12.6)。有时只有后方软骨、杓间切迹或会厌可以看到。更糟糕时，只有腭或咽后壁可见。偶尔可见食道，食道是圆形、皱襞、没有明显特殊结构的管道，即使是有经验的麻醉医师偶尔也会将食道误当气道。

如果喉视野不佳，重新检查基本技术的关键点（头部伸展，固定舌，上提）操作是否正确。如果仍然视野不佳，重要的附加手法是喉外手法 (ELM)，“双手的喉镜检查”这种说法似乎更好。麻醉医师的右手 (之后是助手的手) 压迫甲状软骨 (向后或横向运动) 优化视野 (图 12.7)。ELM 不同于环状软骨压迫，是直接喉镜检查时一个关键的不可或缺的组成部分。如果仍不能达到满意的视野，考虑使用引导器盲探（下一节会讲到）或其他的气管插管技术。

当声门显露良好，助手向侧方拉开口角并递给气管导管，气管导管在进入气管前不要将目光从喉

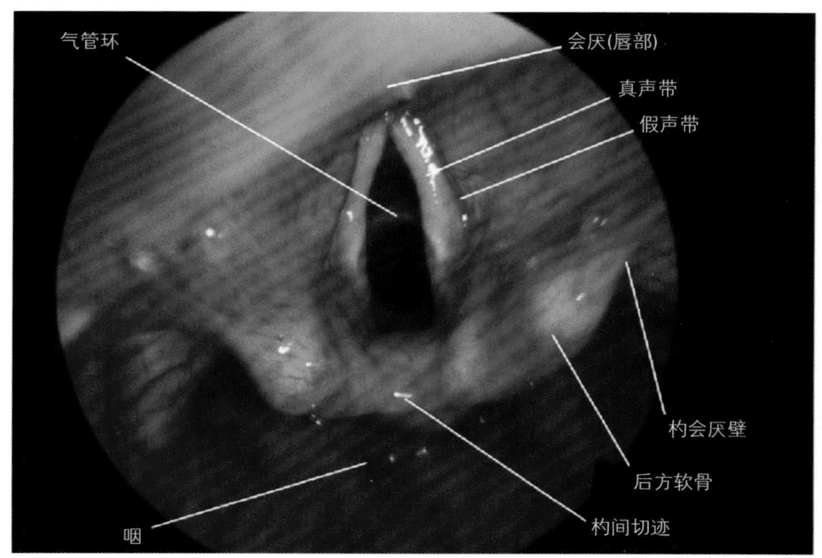

图 12.6 Macintosh 喉镜下的喉部解剖。

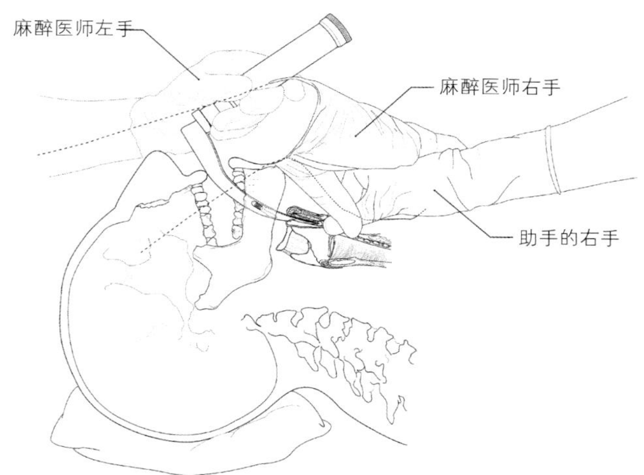

图 12.7　喉外手法（双手喉镜检查）。麻醉医师指导助手调整位置和力度按压喉部以获得最大的声门暴露。

部移开。大多数医生习惯将气管导管紧贴喉镜通过，然而从 LOS 的右侧 (口角) 通过可让麻醉医师更好地观察气管导管的朝向并通过声门。该技术中气管导管的最佳形状是冰球杆状，润滑管芯有助于塑形。最重要的是管芯尖端不应超出气管导管的顶端，并且所有操作都要轻柔。一旦导管进入气管，由助手拔除管芯。导管要送至气囊在声门内 2~3cmH_2O，通常由导管上的一条刻度线提示。将气囊充气，固定气管导管位置，调整气囊压力至 25 cmH_2O。

如果只能看见声门后部分或杓间切迹，插入气管导管可能会有些别扭，但并不很难。在这种情况下目视将引导器插入可能很有帮助。

插管后必须确认导管位置，避免因延迟发现或未能发现的食道插管引起低氧血症，最终导致死亡。如果导管意外进入支气管或位于声门上也会增加上述风险。确认导管位置见 16 章内容。一旦确定气管导管位置合适，固定导管使它既不会脱出也不会进入右主支气管。可使用胶带、系带固定或两者一起使用。记录导管在患者的牙齿或口唇处的深度。

最后，记录喉的最佳视野也很重要。这一信息对以后的气道管理安全很重要。Cormack 和 Lehane 的声门暴露分级标准描述如图 12.8 所示：1 级 (声门喉的大部分可见)；2 级 (喉的后部结构，仅声门的后部分可见包括杓状切迹可见)；3 级 (声门不可见仅会厌可见) 和 4 级 (无喉结构可见会厌也不可见)。3 级已经被细分为 3A，可以提起会厌、升高咽后壁和 3B，不能提起会厌、不能升高咽后壁。当会厌不能抬起时，盲探插管器引导可能无效，应该避免使用。

Macintosh 技术的成功依赖于能否将舌体移到喉镜的左侧且将镜片尖端置于会厌谷。如果喉镜不能达到这样的位置 (图 12.9)，就不可能提起会厌得到清晰的喉视野。这种情况下有时会错误地使用名词“喉头高”和“会厌塌陷”。喉镜检查困难的解剖学原因包括张口受限、牙齿排列不齐、巨舌症、下颌骨发育不良或窄下颌骨、颞下颌关节功能受损和头伸展受限。病理原因包括会厌谷或会厌软骨病变，特别是舌扁桃体肥大。使用 Macintosh 喉镜出现困难的共性是不能从侧面移向舌根部，喉镜尖

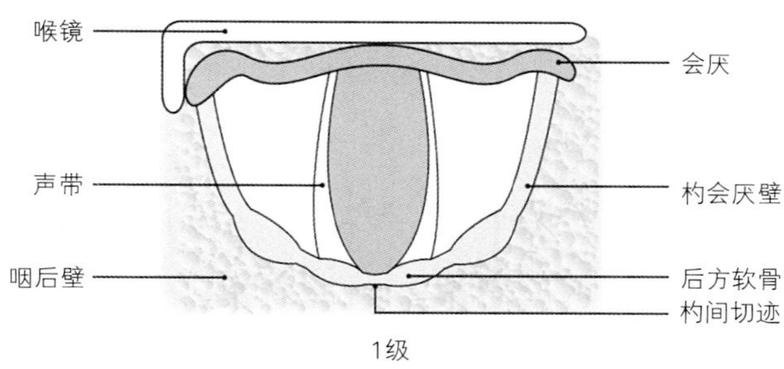

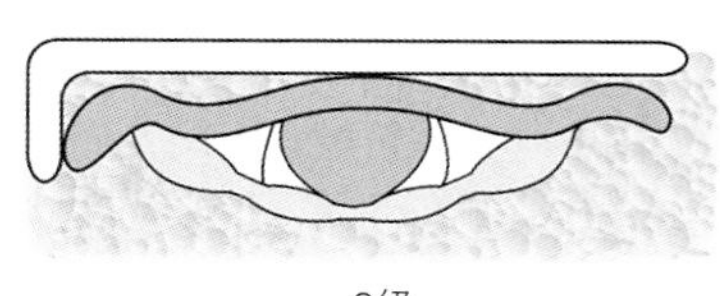

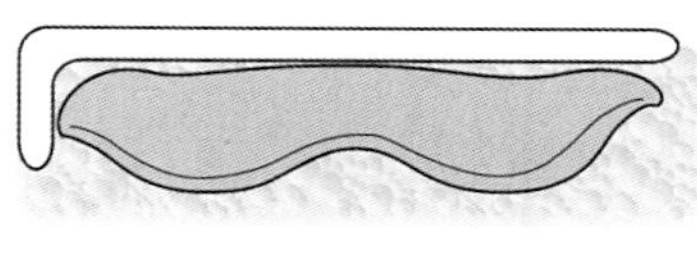

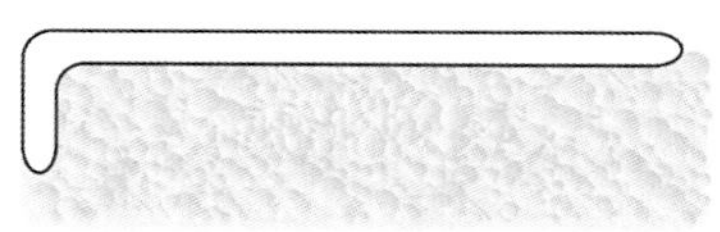

图 12.8　Cormack 和 Lehane 的喉镜声门暴露分级。

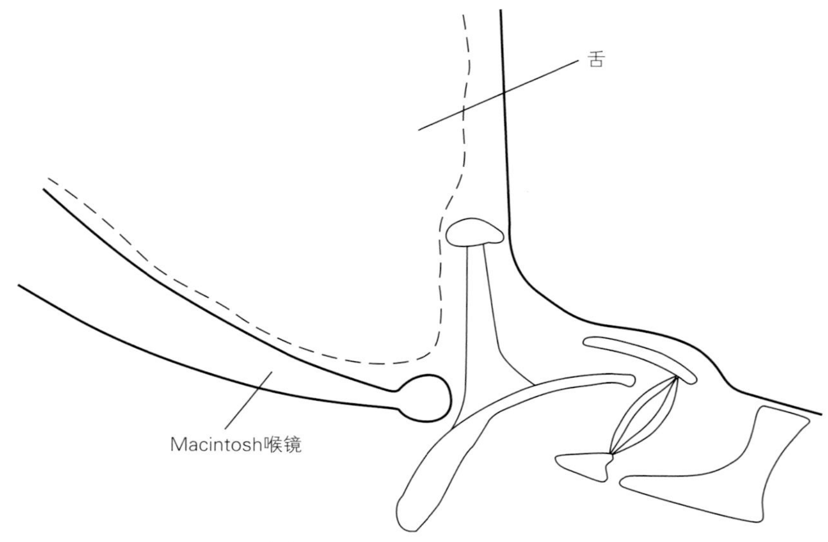

图 12.9 Macintosh 喉镜未能置入会厌谷时的会厌、舌和喉软骨。舌根不能被移到喉镜左侧而被卡在喉镜和舌骨中间。会厌不能被抬高，而是被置于 LOS。这种情况有时被错误的描述为“喉头高”或“会厌塌陷”。

端未能进入会厌谷，不能提起会厌暴露声门。间接抬高会厌是 Macintosh 技术的特点，也是其根本缺陷。

Macintosh 喉镜有两个重要变型(图 12.10)。McCoy 喉镜通过杠杆屈曲喉镜片的尖端，可以提高一些 2~3 级患者喉显露的视野。还有一种是从左侧进入的 Macintosh 喉镜，从口角左侧插入，可以用于左上颌牙齿缺失的患者。

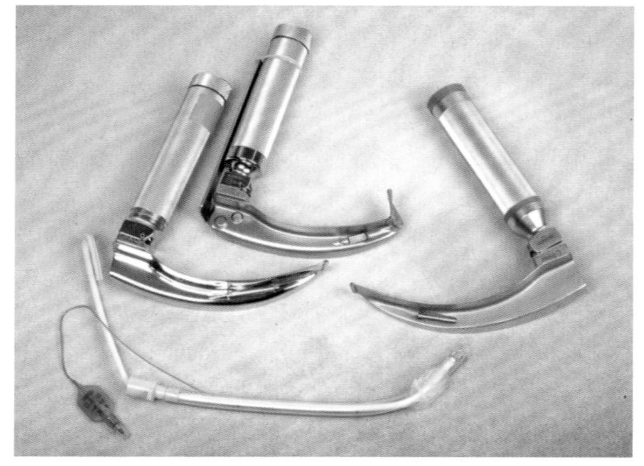

图 12.10 采用 Macintosh 技术的喉镜。从左至右是：标准 Macintosh 喉镜(4 号)，尖端抬高的 McCoy 喉镜和左侧进入 Macintosh 喉镜。带管芯的气管导管被塑为冰球棍形。管芯必须有塑料涂层，并且尖端不应超出气管导管的顶端。这种形状有助于导管尖端进入喉部。喉部暴露失败时使用管芯比使用插管器如 Eschmann 出现创伤的可能性更大，而且可靠性更低，不推荐如此操作。

五、Macintosh 喉镜盲探气管插管

当 Macintosh 喉镜不能看到喉部时，使用一个末端成角的插管器(探条)盲探引导插管是多年来的一项标准技术。Macintosh 喉镜保持在中线，喉在会厌后方。将插管器可塑，使其通过会厌然后向前从声带之间穿过，将其轻轻地从中线旁边通过，进入气管最明显的信号是插管器划过气管软骨的轻轻的“咔哒”声、尖端到达隆突后阻力增加(停住)，应该始终注意这些征象。操作轻柔时更容易体会到这些感觉。然后将气管导管通过插管器导入气管(图 12.11)。保持喉镜位置以创造最直接的路线并获得最高的成功率，如果通过有阻力则将导管逆时针旋转 90°(斜面向下)，使用细的气管导管有利于通过声门。

报道显示盲探导引技术有较高的成功率，但这些报道很少提到尝试的次数或尝试持续的时间。盲探技术仍有一定的插管失败和组织损伤的风险。对未确诊的喉部病变使用盲探技术，风险会更高。盲探尝试气管插管的次数与插管并发症和死亡率是正相关的。盲探尝试气管插管次数应限制在 3 次以内，理想情况下是零次。几次尝试后的最终盲探气管插管不应被视为成功，而应为“差点失败”。一些医院不使用盲探插管技术。有证据表明 Macintosh 技术失败时，使用直喉镜、纤维喉镜和硬

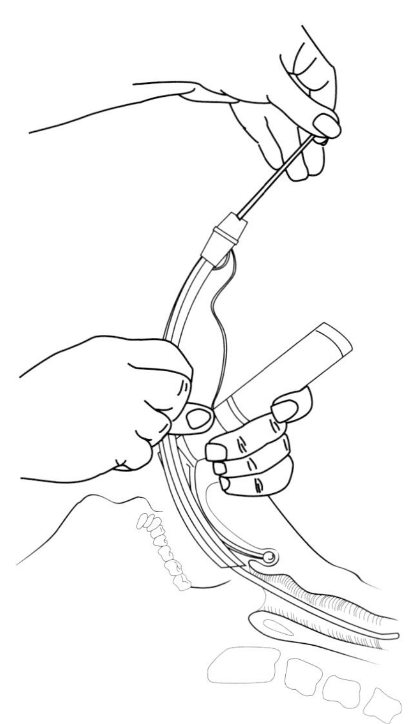

图 12.11　气管导管通过插管器进入气管。保持 Macintosh 喉镜处于最佳位置。麻醉医师送管时助手固定插管器的近端。

性间接喉镜成功率更高。如果用替代技术尝试几次仍不成功,应推迟择期手术,之后使用纤维喉镜清醒插管。在这种情况下择期手术的患者如果使用声门上气道装置 (SAD) 代替气管插管,一旦 SAD 出现故障就会有生命危险。

六、直喉镜(舌旁技术)

使用直喉镜直视喉镜检查 (图 12.12) 是第一个直视下气管插管技术。直喉镜(与 Macintosh 喉镜相比)能通过从 LOS 更有效的移开舌体和更好的提升会厌从而获得更好的视野 (图 12.13)。很多前瞻性研究和病例表明,直喉镜比 Macintosh 喉镜更有效。直喉镜对于会厌谷或会厌区病变、下颌骨发育不良及右上齿缺失的患者可能会有更好的效果 (图 12.14)。直喉镜的操作技术与 Macintosh 喉镜不同。

尽可能伸展头部有利于喉镜的置入并使喉镜与上颌牙齿接触最小。喉镜从中线右侧置入通过舌的右侧,并一直保持在中线右侧,喉镜检查困难时可进一步侧移。喉镜的尖端越过会厌后,用力提起会厌 (图 12.15)。喉镜尖端要接近喉的前联合 (图 12.16),这样喉镜不小心后退时不会导致会厌抬

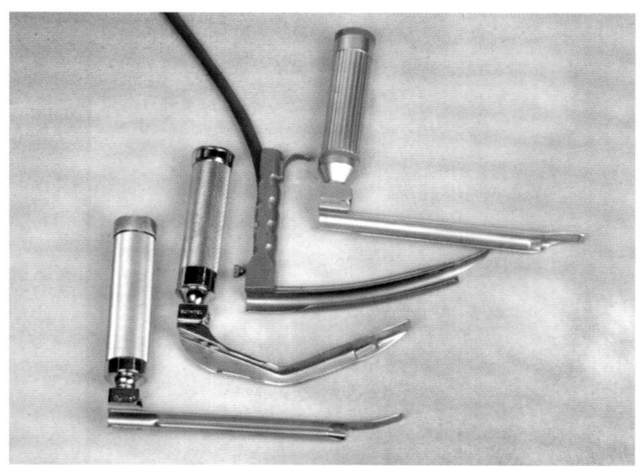

图 12.12　使用舌旁直接喉镜技术的喉镜。从左至右是:Miller, Belscope, Piquet-Crinquette-Vilette (PCV) 和 Henderson 喉镜。尽管 PVC 角度更缓和,但通过其管形通道更容易获得 LOS 视野。PVC 和 Henderson 喉镜的横断面为半管状,使导管通过更顺利。

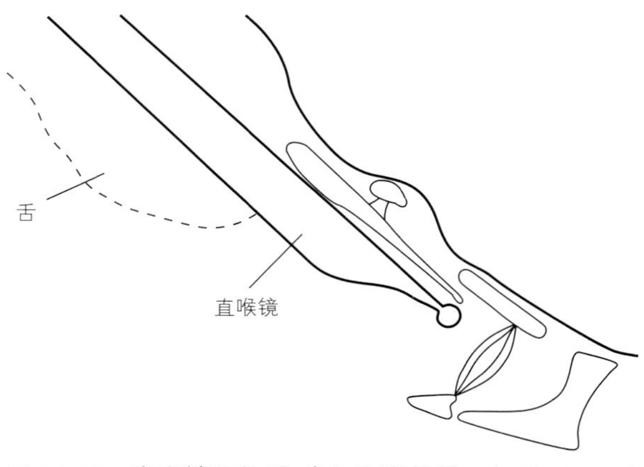

图 12.13　直喉镜下的舌、会厌和喉软骨。与 Macintosh 喉镜相比,它对舌体的控制更好,并能更有效上提会厌。

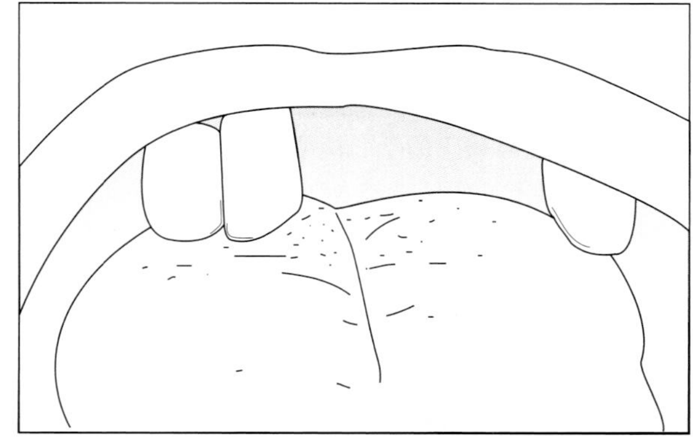

图 12.14　Macintosh 喉镜操作困难的牙形。直喉镜从右上角牙齿间的空隙通过,通常直接有效。

起的高度下降,这个位置也有利于气管导管的通过。如果看不见声带,则使用双手操作。如果使用双手后仍不见声带,可能是喉镜尖端位于右侧梨状

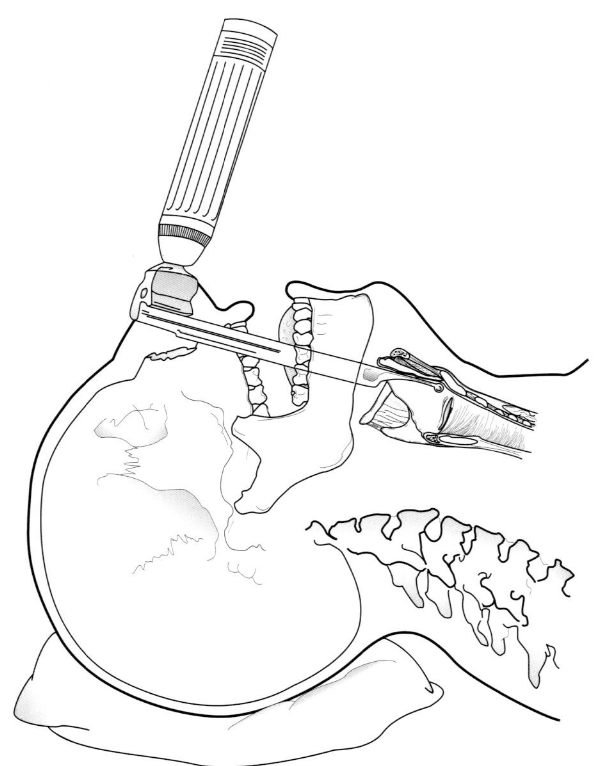

图 12.15 直喉镜的最佳位置。喉镜位于口腔右侧。已通过旋转和抬高颞下颌关节处的下颌骨使张口度达到最大。舌体被移向喉镜左侧。喉镜尖端位于会厌后侧，靠近声门前联合。

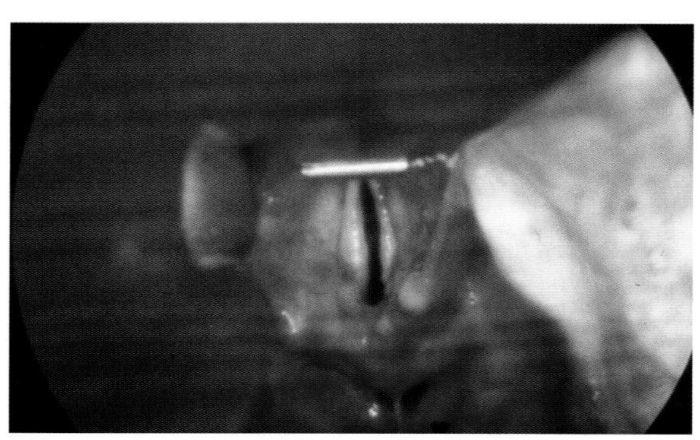

图 12.16 直喉镜下的声门暴露。喉镜尖端位于会厌后侧，靠近前联合。对有些患者，喉镜从口角进入时右侧的杓会厌襞会不同程度地盖住右侧声带。

窝，喉整体右移，可以将喉镜尖端向左旋转就可能看见声带；如果喉镜尖端位于食管，那么喉镜的尖端会在环状软骨后，此时会感觉到喉头在镜片尖端的滚动。

获得喉部最佳视野后行气管插管。使用 Miller 喉镜，插入导管时可能遇到导管置入不顺的情况，但也比 Macintosh 喉镜行盲探插管效果更好。当处于学习期或喉视野不完整时，目视下将插管器送入

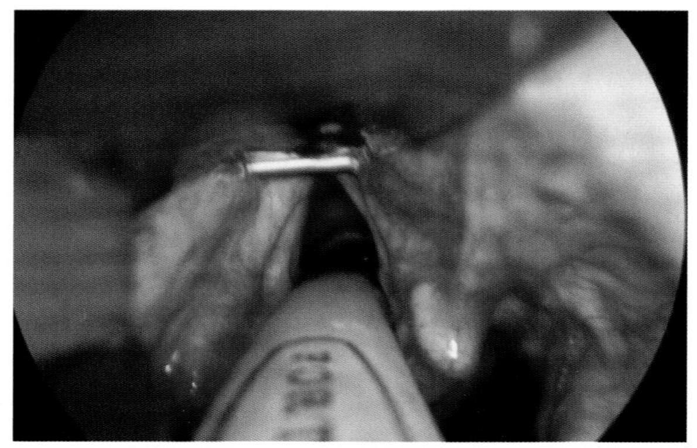

图 12.17 直喉镜下直视气管插管。

气管，随后在其引导下置入气管导管。在获得良好喉视野时，用管芯使导管尖端成轻微的角度有助于越过 Miller 喉镜边缘。不推荐使用直喉镜盲探导引插管器的导入。确认气管导管位置（图 12.17），给套囊充气和固定导管与 Macintosh 喉镜技术相同。

七、替代技术

对使用直接喉镜出现困难的患者，许多替代技术可完成直视下气管插管。麻醉医师至少需掌握一种替代技术，必需的设备也应在场。有效的替代可视技术包括硬质间接喉镜（见第 15 章）和通过声门上气道装置，置入纤支镜（见第 13 章）等。拥有这些技能的麻醉医师不需要使用盲探插管技术，且在可视技术下气管插管尝试不应超过 2~3 次。

八、经鼻气管插管

无法经口插管时就需要经鼻气管插管。经鼻导管比经口导管更细更长，适用于特殊患者。即刻出现的问题包括导管通过时造成鼻部受伤、鼻咽部出血及黏膜下窦道，后期有时会导致咽炎。导管气囊可能受损。某些鼻腔狭窄患者可能无法经鼻气管插管。颅底骨折病史（陈旧或新发）患者仅在没有其他选择时才能使用经鼻途径。有经蝶窦垂体手术史的患者是经鼻盲探插管的禁忌。

可视状态下（纤维喉镜）经鼻插管可以减少对鼻息肉、鼻甲损伤的风险，但传统的经鼻气管插管技术仍被广泛地应用。麻醉诱导前应用血管收缩剂收缩鼻黏膜。

Rowbotham 和 Magill（1921 年）发明了自主呼

吸患者经鼻盲探插管技术。最初使用的是深吸入麻醉,现在也可用于局部麻醉下的清醒患者。根据近端导管呼吸声音的改变(口哨放大信号可以很有帮助)和颈部触诊引导气管导管前进。没有光导纤维软镜或使用纤支镜失败后,经鼻盲探插管可能仍然是有用的。经鼻盲探插管在窒息患者的成功率低,对择期手术的患者该技术不建议使用。

经鼻气管插管通常在给予静脉麻醉药和患者肌肉松弛后进行操作。将细长带套囊的导管(男性不大于 7.5mm,女性不大于 7.0mm)加热变软后使导管沿着鼻腔底部轻柔地通过鼻腔,然后引导气管导管通过鼻咽部,这样可以降低导管误入黏膜下的风险。如果遇阻力,轻轻转动导管或者换另一侧鼻腔,导管从软腭及咽后壁之间向喉前进。

一旦导管尖端已达到口咽部,使用喉镜在可视条件下继续插管,头部伸展有助于将气管导管的尖端向前,头部和颈部屈曲有助于导管的轴线对准气管的轴线,有利于进一步送入气管导管。另一种替代技术是使用 Magill 钳抓住气管导管(避免碰触套囊),助手将导管送入气管。

九、要点

- 量化评估每一例患者麻醉诱导前的气道状况。
- 如果怀疑患者可能存在气管插管、面罩通气困难,不能有效实施紧急通气技术,则先不要使用神经肌肉阻滞药或麻醉药。
- 麻醉诱导前准备好所有合适的设备和相关人员。
- 第一次进行气管插管时,由于没有任何损伤,气道的结构是最好的。
- 检查与优化:头后仰,口张大,暴露舌根,用力上提以及辅助喉外的操作。
- 优化视野,尽量在可视状态下插入气管导管。
- 盲探插管时,操作要轻柔,尽量减少损伤,插管尝试不应超过 3 次。
- 气道扩张技术, Macintosh 喉镜,插管器和喉罩不一定适用于每一位患者。
- 直喉镜有时具有独特的优势。
- 经鼻气管插管可能引起鼻部创伤,操作应轻柔,可采用光导纤维插管。

(徐伟 尹泓 译 米卫东 李民 校)

推荐读物

Achen B, Terblanche OC, Finucane BT. (2008). View of the larynx obtained using the Miller blade and paraglossal approach, compared to that with the Macintosh blade. *Anaesthesia and Intensive Care,* **36**, 717–721.

Asai T, Liu EH, Matsumoto S, et al. (2009). Use of the Pentax-AWS in 293 patients with difficult airways. *Anesthesiology,* **110**, 898–904.

Bennett JA, Abrams JT, Van Riper DF, Horrow JC. (1997). Difficult or impossible ventilation after sufentanil-induced anesthesia is caused primarily by vocal cord closure. *Anesthesiology,* **87**, 1070–1074.

Cook TM. (2000). A new practical classification of laryngeal view. *Anaesthesia,* **55**, 274–279.

Felten ML, Schmautz E, Delaporte-Cerceau S, Orliaguet GA, Carli PA. (2003). Endotracheal tube cuff pressure is unpredictable in children. *Anesthesia and Analgesia,* **97**, 1612–1616.

Heidegger T, Gerig HJ, Ulrich B, Kreienbuhl G. (2001). Validation of a simple algorithm for tracheal intubation: Daily practice is the key to success in emergencies–an analysis of 13,248 intubations. *Anesthesia and Analgesia,* **92**, 517–522.

Henderson J. (2009). Airway management in the adult. In: Miller R, Eriksson L, Fleisher L, Wiener-Kronish J, Young W (Eds.), *Miller's Anesthesia*. Philadelphia: Elsevier.

Henderson JJ. (2000). Questions about the Macintosh laryngoscope and technique of laryngoscopy. *European Journal of Anaesthesiology,* **17**, 2–5.

Horton WA, Fahy L, Charters P. (1990). Factor analysis in difficult tracheal intubation: Laryngoscopy-induced airway obstruction. *British Journal of Anaesthesia,* **65**, 801–805.

Lee L, Weightman WM. (2008). Laryngoscopy force in the sniffing position compared to the extension-extension position. *Anaesthesia,* **63**, 375–378.

Mencke T, Echternach M, Kleinschmidt S, et al. (2003). Laryngeal morbidity and quality of tracheal intubation: A randomized controlled trial. *Anesthesiology,* **98**, 1049–1056.

Ovassapian A, Glassenberg R, Randel GI, Klock A, Mesnick PS, Klafta JM. (2002). The unexpected difficult airway and lingual tonsil hyperplasia: A case series and a review of the literature. *Anesthesiology,* **97**, 124–132.

Peterson GN, Domino KB, Caplan RA, Posner KL, Lee LA, Cheney FW. (2005). Management of the difficult airway: A closed claims analysis. *Anesthesiology,* **103**, 33–39.

Semjen F, Bordes M, Cros AM. (2008). Intubation of infants with Pierre Robin syndrome: The use of the paraglossal approach combined with a gum-elastic bougie in six consecutive cases. *Anaesthesia,* **63**, 147–150.

Shiga T, Wajima Z, Inoue T, Sakamoto A. (2005). Predicting difficult intubation in apparently normal patients: A meta-analysis of bedside screening test performance. *Anesthesiology,* **103**, 429–437.

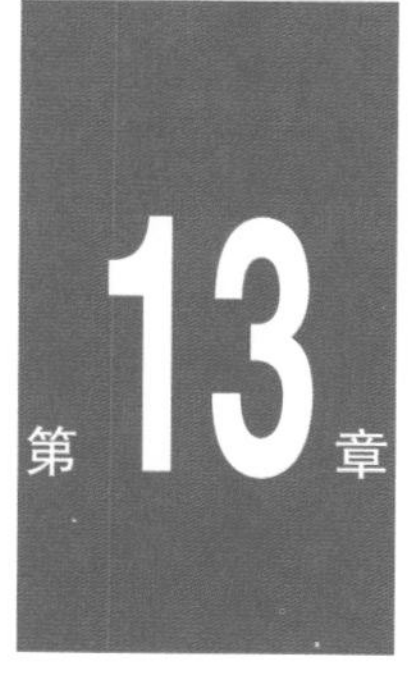

第13章 气管插管：应用可弯曲光导纤维内镜

John Henderson

首例光导纤维内镜引导气管插管是由彼得·墨菲博士1967年在伦敦皇后广场国家医院当住院医师时描述的。他从《柳叶刀》杂志上关于使用可弯曲胆道镜检查胆管的文章中得到启发，首次使用可弯曲光导纤维内镜进行气管插管。从此，可弯曲光导纤维内镜彻底改变了已知具有解剖性困难气道患者的气管插管方法。这是每一个麻醉医师都应该掌握的技术。

作为“理想的”插管设备，可弯曲光导纤维内镜具有许多特点（表13.1）。

使用可弯曲光导纤维内镜能否插管成功取决于以下几个因素：

- 了解设备性能。
- 学习基本操作和手眼协调。
- 掌握上呼吸道内镜检查技术。
- 导管选择和插管路径。

一、了解可弯曲光导纤维内镜

可弯曲光导纤维内镜包括以下的部分（图13.1）。

镜体：单手握持，用同一只手的拇指操纵控制杆，用示指操纵工作通道。拇指向下按控制杆，镜头尖端向前移动，反之亦然。镜体和插入镜管之间的锥形连接便于套入气管导管。

镜体有一个目镜可通过屈光环调焦生成清晰的图像。操作者通过目镜可看到指针，指向镜头尖端前方。镜体同时还有一个接口，可以用来吸引及通过工作通道给予药物或氧气。

插入镜管：进入气管的部分。可灵活引导气管

表13.1 理想插管设备——可弯曲光导纤维内镜的特点

1. 可弯曲性使其容易通过正常的和困难的气道解剖结构
2. 纤维内镜检查中气道始终可视
3. 比硬性喉镜创伤小
4. 新一代设备轻巧，便于携带
5. 可以与其他插管方法合用（如：直接喉镜）
6. 可以与通气设备合用（如：LMA）
7. 可用于经口腔或鼻腔插管
8. 可用于所有年龄组患者
9. 可用于麻醉后或清醒患者
10. 确认气管内导管位置
11. 可使用摄像机和监视器用于教学

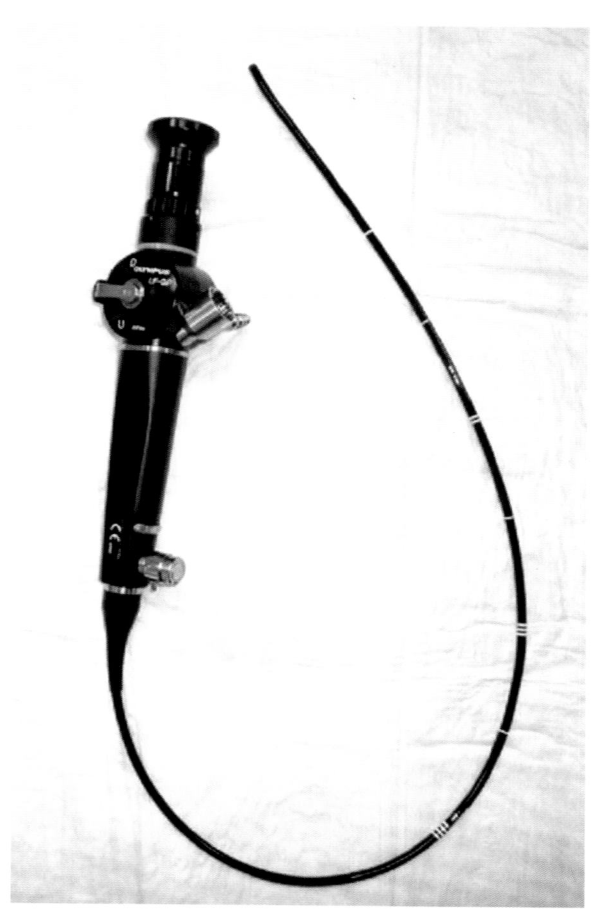

图13.1 气管插管用光导纤维喉镜（奥林巴斯LF2）。气管导管安装在插入镜管上。插入镜管较长，因此可待在其进入气管后置入气管导管。

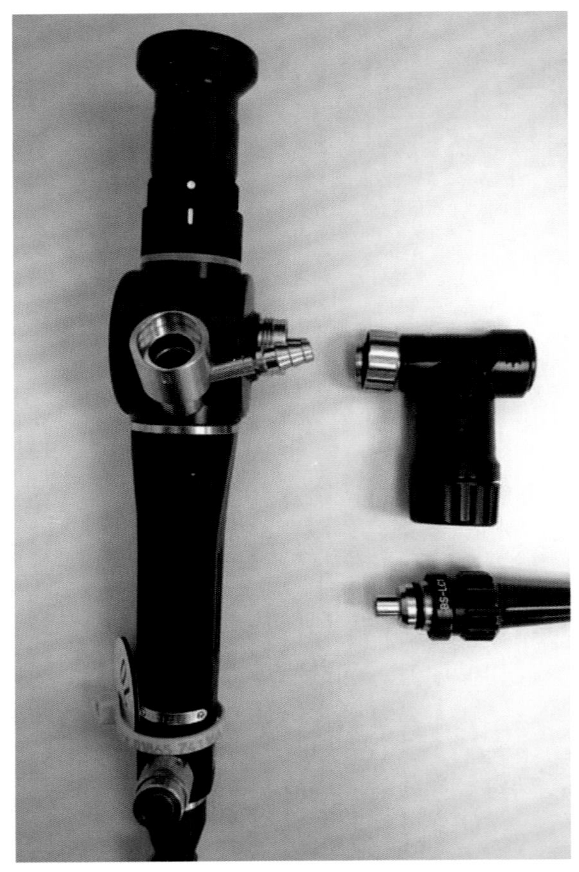

图 13.2　可屈光导纤维内镜的镜体（奥林巴斯 LF-GP）。可更换电池盒和光导纤维电缆。

导管进入气道辅助插管，其外径大小决定了可套入的气管导管型号。气管导管直径通常比插入镜管大 1mm，如大部分成人内镜的插入镜管直径为 4mm，可套入直径 5mm 或 5mm 以上的气管导管。插入镜管长 55 ～ 60cm，因此其尖端到达气管内即可顺利导入气管导管。

插入镜管包含传输图像和光线的光导纤维束，图像传输束由大约 8000 ～ 10000 束纤维聚成。

插入镜管还包含了从纤维内镜镜体延伸到尖端的工作通道。工作通道用于吸引、给予药物或氧气及通过导丝。吸引的力量大小取决于该通道的直径。经典的成人纤维内镜直径约 1.5mm，可提供足够吸力，但并非非常强力。

光源：纤维内镜由一个外部光源驱动，通常为密闭箱内的卤素灯。光源由光导电缆连接到镜体。现代的纤维内镜有可更换电池的电池盒以替代光导电缆，包含一个锂电池，可持续工作 60 分钟 (图 13.2)。

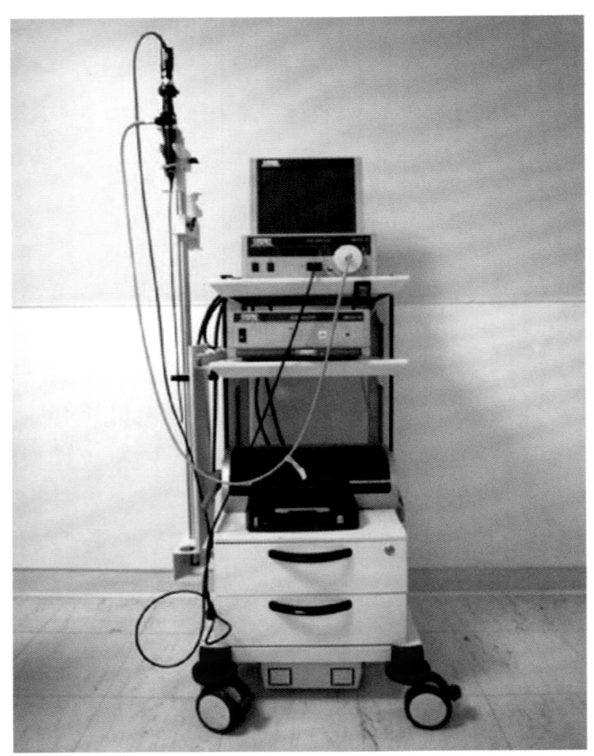

图 13.3　可弯曲光导纤维内镜连接到相机控制单元，将图像传送到闭路电视监视器。

在电池盒外壳装有简单的转换开关，这样可为设备提供多种功能和便于携带。当手术室，重症监护室或创伤病房出现紧急情况时，纤维内镜可在短时间内移动并投入使用。

摄像机和监视器：摄像机和监视器便于纤维内镜和插管的培训。相机控制单元 (CCU) 是指与摄像导线相连的“盒子”。摄像导线另一端有摄像装置，连接到纤维内镜的目镜。CCU 由纤维内镜光源驱动，接收摄像导线的信号并将其传送到闭路电视 (CCTV) 监视器 (图 13.3)。

纤维内镜设备安装

纤维内镜使用前检查清单：

• 每次使用前确保纤维内镜已清洗和消毒。

• 确保机械功能，移动控制杆时尖端能在正确的方向上移动，且控制杆和尖端运动的协调性要一致。

• 连接吸引导管和工作通道接头，确保吸引阀打开时能正常吸引。

• 将光源电缆插入光源，打开开关。

(a)

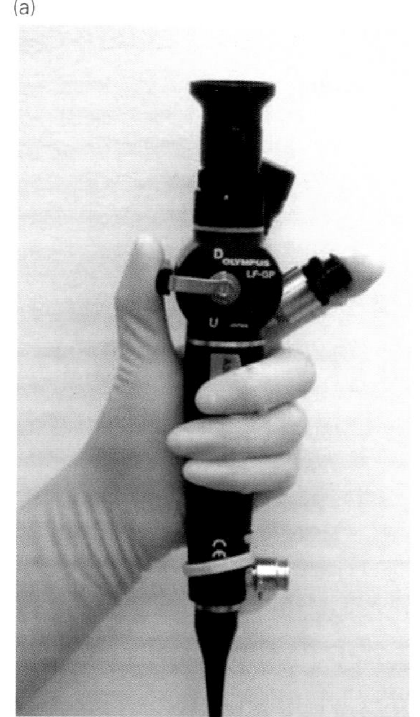

(b)

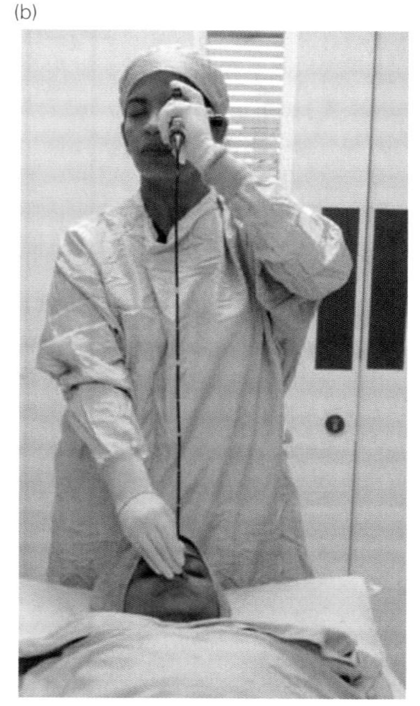

图 13.4　(a) 一只手的手掌握住纤维内镜的镜体，拇指操纵控制杆，示指操纵吸引通道。(b) 插入镜管始终垂直并拉紧。

• 用酒精棉签擦拭镜头以除雾。

• 调节图像：使纤维内镜的尖端距检查对象(通常是机器上的一个字母)1cm 左右，调整屈光环，以便在目镜上得到清晰的图像。

• 润滑插入镜管(避开尖端)，套入气管导管，用小块胶布将气管导管固定在纤维内镜的锥形处。

• 以上步骤完成后纤维内镜便可投入使用。

若使用 CCU 应检查以下步骤：

• 检查闭路电视和 CCU 之间的连接和电源，打开闭路电视。

• 打开 CCU 并通过摄像电缆将其连接到纤维内镜。

• 调整定位标记(如 12 点)，锁定纤维内镜摄像头。

• 调整摄像头的屈光度环进行聚焦，使闭路电视监视器上出现清晰的影像。

• 调节白平衡。

以上描述是最基本的 CCU 和闭路电视检查步骤。麻醉医师必须按照制造商的说明书熟悉摄像设备。

二、学习基本的操作和手眼协调能力

(一)纤维内镜的握法

纤维内镜操作者用任一只手的手掌(左或右)持纤维内镜的镜体，另一只手的拇指和示指持插入镜管。持镜体手的拇指操纵控制杆，必要时用该手食指操纵工作通道，插入镜管始终保持平直并拉紧

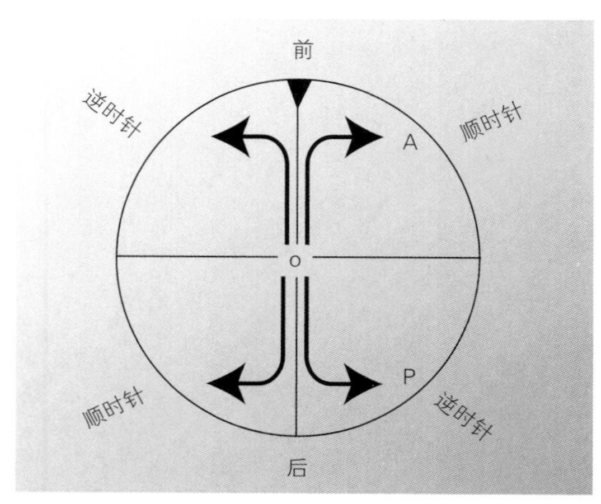

图 13.5　操纵内镜尖端的二维示意图。将圆形视野分成四个象限，定位标记在 12 点钟位置。将纤维内镜尖端从 O(中立位置)移动到目标位置 A 需要使尖端向前偏转同时顺时针旋转镜体，保持尖端向后偏转并逆时针旋转镜体可使内镜尖端从 O(中立位置)移动到目标位置 P。

(图 13.4)。

如果插入镜管弯曲或松弛，镜体的旋转则不能使纤维内镜尖端完成同等程度的运动。

(二)操纵纤维内镜尖端

纤维内镜操作者可通过三种方式操纵纤维内镜尖端向目标移动(图 13.5)。包括进镜/退镜，尖端偏转和旋转。进镜使得整个纤维内镜向目标移动。如进镜过深，则需要退镜。镜体上的控制杆只能在垂直方向上移动纤维内镜的尖端(向前或向后)。下压控制杆使尖端向前弯曲(远离操作者)，上抬控制杆使尖端向后弯曲(朝向操作者)。尖端的横向运动是通过保持内镜尖端偏转的同时朝着目标旋转纤维镜体来实现的。实践中，为了使纤维内镜的尖端到达目标，常常需要协调三种基本操作。通过目镜或在监视器上观看时，定位标记指向的即是尖端移动的方向(顺时针或逆时针)。

(三)在模型上练习手灵巧度和手眼协调性

与直接喉镜在裸眼下操作镜柄和镜片不同，进行纤维内镜操作时相当于眼睛位于纤维内镜尖端的物镜处。因此掌握纤维内镜技能不仅要全面了解仪器的工作原理，而且需要大量操作的练习。初步实践最好使用教学模型。几种类型的模型是可用的，但是最主要的目的是使操作者了解对纤维内镜镜体的操作是如何传递到内镜尖端的。

动手能力和手眼协调的完美状态是不需刻意想如何去操作。就像学习开车，最初每次都要先想再做，最终形成条件反射。在患者身上使用纤维内镜前在教学箱和模型上完全掌握这项技能是很重要的。用来训练纤维内镜操作技能的常用模型是各种各样的“打洞箱”。我们已经开发出一个这样的装置，即“牛津”纤维内镜教学箱(图 13.6)。

(四)纤维内镜操作者和患者的位置

麻醉医师应该舒适地操作内镜。必要时可使用踏脚凳以达到保持插入镜管笔直而需要的高度。应避免踮脚，否则手臂将很快疲劳，插入镜管将不可避免地松弛或弯曲。操作者的常见问题是靠移动自己的身体而不是靠移动纤维内镜来观察。尽管旁观者会觉得这种方法很有趣，但还是应该尽量避免。

操作者面对患者时可以选择站在患者的头后或面前或两侧。患者体位可为仰卧位、侧卧位或坐位。一些内镜专家主张不论患者处于清醒还是麻醉状态，插管时操作者都应站在患者侧面。

三、掌握上呼吸道内镜检查技术

光导纤维内镜可在持续直视下引导纤维内镜尖端经鼻或口腔进入气管。操作者进行经鼻和经

(a)

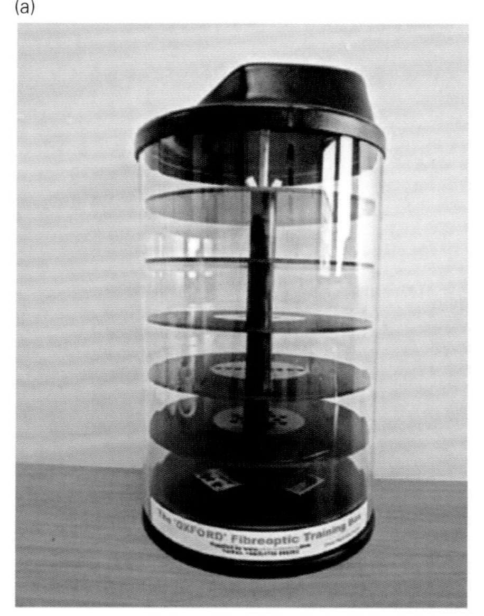

(b)

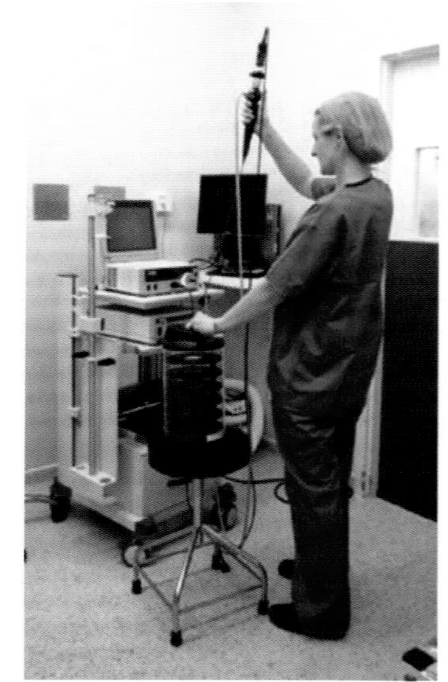

图 13.6　(a)“牛津”纤维内镜教学箱。(b) 学员在麻醉室使用“牛津”教学箱练习光导纤维内镜操作技能。

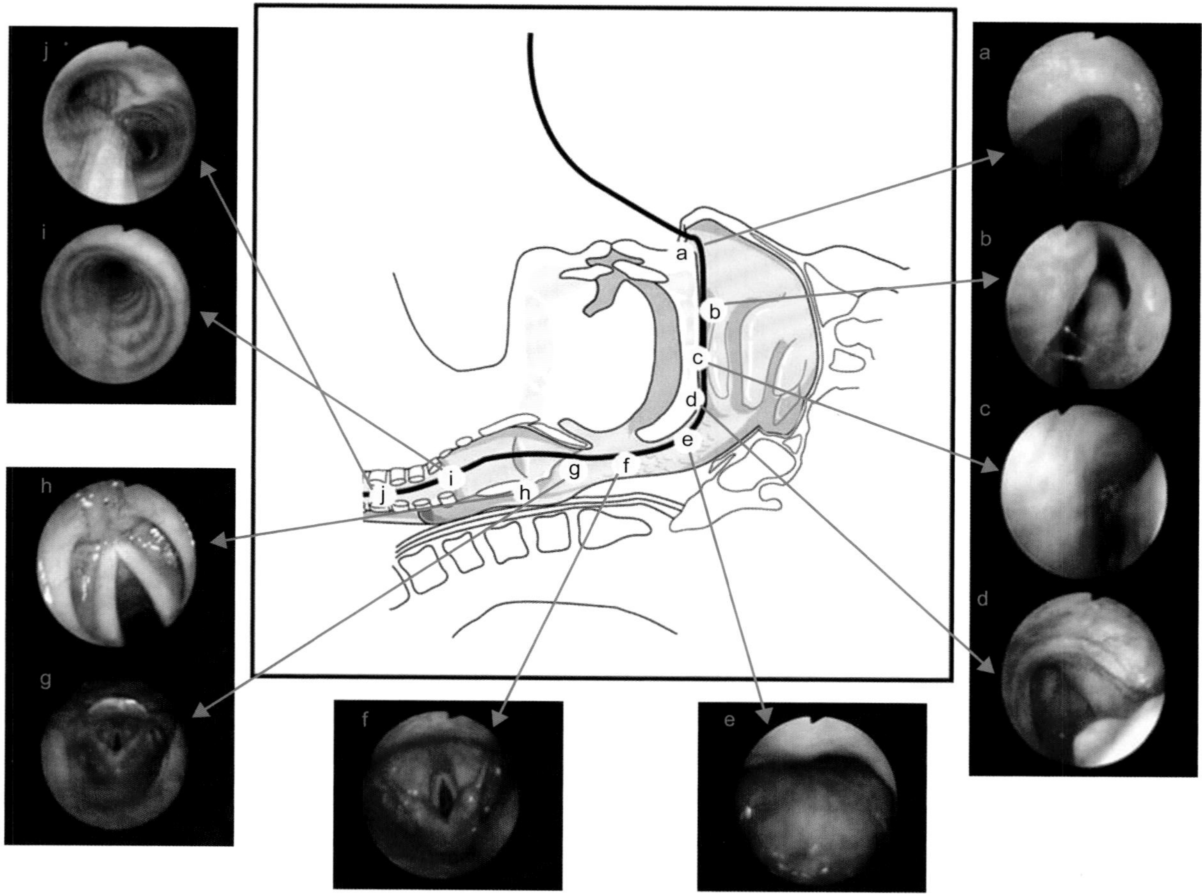

图 13.7　（中央图）经鼻纤维内镜检查所见上呼吸道矢状面解剖图。操作者站在仰卧位患者头后（a）选择右鼻孔；(b) 纤维内镜进入由鼻中隔（左）下鼻甲（底部）和鼻侧壁（右）组成的三角空间；(c) 视野右侧可见内镜尖端位于下鼻甲上方；(d) 下鼻甲（5 点）的位置消失提示进入后鼻腔，咽后壁在视野中心；(e) 软腭在上方，舌底在下方；(f) 会厌；(g) 声带皱襞、声带、楔形软骨和角状软骨组成的喉入口；(h) 真假声带；(i) 气管和气管环；(j) 隆突及左右主支气管开口。

口内镜检查和插管时可站在患者头端（常用于仰卧位麻醉患者），或面对患者（常用于半坐位或直立位清醒的患者）。通过目镜或监视器在这两种体位看到的解剖结构是完全不同的。

（一）经鼻纤维内镜

鼻内有丰富的血管，内镜检查前需要用表面血管收缩药收缩鼻内血管，如赛洛唑啉或麻黄碱滴鼻液。清醒患者需要联合使用局麻药和血管收缩药，如可卡因、利多卡因和去氧肾上腺素。

经鼻咽纤维内镜操作技巧

- 进入鼻孔之前检查图像以明确方向。
- 将内镜尖端分别插入两个鼻孔内（前鼻镜检查）并选择较通畅者进镜（图 13.7)。
- 轻轻推进进入由下鼻甲、鼻中隔和鼻侧壁组成的三角空间。
- 继续向鼻咽部推进，空间逐渐变大，直至看到咽后壁。
- 麻醉的患者需要提下颌使空间更大便于进入口咽。继而可看到软腭、和舌根（有时可看到悬雍垂），远处还可看到会厌。
- 尖端指向会厌下方，可看到完整喉开口。
- 通过声门进入气管，可看到气管环，继续进镜可看到隆突。

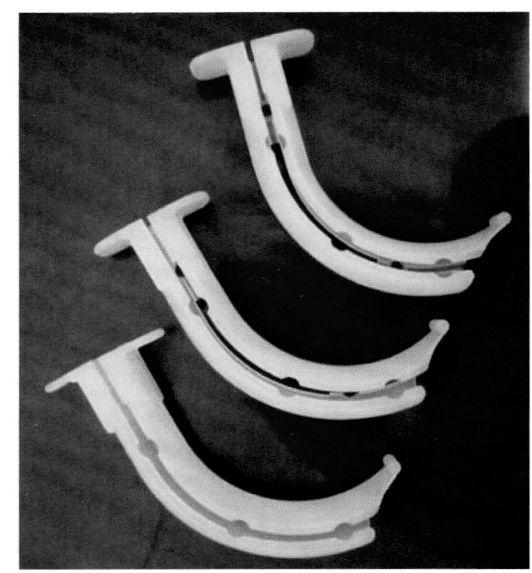

图 13.8　伯曼通气道。

（二）经口纤维内镜

口腔空间较大，很难保持纤维内镜在中线位置。进入声门的角度较大导致内镜尖端进入声门更困难。这些问题可通过使用口咽通气道，如伯曼、Ovassapian、VBM 口咽通气道或喉罩克服。在英国最常用的设备是伯曼通气道，成人有大、中、小三个型号（图 13.8）。

纤维内镜通过伯曼通气道，可看到会厌。进一步通过声门进入气管即可行气管插管。插管后伯曼通气道便可取出（图 13.9）。

清醒患者使用通气道也可以防止患者咬住内镜造成内镜损伤。在实践中我们发现，由于伯曼通气道较长，几乎总会导致清醒患者呕吐，可通过切

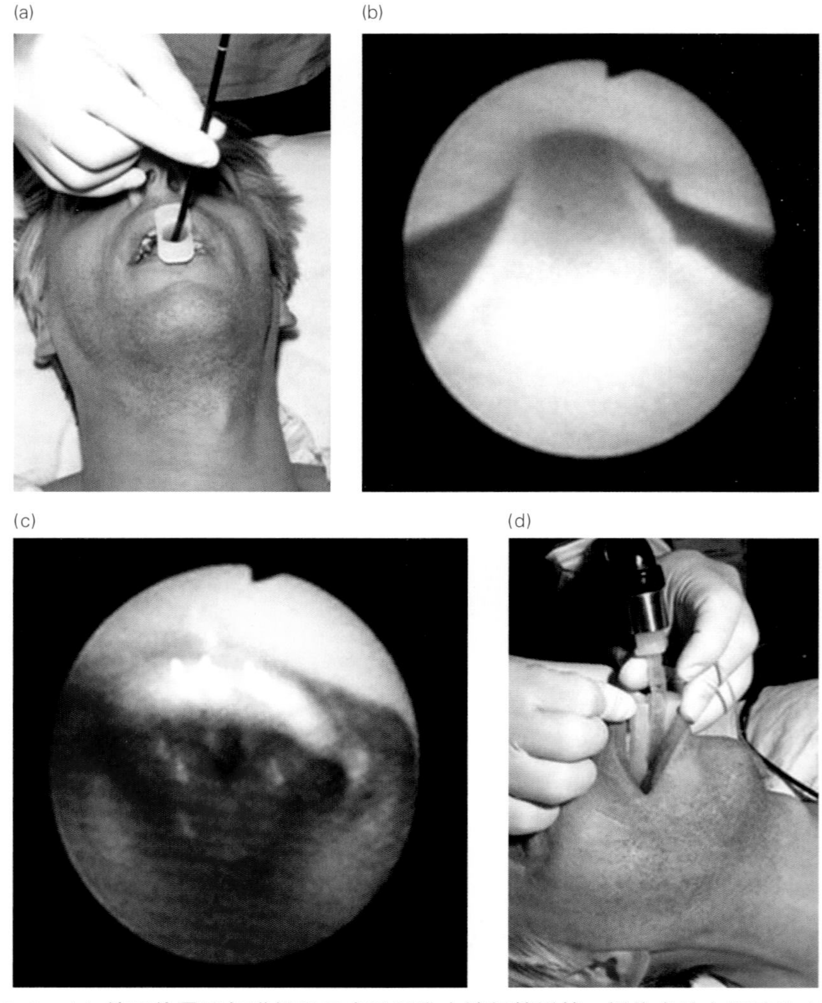

图 13.9　(a) 使用伯曼通气道行经口光导纤维内镜气管插管。操作者站在仰卧位麻醉患者头后。纤维内镜通过伯曼通气道插入。(b)（内部视图）在伯曼通气道腔内的纤维内镜尖端。(c)（内部视图）纤维内镜穿过内腔。视野上缘可看到抬起的会厌。(d) 气管导管借助纤维内镜置入到气管内后，可取出伯曼通气道。

经口咽纤维内镜操作技巧

- 将纤维内镜尖端经口插入并保持中立位推进。
- 舌在屏幕顶部，硬腭在屏幕底部。
- 麻醉患者可能需要提下颌和 / 或舌牵引保持口腔空间开放，看到会厌后再进即可看到喉入口。
- 后面的步骤同经鼻咽纤维内镜操作步骤。

去伯曼通气道远端 1 ～ 1.5cm 来解决这个问题。

四、气管导管的选择和插管路径

纤维内镜插管的最后步骤是插入气管导管，从气管导管中退出纤维内镜。有时导管尖端碰到解剖结构（通常是杓状软骨）可能会导致插管失败。下面将描述可能会减少碰壁发生率和提高插管成功率一些措施。

气管导管的大小：与纤维内镜的相对大小。插入镜管与导管之间的直径差距越大，导管碰壁的发生率就越高。经口气管插管时常选择较大直径的气管导管，这就解释了为什么经口插管的碰壁发生率比经鼻插管要高。

导管的设计：某些类型的气管导管，如 ILMA 管和 Gliderite® 管是锥形尖端，没有斜面使其更容易置入。柔软灵活的导管如钢丝管比硬性标准管更好（图 13.10）。

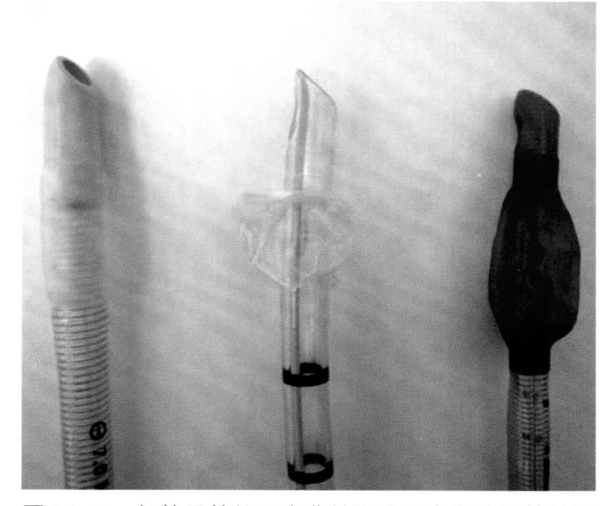

图 13.10　气管导管的可弯曲性和设计会影响导管的置入。ILMA 专用导管（左）和可弯金属管（右）比标准管（中）更易置入。

(a)

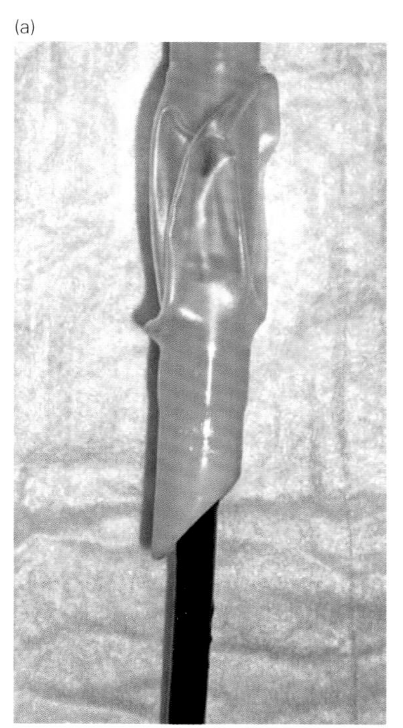

(b)

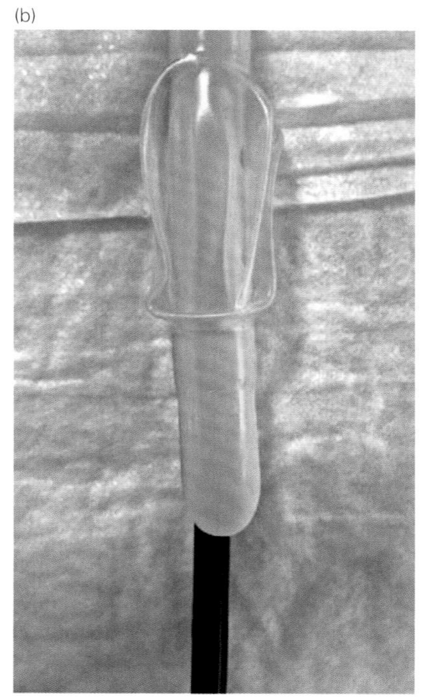

图 13.11　(a) 气管导管于中立位套入纤维内镜。(b) 气管导管逆时针方向预先旋转 90 度再套入纤维内镜。

经鼻插管我们一般选择内径为 6.0 ～ 6.5mm、接头朝头侧的蓝色 Portex RAE 异型管 (如果使用标准 Portex 气管 , 在套入纤维内镜前把导管在无菌热生理盐水中加热),经口纤维内镜插管选择内径为 6.5 ～ 7mm 钢丝管。

导管置入技术：一旦纤维内镜的尖端距离隆突 2 ～ 3cm 即开始置入导管。置管时通常使气管导管尖端朝右或 3 点钟方向 (中立位)。如果推进导管有任何阻力 (受阻),回退导管 1 ～ 2 cm 并逆时针旋转 90° 再推进 (图 13.11)。这将使导管的尖端在 12 点钟方向,斜面在 6 点钟方向以进入气管。在实践中可以将套在纤维内镜上的导管预先逆时针方向旋转 90° ,这样导管受阻的概率比中立位要小得多。

一旦气管导管进入气管后,用拇指与示指轻轻捏住插入镜管并慢慢退镜,直至看到气管导管尖端。

这可估计出导管和隆突之间的距离,最好 3 ～ 4cm。若有必要可在直视下调整气管内导管长度。撤出纤维内镜,连接麻醉回路,通过二氧化碳分析仪和听诊确认气管导管位置。

五、可弯曲光导纤维内镜在困难气道管理上的临床应用

(一)预期困难气道

纤维内镜插管术已经彻底改变了已知解剖性困难气道患者的气道管理。患者解剖异常包括因手术、放射、烧伤瘢痕、肿瘤、创伤、感染、关节炎、硬皮病和肢端肥大等疾病造成的头部、颈部或上呼吸道的解剖结构异常,这些情况下用直接喉镜插管非常困难。对于已知 / 预期困难气道患者,建立安全气道的金标准是清醒插管。几乎所有的患者,即使是在上述情况的晚期,也能在清醒时保持正常呼吸。麻醉诱导后会出现气道梗阻,而普通喉镜又很难解决气道问题。所以此类患者麻醉诱导时有一定风险,采用清醒气管插管有利于安全建立气道。

表 13.2　可弯曲光导纤维内镜用于清醒插管的优势

1. 可弯曲性及持续可视化可处理极其困难的解剖性困难气道
2. 可用于经口或经鼻插管
3. 可与其他设备如 LMA /ILMA 共用以辅助插管
4. 可通过工作通道给予局麻药
5. 可立即判明导管位置
6. 可用于所有年龄组
7. 患者接受度高
8. 插管成功率高

清醒气管插管的优点：

- 保留了自主呼吸,保证了足够的通气。
- 气道相对受保护,防止胃内容物误吸。
- 心血管系统稳定。
- 插管后可以监测神经功能。
- 操作者可放心操作。

尽管清醒患者可以使用其他气道装置保证气道安全,但可弯曲纤维内镜存在明显优势。如表 13.2。

已有许多报道证实,使用可弯曲纤维内镜行清醒插管的安全性和有效性。谨记,操作者缺乏经验是绝对禁忌证,有出血和分泌物是相对禁忌证。存在呼吸道阻塞的患者,注意狭窄管腔内可能出现完全梗阻 (类似瓶子里的软木塞)。因此,有些麻醉医师倾向于避免在这些患者中使用纤维内镜插管。经验丰富、内镜技术较强的麻醉医师可使用纤维内镜评估气道,决定是否继续插管 (如果有足够的空间) 或请外科医生在清醒条件下建立外科气道 (如果空间狭小)。

清醒纤维内镜插管不能用于拒绝这项技术的患者、有学习或意识障碍的患者及小儿。但在这些患者处于麻醉状态时可使用可弯曲纤维内镜保证气道安全。

(二)未预料到的困难气道

麻醉诱导后有可能出现直接喉镜插管困难或者失败。对于未预料到的困难气道,困难气道协会发布的处理流程建议使用纤维内镜协助 LMA/ILMA 插管 (B 计划)。对于择期手术,有经验的麻醉医师还可选择使用纤维内镜替代喉镜 (计划 A)。推荐的 C 计划是唤醒患者,必要时行纤维内镜辅助下清醒插管。

六、实用纤维内镜技术

- 清醒纤维内镜插管术 (经口或经鼻)。

(a)

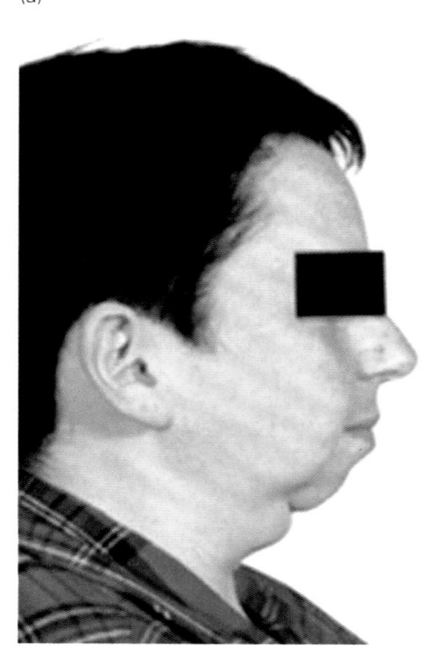

(b)

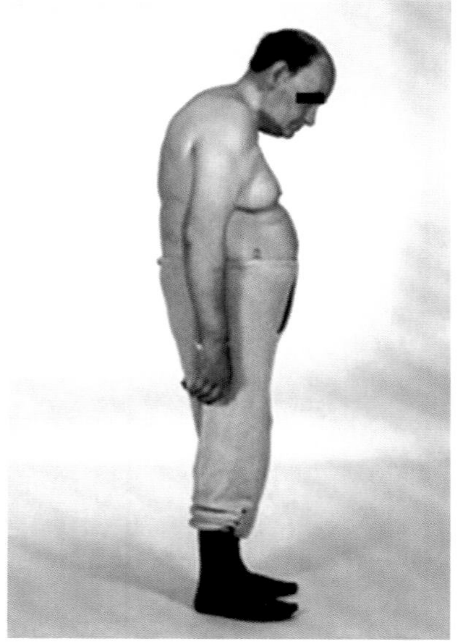

图 13.12　预期困难插管：骨性畸形。(a) 成人斯蒂尔病，麻醉诱导前为保护气道安全需要清醒经口光导纤维内镜辅助插管。(b) 强直性脊柱炎合并严重脊柱屈曲畸形的患者。

• 麻醉纤维内镜插管术。
• 直接插管术（经口或经鼻）。
• 纤维内镜辅助下通过声门上设备 (LMA、ILMA、I-Gel) 插管术。
• 联合技术。
• 逆行纤维内镜插管术。

(一)清醒纤维内镜插管术

清醒纤维内镜插管 (AFI) 时通常给予患者适量的镇静药和局麻药。故行纤维内镜辅助气管插管时患者无明显不适感或疼痛。

确保清醒纤维内镜插管成功的重要因素：

• 气道评估。
• 备用方案。
• 解释和知情同意。
• 术前用药。
• 监测（包括镇静）。
• 吸氧。
• 清醒镇静。
• 上呼吸道的局部麻醉。

1. 气道评估

两个问题需要回答：患者需要清醒插管吗？预计清醒纤维内镜插管是容易还是困难？

通过超过 800 例清醒纤维内镜插管的操作和教学，我们观察到：

当患者只有骨性解剖问题时，如颞下颌关节僵硬或强直性脊柱炎等，预计使用传统直接喉镜插管困难者，在清醒状态使用纤维内镜通常可以很容易完成插管（图 13.12）。

对于合并一定程度气道软组织病变，伴或不伴骨性异常，但无上气道梗阻症状和体征的患者：通常气管插管较容易，但有时块状肿瘤的存在或既往手术史可导致困难插管（图 13.13）。出血和分泌物可对局部麻醉造成困难。这些情况对初学者相当具有挑战性。

有软组织病变且伴有上呼吸道阻塞的临床体征（喘鸣）患者的插管是最困难的。其真正的风险在于气道缩窄造成的完全性气道阻塞（类似瓶子里的软木塞）。每位患者都要进行个体化的气道评估，在某些情况下，清醒纤维内镜插管可能是禁忌证。最好避免使用镇静剂，插管必须由一个熟练内镜操作的麻醉医师来完成。

2. 拟定备用方案

绝不能认为 AFI 总是会成功的，一定要有备用方案。可能需要资深同事或外科医生参与合作。

(a)

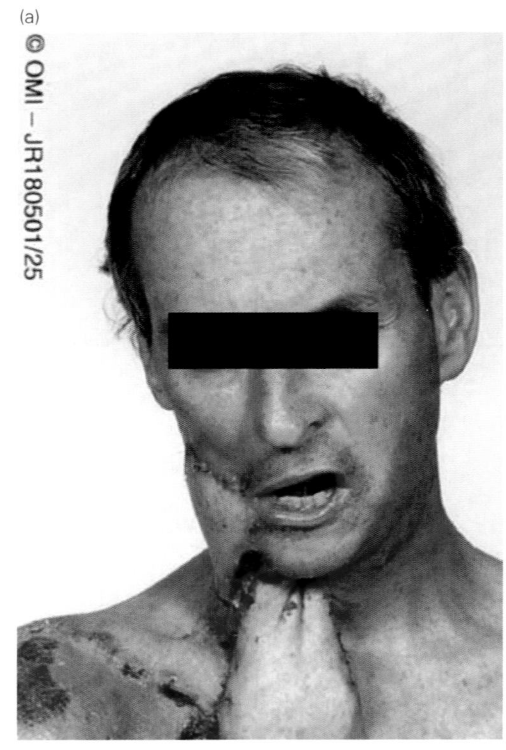

(b)

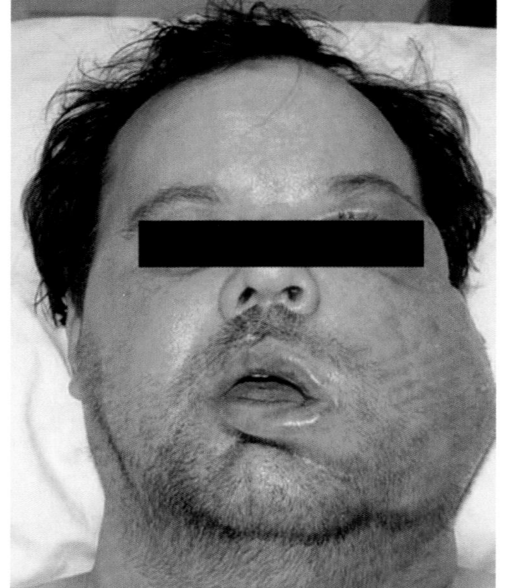

图 13.13 预期困难插管：软组织畸形。(a) 患者由于口腔癌症手术和放疗及多个自由皮瓣手术后张口受限。(b) 牙脓肿导致软组织水肿及张口受限。

3. 解释和知情同意

我们认为这是很有用的。向患者解释什么是气管插光，为什么要插管，在正常气道患者中如何进行插管操作。然后解释该患者麻醉诱导后插管存在的困难及清醒纤维内镜插管的安全性等。让患者放心操作过程中他们并不是完全清醒的，患者会处于镇静状态且无不适感，绝大部分患者没有记忆。还要详细解释局部麻醉技术，告知患者局麻药可以减少手术不适，但并非完全没有感觉。同样，告知患者置入导管过程有时不太舒服也很重要。可将这个过程与上消化道内镜检查 (大部分患者很熟悉) 类比，但要强调纤维内镜是细得多的管道。一旦气管导管插管成功，他们将立即接受全身麻醉。谈话过程不仅向患者解释了操作过程，更重要的是和患者建立融洽的关系。谈话后一定要正式签署同意书，口头还是书面同意取决于当地医院政策。

4. 术前用药

在操作前 1 小时可以给抗胆碱能药，如东莨菪碱 (0.2mg 肌内注射) 或格隆溴铵 (0.2 mg 肌内注射)。不仅减少气道分泌物 , 而且能使气道黏膜和局麻药很好地接触，达到很好的麻醉效果，同时也可以改善视野。某些患者可应用抗焦虑药物如羟基安定和预防误吸的药物 (雷尼替丁或奥美拉唑)。

5. 监测

必须进行标准麻醉监测，包括连续心电图、脉搏血氧饱和度和无创血压。当插管完成后应使用二氧化碳分析仪来确认导管的位置。

应该连续监测患者意识状态以达到所需的镇静水平。清醒镇静的目的是使患者放松、安静，能够对口头命令或温和的物理刺激做出适当的反应。过度镇静将导致气道阻塞、缺氧和心肺功能抑制，可能导致患者意识模糊、躁动和不合作。另一方面镇静不全和局部麻醉不完善也可能导致患者不适和烦躁不安。

6. 吸氧

整个操作过程都应给患者吸氧。在经口纤维内镜插管过程中，氧气最好由鼻给予。经鼻纤维内镜插管时，通常在实施表面麻醉时用普通面罩供氧。鼻腔麻醉后 , 我们轻轻将吸引管插入一侧鼻孔，然后和氧气输送管连接。有些操作者更喜欢通过纤维内镜的工作通道供氧。

(a)

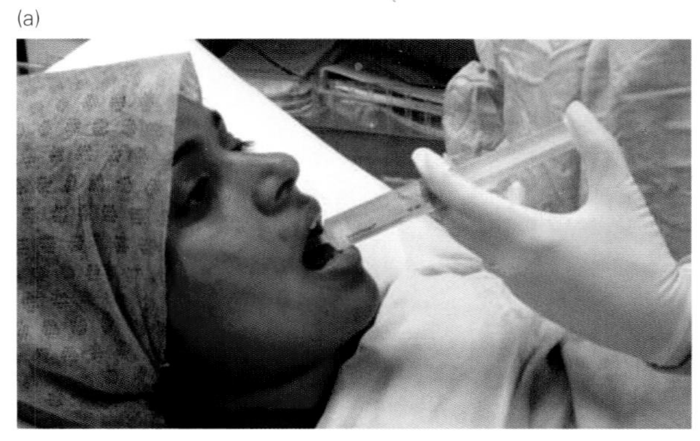

(b)

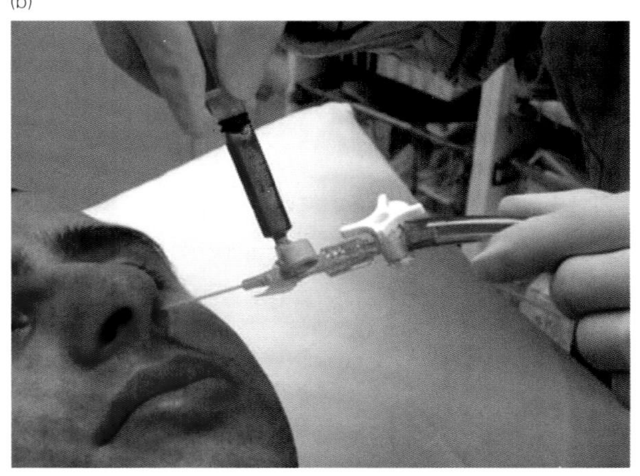

图 13.14　(a) 直接将 2% 利多卡因凝胶通过注射器注入口腔。(b) 应用 20G 静脉套管针导管连接到绿色氧气管直接把局麻药喷入（麦肯齐喷雾技术）。在 2 ～ 4L 氧气驱动下产生喷雾，把局麻药喷于口腔或鼻腔内。

(a)

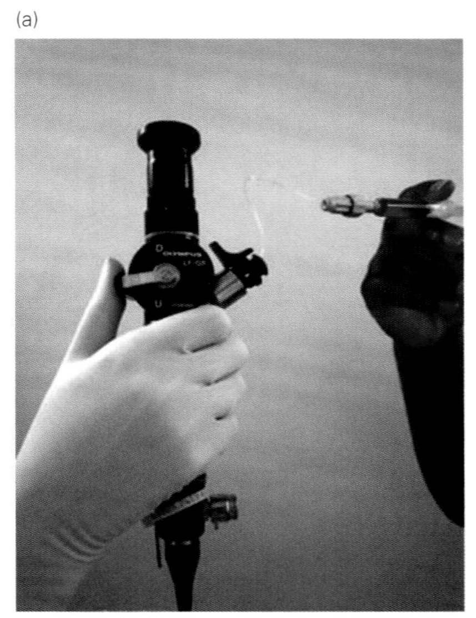

(b)

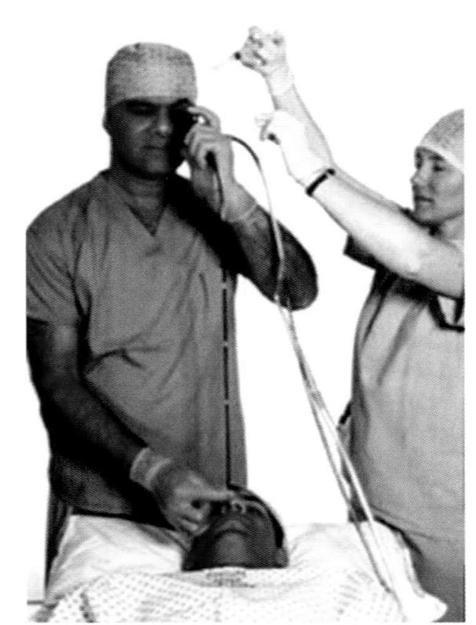

图 13.15　SAYGO 技术：(a) 4% 利多卡因抽入 2mL 注射器，和纤维内镜工作通道预置的 16 G 硬膜外导管相连。(b) 将硬膜外导管尖端伸出纤维内镜尖端后，训练有素的助理通过硬膜外导管慢慢滴注局麻药。

7. 清醒镇静

清醒镇静的目标是使患者放松和合作，能回答口头命令，并保护其气道。若干种药物，如咪达唑仑、芬太尼、阿芬太尼、瑞芬太尼和异丙酚可以用来实现这一目标。我们建议使用异丙酚靶控输注 (TCI) 浓度 0.5 ～ 1.5μg/mL 或瑞芬太尼 TCI 浓度 3.0 ～ 3.5 ng/mL。TCI 较易滴定，且可提供稳定的镇静水平。异丙酚具有遗忘、对操作过程很少回忆的优势，特别是联合使用小剂量咪达唑仑（1 ～ 2mg）。而瑞芬太尼能为插管提供更好的条件，因为它可以抑制呕吐和咳嗽反射。过度镇静会导致患者不合作和缺氧以及潜在的气道失保护，必须不惜一切代价避免。

8. 上呼吸道的表面麻醉

对于任何清醒插管技术，上呼吸道表面麻醉都是核心 (图 13.14)。既往曾使用神经阻滞，但现在已很少使用。目前更常用的技术是使局部麻醉药直接溶液作用于黏膜。可以通过应用注射器 (利多卡因凝胶) 或喷雾器，如 Moffatiser 或 Mackenzie 喷雾完成。

或者可以通过纤维内镜的工作通道喷局麻药（边进镜边喷药，SAYGO 技术）(图 13.15)。

利多卡因在鼻咽吸收较差 (大部分被咽下)。

清醒纤维内镜插管的技巧

- 建立静脉通道，实施全套标准监测。
- 通过面罩或鼻导管供氧。
- 静注格隆溴铵 0.2mg，必要时加用咪达唑仑 1 ～ 2mg。
- 初始丙泊酚 TCI 0.5 μ g/ml 或瑞芬太尼 TCI 3ng/mL。然后每次增加 0.1 ～ 0.2 μ g/mL，滴定至理想镇静水平。
- 表面麻醉：建议使用含 5% 可卡因 2mL (100mg) 喷雾器喷鼻腔，4% 利多卡因喷口咽部。其他常用的药物包括去氧肾上腺素与利多卡因合剂 (5% 利多卡因混合 0.5% 盐酸去氧肾上腺素)，其有效性与可卡因相同且更安全。
- 轻轻地吸引咽喉后部评估呕吐反射。若选择口腔路径插管则需插入一个伯曼通气道或牙垫。
- 理想体位是患者坐位，操作者面对患者。一方面患者舒适，另一方面便于操作者操作时观察患者反应并与患者交流。
- 经鼻腔或口腔路径实施内镜操作。
- 一旦会厌进入视野，缓慢前进，直视下通过工作通道喷局部麻醉药 (SAYGO)。我们发现利用通过工作通道的硬膜外导管能更直接地进行喷雾且泄漏很少一定要确保局部麻醉药喷雾在声带及其周围组织，达到良好的声门和声门下麻醉。
- 纤维内镜继续前进通过声门进入气管内并定位在隆突之上。
- 此时有必要告知患者这个阶段可能会稍微不舒服或出现咳嗽。然后再将气管导管顺着纤维内镜置入气管内，同时确保在置管过程中纤维内镜尖端不接触到隆突。
- 如果置管过程中遇到任何阻力则将导管后退或逆时针旋转 90°。
- 轻轻退出纤维内镜，用二氧化碳分析仪确认导管位置，患者麻醉后再将气囊充气。

文献中使用的最大剂量为 9mg/kg (英国胸科学会建议的上限为 8.2 mg/kg)。

（二）非清醒纤维内镜插管术（麻醉患者纤维内镜插管术）

基本要求如下：

- 确保患者始终处于麻醉状态 (避免知晓)，可使用 TIVA 技术。
- 充分氧合和通气，可通过使用通气道 / 声门上装置达到。
- 保证气道通畅：可上提下颌拉出舌体，使用杜瓦氏钳或使用气道装置 / 喉罩通气。
- 局部麻醉药或肌肉松弛剂抑制上呼吸道反射。

1. 直接技术

如前所述，纤维内镜插管可以直接通过鼻腔或口腔完成。

2. 纤维内镜辅助下声门上装置插管术

如 Silk 等所描述的纤维内镜可用于引导气管导管通过声门上装置如喉罩 (LMA) 或插管喉罩

(a)

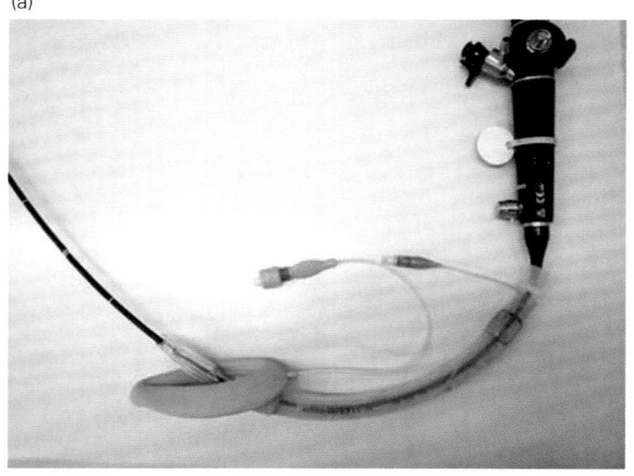

(b)

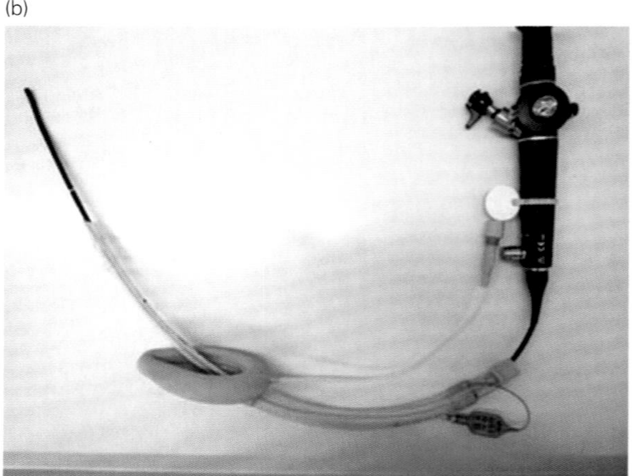

图 13.16　(a) 光导纤维内镜经 LMA 插管术。用于气管插管的气管导管完全插入时末端只有 2 ～ 3cm。这使得气管导管的气囊可能位于声带处而造成损伤。(B) 使用更长的导管可以克服这个问题如经鼻异形导管。导管完全插入时远端约 8cm 长便于气管插管。

(ILMA) 来完成气管插管。对于未预料到的困难插管，困难气道协会指南建议的 B 计划即为通过声门上装置插管。如果预期困难气道用传统喉镜方法插管失败，这将是一个很好的补救措施。此技术有两个主要优势，一是使用此技术时声门上设备可以用来供氧和通气，二是血液或分泌物会增加直接纤维内镜插管的难度而声门上装置可将声门与其隔离开来。

3. 纤维内镜辅助下通过喉罩插管术

已发表的病例报告中，喉罩或探条辅助盲插气管导管的成功率为 30% ～ 90% 不等。盲插技术可能导致创伤和出血，使后续的纤维内镜插管无法实施。纤维内镜辅助下通过喉罩插管是相对简单，其成功与否很大程度上取决于选择合适的设备。

三个主要注意事项如下：

导管尺寸：内径大于 6.5mm 的气管导管很难通过喉罩，即使是 5 号喉罩。理论上 3 号或 4 号 LMA 最好选用内径 5.5 ～ 6.0mm 的导管。

导管长度：喉罩末端距声带的距离男性是 27 ～ 28cm，女性是 26 ～ 27cm。大多数标准未经加工的导管长度是 27 ～ 28cm，若用于经喉罩插管可能过短，充气的气囊位于声带处会导致损伤。Mallinckrodt 加强管 (FlexilumTM) 长 33cm，是理想的选择，但它必须不断旋转前进，因此近端可能有数个弯曲导致远端绕转 (图 13.16)。对 Flexilum 管来说 5 号喉罩的柄太长，使用前必须把柄截去 5cm。其他合适的导管还有经鼻异形导管 (约 32cm 长) 或显微喉镜检查管 (MLT)。

移除 LMA：一旦插管成功后建议将气囊放气并将 LMA 保持在原位上。由于 LMA 的柄太短，任何试图移除 LMA 的操作都可能导致气管导管被拔出。

上述通过 LMA 直接纤维内镜插管的缺点可以通过两步法（使用 Aintree 插管导管或橡胶弹性探条）来克服 (内镜视野下引导到气管，或作为交换导管)。

4. 通过喉罩纤维内镜插管术技巧

• 常规准备纤维内镜，插管之前先将气管导管套在纤维内镜上。

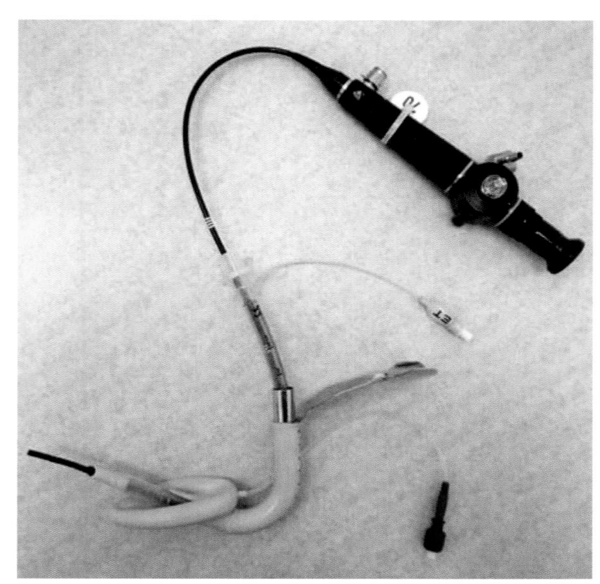

图 13.17　插管型喉罩通气（ILMA）与专用管。光导纤维内镜引导下经 ILMA 气管插管成功率很高，在盲探技术中应用良好。

• 放置喉罩。

• 确保喉罩位置正确，患者可充分通气。

• 通过喉罩管进镜，并在喉罩的引导下通过喉部进入气管，直到看见隆突。若内镜通过喉罩而没有看到声门时，可轻轻地向两侧调整 LMA 直到看到声门。

• 通过纤维内镜将气管导管置入气管。

• 用纤维内镜和二氧化碳分析仪确认导管的位置。

• LMA 气囊放气并保持喉罩在原位，同时保证导管在喉罩管内不滑出。

• 注意：重要的是要确保纤维内镜和气管导管有足够的润滑，在置管时导管的尖端添加润滑剂，确保导管顺利通过纤维内镜和喉罩管。

5. 纤维内镜辅助下经插管喉罩插管术 (图 13.17)

ILMA 是一种特殊设计的喉罩，旨在帮助盲探插管，报道成功率高达 96%。有小部分 (10% ～ 14%) 的患者要尝试 2 ～ 3 次才能成功插管甚至插管失败，因为尽管反复操作，气管导管仍会进入食道。联合使用纤维内镜与 ILMA 可以解决这个问题，有报道其一次性成功率达 100%。

6. 经 ILMA 纤维内镜插管技巧

• 确保 ILMA 喉罩位置正确，患者可以充分通气。

• 插入 ILMA 导管，直到标记在导管上的水平线在 ILMA 柄的边缘(此时导管尖端刚好在会厌提升栅栏(EEB)上。

• 置入内镜。

• 经 ILMA 柄推进内镜，引导其到达导管远端开口里侧。

• 视野下推动导管，当导管抬起 EEB 时，可见喉部。

• 如果没有看到声门，轻轻地将 ILMA 向两侧移动直到看到声门。

• 继续推进内镜，使其通过声门进入气管。

• 通过纤维内镜将气管导管置入气管。

• 用纤维内镜和二氧化碳分析仪确认导管的位置。

• 最后移除 ILMA。

7. 联合技术

大量的分泌物或出血会干扰纤维内镜操作，在这种情况下 Macintosh 喉镜可以与纤维内镜联合使用。直接硬质喉镜能帮助上提舌体和会厌，有助于看到声带。

(三)逆行纤维内镜插管术

对一些不能暴露上呼吸道的患者要采用逆行纤维内镜插管技术。该技术包括环甲膜穿刺置入 20G 套管，轻柔地经口置入导丝，导丝进入内镜工作通道，直到伸出工作通道远端。直视下纤维内镜沿导丝进入气管，直到看见 20G 套管。慢慢退出套管和导丝，然后进镜至隆突上，气管导管如上述沿纤维内镜置入。

六、要点

• 了解设备，熟悉气道解剖，良好的内镜检查技能，正确的选择导管和置管路径对于纤维内镜插管成功至关重要。

• 严重的组织水肿或损伤影响纤维内镜的操作，因为内镜检查要有一个足够的可视空间，要避免血液或其他体液干扰。

• 清醒纤维内镜插管仍是预期困难气道患者气管插管的金标准。

(朱志兵 杜鹃 译 罗爱林 李民 校)

推荐读物

Asai T, Shingu K. (2004). Difficulty in advancing a tracheal tube over a fibreoptic bronchoscope. Incidence, causes and solutions. *British Journal of Anaesthesia*, **92**, 870–881.

Ashchi M, Wiedemann HP, James KB. (1995). Cardiac complication from use of cocaine and phenylephrine in nasal septoplasty. *Archives of Otolaryngology-Head Neck Surgery*, **121**, 681–684.

British Thoracic Society. (2001). Guidelines on diagnostic flexible bronchoscopy. *Thorax*, **56**, i1–i21.

Cara DM, Norris AM, Neale LJ. (2001). Pain during awake nasal intubation after topical cocaine or phenylephrine/lidocaine spray. *Anaesthesia*, **87**, 549–558.

Cook TM, Asif M, Sim R, Waldron J. (2005). Use of a Proseal laryngeal mask airway and a Ravussin cricothyroidotomy needle in the management of laryngeal and subglottic stenosis causing upper airway obstruction. *British Journal of Anaesthesia*, **95**, 554–557.

Henderson JJ, Popat MT, Latto IP, Pearce AC. (2004). Difficult Airway Society guidelines for management of the unanticipated difficult intubation. *Anaesthesia*, **59**, 675–694.

Jones HE, Pearce AC, Moore P. (1993) Fibreoptic intubation. Influence of tracheal tube design. *Anaesthesia*, **48**, 672–674.

Knolle E, Oehmke MJ, Gustorff B, Hellwagner K, Kress HG. (2003). Target-controlled infusion of propofol for fibreoptic intubation. *European Journal of Anaesthesiology*, **20**, 565–569.

Makaryus JN, Makaryus AN, Johnson M. (2006). Acute myocardial infarction following the use of intranasal anaesthetic cocaine. *Southern Medical Journal*, **99**, 759–761.

Maktabi MA, Hoffman H, Funk G, From RF. (2002). Laryngeal trauma during awake fiberoptic intubation. *Anesthesia and Analgesia*, **95**, 1112–1114.

Marfin AG, Iqbal R, Mihm F, Popat MT, Scott SH, Pandit JJ. (2006). Determination of the site of tracheal tube impingement during nasotracheal fibreoptic intubation. *Anaesthesia*, **61**, 646–650.

Ovassapian A. (1996). *Fibreoptic Endoscopy and the Difficult Airway*. 2nd Ed. Philadelphia: Lippincott-Raven.

Popat M. (Ed.). (2009). *Difficult Airway Management*. Oxford: Oxford University Press.

Popat M. (2001). *Practical Fibreoptic Intubation*. Oxford: Butterworth-Heinemann.

Rai MR, Parry TM, Dombrovskis A, Warner OJ. (2008). Remifentanil target-controlled infusion vs. propofol target-controlled infusion for conscious sedation for awake fibreoptic intubation: Double-blinded randomized controlled trial. *British Journal of Anaesthesia*, **100**, 125–130.

Silk JM, Hill HM, Calder I. (1991). Difficult intubation and the laryngeal mask. *European Journal of Anaesthesiology*, **4**, 47–51.

Wylie S, Calder I. (2008). Flexible fibreoptic intubation. *Anaesthesia and Intensive Care Medicine*, **9**, 358–362.

网站

Oxford Region Airway Group (ORAG) www.orag.co.uk

Difficult Airway Society (DAS). UK. www.das.uk.com

第 14 章

气管插管："盲探插管"法

Brian Prater, Adrian Pearce

直接喉镜法是气管插管最常用的方法，对有经验的麻醉医师来说其成功率高，并发症发生率低。然而所有气管插管方面的大型研究都表明由于无法直接窥视会厌，插管均存在一定的失败率。在此种情况下完成气管插管，就要通过"盲探插管"技术（即在没有直接或间接看到咽喉的情况下把气管导管置入气管内），或通过"可视"技术间接获得咽喉图像来指导气管插管。

无论是直接或间接可视技术，由于其插管的失败率较低，且与插管相关的喉损伤小，现已成为核心操作。而盲探插管被认为是"次优"技术，将直接或间接可视喉镜作为首选计划时，作为 B 计划的盲探插管技术几乎没有意义。但是在没有直接喉镜替代设备的时代，盲探插管技术得以充分发展，并且在有经验的麻醉医生应用中非常有效。如今盲探插管技术的吸引力在于其可在插管设备有限或缺乏时使用。在发展中国家或发达国家的医疗保健领域，如院前或医院病房，插管设备是有限的，盲探插管技术尤其有用。当气道中的分泌物或血液限制可视辅助效果时，盲探插管技术也可能很有价值。盲探插管技术依然在英国 CCT 培训大纲中，并可以分成四类（表 14.1）。

表 14.1　盲探插管技术分类

技术	原理
盲探经口或鼻	前进中通过手指触诊或呼吸音的变化来判断喉的位置
逆行	从气管或环甲膜逆行放置引导导管到口腔，导管顺着引导导管插管
光引导	带光尖端的导管或管芯盲插进入口咽，通过透射光来调整导管通过喉
插管型喉罩	通过专门设计的声门上气道设备插管

一、经口腔或鼻腔盲探插管

第一个盲探插管技术是 Macewen 于 1880 年描述的经口触觉方法。此方法需要操作者的手指在咽部触诊喉头，随后手指作为向导，指导气管导管进入声门。目前，除去特殊情况，经口盲探插管法很少应用，且已不再广泛传授。

相比之下，麻醉或清醒的患者选择经鼻盲探插管仍然是一个流行且相对成功的技术。型号和长度合适的导管在良好的润滑后，先缓慢通过前鼻孔，轻轻地进入鼻咽部和声门上区域，导管再向前通过声门，进入气管。清醒或麻醉的患者，通过倾听导管传出的呼吸声、观察储气囊的运动或二氧化碳波形来引导气管导管通过声门。应避免反复尝试，以减少气道损伤、出血及水肿的可能。对于成功的经鼻盲探插管管有许多窍门，特别是轻微头部或颈部的运动、气管导管套囊的部分膨胀（这是一个真正的临床技能）。在 29 章将做更全面的描述。

二、逆行插管

引导导管从气管向头方向逆行插入，再引导气管导管通过正常序列解剖结构顺行完成插管，逆行插管这一术语描述并不是很确切，也许更应该称为引导盲探插管或经喉插管。这一主题最近进行了综述，详细描述了多项技术与并发症 (2009 年麻醉杂志）。

1960 年巴特勒和西里洛第一次描述和使用术语"逆行插管"。这两个主要从事头颈部手术的麻醉医师，他们面临术后早期需要再次手术的患者这一难题。他们是这样描述此技术的：通过愈合的气管造口瘘管将引导管置入口腔，在其引导下完成气管导管插管。之后在非洲工作的沃特斯,第一个描述使用 Tuohy 针的盲探插管技术:先用 Tuohy 针进行环甲膜穿刺,通过针把几码长的硬膜外导管送入口咽,再用特殊的钩子将硬膜外导管从口咽处拉出,以硬膜外导管引导气管导管通过声门。当气管导管的顶端到达环甲膜穿刺部位后,将硬膜外导管从口腔(或切口)撤回,而气管导管则继续进入气管。

沃特斯非常成功地在清醒和麻醉患者完成了依赖手中基本设备行环甲膜穿刺的基本和经典的盲探插管技术。环状软骨气管韧带也可进行穿刺。硬膜外导管并不理想,因为在喉水平面通过它滑入气管导管还是相当困难的。由于大量的创新和研发,已经有了商用的逆行插管套件。

库克医疗公司 (www.cookmedical.com) 提供了能放置 2.5mm、4.0 mm 和 5.0 mm 气管导管的逆行插管套件。它们包括一个通过金属丝以加强的导管,并为气管导管提供了更大支撑。其他的用以加强导丝的导管是输尿管或放射学上的支架管。逆行插管套件的组件如图 14.1 所示,表 14.2 为经典的逆行插管步骤,其细节操作及培训视频可在互联网上找到。逆行金属丝可在直接喉镜下在口咽处(对着后咽壁)发现,用 Magill 钳拖出,如果是 J 形尖端

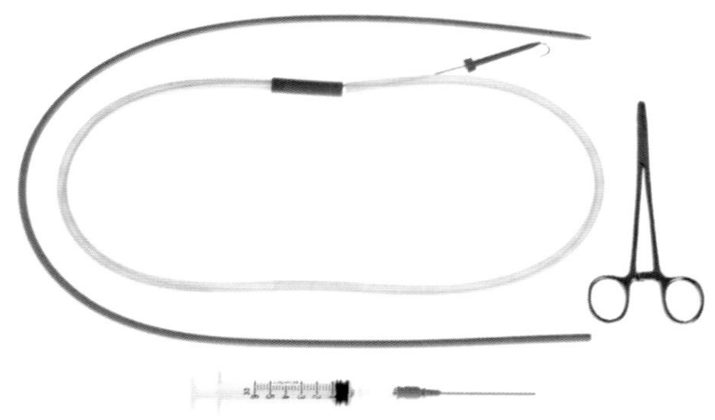

图 14.1 库克逆行插管的组件工具。

表 14.2 经典逆行插管技术步骤

颈过伸
环甲膜定位 (CTM)
用手固定喉头
通过 CTM 向头部插入套管
通过套管向前植入引导丝
在口咽找到引导丝(Magill's 钳)
用加强引导管覆盖引导丝
气管导管顺着加强导管前进直到尖端抵达 CTM 内壁
撤出引导丝,推进气管导管进入气管

就更容易撤回导丝。一个可供选择的方法是向前输送逆行金属丝直到其通过鼻子出来。在一般情况下,直径小的气管导管不易滞留在喉腔。

(一)光导纤维内镜辅助逆行插管

将盲探和可视技术相融合的插管技术中,引用经典的逆行技术使用通过口腔或鼻腔的导丝进入纤维内镜的工作通道,纤维内镜沿着导丝前进直到显示环甲膜内表面处,将导丝撤回到纤维内镜中,但不要使纤维内镜的前端偏离声门的位置。一旦导丝完全从纤维内镜撤回,将纤维内镜向远端的气管推进,通过纤维内镜完成气管插管。导丝应该是从纤维内镜的工作通道处出来而不是从颈部出来,这样可防止导丝将口腔细菌播种到颈部组织。

如果纤维内镜可用,逆行导丝辅助插管技术就不是首选。但是如果首选纤维内镜插管因无法定位声门而失败,那么这项技术就可作为备选计划。

(二)逆行牵拉插管技术

另一个逆行插管技术就是使用逆行引导管将气管导管拉入气管。硬膜外导管或长丝 / 尼龙缝线逆行插入并回到口腔,然后系在气管导管的墨菲眼上,通过它作引导牵拉气管导管通过声门,气管导管和缝线一起进到气管内。缝线可被切断,拔管后保留缝线也是很有用的,因为如果需要再插管时可再次作为引导。

(三)禁忌证与并发症

逆行技术相对禁忌证:颈部解剖结构不清,颈部感染,出血倾向或声门异常者。并发症包括插管失败、声带损伤、出血、感染和皮下气肿。

三、光棒引导插管

喉部是一个表浅的组织。光棒引导插管的原理是把灯焊接在导管的尖头上再在口咽操作,直到在喉的外部看到光。有综述详细地讲解了透照法的发展史,从 1959 年 Yamamura 最初描述,到最近流行的新型光棒。Hung 在 1995 年对新型光棒进行了描述。该设备包括了含有电池的手柄、半韧性金属导芯和尖端带有光源且中空可弯曲的光棒。该

设备是将导芯与光棒组装再与手柄连接。气管导管斜面向上，套上光棒，固定在手柄 15mm 的底座上。在光棒远端的一部分被手动塑形成曲棍球棒形状之前，光棒可根据气管导管不同长度调整。

保持患者的头处于中立位，光棒通过口腔进入 (图 14.2)，向环甲膜方向移动。当设备尖端刚好在声带下方时，通过环甲膜 (外部) 可以看到设备明亮的透射光斑 (图 14.3)。当插管器肯定导管尖端通过了声门后，探针后退的同时导管前进。松开固定夹，释放气管导管，退出新型光棒。

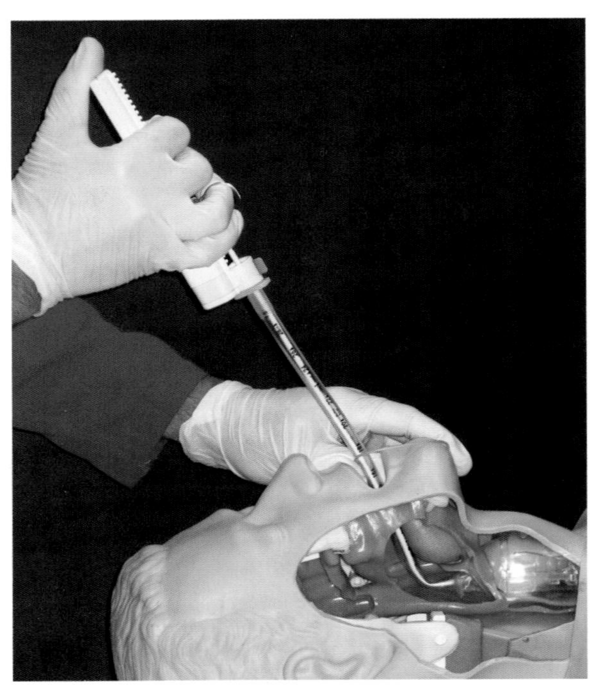

图 14.2　组装的光棒插管。

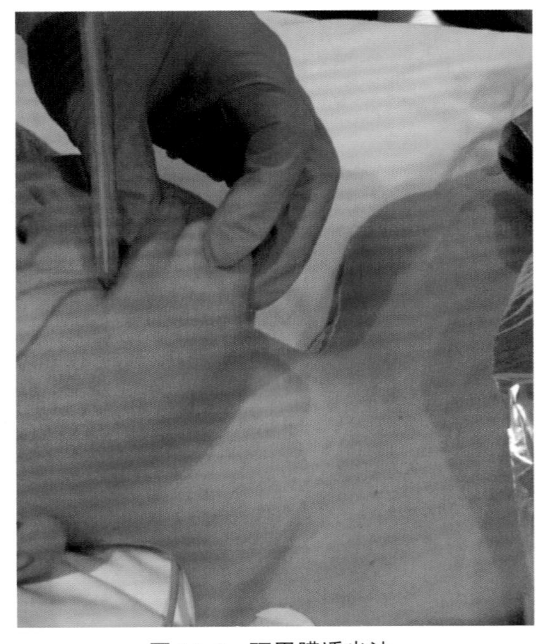

图 14.3　环甲膜透光法。

该设备可以放在口袋里，清醒或麻醉患者在紧急或择期的情况均可使用。在北美和荷兰备受欢迎，许多文献报道其插管成功率很高。一项 206 例预期困难插管的患者使用该设备的研究中发现仅有 1% 的失败率，平均插管时间只有 26 秒。禁忌证是存在声门上 / 声门的病变或无法观察环甲膜。新型光棒的时代可能已经过去，但一篇 2001 年评论文章显示了在熟练者手中盲探插管技术有多么成功。

光引导插管也可通过声门上气道设备完成。最近开发的“盲探插管装置”(BID)，组合了声门上气道设备和食管设备，其导管尖端也带有光源。稍做一些修改也可用在经鼻插管。

四、喉罩插管

使用声门上气道设备插管是一项有用的技术，在困难气道协会指南中列为直接喉镜插管失败后

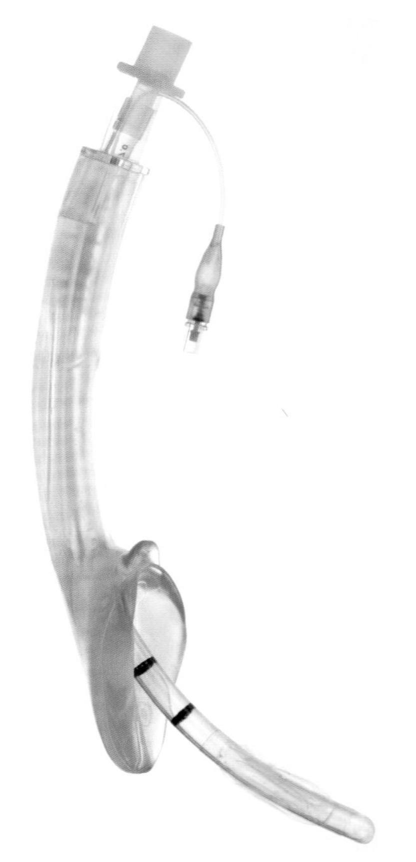

图 14.4　通过 I-Gel 喉罩的 7.0mm 气管导管。

的 B 计划。该组合设备能提供通气、确保氧合和完成吸入麻醉,对插管困难的管理非常有帮助。声门上气道设备提供了有效肺泡通气及气管插管的通道。

通过经典的喉罩盲探插管的成功率并不理想(50% ~ 90%) 且有局限性。导管的大小受限，3 号或 4 号 LMA 可容纳一个大小为 6.0mm 气管导管，5 号 LMA 可容纳 7.0mm 气管导管。导管必须足够长才能保证导管的气囊完全通过声门。一些加强管可用 (尽管导管接头是固定的),鼻 RAE 管也可用。

后来的声门上气道设备如 I-Gel 喉罩 (图 14.4) 可能更容易进行盲探插管。先放置 I-Gel 喉罩,检查通气,然后将预先润滑的适当尺寸的气管导管通过喉罩柄。用另一只手固定 I-Gel 喉罩,其他的操作跟通过一个标准的声门上气道设备插管差不多。以光导纤维镜为基础的可视技术要比盲探插管有更高的成功率。

经典的盲探经喉罩插管的局限性让 Brain 设计了一个特定的声门上气道设备,即插管型通气喉罩(ILMA)。首先在 1997 年描述,其成套设备如图 14.5 所示。其对经典的喉罩进行了改进,包括高度弯曲的金属杆与 15mm 的连接头连接,便于插入和操纵的手柄,有会厌提升板 (图 14.6),手柄下部与通气罩之间设计为斜坡,用于引导导管,具有一个特制弹簧钢丝管和可拆卸的连接头以及创新性的斜面。导管的斜面设计使得末端可以轻松通过声带,且此设计可通过弯曲纤维内镜因而很受欢迎。应用稳定棒使得插入气管导管后喉罩易于撤除。

设计的 3 号、4 号和 5 号喉罩其对应的气管导管尺寸为 7.0mm、7.5mm 和 8.0mm。每个导管都有条垂直线,在插入时应面向麻醉医师,以正确调整斜面的方向 (图 14.7),还有条水平环形线,表示达到此深度时导管末端已开始推开会厌提升栅栏。原装 ILMA 通过蒸汽消毒灭菌,其导管可重复使用 10 次,喉罩可重复使用 40 次。最近研发出许多一次性使用的 ILMA 喉罩和导管。

ILMA 插管技术就是给患者选择适当的喉罩和气管导管。一般来说，3 号喉罩适合 30kg ~ 50kg 的儿童，4 号喉罩适合 50 ~ 70kg 成人，5 号喉罩适合 70 ~ 100kg 成人。其插入技术不同于经典喉罩，平行握着手柄且稍高于胸骨,喉罩的尖端进入口腔,以半圆形方式移动手柄推进喉罩至合适的位置,直到手柄贴近脸上方。套囊充气不应超过 60 cmH_2O。是否成功通气靠胸廓运动和二氧化碳波形图来判断。一旦通气成功,患者适当氧合后,断开呼吸系统连接,将润滑的专用气管导管通过主管,直到水平线,也是 15mm 接头的位置,此时轻轻用力进一步前进,通过会厌提升板,进入气管。当感觉气管导管进入气管后,套囊充气,呼吸系统连接到气管导管接头。胸廓运动和二氧化碳波形图再次确认通气。

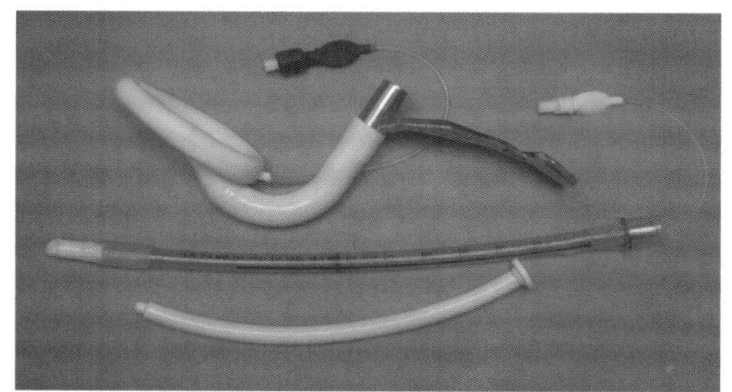
图 14.5　可重复使用 ILMA 的组件。

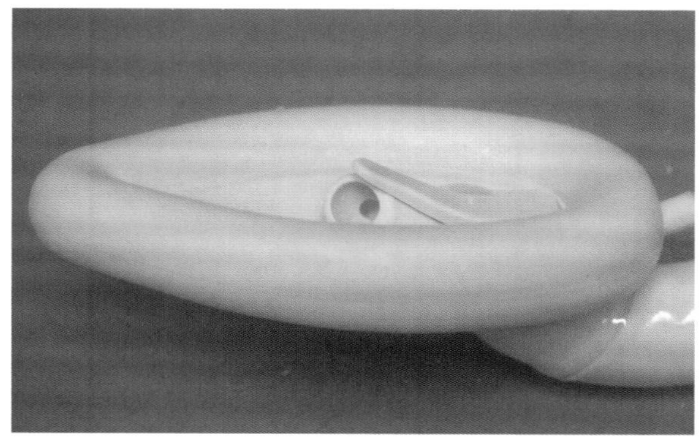
图 14.6　抬高会厌的栅栏。

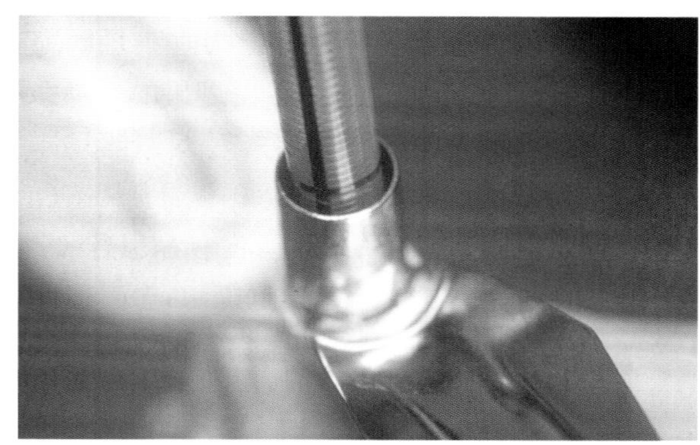
图 14.7　ILMA 水平和垂直线上的气管导管。

如果第一次尝试插管不成功,最好的“窍门”是使用 Chandy Verghese 博士发明的技术，被称为“Chandy 手法”。这一技术，使得喉罩相对喉口获得最佳位置。操作者在放置喉罩时，一只手握住手柄沿矢状轴轻轻地来回移动喉罩，同时另一只手手控呼吸囊达最佳通气，此时喉罩与声门达最佳位置。第二步骤上提喉罩手柄，使喉罩轻轻向前运动。另一个窍门是“上下”手法，喉罩气囊充气后拔出约 6cm，再插一次。这样可以避免会厌被卷入。在喉罩获得最佳通气位置后再插管。一般盲探插管不超过三次，暴力的尝试可能会造成食管损伤。

气管插管成功后（判断标准将在 16 章具体讲解）一般要移除喉罩。ILMA 套囊放气和导管接头撤去。ILMA 按所插入时圆周运动的反向运动进行撤离。稳定棒用于在喉罩撤除过程中固定气管导管，防止导管移位。可能的情况下在口咽部用手指抓住气管导管，再完全撤掉喉罩。接上导管接头，重新建立通气。

许多研究表明，使用 ILMA 是盲探插管最有效的方法。实际上所有的患者用喉罩通气都是可能的，尽管有些研究显示第一次使用 ILMA 插管成功率低至 50% ～ 60%，但三次尝试插入后成功率为 95% ～ 99%。如果盲探插管失败就要采取可视技术方案，可使用纤维内窥镜通过导管或 CTrach 喉罩进行插管（见第 15 章）。

五、要点

- 盲探插管技术是有价值的。
- 对于有经验麻醉医师经鼻盲探插管成功率很高。
- 逆行插管是一个快速且安全的技术。
- 插管型喉罩是最有效的盲探插管管装置。
- 通过声门上气道插管是英国气道指南的核心部分。

（朱志兵 杜鹃 译 陈向东 李民 校）

推荐读物

Agro F, Hung OR, Cataldo R, Carassiti M, Gherardi S. (2001). Lightwand intubation using the Trachlight: A brief review of current knowledge. *Canadian Journal of Anesthesia*, **48**, 592–599.

Caponas G. (2002). Intubating laryngeal mask airway. *Anaesthesia Intensive Care*, **30**, 551–569.

Cheng KI, Chang MC, Lai TW, Shen YC, Lu DV. (2009). A modified lightwand-guided nasotracheal intubation technique for oromaxillofacial surgical patients. *Journal of Clinical Anesthesia*, **21**, 258–263.

Chung YT, Sun MS, Wu HS. (2003). Blind nasotracheal intubation is facilitated by neutral head position and endotracheal cuff inflation in spontaneously breathing patients. *Canadian Journal of Anesthesia*, **50**, 511–513.

Cook Medical Educational Videos. Available at: http://www.cookmedical.com/cc/educationResource.do?id=Educational_Video.

Davis L, Cook-Sather SD, Schreiner MS. (2000). Lighted stylet tracheal intubation: A review. *Anesthesia Analgesia*, **90**, 745–746.

Dhara SS. (2009). Retrograde tracheal intubation. *Anaesthesia*, **64**, 1094–1104.

Gerstein NS, Braude DA, Hung O, Sanders JC, Murphy MF. (2010). The Fastrach intubating laryngeal mask airway: An overview and update. *Canadian Journal of Anesthesia*, **57**, 588–601.

Kapila A, Addy EV, Verghese C, Brain AI. (1997). The intubating laryngeal mask airway: An initial assessment of performance. *British Journal of Anaesthesia*, **79**, 710–713.

Lechman MJ, Donahoo JS, Macvaugh H. (1986). Endotracheal intubation using percutaneous retrograde guidewire followed by antegrade fibreoptic bronchoscopy. *Critical Care Medicine*, **14**, 589–590.

LMA Fastrach Maneuvres guide. Available at: http://www.lmaco.com/docs/Fastrach_Maneuvers_Guide.pdf.

Reardon RF, Martel M. (2001). The intubating laryngeal mask airway: Suggestions for use in the emergency department. *Academic Emergency Medicine*, **8**, 833–838.

Sun Y, Jiang H, Zhu Y, Xu H, Huang Y. (2009). Blind intubation device for nasotracheal intubation in 100 oral and maxillofacial surgery patients with anticipated difficult airways: A prospective evaluation. *European Journal of Anaesthesiology*, **26**, 746–751.

Timmermann A, Russo SG, Crozier TA, Eich C, Mundt B. (2007). Novices ventilate and intubate quicker and safer via intubating laryngeal mask than by conventional bag-mask ventilation and laryngoscopy. *Anesthesiology*, **107**, 570–576.

Waters DJ. (1961). Guided blind endotracheal intubation. *Anaesthesia*, **18**, 158–162.

Weksler N, Klein M, Weksler D, Sidelnick C, Chorni I, Rozentsveig V. (2004). Retrograde tracheal intubation: Beyond fibreoptic endotracheal intubation. *Acta Anaesthesiologica Scandinavica*, **48**, 412–416.

Young B. (2003). The intubating laryngeal-mask airway may be an ideal device for airway control in the rural trauma patient. *American Journal of Emergency Medicine*, **21**, 80–85.

第15章 气管插管：硬质间接喉镜插管

Ankie E. W. Hamaekers, Pieter A. J. Borg

直接喉镜是气管插管最常用的方法（第十二章）。然而直视声门并不总能实现，插管可能会失败。或者插管成功了，但是是以并发严重咽喉部损伤、低氧血症、血流动力学波动，误吸以及术中知晓为代价（第十一章）。如果直接喉镜检查无法完成气管插管，可行的替代方法有：

- 盲探插管（第十四章）。
- 纤支镜技术（第十三章）。
- 硬质间接喉镜技术。

一、硬质间接喉镜

间接喉镜是指通过反射镜、棱镜、光导纤维束或视频技术将声门的影像显示在插管用具的目镜或显示器屏上。软性间接喉镜（纤支镜气管插管）已在第13章描述。硬质间接喉镜是指装置中的某个部分如镜片、管芯或导管具有足够的硬度从而使口咽部组织局部回缩，用以提供声门的影像。全身麻醉时当遇到意想不到的插管失败或直接喉镜插管困难时，硬质间接喉镜具有可比拟纤支镜的优势。

于1956年报道，Siker喉镜是第一种协助气管插管的硬质间接喉镜。随后几年其他类型硬质间接喉镜陆续被报道，但均没有被广泛用于临床实践中。近年来，许多硬质间接喉镜出现在市场上，似乎纤支镜插管作为黄金标准正在向其让位。这主要是由于新技术如微型摄像机、屏幕和视频技术的发展以及在气道管理中使用一次性设备的优势。

没有分类的设备不被普遍接受，我们在这里做一个简单的分类：

- 光学探条。
- 带镜片的间接喉镜。

表15.1 硬质间接喉镜的设计和技术特点

光学特性（图像分辨率）	可携带性
视野	清洗/消毒或一次性
亮度和光源	成本
直视或内/外接显示器	可使用的大小范围
有无导管引导系统	防雾系统
探条或叶片的角度	耐久性
叶片厚度	准备时间
探条的柔软性和长度	记录系统

- 导管引导式间接喉镜。

表15.2给出了市售喉镜设备，随着技术的发展表中的设备将被添加和去除。迄今还没有明确的胜利者，而我们在这里介绍的只是一部分最被看好的市售设备的轮廓。

（一）光学探条

硬性（半硬性）光学探条置于气管导管内，引导导管绕过舌后，可看到喉的入口。探条的主干是硬的，具有固定的弧度，或者有个可伸展的角度，插管前用手调整。或者主干具有一个可弯曲的末端，可在插管过程中由近端的一个触发器调节。导管套入管芯后于舌表面中线插入，识别悬雍垂和会厌，并以其作为解剖标志。可通过托起下颌，往外牵拉舌头，或者应用喉镜在咽部创造空间（图15.1）。操纵管芯至会厌下，一旦喉部入口清晰可见，即可在内镜的监视下使气管导管通过声门插入气管。当导管插入气管后，管芯朝向患者胸廓以一个大的弧形退出。一个常见的错误是管芯放置太深达到下咽部。避免的方法是在舌根部旋转管芯，而不是让它向食道方向下沉。其优点是张口困难时仍然可以进行喉镜检查和气管插管，然而提供的视野有限，引导至喉部时可能会有困难。这种硬质管芯（光条）没有一个可用于经鼻插管。

表 15.1　欧洲市售（半）硬质间接喉镜概述

光学探条	
Bonfils intubation endoscope Karl Storz GmbH & Co. KG, Tuttlingen 德国	光纤镜远端固定角度 40° 为磨牙后入路插管设计 . 配备外径 2、3.5 and 5 mm. 近端目镜可移动，曲光校正可调 . 通过镜柄接入氧气可选 . 12 000 像素，远端视角 90°
Levitan FPS scope Clarus Medical, Minneapolis, Minnesota, 美国	短，便携式光纤探条与传统喉镜结合使用。导管需要减至 26cm 适用于探条，根据患者解剖结构可进行 45° 角弯曲，内置一个发光二极管提供照明
SensaScope Acutronic Medical Systems AG, Hirzel, 瑞士	混合 s 形光纤探针 (17 000 像素), 可操纵远端进行 60° 角弯曲。远程光源。相机可安装于目镜
Shikani Optical Stylet Clarus Medical, Minneapolis, Minnesota, 美国	高分辨率 (30 000 像素) 光纤探条，远端可弯曲 70° ~80° (可弯至 120°), 可使用远程光源，标准喉镜镜柄，便携式冷光源。可调氧气端口。有小儿样式
带镜片的间接喉镜	
Coopdech VLP-100 Daiken Medical Ltd, Osaka, 日本	CCD 相机，内置监视器，液晶显示器，与传统喉镜相结合。有儿科 (Miller) 和成人 (Macintosh) 镜片。专用镜片可重复使用，可耐高温高压消毒。锂电池可重复充电
Glidescope® Video Laryngoscope Verathon Medical, Burnaby, 加拿大	可视喉镜，镜片 60° 角可调，有小儿和成人型号，高分辨率相机连接独立监视器
McGrath® series 5 Aircraft Medical Ltd, Edinburgh, 英国	可视喉镜，镜片角度可调节，厚度 12mm，长度可调。1.7 英寸液晶显示器连于镜柄
Truview EVO2 ™ Truphatek International Ltd, Netanya, 以色列	喉镜镜片角度可调，拥有可移动镜头系统，折射远端图像 42° ，近端目镜带照相机系统，有小儿样式可用
C-MAC Video Laryngoscope System Karl Storz GmbH & Co. KG, Tuttlinger, 德国	基于传统喉镜镜片设计，CMOS 微视频相机提供一个增强的视野，连接至远程 7 英寸屏幕，包含一个视频记录系统，可重复使用镜片，防雾化系统
LaryFlex Acutronic MS, Hirzel, 瑞士	传统喉镜改良，镜柄内置光纤通道，远端屏幕提供 17 000 像素图像
导管引导式喉镜	
Airtraq optical laryngoscope Prodol Meditec SA, Vizcaya, 西班牙	一次性喉镜光学系统，带有镜头，反光镜和棱镜。包含一个插管通道系统和防雾化的加热组件，附带无线摄像头，有小儿尺寸大小可用
Airway Scope AWS-100 Pentax Corporation, 日本东京	便携式可视喉镜，CCD 相机，一次性解剖学形态镜片，带有插管通道，可容纳 6.0 ~8.5 ID 气管导管通过
Bullard ™ Elite Circon – ACMI, Stamford, Connecticut, 美国	L 形光纤喉镜，包含插管通道和方便插管的金属探条，电池供电，照相机可连接于近端目镜
LMA CTrach ™ Laryngeal mask company, Henley-on-thames, 英国	插管型 LMA，带有照相机和视频显示功能，详见 14 章
UpsherScope Ultra ™ Mercury Medical, Clearwater, Florida, 美国	便携式光纤喉镜，J 形弯曲镜片，带有插管通道，可供 8mmID 大小导管通过，照相机可拆卸，可消毒

（二）带叶片的间接喉镜

带叶片的间接喉镜可分为基于传统 Macintosh 叶片的硬性间接喉镜 (Coopdech，C-MAC，Laryflex) 或被设计成与解剖形态相符的成角度叶片的硬性间接喉镜 (Glidescope，McGrath)，由中线插入并于舌背旋转 (图 15.2)。允许操作者直接看到声门，因此非常适合直接喉镜检查的教学，并且具有潜在的优势，即在气道有分泌物和血液的时候也可提供直接的视野。

拥有特殊角度叶片的硬性间接喉镜可在屏幕上提供喉部的影像，但不是直接看到声门。而导管插入时需要形成角度，这就需要使用管芯 (图 15.3)。当使用管芯时，重点是观察导管置入口中的位置，直到末端出现在屏幕上 (图 15.4)。如果没有做到这一点可能会导致口咽损伤。很好的暴露喉部并不一定能使插管变得容易，并且事实上还有可能使向前送管时遇到困难。插入导管会遇到阻碍，这是由于管芯的弯曲以及导管与喉部轴线之间的角度导致导管触到喉前壁。管芯向外拔一些，旋转导管可避免撞击气管前壁。移动喉镜叶片末端远离喉入口可提供更广阔的视野，并且还可以通过减小导管前进时与喉部之间的角度来帮助导管插入气管。

（三）导管引导式间接喉镜

具有集成了导管引导系统的硬性间接喉镜，在气管插管过程中使导管的置入更容易，但其需要更

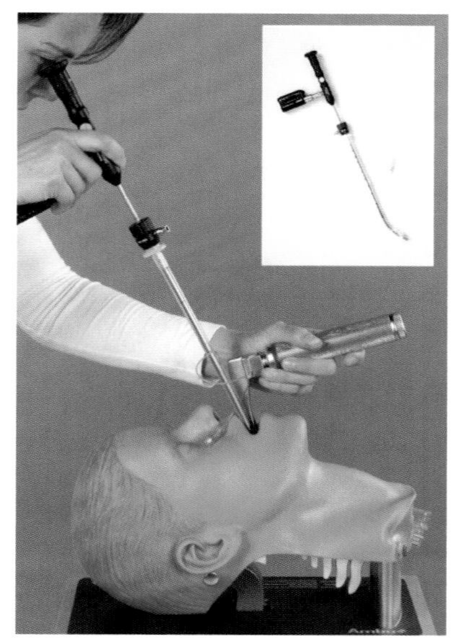

图 15.1　光纤探条通过远端镜头观察视野，喉镜为其提供一定解剖空间。

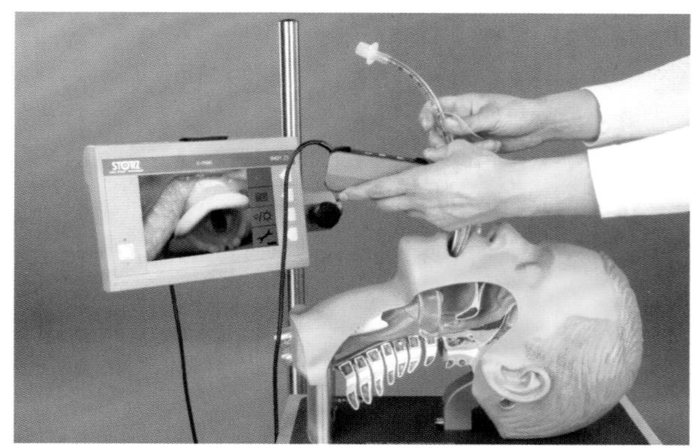

图 15.2　可视喉镜使用 Macintosh 叶片，多数情况下不需要使用探条。

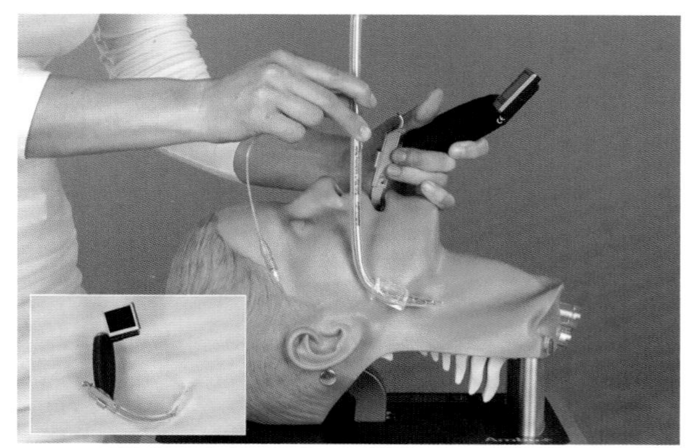

图 15.3　斜角可视喉镜插管时需要使用探条。

大的张口度，并且独立操作气管导管会受到一定限制。喉镜自中线插入在口咽部旋转，直到镜柄由水平旋转至垂直面。虽然气道窥镜和 Airtraq 看上去非常相近，但因为叶片设计不同，要求插入导管的

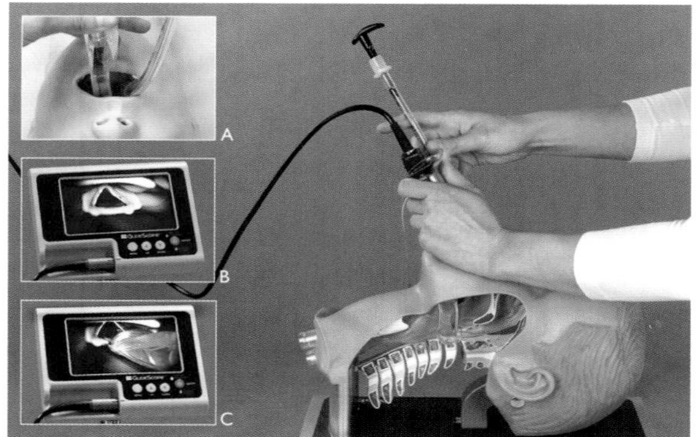

图 15.4　当使用带探条的导管时，直视末端进入口十分重要。

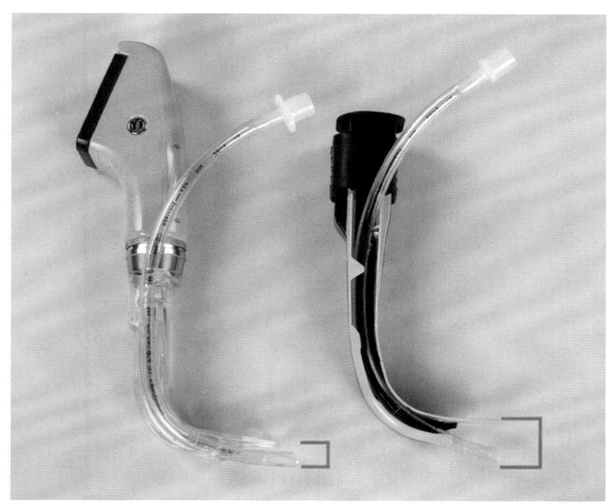

图 15.5　Airway Scope（左）和 Airtraq（右）导管引导间接喉镜系统。

出口角度不同，需要不同的插管技术（图 15.5）。气道窥镜叶片应放到会厌的后部，而 Airtraq 的顶端应放到会厌的谷底。一旦看见声门就可将导管沿引导通路向前插入。如果难以提起会厌或导管无法插入声门，弹性树胶探条可能会有所帮助（图 15.6）。插管成功后，把气管导管向侧方拉开，用手固定好，将 Airtraq 向后退出。

值得注意的是导管引导式间接喉镜可用作声门上气道，这使得在插管过程中通气变得容易，这可被看作是一个有用的开发。CTrach 是一种可插管喉罩，它有个可提供喉部视图的相机，可用这个视图帮助插管。CTrach 已经有了几次修正。

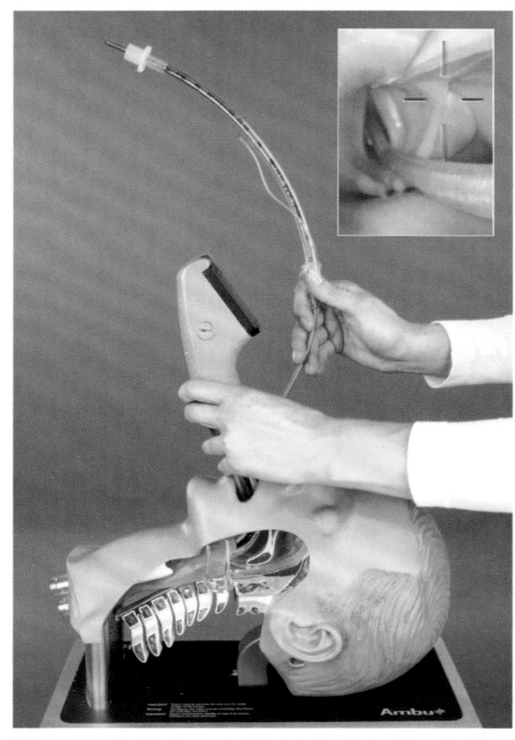

图 15.6　探条在无法暴露声门或气管导管进入声门困难时的应用。

二、硬质间接喉镜的优点和缺点

（一）与直接喉镜相比较

硬质间接喉镜与直接喉镜获取的影像相比较，其光学系统的“眼”位于或接近于硬性间接喉镜的远侧末端，可提供声门放大的广角影像。硬性间接喉镜使操作者能够看到各个角落，能够更好地暴露声门并且可以提高困难气道的插管成功率。直接喉镜通常不能直视插管，因为声门会被气管导管挡住。硬性间接喉镜可提供直视插管，并且可以确认导管通过声门。这有助于避免盲插时造成的喉损伤。尽管改善声门的影像使操作者能够认识到解剖标记，但这并不能够使插管本身变得容易。

硬性间接喉镜无需对准上气道轴线，与直接喉镜相比，一般只需要更小的力量来暴露声门。一些硬性间接喉镜的使用结果表明，颈椎的活动度更小，喉痛的发生率更少，血流动力学更稳定。直接喉镜仅能够使操作者看到镜下视野，而硬性间接喉镜可以外接视频监视器允许几个人同时观看镜下视野，有利于教学，并允许助手在喉的外部帮助插管，提高成功率。此外成功插管的图像可用于医学法律文件或科研。

分泌物和镜头雾化是使用硬性间接喉镜的主要障碍。在插入硬性间接喉镜之前必须充分吸出下咽部的分泌物，通过应用防雾剂或温水浸泡光学探头可减少雾化的发生。通过管道接入氧气也可以清除雾气。相比传统喉镜，硬性间接喉镜需要额外的时间用于装配和清洁。

（二）与纤支镜插管相比较

纤支镜插管时，送导管时没有直视。常常发生导管被挡住而难以进入气管，经常需要在非可视条件下调整导管方向、角度。硬性间接喉镜提供了可视下插管。更坚固耐用，更容易清洁，插管速度更快，并且学习掌握也快。而与纤支镜过长的消毒时间相比，清洗更容易是一些硬性间接喉镜的一个主要优点，一次性使用的插入部件允许快速清洗消毒后在多个患者间循环使用。虽然硬性间接喉镜因质硬更容易进入到声门，但其并非万能，尤其是在解剖层次不正常的情况下。

纤支镜可用于清醒患者经口或经鼻插管，而硬性间接喉镜只用于经口插管。硬性间接喉镜用于清醒插管时，操作者将镜头置于口咽并退至舌根部，这将使患者咽反射亢进，并且很难通过镇静使其缓解。而纤支镜在清醒插管方面更简单，更灵活，更容易成功。

（三）硬质间接喉镜的选择和未来

对硬性间接喉镜的评价存在着很大的差别，大多数设备首次应用后都被改进过，阅读文献时特别注意。没有一种硬性间接喉镜符合 John Henderson 博士之前定义的关于“理想的插管技术”的所有标准。人们可以根据是否有其他气道管理工具、个人技能及爱好习惯，可用来指导选择硬性间接喉镜。2008 年由 Mihai 等做出的 meta 分析表明，无论是在正常或不正常的气道，没有设备被证明优于直接喉镜。但同样清楚的是，对新设备的专业性评估很少，Frerk 提出只有不到 1% 的新设备的使用可能会发表在文献上。

硬性间接喉镜检查将很有可能成为一个核心技能，可能不会取代传统的直接喉镜，但在直接喉镜遇到困难时，可早期应用硬性间接喉镜。困难气

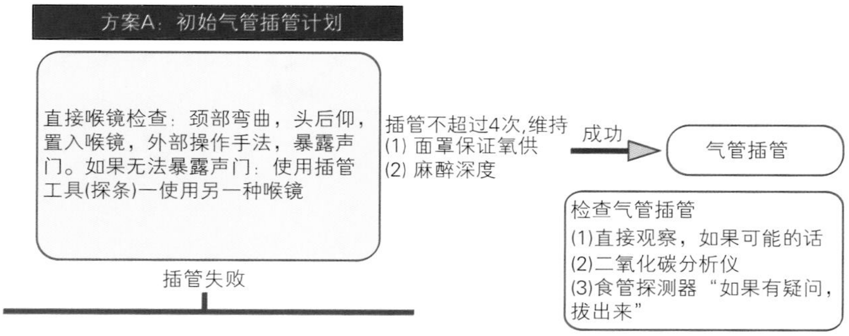

方案A：初始气管插管计划

直接喉镜检查：颈部弯曲，头后仰，置入喉镜，外部操作手法，暴露声门。如果无法暴露声门：使用插管工具(探条)—使用另一种喉镜

插管不超过4次,维持
(1) 面罩保证氧供
(2) 麻醉深度

成功

气管插管

检查气管插管
(1)直接观察，如果可能的话
(2)二氧化碳分析仪
(3)食管探测器“如果有疑问，拔出来”

插管失败

图 15.7　DAS 困难插管方案 A 包含了另一种喉镜。

道委员会制定的指南包括最理想的直接喉镜应用和使用其他可选择的喉镜。可能硬性间接喉镜的使用应该比盲插更容易被接受。如果一个患者使用直接喉镜有困难时，第一步处理应该是放弃直接喉镜，选择间接喉镜。这将在气管插管的方法里开启一个重大改变，很多重症监护室的医师已经开始将硬性间接喉镜检查付诸临床实践。

三、要点

• 硬质间接喉镜检查可以克服一些直接喉镜和纤支镜无法解决的固有问题，但它也有自己的缺点，没有最理想的插管设备。

• 硬质间接喉镜在各个角度都有广阔的视野，允许导管在可视下插入。

• 内置的光学电子产品提供可视影像，可供多人观看，并且可以拍摄下视野下成功插管的影像，放到病历中。

• 硬质间接喉镜之间的特征有较大差异，导致在临床应用中会出现个体差异和局限性。

• 硬质间接喉镜的市场发展很快，每年都有新设备生产并对现有的设备进行不断改进。

（郑吉卫　赵博　译　张运宏　李成付　校）

推荐读物

Arslan ZI, Yildiz T, Baykara ZN, Solak M, Toker K. (2009). Tracheal intubation in patients with rigid collar immobilisation of the cervical spine: A comparison of Airtraq and LMA CTrach devices. *Anaesthesia*, **64**, 1332–1336.

Bathory I, Frascarolo P, Kern C, Schoettker P. (2009). Evaluation of the Glidescope for tracheal intubation in patients with cervical spine immobilisation by a semi-rigid collar. *Anaesthesia*, **64**, 1337–1341.

Cooper RM, Pacey JA, Bishop MJ, McCluskey SA. (2005). Early clinical experience with a new videolaryngoscope (GlideScope) in 728 patients. *Canadian Journal of Anaesthesia*, **52**, 191–198.

Frerk CM, Lee G. (2009). Laryngoscopy: Time to change our view. *Anaesthesia*, **64**, 351–357.

Henderson J. (2007). Laryngoscopy: Past, Present and Future. *Refresher course lectures*. Brussels: European Society of Anaesthesiology.

Howard-Quijano KJ, Huang YM, Materosian R, Kaplan MB, Steadman RH. (2008). Video-assisted instruction improves the success rate for tracheal intubation by novices. *British Journal of Anaesthesia*, **101**, 568–572.

Kaplan MB, Hagberg CA, Ward DS, et al. (2006). Comparison of indirect and video-assisted views of the larynx during routine intubation. *Journal of Clinical Anesthesiology*, **18**, 357–362.

Lopez AM, Valero R, Pons M, Anglada T. (2009). Awake intubation using the LMA-C Trach in patients with difficult airways. *Anaesthesia*, **64**, 387–391.

Malik MA, Subramaniam R, Maharaj CH, Harte BH, Laffey JG. (2009). Randomized controlled trial of the Pentax AWS, Glidescope, and Macintosh laryngoscopes in predicted difficult intubation. *British Journal of Anaesthesia*, **103**, 761–768.

McGuire BE. (2009). Use of the McGrath video laryngoscope in awake patients. *Anaesthesia*, **64**, 912–914.

Mihai R, Blair E, Kay H, Cook TM. (2008). A quantitative review and meta-analysis of performance of non-standard laryngoscopes and rigid fibreoptic intubation aids. *Anaesthesia*, **63**, 745–760.

Norrens RR, Moebus S, Heid F, et al. (2010). Evaluation of the McGrath Series 5 videolaryngoscope after failed direct laryngoscopy. *Anaesthesia*, **65**, 716–720.

Pott LM, Murray WB. (2008). Review of video laryngoscopy and rigid fiberoptic laryngoscopy. *Current Opinion in Anaesthesiology*, **21**, 750–758.

Savoldelli GL, Schiffer E, Abegg C, et al. (2009). Learning curves of the Glidescope, the McGrath and the Airtraq laryngoscopes: A mannikin study. *European Journal of Anaesthesiology*, **26**, 554–558.

Serocki G, Bein B, Scholz J, Dorges V. (2010). Management of the predicted difficult airway: A comparison of conventional blade laryngoscopy with video-assisted blade laryngoscopy and the GlideScope. *European Journal of Anaesthesiology*, **27**, 24–30.

第16章 气管插管错位

Om Sanehi

一、概述

气管插管错位是一种严重的并发症，通常是指误入食管或支气管，误入食管若未及时发现往往导致患者死亡。有人可能会认为判断肺是否膨胀很容易，但经验丰富的麻醉医师知道，这也有非常困难的时候。导管意外误入食管后患者死亡或脑损害往往是毁灭性的，特别是在它几乎总是可以被避免的情况下。在更为罕见的情况下，气管导管还有可能意外误入一些其他位置如咽后间隙或颅内腔。

二、证实气管插管正确的原因

迅速发现插管错位很重要，因为如果不纠正，误入食管将会导致：①缺氧、脑损伤和（或）死亡；②试图行肺通气时实际上是给胃充气（小儿有可能导致心动过缓，所有年龄段的患者都有增加发生胃内容物反流的风险）。如果不纠正，误入支气管会导致：①血液分流导致低氧血症；②肺或肺叶的萎陷；③气道压力升高和可能导致气压伤 / 容量伤。因此做到以下内容是至关重要的：①辨别气管导管通过声门还是食管；②确定气管导管通过声门后位于气管而不是主支气管内。

各种各样的测试被设计用来确认气管插管位置。这里的概述并不全面，却是常用的或可靠的，或两者兼有。根据假阳性（与特异性相关）和假阴性（与敏感性相关）的出现频率对可靠性进行评估，这些值可以指导测试的有效性。但当临床表现混乱和恶化时，即使优秀的测试也可能产生错误判断。

在阅读与这一话题相关的文章时，区分出作者描述的实验结果是某一测试确定正确气管插管（气管内）还是错位气管插管（食管内或支气管内）的能力是至关重要的。测试结果“阳性”可能意味着插管位置正确或错位。在本章中，阳性结果总是指气管插管位置正确。

三、排除导管误入食管

（一）鉴别导管插入气管和食管的方法

确认气管内插管的测试（相对于食管内）见表16.1。因为误入食管时手控通气可将气体注入胃，故在手控通气之前查明误入食管是非常重要的，这部分测试方法也与需要手控通气的测试方法分开列出。

（二）不需要借助手控通气的技术

1. 直视下确认

如果通过直接喉镜或可视喉镜完成插管，可在直视下确认气管导管通过声门，但在很多情况下暴露声门不是很清晰，以至于无法确认。如果采用纤支镜插管，隆突提供了一个可靠的标志。直视下确认是最好和最简单的方法（唯一的金标准），并且在肺发育不全或气管完全梗阻的情况下，这是唯一可行的方法。

如果无法绝对确定气管导管进入声门，那么插管者的地位无异于一名无法看到驾驶舱外面情况而只能依靠仪器的飞行员，意识到这一点是至关重要的。如果仪器显示的数值与预测不符，插管者很难相信这些仪器。

2. 食管探测设备

食管探测设备 (ODD) 依靠插管后立即于管内

表 16.1 通过测试确认导管位于气管内的技术

	假阳性（导管位于食管内时提示位于气管内）	假阴性（导管位于气管内时提示位于食管内）
不常见，可能由于直视确认导管位置后导管发生移位		
检查声带		
完成插管后，立刻直视确认导管被声门组织包绕	不常见，可能由于直视确认导管位置后导管发生移位	没有报道
触诊气管		
当导管插入气管时，助手于体表触诊气管，可能会触及振动	常见	常见
食管探测设备		
导管位于气管内时肺内空气可自由吸出，导管位于食管内时食管壁塌陷并堵住管腔阻止空气流动	很少见	少见，主要与洗出气体延迟有关，见于气道梗阻患者（如导管插入支气管、支气管痉挛、分泌物）
需要借助手控通气的技术		
声音		
手控通气时，如听不到类似于肠道排气的特殊声音，则导管位于气管内，听得到则位于食管内	常见	常见
顺应性		
导管位于气管内时顺应性"正常"（捏呼吸囊使肺膨胀时的力度表明顺应性）	常见	常见
水蒸气凝结于管壁		
手控通气时水蒸气凝结于管壁表明导管位于气管内	常见	不常见
视诊胸廓		
手控通气时胸廓起伏良好则位于气管内，否则位于食管内	常见，腹部运动可能被误认为胸廓起伏	常见，胸廓过度扩张时可能出现胸廓起伏不明显
听诊上腹部	没有报道，如果导管位于食管内，几乎必然出现气过水声	不常见
导管位于气管内进行手动通气时，听诊上腹部无气过水声		
听诊胸部		
腋下听诊闻及呼吸音，提示导管位置正确	常见，依靠操作者判断	常见，依靠操作者判断
二氧化碳检测		
二氧化碳描记术：至少 6 次呼吸的二氧化碳描记图正常提示导管位于气管内	很少见，胃内二氧化碳（如碳酸饮料，插管前口对口人工呼吸）在前几次呼吸时可能导致混淆，但此效应在 6 次呼吸后基本被洗脱	不常见，如心搏骤停、严重的支气管痉挛、大量漏气（二氧化碳不能通过分析仪）
二氧化碳测定术：二氧化碳检测以数字显示或比色变化来提示导管位于气管内	不常见，无图形显示可导致胃内二氧化碳产生产生假阳性结果	不常见（见上述）
内镜检查		
纤支镜观察气管环以确认导管位于气管内	因为延迟而不被接受	因为延迟而不被接受

给予负压。相应商业产品，如 AMBUR，TubeChek A 版及 B 版均可获得（见图 16.1）。其中 B 版是一个可以自膨胀的球体，而 A 版是可回抽的注射器，也可以将膀胱冲洗用球吸引器或 60ml 注射器与导管接合器或角型构件相连自制而得，球吸引器或注射器与导管接合器相连的部分必须完全气闭，确保当孔口关闭后球吸引器或注射器不可能吸出气体。

插管后该装置连接到气管导管，注射器装置需要回抽活塞增加负压，球囊装置仅需要压扁球囊使其再膨胀。导管如果位于气管内，肺内空气迅速随着负压流出；球囊缓慢充盈则提示气管导管位于主支气管，此时需要检查导管深度；如果存在严重的支气管痉挛、气管内有大量分泌物以及肥胖患者，球囊也可能充盈缓慢；如果导管位于食管，负压会导致食管壁塌陷堵住导管腔而使空气无法进入，这就意味着注射器装置回抽出现阻力，球囊装置的气

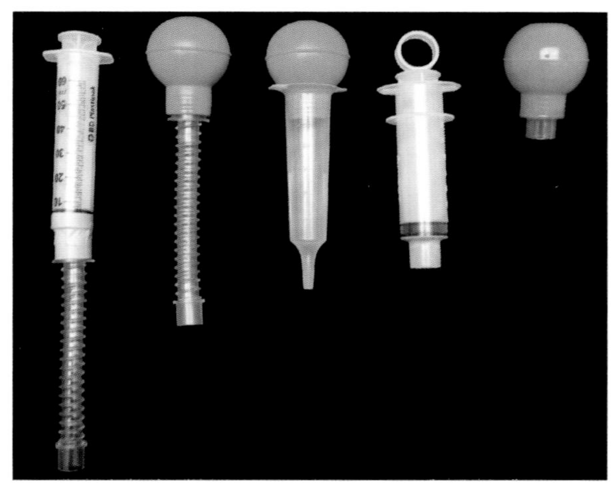

图 16.1　食管探测器设备。左起：1. 原始设备，60ml 注射器连接导管接合器；2. ODD，导管接合器连接外科冲洗注射器球囊；3. 外科冲洗注射器；4. AMBUR TubeChek A；5. AMBUR TubeChek B。使用这些设备之前需要经过测试以确保封闭孔口时不漏气。

囊无法再膨胀。尽管 ODD 和二氧化碳监测有相似的精确性，但是 ODD 并未成为操作标准。支持者认为，在怀疑循环不稳定的情况下，这种方法有特殊的价值，它可以立即指示导管的位置，并且对于误入食管的灵敏度是 100%（导管位于食管内时装置无法充气）。怀疑者认为，缓慢充盈会被误认为是没有填充，以至于一些位置正确的气管插管被拔除。此装置不能用于体重低于 20kg 的儿童，设备的容量 (注射器或球囊) 应大于 30mL。

3. 气管触诊

当导管通过气管时，助手触诊气管的体表部位会感到振动，导管通过气管环就好比一根木棍在瓦楞屋顶上拖拉穿过。如果导管进入食管，这种振动不会被触及。

（三）需要手控通气的技术

1. 二氧化碳检测

二氧化碳监测仪测量二氧化碳浓度，并且以数字或比色法的方式显示出来，二氧化碳监测仪比二氧化碳分析仪更便携，因此常用于院前护理监护。

二氧化碳分析仪产生一个随时间描记的图形 (称为二氧化碳描记图)，二氧化碳描记图显示 6 次呼吸图像正常用以排查是否误入食管效果极佳。但如果近期摄入碳酸饮料，可能会产生混淆的结果。

随着二氧化碳分析仪的广泛使用（这一点是值得称赞的），有一种趋势是把二氧化碳描计术作为鉴别导管插入气管还是食管的唯一工具。但这一现象很令人遗憾，因为二氧化碳描计术与其他测试一样都不是 100% 可靠，最好与其他测试结合使用。有报道误入食管时有时呼末二氧化碳往往会出现低平，但有时这一点搪塞过去，而非被相信。有人推测循环极差的情况可能会阻碍呼气二氧化碳的出现（已知的过敏史或怀疑过敏，或已知的循环不稳定可能会混淆这一问题），而当这些疑虑和不拔除插管的有力原因同时存在时，如咽部有呕吐物或血液，违反“若有怀疑就拔除插管”的格言就显得十分诱人。

2. 声音

导管误入食管手控通气时，产生特有的类似于肠道排气的声音，与导管在气管内的声音是不同的，但这也并不是可以完全可靠地重复的。

3. 顺应性

感觉正常的顺应性 (手捏呼吸囊使胸廓膨胀的力度) 是很困难的，因此这是一个糟糕的测试。目前已发现计算机辅助技术更加可靠。

4. 水蒸气凝结于管壁

手控通气时，经常看到管壁“起雾”，这是由于肺内的水蒸气凝结于管壁。没有起雾提示导管误入食管，但存在管壁起雾并不能保证导管在气管内。

5. 胸廓视诊

一旦开始手控通气，微弱的胸廓扩张提示导管误入食管。尽管通常会使用这个方法，但仅使用这一种测试是不可靠的。

6. 上腹部和胸部听诊

手控通气时，如果导管误入食管，上腹部听诊可闻及气过水声。双侧腋下闻及呼吸音提示导管在气管内，但是胃充气时传导的声音很容易被误认为是呼吸音。

7. 内镜检查

尽管纤支镜检查能够很好地区分导管在气管内还是食管内，但在怀疑导管误入食管时发现得较迟是不能被接受的。

8. 新方法

成功鉴别导管插入气管或食管的新方法如下，但需要更大规模的测试来确认它们的价值。

(1) 计算机辅助分析听诊器呼吸音。

(2) 经胸廓阻抗试验测量除颤器垫间阻抗。

(3) 超声置于环状软骨表面可检测导管通过，但是不能检测到静止的导管。

(四)一旦怀疑导管误入食管立刻采取纠正措施

基于上述原因，尽快采取纠正措施是非常重要的。应尝试使用直接喉镜检查以快速确认导管是否误入食管。无论何时怀疑误入食管，传统教学方法是拔除导管——“如果有疑虑就拔除导管”。无论多么不愿意拔除导管(喉镜检查困难，并且实际存在或存在出现下述情况的高危因素，呕吐误吸、口咽部出血、垂死的患者)，都不得不这样做。声门上气道(SGA)管理的出现使这个建议更为明智。

保留误入食管的导管，通过一根额外导管继续插管的做法得到了提倡；其声称的优势是先前的导管可使声门暴露得更容易，并且可在饱胃的情况下，保护气道防止胃内容物反流误吸。

四、排除导管误入支气管

(一)辨别导管进入气管和支气管的方法

通过测试来证实导管位于气管内(而非支气管内)，见表16.2。不幸的是，没有一个容易的测试是非常可靠的，导管误入支气管时，常常是因为血红蛋白饱和度降低才被怀疑和发现。

1. 插管深度

成人正常的插管深度是导管尖端距门齿21~23cm。

2. 顺应性

胸廓的顺应性差，鼓肺时需要较高的气道压(手捏呼吸囊阻力大)表明导管可能位于支气管内。然而这只是胸廓顺应性差的原因中的一种。

3. 视诊胸廓

导管插入支气管的第一个标志可能就是胸廓起伏不对称。

4. 胸廓听诊

单侧呼吸音表明导管插入支气管，在这种情况下听诊的使用是非常依赖操作者的判断的，有经验的麻醉医师更容易比缺乏经验的麻醉医师收集到有用的信息。计算机分析呼吸音尽管很准确，但用

表 16.2　通过测试确认导管位于气管内(而非支气管内)

	假阳性(导管位于主支气管时提示位于气管)	假阴性(导管位于气管时提示位于主支气管)
顺应性		
导管位于气管内顺应性正常，位于支气管顺应性较差	常见	常见，有很多不同的降低肺部顺应性的原因
视诊胸廓		
手控通气时双侧胸廓起伏对称，提示气管导管位置正确	常见	常见
胸廓听诊		
腋下呼吸音听诊，双侧呼吸音提示导管位于气管内，单侧提示导管位于支气管	常见，依靠操作者判断	常见，依靠操作者判断
内镜检查		
纤支镜确认气管插管	依靠操作者判断	依靠操作者判断
放射摄影术		
导管与隆突的相对位置，可于胸部X线片上看到	没有报道	没有报道

于临床尚不实际。

5. 内镜检查

由于支气管的软骨环不是完全封闭的，纤支镜检查可以准确辨别导管位于气管还是主支气管内。但一个没有经验的操作者很容易在辨认右主支气管的分叉和隆突时出错。

6. 放射摄影术

胸部 X 线片可能有助于排除导管误入支气管。

（二）一旦怀疑导管误入支气管立刻采取纠正措施

如果怀疑导管位于支气管内，应缓慢退出导管并重新判定位置。

五、排除导管误入其他部位

没有特效的测试用于排除导管误入颅内腔或咽后间隙。但是肺部完全无法进行通气，因而使用上述标准测试能很快就能发现。在容易发生此类插管错位的情况下，需保持高度警惕，例如外伤患者。如果咽黏膜层穿孔可能已经发生，应预防性给予抗生素（头孢菌素和甲硝唑），并观察可能出现的纵隔炎或颈深部感染（吞咽困难，颈部或胸部疼痛，发热）。

六、制订常规操作流程

由于没有完美的测试，因而同时应用多种技术就很有必要。表 16.3 显示了推荐的操作流程。

请注意这一流程是有逻辑连续性的，需手控通气的测试在无须手控通气的测试之后，但实际操作中第 3、4、5 项测试是同时进行的。有的人会倾向于在获得了直视确认后省略食管探测设备一步，但有一个固定的流程是非常重要的，常规使用相关探测设备可以建立操作者的经验和信心，同时也可确保在需要进行这一测试时，探测设备可以获得。

表 16.3　确认导管位于气管内

步骤
1. 在喉镜检查时，直视确认导管进入声门
2. 使用食管探测设备
3. 观察胸廓起伏
4. 检测呼出 CO_2
5. 听诊胸部及上腹部
6. 若有任何怀疑，移除气管导管，并使用声门上气道（SGA）

七、在不利情况下确定导管位置

由于在某些情况下，可能进行插管时无法进行更加复杂的检测，在常规流程中使用一些简单而可靠的检测非常必要。如果仅用二氧化碳检测仪除外气管导管误入食管，那么在一些没有这一设备的地方，如院前护理以及医院普通病房、某些急诊病房及 ICU 病房，就有漏诊的风险。

八、要点

• 气管插管错位若未被发现可能导致灾难性的后果，这其实是可以避免的。

• 没有一种测试是完全可靠的（没有黄金标准），所以应采取多种测试相结合的方法。

• 人们可能凭直觉认为判断气管导管的正确位置是一件很简单的事，但在实践中如果存在混淆因素，将会是非常困难的。

• 如果无法确认气管导管位置是否正确，最安全的选择是更换为声门上气道 (SGA)。

（郑吉卫 赵博 译　赵晶 李成付 校）

推荐读物

Bozeman WP, Hexter D, Liang HK, Kelen GD. (1996). Esophageal detector device versus detection of end-tidal carbon dioxide level in emergency intubation. *Annals of Emergency Medicine*, **27**, 595–599.

Heath M. (2005). CEMACH report: Oesophageal intubation. *British Journal of Anaesthesia*, **95**, 426.

Kramer-Johansen J, Eilerstjohn J, Olasveengen TM, et al. (2008). Transthoracic impedance changes as a tool to detect malpositioned tracheal tubes. *Resuscitation*, **76**, 11–16.

Ma G, Davis DP, Schmitt J, et al. (2005). The sensitivity and specificity of transcricothyroid ultrasonography to confirm endotracheal tube placement in a cadaver model. *Journal of Emergency Medicine*, **32**, 405–407.

Marciniak B, Fayoux P, Hébrard A, et al. (2009). Airway management in children: Ultrasonography assessment of tracheal intubation in real time? *Anesthesia and Analgesia*, **108**, 461–465.

McCoy EP, Russell WJ, Webb RK. (1997). Accidental bronchial intubation. An analysis of AIMS incident reports from 1988 to 1994 inclusive. *Anaesthesia*, **52**, 24–31.

Nolan JP. (2008). Strategies to prevent unrecognized oesophageal intubation during out-of hospital cardiac arrest. *Resuscitation*, **76**, 1–2.

O'Connor CJ, Mansy H, Balk RA, Tuman KJ, Sandler RH. (2005). Identification of endotracheal tube malpositions using computerized analysis of breath sounds via electronic stethoscopes. *Anesthesia and Analgesia*, **101**, 735–739.

Wolfe T. (2005). *The Esophageal Detector Device*. Summary of the current articles in the literature. Available at: http://www.wolfetory.com/education/eddab.html.

第 17 章

气管拔管

Viki Mitchell

拔管在麻醉过程中是一个关键环节，只有少数经验丰富的麻醉医师才有充分的自信保证患者的拔管过程能够平稳且无副作用。

考虑到拔管的时候，气道已经得到控制，拔管理应该比插管容易。但拔管并不只是插管过程简单的逆转，还有很多其他因素可能会造成不良结局。例如血流动力学不稳定，静脉压、眼内压和颅内压的变化等都有可能导致问题的出现。

目前，针对困难气道的拔管相关问题的随机对照研究仍然少有人问津。英国困难气道管理指南中并没有涉及拔管相关的内容。虽然美国和加拿大的指南中有所提及，但是多以经验描述为主，缺乏临床循证医学的支持。拔管过程中咳嗽是否会导致神经外科、耳鼻喉以及眼科手术术后发生血肿等并发症这种基本临床问题都尚不能得到回答。

然而，麻醉医师们正逐渐意识到麻醉苏醒、拔管、恢复期在患者麻醉相关预后中起到的重要作用，并开始努力改善相关领域的医疗水平。

一、相关问题发生率

拔管通常难度不大，偶尔在使用双腔支气管导管的情况下可能存在困难。美国麻醉医师学会的不公开索赔项目数据库的数据显示，在拔管和恢复过程中出现的呼吸道相关损伤分别占所有呼吸相关损伤的 14% 和 7%。有数据显示，随着困难气道管理指南的提出，诱导过程中出现的气道相关损伤索赔率明显下降，但拔管和恢复过程中出现的气道相关索赔率并没有减少 (表 17.1)。

在英国，拔管过程中出现呼吸道并发症的概率比插管过程高出 3 倍 (表 17.2)。大多数拔管过后的并发症都较轻微，但偶尔也会发生严重损伤甚至死亡。表 17.3 对比了诱导、拔管和恢复这三个过程中并发症的发生率。

表 17.1 围术期各阶段索赔发生率的比较 (n=156，来自 Peterson et al，2005)

时间	1985~1992(n=73)		1993~1999(n=83)	
	索赔 %	死亡 %*	索赔 %	死亡 %*
诱导前	3	100	1	100
诱导	71	62	63	35
术中	15	55	14	83
拔管	8	100	14	83
恢复	3	50	7	67

* 导致死亡或脑损伤的百分比

表 17.2 插管和拔管相关的呼吸道并发症发生率 (来自 Asai et al，1998)

插管	4.6%
拔管	12.6%
恢复	9.5%

二、相关问题发生因素

拔管后患者的气道更易因多种因素影响而造成不良影响，包括麻醉药物残留、肌无力、体位变动、手术、插管、麻醉苏醒造成的气道高反应性等。另外交感神经刺激对循环的影响程度也很显著。

(一)呼吸道不畅

- 肌肉软组织张力减低导致咽部塌陷。
- 咽反射的神经控制受损。
- 软组织水肿或血肿。
- 声带无力或麻痹。

(二)神经肌肉阻滞药逆转不充分

神经肌肉阻滞药的残留会损害呼吸道、喉部和

表 17.3 美国麻醉医师学会未公开索赔数据库呼吸道并发症发生率排序

诱导中并发症 %		拔管时并发症(手术室内)%		拔管后并发症(恢复室内)%	
咳嗽	1.5	咳嗽	6.6	气道阻塞	3.8
通气困难	1.4	S_PO_2<90%	2.4	咳嗽	3.1
S_PO_2<90%	1.1	屏气	2	S_PO_2<90%	2.2
困难插管	0.8	气道阻塞	1.9	喉痉挛	0.8
喉痉挛	0.4	喉痉挛	1.7	通气不足	0.8
食道插管	0.3	窒息,通气不足	0.9	呕吐	0.7
干呕	0.1	肌力恢复差	0.5	屏气	0.3
		呕吐	0.3	肌力恢复差	0.3
		咬肌痉挛	0.1	支气管痉挛	0.2
发生大于等于一种并发症的患者比例	4.6%		12.5%		9.5%
95% 置信区间	3.3~5.9		10.5~14.6		7.6~11.3

上呼吸道肌肉的功能。同时呼吸道保护性反射受损,低氧呼吸反射减弱。健康受试者的研究证明四个成串刺激 (TOF) 比率低于 0.9 时,会发生咽部功能障碍和误吸。

抬头、手动或视觉评估四个成串刺激 (TOF) 衰减等临床检验手段在检测肌肉松弛残留方面的敏感性很低。研究表明,即使使用新斯的明拮抗和 TOF 监测,仍有相当比例的患者存在神经肌肉恢复不完全的现象。

在临床上引入像 Sugammadex 等的新型药物,可能会实现更迅速有效的逆转肌肉松弛。

(三)呼吸道受到刺激的后果

• 咳嗽或呛咳易导致胸腔内压力突然升高,静脉回流受阻,功能残气量减少及相关肺不张。同时,颅内压、眼内压、静脉和动脉压也增高。

• 喉痉挛(见下文)。

• 支气管痉挛。

• 负压性肺水肿。常见于发生呼吸道梗阻(包括上呼吸道梗阻、喉痉挛、气管导管或口咽通气道被咬闭)的青壮年。患者气道梗阻后会出现呼吸窘迫、咯血、影像证实的肺水肿改变等。治疗手段有给氧、正压通气和适当的利尿剂。大部分患者能在 24 小时内缓解。牙垫能够阻止气管导管或口咽通气道被咬闭,但若发生完全咬闭,则需对气管导管套囊减压放气使导管周围有气流通过,防止极度负压的产生。

(四)其他相关问题

• 误吸:1/3 的误吸发生在拔管之后,可能与保护性反射以及声门闭合反射一定程度上减弱有关。

• 通气不足:阿片类药物和挥发性麻醉气体可以降低机体对低氧的反应,并改变 CO_2 反应曲线。

• 肺功能障碍:气管内导管被拔除后,增加的上呼吸道容积和残余的肺不张导致无效腔量增多。

• 低氧血症:患者通气不足、肺功能障碍及部分或全部呼吸道梗阻都会造成低氧血症。拔管时在不额外给氧的情况下,健康患者有 20%~30% 的动脉血氧饱和度只有 90%。在麻醉中使用 N_2O 会增加低氧血症的风险。发生气道梗阻时,躁动的患者以及麻醉苏醒期的患者由于氧耗增加,相比麻醉状态下的患者血氧饱和度下降更快。

三、拔管方法

目前,还没有循证医学证据支持的普遍适用的拔管策略。英国一项调研结果显示,临床实际使用的拔管策略具有极大的变异度。即使是在拔管前吸入 100% 的纯氧,这个看似很合理的操作,也只有 54% 的调研对象是常规进行的。目前,对于什么是最优化的拔管策略并没有共识。正如麻醉领域涉及的大多数问题一样,拔管也要根据患者情况具体问题具体解决。

Benumof 提出了以下几点拔管原则:拔管应该

- 可控。
- 平稳。
- 渐进。
- 可逆。

牢记拔管时机是可以灵活掌握的十分重要。在手术结束时麻醉医师往往承担迅速平稳拔管的压力，但实际上与插管相比，拔管的不可控因素更多。某些医院和个人因素，尤其迅速开始下一台手术的压力可能会使得麻醉医师做拔管决定时仓促行动。

拔管时，设备、监护和合格的助手配备都应与麻醉诱导时一致。整个过程应是可控的，并制订备用计划以便在拔管遇到困难时保证患者氧合。

任何一种拔管技术都应最大限度减少肺部供氧中断的时间。并且做到拔管一旦失败，能在最快的时间内实现肺部通气。

以下个体差别较大的因素应被麻醉医师考虑在内：麻醉方式、手术情况、病理情况、患者情况、呼吸模式。

因此，拔管时应想到：该患者在拔管时是否存在困难气道？若拔管失败，能否顺利给氧？患者有无其他危险因素？这样的思路就产生了一个基本的拔管策略，并且遵循以下原则：

- 有计划。
- 控制气道，实现持续给氧。
- 避免气道刺激。
- 拟定备用计划。

四、拔管过程管理

图 17.1 是将患者分为低危与高危人群的拔管流程图。总体来说，应该保持充分的自主呼吸。如果使用超短效麻醉药，患者的呼吸和意识几乎能同时恢复。在这种情况下，拔管时机应选择在自主呼吸开始出现时。充分的自主呼吸包括呼吸肌肌力，潮气量、呼吸频率、呼吸模式的恢复以及肌肉松弛的充分拮抗。异常体温和酸碱平衡紊乱，以及术中持续渗血等手术相关问题，都有可能妨碍手术结束时顺利拔管的进行。

（一）患者体位

目前关于拔管最佳体位还没有共识。“头低左侧卧位”是被很多人认为能够减少咽部误吸并保持呼吸道自然通畅的体位。同时这种体位也为左手喉镜插管提供了便利，虽然侧卧位气管插管很少进行。

然而，目前临床上正逐渐倾向于使用仰卧或头高位来进行拔管。这可能与声门上通气装置的运用或肥胖、慢性阻塞性肺疾病等常见病的发病率增高有关。

选择合理拔管体位是一个权衡利弊的过程：头低位有利于防止拔管后呕吐及误吸，头高位则有利于缓解呼吸窘迫和给予辅助通气。

（二）简单的、低风险的气道拔管

拔管过程不仅仅是简单的移开导管，还应包括以下方面：

- 提前几分钟给予 100% 氧，使呼气末氧浓度 >90%；直视下进行口咽部分泌物吸除。非直视下操作往往带来不良后果，软组织损伤时有发生，还可能发生咽部黏膜穿孔或更严重的纵隔穿孔。盲吸造成的悬雍垂淤伤和水肿等给患者术后带来极度不适感。如果吸引不能在直视下进行，硬质吸引头尖端只能深入患者口腔两侧的外侧沟内。使用软质的吸引管能够减少损伤概率。
- 若患者在苏醒状态下拔管，则需放置牙垫或口咽通气道，以防止气管导管被患者咬闭。由于加强管一旦咬闭后很难再通，需要格外注意。

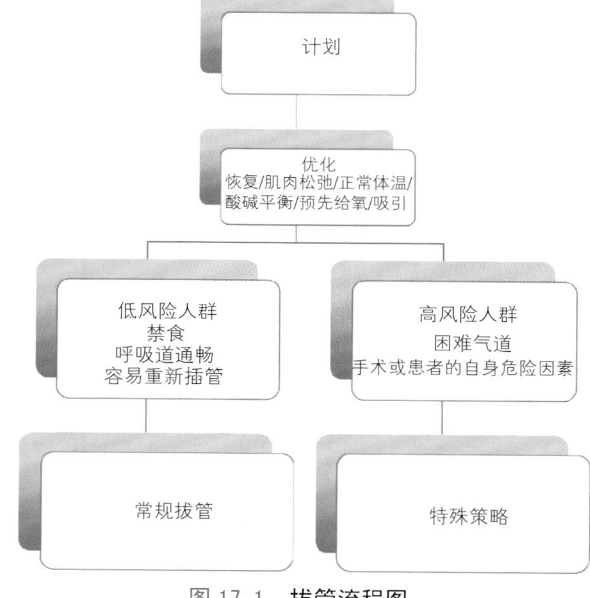

图 17.1　拔管流程图。

• 给气管导管套囊减压，用呼吸气囊施正压。

• 移开导管，进一步吸除口咽部分泌物。

• 用麻醉面罩吸入高流量氧，如有必要，使用持续呼吸道正压通气。

• 确认呼吸道通畅和通气充分。

• 恢复期持续全面监护。

（三）深麻醉下与清醒下拔管的比较

拔管时的麻醉深度非常重要，患者可能出现喉痉挛而面临生命危险。目前有两种“安全”拔管状态：深麻醉状态和苏醒状态。

深麻醉下拔管定义为恢复自主呼吸的患者在足够抑制喉反射的麻醉深度下进行的拔管。这种较先进的技术可以使得拔管更平稳，降低气道刺激，从而减少咳嗽、呛咳和心血管反应，降低静脉压、眼内压、颅内压。

然而，这种优势正被气道梗阻和微误吸的发生率的增多所抵消。医师必须意识到直到患者意识恢复前，气道的维持和保护一直面临风险。这就要求麻醉医师必须时刻保持警惕，一旦气道梗阻发生，必须及时处理。

这种技术适用于气道控制较容易的患者。如果遇到困难气道、肥胖或高误吸风险的患者，则应避免使用这种技术。若要保证深麻醉下拔管能够成功，呼气末七氟烷浓度应大于 3%。此时使用七氟烷优于异氟烷，而使用异氟烷又优于地氟烷。

为保证平稳的深麻醉下拔管必须注意：

• 拔管前自主通气恢复，确保气管导管套囊位置合适。并且在 90%~100% 的氧气浓度下使呼气末七氟烷浓度大于 3%。

• 喉镜直视下吸痰。

• 适时放置口咽通气道或喉罩。

• 气管导管套囊减压。

• 保证放气后呼吸通畅。

• 拔出导管时动作要平稳。

• 必要时轻压环状软骨，保持气道通畅，并在 90%~100% 的氧浓度下充分通气。

• 患者的任何移动（例如过床）都必须保持平稳，并尽量减少头部晃动，否则易引发咳嗽。

• 关闭除血氧饱和度 (SpO_2) 监测以外其他气道监测，直到患者意识完全恢复。

如果选择清醒下拔管，拔管时可能导致咳嗽和过度消耗，但患者可以自主保护气道。最佳拔管时机是患者可以听从指令后，实际操作中很容易过早拔管。清醒下拔管如果选对时机，做到小心仔细，尽量减少头部移动，减少导管移动，并限制过多的口咽吸引，也可实现很平稳的拔管。与挥发性麻醉气体相比，异丙酚对气道反射的抑制作用更大。虽然目前普遍认为使用异丙酚全静脉麻醉比使用挥发性麻醉剂更容易做到平稳拔管，但这种观点尚缺乏相关证据。

（四）使用喉罩替换气管导管

在围拔管期使用喉罩对恢复期气道的维持十分有效。这种技术比深麻醉下和清醒下拔管更能减少呼吸道阻塞和咳嗽的发生，也更容易维持氧饱和度（表 17.4）。

有两种手法可以采用：①拔管前已恢复自主通气，并且在 90%~100% 的氧气浓度下使呼气末七氟烷浓度大于 3%。放置喉罩，给喉罩气囊充气，以保证喉罩放置在会厌及喉入口之后；②在肌肉松弛逆转前，用喉罩替换气管导管。

五、困难气道的拔管

困难气道拔管指的是拔管后很难恢复给氧和通气。麻醉插管困难的患者以及在手术过程中出现影响气道因素（如体位、手术操作、插管并发症等）的患者都可能会发生困难拔管。大多数权威机构推荐对于可预见会发生困难拔管的患者进行清醒拔管。相应的心血管副作用可以通过药物来控制。可能发生的声门周围水肿可以通过“漏气实验”来协助排除。理想状态下，气管套囊减压后应该能听到漏气声，间接证明气道直径充足。然而，这个实验无法完全避免在术后出现气道水肿的可能。

表 17.4 **最佳拔管情况（来自 Koga et al，1998）**

	拔管情况		
	好	良好	差
苏醒状态	10%	80%	10%
睡眠状态	15%	80%	5%
喉罩	80%	20%	0%

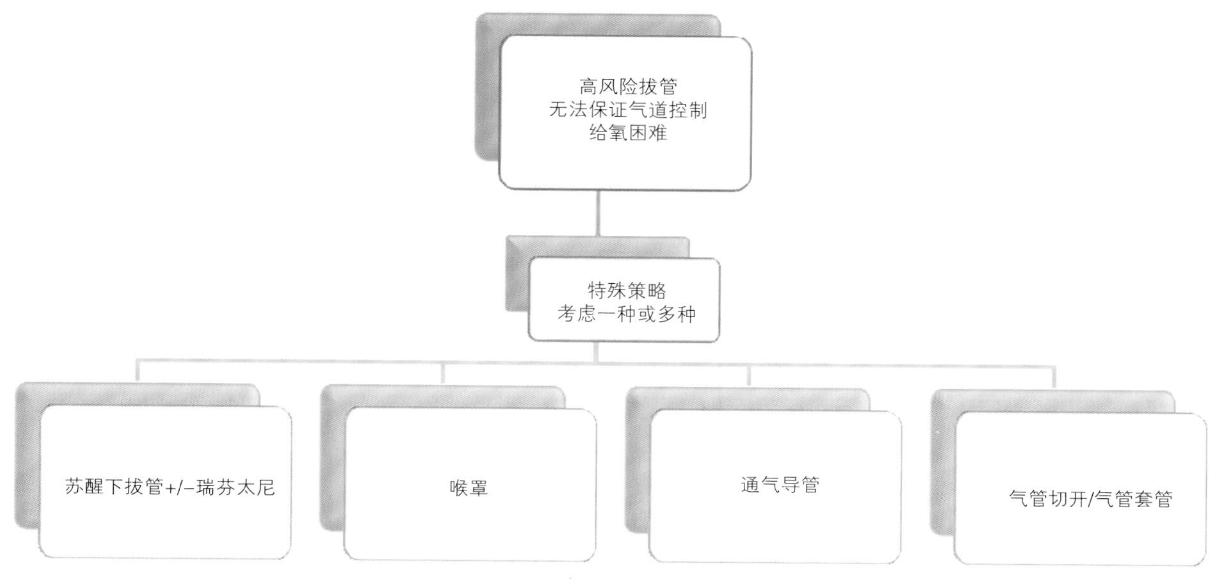

图 17.2　高风险拔管流程图。

（一）困难气道拔管的策略

如图 17.2 所示，这是针对高风险患者推荐的拔管策略流程图。

• 瑞芬太尼可以用来减少心血管和呼吸系统的反应。患者即使在完全苏醒后仍可以耐受导管，一旦患者可以对医师的指令做出正确反应，即可平稳拔管。在最近的一项研究中显示，拔管过程中低剂量瑞芬太尼持续泵入 [0.014μg/（kg・min）] 可以减少由拔管刺激导致的咳嗽、无意识动作以及心动过速的发生，并且不会延缓麻醉苏醒。

• 喉罩既可以在患者苏醒过程中用于维持气道，也可在再插管过程中为纤维可视设备提供引导。

• 气管导管交换器 (气道交换导管) 是一种中空的导管，可以留在气道内，可以直接通过它给氧，也可以在术后呼吸道不通畅时，通过它插入气管导管。

• 当患者出现声门或声门上梗阻时，通过环甲膜穿刺放置导管可以在麻醉诱导前有效控制气道，这种导管术后可在患者体内可以放置达 24 小时。若气道或呼吸功能出现恶化，则可通过该导管吹入氧气或进行喷射通气。

• 如果可预见患者在术后相当长一段时间内呼吸不畅，例如头颈部进行游离皮瓣重建手术后等，则可以考虑使用气管切开术。

（二）气道交换导管 (AEC)

气道交换导管通常 65~85cm 长，内径约 4mm (如图 17.3)。AEC 具有合适的硬度有利于重新插管，管内中空且配置可拆卸式接头，有利于气管导管通过。选择使用可换针头型气密性针或 15mm 的接头，可以实现喷射通气及麻醉机呼吸环路的连接。

这种导管的设计初衷是为了更安全的更换气道导管，但实践证明，清醒患者也能耐受 AEC 通过声带插入气管。在拔管前就可以通过气管导管内腔将这种导管插入。只要其尖端不刺激到隆突，就不必额外追加镇痛镇静剂来保证患者的耐受力。这些导管可以保证在 3 天内为气管导管提供插入引导，或至少能够保证给氧。关于使用 AEC 导管有

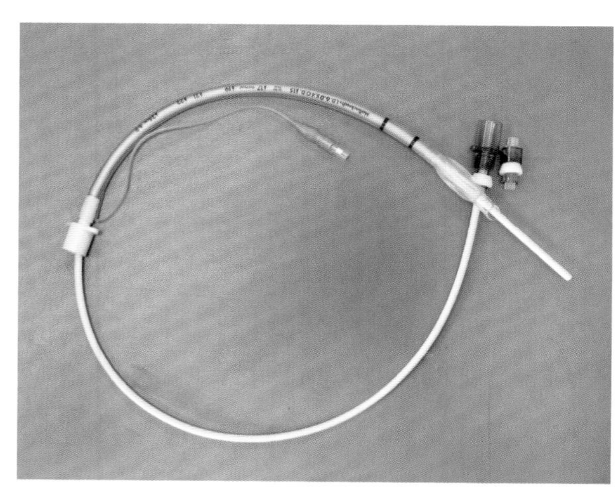

图 17.3　气道交换导管。

表 17.5 AEC 导管优缺点比较

气道交换导管	
优点：	
可以用于吹入式或喷射通气给氧（注意事项如下）	
若需快速重新插管，则可为气管导管提供引导	
可留置多达 72 小时	
缺点：	应对措施：
可能会导致咳嗽 <10%	利多卡因喷雾
利用交换导管再插管失败	喉镜检查：逆时针旋转导管，以防止导管在喉部被挡住；导管内径接近 AEC 直径或较圆钝的导管更不易被嵌顿
喷射通气能导致气压伤和张力性气胸	导管末端应该高于隆突（深度不超过 26cm）
简单的预防措施就可以提高安全性：	为避免呼出气流受阻，必须保证上呼吸道通畅。交换导管的下呼吸道段需保证导管周边有足够的环形空间，以保证气体能够被呼出。喷气压力不能过高。导管末端的侧孔可以在喷气时减少导管的摆动，可以降低压力，并保证导管处于气道正中。气管和支气管有可能破裂。若遇到阻力，不要贸然的暴力插进，
误吸或咳嗽受阻只是理论上存在的问题	

以下几点注意事项（见表 17.5）。

1. 优点

（1）可以用于吹入法或喷气式通气给氧（但需谨慎处理）。

（2）若需重新插管，则可以辅助更换气管导管。

（3）可在体内保留多达 72 小时。

（4）一般情况下患者耐受良好，但有 5%~10% 的患者可能需使用利多卡因来预防咳嗽。

2. 缺点

（1）患者可能无法耐受，或在几分钟内持续咳嗽。

（2）利用交换导管更换气管导管失败（喉镜检查：逆时针旋转导管，以防止导管在喉部被挡住。导管内径接近喉罩内径或较圆钝的导管更不易被挡住）。

（3）喷射通气极易引起并发症，导致气压伤和张力性气胸。以下简单的预防措施就可以提高安全性：

1）导管末端应该高于隆突（深度不超过 26cm）。

2）交换导管在下呼吸道时，需保证导管周边有足够的环形空间，以保证气体能够被呼出。

3）为了避免呼出气流受阻，必须保证上呼吸道通畅。

4）喷气压力不能过高。

5）导管末端的侧孔可以在喷气时减少导管的摆动，可以降低压力，并保证导管处于气道正中。

3. 气管或支气管黏膜的破裂

已被报道过，且极易出现在婴幼儿、老人、危重患者身上。一旦遇到阻力，不要贸然的暴力插进，只能插入气管。

4. 误吸或咳嗽受损

都只是理论性问题，但也在实践中出现过。有一个插入交换导管达 18 小时的患者，重新插管前误吸，但该患者在术前（辅助放疗）已出现吞咽受损。

六、喉痉挛

喉痉挛是人体防止异物进入喉部的防御机制。这种神经反射由迷走神经喉上支介导，常于浅麻醉状态下出现。也可由手术刺激诱发，尤其常见于耳鼻喉或颌面部手术后有血液、分泌物坏死组织残留时。小儿喉痉挛较成人常见，由于儿童低氧进展更快，所以更应警惕喉痉挛的发生。

喉痉挛轻者可表现为轻微吸气性喘鸣，重者可出现完全性上呼吸道梗阻。以前普遍认为患者死亡之前，声门通常是松弛的，但目前看来这种观点是错误的。喉痉挛会导致负压性肺水肿。这时往往需要再插管或正压通气等措施，个别情况也可使

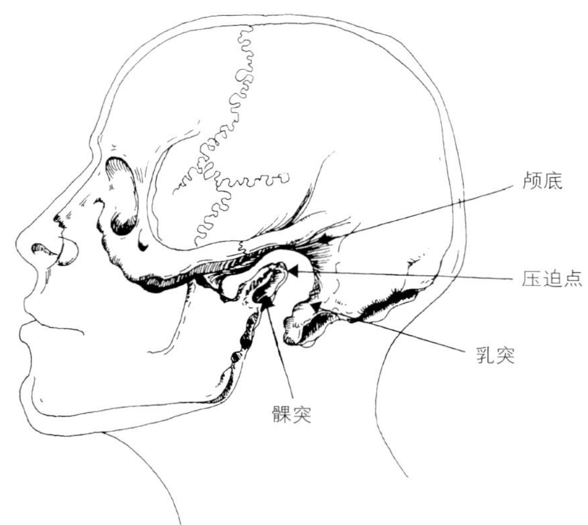

图 17.4 喉痉挛切口前方以下颌骨髁突为界，后方以乳突为界，上方以颅底为界。[Reproduced with permission from Larson（1998）]。

用面罩进行持续正压通气。

（一）预防与治疗

使得患者麻醉苏醒过程不受外界刺激可以减少喉痉挛的发生。理想情况下，患者应处于复苏体位，唯一接触患者身体的只有血氧饱和度探头。目前已提出很多方法来减少喉痉挛的发生，如静脉或喉 - 气管内使用利多卡因、多沙普仑、镁剂和针灸等。

有些简单的措施也可缓解喉痉挛：

• 使用 100%O_2 呼气末正压通气或持续正压通气。此方法可以通过正压使氧气通过关闭的声门进入气道。

• 拉尔森手法（Larson’s）：用手指压迫在双侧下颌骨后缘与乳突之间的位置（喉痉挛切迹）并适当托起下颌（图 17.4）。

• 动作轻柔的咽部吸痰。

• 异丙酚 (0.25~2mg/kg) 较为有效，已经很大程度代替了琥珀胆碱的使用。

• 随时备用琥珀胆碱。琥珀胆碱相比维库溴铵、罗库溴铵、美维库铵和雷库溴铵而言在喉部肌肉起效更快。有效剂量为 1~2mg/kg。琥珀胆碱最大的优点是肌内注射有效。

若喉痉挛没有迅速缓解，则必须排除引起拔管后喘鸣的其他原因。如：

• 软组织阻塞。

• 咽部填塞物。

• 气道水肿（声门上或声门下）。

• 声带功能障碍或声带反常运动。

• 外部压迫（血肿或静脉回流阻塞）。

• 误吸。

• 麻醉药物引起的肌肉僵硬。

• 咽部或气管软化。

（二）困难气道术后随访

困难气道以及再次插管患者的随访中需要警惕气道穿孔导致的纵隔炎，尤其要注意多次尝试插管的患者。只有半数的气道穿孔能早期发现。由于死亡率极高，因此，早期诊断至关重要。其症状和体征包括以下三点：

• 胸骨后、颈部或咽部疼痛。

• 发热。

• 捻发音。

治疗应使用广谱抗生素、外科紧急会诊、肠外营养及影像学证据。

七、要点

• 制订详细的拔管计划。

• 与插管过程相比，拔管和恢复期更易发生气道相关并发症。

• 深麻醉下拔管是一项较先进的技术。

• 如果不能确保控制气道，则应考虑采取特殊策略以减少风险。

• 清醒下拔管时可以使用低剂量的瑞芬太尼。

• 气道交换导管是一种有效的辅助技术。

• 如果遇到困难气道，做好随访并记录至关重要。

（张军华 赵博 译　赵晶 李成付 校）

推荐读物

Aouad MT, Al-Alami AA, Nasr VG, Souki FG, Zbeidy RA, Siddik-Sayyid SM. (2009). The effect of low-dose remifentanil on responses to the endotracheal tube during emergence from general anesthesia. *Anesthesia and Analgesia*, **108**, 1157–1160.

Asai T, Koga K, Vaughan RS. (1998). Respiratory

complications associated with tracheal intubation and extubation. *British Journal of Anaesthesia*, **80**, 767–775.

Benumof JL. (1999). Airway exchange catheters: Simple concept, potentially great danger. Editorial views. *Anesthesiology*, **91**, 342–344.

Benumof J, Hagberg CA. (2007). *Benumof's Airway Management: Principles and Practice*. 2nd ed. Philadelphia: Mosby.

Brull SJ, Naguib M, Miller RD. (2008). Residual neuromuscular block: Rediscovering the obvious, *Anesthesia and Analgesia*, **107**, 11–14.

Debaene B, Plaud B, Dilly MP, Donati F. (2003). Residual paralysis in the PACU after a single intubating dose of nondepolarizing muscle relaxant with an intermediate duration of action. *Anesthesiology*, **98**, 1042–1048.

Epstein SK. (2001). Predicting extubation failure. Is it (on) the cards? *Chest*, **120**, 1061–1063.

Koga K, Asai T, Vaughan RS, Latto IP. (1998). Respiratory complications associated with tracheal extubation. Timing of tracheal extubation and use of the laryngeal mask during emergence from anaesthesia. *Anaesthesia*, **53**, 540–544.

Larson CP. (1998). Laryngospasm – the best treatment. *Anesthesiology*, **89**, 1293.

Lien CA, Koff H, Malhotra V, Gadalla F. (1997). Emergence and extubation: A systematic approach. *Anesthesia and Analgesia*, **85**, 1177.

McConkey PP. (2000). Postobstructive pulmonary oedema – a case series and review. *Anaesthesia and Intensive Care*, **28**, 72–76.

Miller KA, Harkin CP, Bailey PL. (1995). Postoperative tracheal extubation. *Anesthesia and Analgesia*, **80**, 149–172.

Mort TC. (2007). Continuous airway access for the difficult extubation: The efficacy of the airway exchange catheter. *Anesthesia and Analgesia*, **105**, 1357–1362.

Murphy GS, Szokol JW, Marymont JH, Greenberg SB, Avram MJ, Vender JS. (2008). Residual neuromuscular blockade and critical respiratory events in the postanesthesia care unit. *Anesthesia and Analgesia*, **107**, 130–137.

Nair I, Bailey PM. (1995). Use of the laryngeal mask for airway maintenance following tracheal extubation. *Anaesthesia*, **50**, 174–175.

Oberer C, von Ungern-Sternberg BS, Frei FJ, Erb TO. (2005). Respiratory reflex responses of the larynx differ between sevoflurane and propofol in pediatric patients. *Anesthesiology*, **103**, 1142–1148.

Peterson GN, Domino KB, Caplan RA, Posner KL, Lee LA, Cheney FW. (2005). Management of the difficult airway: A closed claims analysis. *Anesthesiology*, **103**, 33–39.

Probert DJ, Hardman JG. (2003). Failed extubation of a double-lumen tube requiring a cricoid split. *Anaesthesia and Intensive Care*, **31**, 584–587.

Rassam S, SandbyThomas M, Vaughan R, Hall JE. (2005). Airway management before, during and after extubation: A survey of practice in the United Kingdom and Ireland. *Anaesthesia*, **60**, 995–1001.

Srivastava A, Hunter JM. (2009). Reversal of neuromuscular block. *British Journal of Anaesthesia*, **103**, 115–129.

Tsui BC, Wagner A, Cave D, et al. (2004). The incidence of laryngospasm with a 'no touch' extubation technique after tonsillectomy and adenoidectomy. *Anesthesia and Analgesia*, **98**, 327–329.

Vaughan RS. (2003). Extubation – yesterday and today. *Anaesthesia*, **58**, 949–950.

第18章 误吸

Richard Vanner

一、误吸

胃内容物吸入到肺部可以引起支气管痉挛合并肺炎，若吸入酸性液体可引起肺水肿，吸入颗粒物质可引起气道梗阻或大面积肺不张，后者较少见。如果误吸2小时内没有症状、体征或低氧血症发生，不太可能出现呼吸系统后遗症。择期手术麻醉误吸发生率为1/4000，急诊手术麻醉误吸发生率为1/900，其中包括需要急诊手术而采取了快速序贯诱导和压迫环状软骨的病例。误吸患者中64%没有呼吸系统后遗症，20%需要在ICU通气超过6小时，5%死亡。如果进行了气管插管，拔管后和诱导时同样可能出现误吸。

二、快速序贯诱导

快速序贯诱导是减少高危患者发生胃内容物反流进入咽以及由此而产生的误吸风险的最常用的麻醉技术。它包括一系列措施，即预充氧、采用静脉诱导和起效快的肌肉松弛剂，压迫环状软骨和使用带套囊的气管导管插管。虽然早在1961年就有人首次提出压迫环状软骨的方法，但直到20世纪70年代快速序贯诱导才得到广泛使用。

2001年一项对英国209名麻醉医师的调查表明，尽管采用了快速序贯诱导和压迫环状软骨，仍然可能发生误吸。麻醉医师报告了99例在麻醉诱导过程中发生反流，15例误吸，3例死亡。最近，一项对澳大利亚和新西兰1085例剖宫产患者的研究中，全部患者均采用快速序贯诱导并压迫环状软骨，有4例患者发生反流，其中一人确定发生误吸、最终存活。

关于快速序贯诱导和压迫环状软骨的三篇综述表明，没有证据显示该方法是有效的。因为至今没有已发表的随机对照试验，研究误吸高风险患者麻醉诱导时压迫环状软骨是否会影响的反流发生率。

三、快速序贯诱导的适应证

人们普遍认为择期手术患者禁食6小时并禁清饮2小时（非下列高危人群）发生误吸的风险较低，没有必要采用快速序贯诱导和压迫环状软骨的方法以防止误吸。

麻醉过程中发生误吸风险较高的患者包括：没有禁食的急诊手术患者；胃排空延迟患者（肠梗阻、危重患者、酸中毒、疼痛、使用阿片类药物和糖尿病）；食道下段括约肌无力的患者（有症状的胃食道反流病或妊娠超过20周的孕妇）；以及食道狭窄者。这些高风险患者需要快速序贯诱导，以减少反流和吸入性肺炎的风险。

2007年，英国对421名麻醉医师进行问卷调查分析对快速序贯诱导适应证的执行现状。对肠梗阻患者全部麻醉医师都会采用快速序贯诱导，对剖宫产患者、阑尾切除术患者、择期膝关节关节镜合并有症状的食道裂孔疝患者选择快速序贯诱导的麻醉医师分别为98%、95%和83%，而对择期膝关节镜手术并发无症状食道裂孔疝患者只有25%的麻醉医师选择快速序贯诱导。作者指出，无胃灼热症状的食道裂孔疝患者进行食道镜检查，会发现其中10%的患者有糜烂性食道炎。如果不做检查，这些患者会被视为低误吸风险，通常能够安全地采用非气管插管的麻醉。另外，最近一项对102例使用喉罩进行急性阑尾手术的研究结果证明，那5%对阑尾切除术患者不采用快速序贯诱导的麻醉医师的行为也是合理的。

四、快速序贯诱导的麻醉技术

诱导前应先评估气道，若饱胃患者有困难气道的可能，应行纤支镜下清醒插管。但 McDonnell 等人发现，在产科手术中，仅有半数困难气道患者术前被预料到。那些胃幽门梗阻、肠梗阻或急腹症等误吸高危患者在麻醉诱导之前，应置入鼻胃管并引流胃内容物。因为误吸常发生在术后早期，饱胃患者可以在手术期间、拔管前通过胃管排空胃。足月孕妇胃液 pH 值为 1.4，需采取额外预防措施以减少胃内容物的酸度。

最近英国两项快速序贯诱导的调查显示了目前的常规做法，对于高风险的病例，所有麻醉医师均采取预充氧，压迫环状软骨，用带套囊气管导管插管。预充氧通过重复呼吸回路，平均氧流量为 8L/min，时间为 3 分钟。实际上，重复呼吸回路中氧流量最少应为 8L/min。健康患者预给氧时，20° 头高位可以将呼吸暂停至发生低氧血症的时间从 4 分钟延长到 6 分钟，这种方法对病态肥胖的患者也是有效的，耐受呼吸暂停时间从 2 分钟延长到 3 分钟。孕妇在头高位时是否可以延长呼吸暂停耐受时间还没有得到证实，但功能残气量有所增加。Taha 等人称，无论采用环路还是 Mapleson A 或 D 系统，使用 10L/min 的氧流量，患者在 60 秒内进行 8 次深呼吸，$FETO^2$ 数值可达到约 90%。

硫喷妥钠是 1999 年最流行的诱导药物，2007 年进行的最常用药物的调查中，86% 的麻醉医师对剖宫产选用硫喷妥钠，60% 对阑尾切除术选用丙泊酚，46% 对肠梗阻手术使用依托咪酯。大部分麻醉医师除了剖宫产外，在其他手术诱导时给予了阿片类药物（芬太尼或阿芬太尼）。到 2007 年，琥珀胆碱仍然是最常用的肌松剂，只有 12% 的阑尾切除术、5% 的肠梗阻手术和 2% 的剖宫产术选择使用罗库溴铵。

大多数麻醉医师会等患者意识丧失之后才给予肌松剂。应用阿芬太尼、丙泊酚诱导的同时使用罗库溴铵将创造良好的插管条件，其插管条件比应用阿芬太尼复合硫喷妥钠或者单独使用异丙酚或单独使用硫喷妥钠更好。然而，使用依托咪酯和琥珀胆碱比使用阿芬太尼、丙泊酚和罗库溴铵时插管条件更好。因为依托咪酯抑制皮质醇产生长达 48 小时，现在已不主张将其应用于危重患者。急诊医师经常将咪达唑仑与肌松剂一起使用，但咪达唑仑剂量经常不足，而且其起效时间并不快。

将琥珀胆碱的剂量从 1mg/kg 增加到 1.5mg/kg 能改善插管条件，1mg/kg 罗库溴铵在 60 秒内可提供与使用 1mg/kg 的琥珀胆碱几乎一样良好的插管条件。2008 年一项包含了 37 个研究的 Meta 分析指出：以插管条件的优秀率和临床可接受的插管条件作为评价指标，琥珀胆碱比罗库溴铵创造的插管条件更优秀。此外，罗库溴铵只有在已知不能使用琥珀胆碱时，作为琥珀胆碱的替代剂加以使用。然而对危重患者或许应使用罗库溴铵而不是琥珀胆碱。4 天以上不能活动的患者，尤其是那些并发有去神经、严重感染或烧伤的患者，使用琥珀胆碱可发生致命性高钾血症。致命的高钾血症也可以发生在并发严重代谢性酸中毒（BE-17））和大出血的危重患者。

使用琥珀胆碱后自主呼吸能很快恢复的特性，对于“无法插管无法通气”的情形是十分有益的。Hayes 等人发现，健康患者预给氧后，给予睡眠剂量的硫喷妥钠、1mg/kg 的琥珀酰胆碱和 1μg/kg 的芬太尼，自主呼吸通常在 5 分钟内恢复。这些患者中，11% 的患者氧饱和度降低到 90%。随着罗库溴铵的拮抗剂的引进，患者可以比使用琥珀胆碱恢复得更快。最近 Lee 等人的一项研究表明：给予 1.2 mg/kg 罗库溴铵 3 分钟后给予 16mg/kg 的环糊精，再过 3 分钟后，神经肌肉阻滞发生了逆转。环糊精甚至在罗库溴铵给药不到 3 分钟内给予，希望制药厂家将来能够将药物配置在无菌注射器内以备用。

五、压迫环状软骨

压迫环状软骨是否有效？在英格兰和威尔士进行的长达 6 年产妇死亡保密调查研究中发现，从 1964—1969 年（在使用压迫环状软骨前）共有 52 人因误吸死亡。“在这些因吸入胃内容物所造成的死亡案例中，麻醉诱导通常为静脉注射巴比妥类药物，琥珀酰胆碱麻痹声带，肺内充满氧气。”

形成对比的是，从 1994—2005 年英国四次连

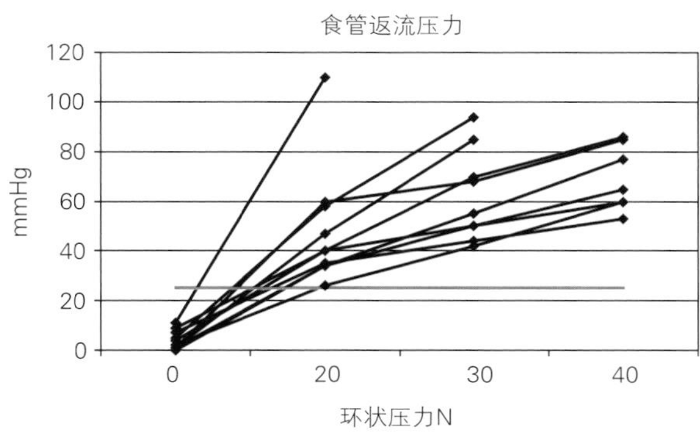

图 18.1　向 10 具尸体的食道中注入盐水至发生食道反流时测得的食道压力。通过力量传感器不断增加环状软骨压力，重复测量。在 25 毫米汞柱黄线代表可能的最大胃压力 (Hartsilver & Vanner，1999)。

续三年报告中，仅有两人因吸入性肺炎死亡。其中一名患者从重症监护室转移到手术室，没有实施环状软骨压迫；另一个为插管失败后误吸。在紧急剖宫产行全身麻醉时，这种事件的发生率约为 1/100 000。英国所有产科现在常规使用快速序贯诱导与压迫环状软骨。当然还有其他一些措施，如使用抑酸剂，也有助于减少误吸引起的死亡。

有研究证据表明，压迫环状软骨有时是无效的，这些证据来自于应用了压迫环状软骨仍然出现反流的报告，例如 Whittington 的研究报告。表明压迫环状软骨有效的证据来自 4 个尸体研究（图 18.1），以及 Neelakanta 和 Sellick 等人发现气管插管后解除环状软骨压迫可出现反流的报告。

一些英国麻醉医师建议因为法国麻醉医生不实施压迫环状软骨，我们也应该放弃该技术。然而 1998 年在法国产科的一项调查显示，202 名回复调查的人中 88%的人常规应用压迫环状软骨这一技术。法国最近的随机对照试验证据显示了它的有效性，65 例压迫了环状软骨与 65 例没有压迫环状软骨的患者反流的发生率进行了比较，所有患者都具有高反流风险并都吞下亚甲蓝胶囊，压迫环状软骨组在诱导时无一人发生反流，相比之下，没有压迫环状软骨组有 3 例患者发生反流 ($P < 0.05$)。

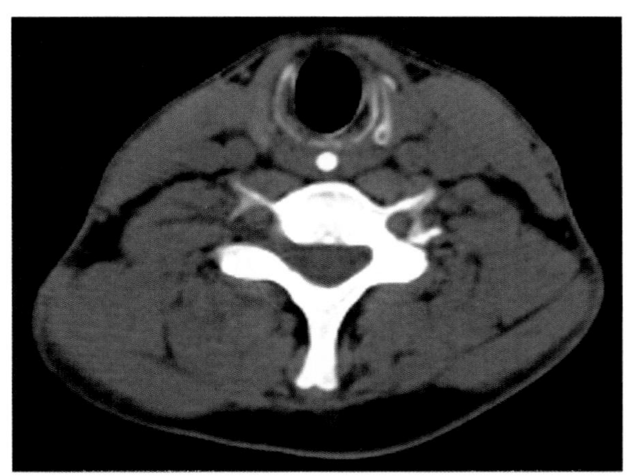

图 18.2　颈部 CT 扫描环状软骨水平，鼻胃管内填充了放射性造影剂显示咽腔 (Vanner，1993)。

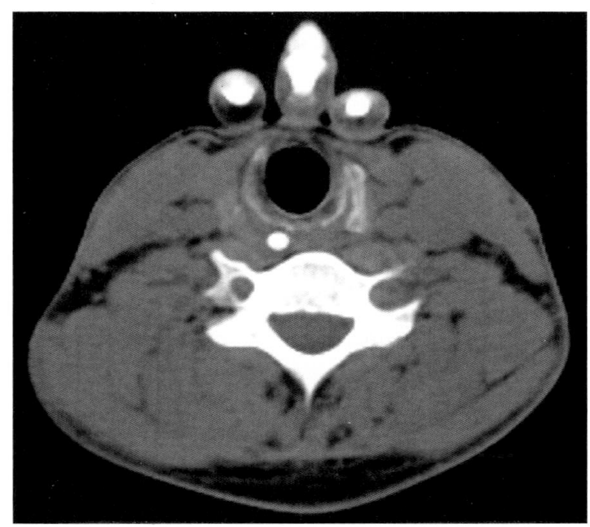

图 18.3　压迫环状软骨，环状软骨已经横向移位。

Smith 等应用 CT 和 MRI 进行了一项解剖研究，发现压迫环状软骨可以引起喉部横向移位，而食道在环状软骨稍侧方，这就是为什么压迫环状软骨并不总是有效的原因。但这其实是一个误导，因为食道的起始部位比环状软骨更靠下。为了在同一张冠状位切片上显示两种的结构，必须切到环状软骨的下缘。因此食道的位置（通常移动性很大）与压迫环状软骨的机制没有关系（Rice et al）。而实际上是环咽肌内的下咽部处于环状软骨后方，因此压迫环状软骨时被挤压的是下咽部。把测压导管放在环咽肌水平，压迫环状软骨造成全部 25 个受试者局部压力上升。由于环咽肌附着在喉的两侧，下咽总是在喉部的背侧、随环状软骨移动，当压迫环状软骨时它也随之横向移位。图 18.2 和 18.3 表明压迫环状软骨时，下咽不仅被压向椎体，还被压向某侧的椎前肌肉。

这些解剖研究发现了一个有趣的现象，压迫环状软骨通常会导致喉部一定程度的横向位移。横向位移最大可以达到 8mm。

图 18.3 的断层与图 18.2 相同，区别是在环状软骨施压时扫查（Vanner, 1993）。环状软骨被压向侧方。仅有一部分咽被压向椎体，其余部分被压向

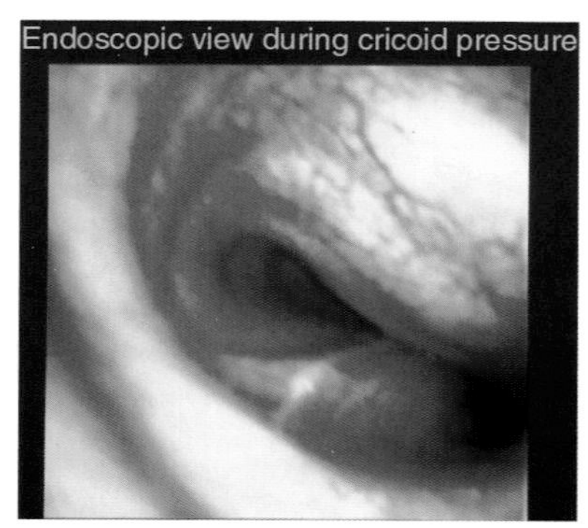

图 18.4 女性在 44 N 环状软骨压力下气道被压缩 50%（Palmer，2000）。

一侧的椎前肌肉。与对侧的椎前肌肉对比、与图 18.2 对比，可以发现这一侧的椎前肌肉受压。鼻胃管受压横向移位。

六、压迫环状软骨的气道问题

最近澳大利亚和新西兰对 1085 例剖宫产进行了研究，所有病例都在快速序贯诱导时压迫了环状软骨，其中有 36 例气管插管困难，4 例气管插管失败（喉镜视野分级 2 例为 3 级，2 例为 4 级）。4 例插入 LMA（2 例 ProSeal LMA，1 例传统 LMA，1 例可插管 LMA），均成功实现肺部通气，通过插管型喉罩尝试再次插管时失败。

Hawthorne 报道了 17 年内 5802 例全身麻醉剖宫产中的 23 例插管失败的病例，发生率为 1/250。其多数是在夜间由低年资麻醉医师进行插管。15 例喉镜下视野为 3 级，6 例喉头水肿。7 例面罩通气困难（30%），2 例面罩通气不能（9%）。这 2 例无法插管无法通气的病例，1 例环状软骨切开术失败后恢复自主呼吸（使用琥珀酰胆碱），另外 1 例是当解除环状软骨压迫后采用侧体位气管插管。其他 4 例患者插入喉罩，3 例患者肺通气成功，第 4 例无法进行通气，但很快恢复自主呼吸。1 例患者出现了重度的低氧血症，最低脉搏血氧饱和度只有 17%，经过救治产妇和新生儿都存活且没有不良影响。看起来相对于急性缺氧，慢性缺氧对新生儿影响更大。

西南泰晤士河区域的连续两例文章报道了 13728 例全身麻醉剖宫产中的 56 例插管失败病例，发生率也接近 1/250。所有患者存活。大部分患者喉镜下视野为 3 级，也是在夜间由低年资麻醉医师

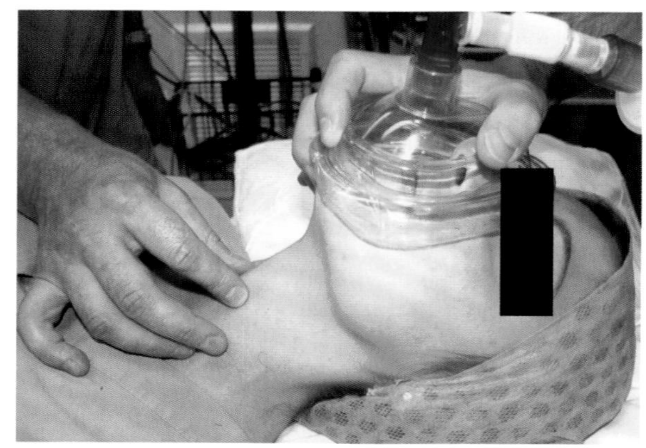

图 18.5 将头放在枕头上即 Magill 体位时，用示指和拇指进行环状软骨加压更容易。

进行插管。

环状软骨压迫可引起气道问题。压迫环状软骨时，特别是如果压力过大或不正确地压迫了甲状软骨时，喉部扭曲引起气管插管困难。正确应用时，通常可以改善喉镜视野，但也可能使得 14% ～ 45% 的患者喉镜下视野情况更糟。环状软骨加压增加插入喉罩的难度，而且压力越大，面罩通气越困难（见图 18.4）。

然而 Turgeon 等人进行了一项随机双盲试验，对连续 700 例择期手术患者分别采用施加或不施加 30N 的环状软骨压力，比较两组插管失败率。插管失败被定义为用 Macintosh 喉镜插管 30 秒后插管失败。在环状软骨压迫组 15 个失败和在无环状压力组 13 个失败，两组之间无显著性差异 (P=0.7)。作者认为“在有实施环状软骨加压指征时，无须为了避免增加直接喉镜插管难度，而不实施这项技术。”

如果气管插管困难，解除环状软骨压力或调整成最佳喉外压力（OELP）是重要的，因为这可能改善喉镜的视野。大部分插管失败的视野都是 3 级以上的喉镜视野。调整环状软骨压力会纠正侧向位移，从而使探条更准确地通过会厌中线。如果插管失败，这样做会让面罩通气和插入喉罩通气变得容易。近期的综述（Neilipovitz 和 Crosby）认为环状软骨加压是一项很好的技术，因为它是完全可逆的，发生气道问题时可停止加压。

七、正确的压迫环状软骨技术

虽然最初 Sellick 描述的压迫环状软骨的体位是头部和颈部在扩展状态（扁桃体切除体位），但是在患者的枕部下方放置一个枕头使以达到理想的插管位置（Magill 体位）更有利于插管。但患者头部放在枕头上时，Sellick 描述的三个手指用于压迫环状软骨的技术实际上几乎是不可能实施的。用示指和拇指的技术则容易得多（见图 18.5）。

如果麻醉诱导前已经置入鼻胃管，应当充分吸引胃内容。鼻胃管应该保留，因为它增强了压迫环状软骨的效果，正如 Sellick 建议的。通过连接引流袋，保持胃管压力与大气压相同，使胃中剩余的液体和气体可以排出，降低胃内压。

急诊饱胃剖宫产患者胃内压小于 25mmHg。一项研究表明，20N 的环状软骨压力可以预防食道反流 (见图 18.1)。因此，20N 环状软骨压力足以防止胃内容物反流到咽。一个合理的建议是在患者清醒时，施加 10N（1.0kg）的力于环状软骨，当患者失去意识后，压力增加到 20N（2.0kg）推荐 20N 压力的问题在于练习施加压力时，一半助手施力小于 20N，一半则大于 20N。因此，之前一直推荐施力为 30N。

有的研究还认为需要双手操作，一只手压迫环状软骨，另一只手支撑颈部，以改善喉镜下检查声门的视野。三项研究评估这一假说，但得出了矛盾的结果。对环状软骨施加 30N 的力通常可以改善喉镜检查的视野，但如果对环状软骨施加的力太大，更容易使头部屈曲，使喉镜检查更加困难，需要支撑颈部来抵消。因此，最好不要使用双手环状软骨压迫法，只需要减小施加的压力。助手的另一只手可在插管时帮助准备探条、导管、给套囊充气。如果考虑可能需要双手实施（例如可疑脊柱骨折见第 26 章），则需要派更多助手。

八、压迫环状软骨的替代方案

尚不知对反流误吸高风险患者如果不压迫环状软骨，采用静脉麻醉诱导并给予肌松剂后，反流的发生率究竟是多少。据 Oehlkern 和 Mort 报道，当患者仰卧时发生反流误吸的概率在 2% ～ 5%，当面罩通气或反复尝试气管插管时，其发生率可能更高。Bourne 描述了左侧头低位诱，如果发生反流，胃内容物将从嘴里流出并不会发生误吸。然而 McCaul 认为这种体位插管更困难。

20° 头高位已在 20 世纪 50 年代末期和 20 世纪 60 年代早期应用于剖宫产的麻醉诱导。这种体位下，食道上段胃容物反流压力降低的幅度与环状软骨至胃的垂直距离（cmH_2O）相同。这种体位下，经过预给氧处理，发生低氧血症前耐受呼吸暂停的时间可以更长。并且头高位对喉镜视野也有所改善。然而，也有一些运用此技术出现反流的报导，此外缺乏评估其有效性的随机对照试验。此项技术可能不是替代压迫环状软骨的有效方法，因此我认为即使已经使用 20° 头高位，仍建议压迫环状软骨。由于食道内容物可能会具有较低的压力，施加到环状软骨上的力可以降低到 20N（见图 18.1）。因为气道问题的发生率往往与施加力成正比，减少施加的压力可能会降低气道问题的发生率。

九、气管插管失败后的处理

快速序贯诱导期间，在喉镜下利用弹性探条两次插管不成功即为插管失败。第二次尝试应不压迫环状软骨，并换用另一种麻醉医师熟悉的喉镜，如 McCoy 喉镜。一旦麻醉医师认为插管失败，首要任务是保障肺部通气。通常使用面罩复合 Guedel 口咽通气道。如果面罩通气成功，再次压迫环状软骨以减少胃部胀气。如果面罩通气不成功，应在不压迫环状软骨的情况下插入喉罩。如果通气仍然不成功，应该进行环甲膜切开术。

如果通气成功，则需要决定是否要使患者清醒。如果肌肉松弛剂的效果消退或被逆转，并且患者有呼吸时可将患者转为侧卧位。当患者清醒后，麻醉医师可选择推迟手术、椎管内麻醉或纤支镜气管插管。在剖宫产手术插管失败后需要继续手术，虽然传统推荐保留自主呼吸，但 Awan 等人报道，可以加用肌松剂后使用 ProSeal 双管喉罩。

唤醒危重患者往往不太可行。如果喉罩能通气，患者可以通过 Aintree 导管 (Cook Medical) 及 4mm 纤维支气管镜来插管。虽然也可以使用传统喉罩或插管喉罩，但 ProSeal 双管喉罩具有较高的密封压力，并可以插入胃管。危重患者一旦用ProSeal双管喉罩建立了气道，除采用Aintree导管插管外，还可以进行经皮气管切开术，避免意外的再次插管。

十、要点

• 尽管没有随机对照试验证明其有效性，对有高误吸风险患者通常选择采用压迫环状软骨、快速序贯诱导麻醉。

• 尽管采用了快速序贯诱导并压迫环状软骨，误吸仍时有发生，特别是困难插管患者。

• 如果预计到插管困难，应该考虑行纤支镜清醒插管或采用椎管内麻醉。

• 对于危重患者，罗库溴铵可能比琥珀胆碱更安全。

• 如果有困难气道，特别是在喉镜插管视野3级、面罩通气和插入LMA困难时，应该解除压迫环状软骨或改为QELP（最佳喉外压力）。

（朱朋朋 侯家保 译　李民 校）

推荐读物

Asai T, Barclay K, Power I, Vaughan RS. (1995). Cricoid pressure impedes the placement of the laryngeal mask airway. *British Journal of Anaesthesia*, **74**, 521–525.

Awan R, Nolan JP, Cook TM. (2004). Use of a ProSeal laryngeal mask airway for airway maintenance during emergency Caesarean section after failed tracheal intubation. *British Journal of Anaesthesia*, **92**, 144–145.

Barnardo PD, Jenkins JG. (2000). Failed tracheal intubation in obstetrics: A 6-year review in a UK region. *Anaesthesia*, **55**, 685–694.

Bourne JG. (1962). Anaesthesia and the vomiting hazard. *Anaesthesia*, **17**, 379–382.

Brimacombe JR, Berry AM. (1997). Cricoid pressure. *Canadian Journal of Anesthesia*, **44**, 414–425.

Brimacombe JR, Berry AM, White A. (1993). An algorithm for the use of the laryngeal mask airway during failed intubation in the patient with a full stomach. *Anesthesia and Analgesia*, **77**, 398–399.

Cook TM. (1996). Cricoid pressure: Are two hands better than one? *Anaesthesia*, **51**, 365–368.

Cook TM, McCrirrick A. (1994). A survey of airway management during induction of general anaesthesia in obstetrics: Are the recommendations of the Confidential Enquiries into Maternal Deaths being implemented? *International Journal of Obstetric Anesthesia*, **3**, 143–145.

Crawford JS. (1984). *Principles and Practice of Obstetric Anaesthesia*. 5th ed. Oxford: Blackwell Scientific Publications.

Department of Health. (1969). *Report on Confidential Enquiries Into Maternal Deaths in England and Wales 1964–1966*. London: HMSO.

Dixon BJ, Dixon JB, Carden JR, et al. (2005). Preoxygenation is more effective in the 25° head-up position than in the supine position in severely obese patients. *Anesthesiology*, **102**, 1110–1115.

Ellis DY, Harris T, Zideman D. (2007). Cricoid pressure in emergency department rapid sequence tracheal intubations: A risk-benefit analysis. *Annals of Emergency Medicine*, **50**, 653–655.

Fabregat-Lopez J, Garcia-Rojo B, Cook TM. (2008). A case series of the use of the ProSeal laryngeal mask airway in emergency lower abdominal surgery. *Anaesthesia*, **63**, 967–971.

Hartsilver EM, Vanner RG. (1999). Gastric pressure during general anaesthesia for emergency Caesarean section. *British Journal of Anaesthesia*, **82**, 752–754.

Hartsilver EM, Vanner RG. (2000). Airway obstruction with cricoid pressure. *Anaesthesia*, **55**, 208–211.

Haslam N, Parker L, Duggan JE. (2005). Effect of cricoid pressure on the view at laryngoscopy. *Anaesthesia*, **60**, 41–47.

Hawthorne L, Wilson R, Lyons G, Dresner M. (1996). Failed intubation revisited: 17-yr experience in a teaching maternity unit. *British Journal of Anaesthesia*, **76**, 680–684.

Hayes AH, Breslin DS, Mirakhur RK, Reid JE, O'Hare RA. (2001). Frequency of haemoglobin desaturation with the use of succinylcholine during rapid sequence induction of anaesthesia. *Acta Anaesthesiologica Scandinavica*, **45**, 746–749.

Higgs A, Clark E, Premraj K. (2005). Low-skill fibreoptic intubation: Use of the Aintree catheter with the classic LMA. *Anaesthesia*, **60**, 915–920.

Hignett R, Fernando R, McGlennan A. (2008). Does a 30 degree head-up position in term parturients increase functional residual capacity? Implications for general anaesthesia. *International Journal of Obstetric Anesthesia*, **17**, S5.

Hodges RJH, Tunstall ME. (1961). The choice of anaesthesia and its influence on perinatal mortality in caesarean section. *British Journal of Anaesthesia*, **33**, 572–588.

Koerber JP, Roberts GEW, Whitaker R, Thorpe CM. (2009). Variation in rapid sequence induction techniques: Current practice in Wales. *Anaesthesia*, **64**, 54–59.

Lane S, Saunders D, Schofield A, Padmanabhan R, Hildreth A, Laws D. (2005). A prospective, randomised controlled trial comparing the efficacy of pre-oxygenation in the 20 degrees head-up vs supine position. *Anaesthesia*, **60**, 1064–1067.

Lee BJ, Kang JM, Kim DO. (2007). Laryngeal exposure during laryngoscopy is better in the 25 degrees back-up position than in the supine position. *British Journal of Anaesthesia*, **99**, 581–586.

Lee C, Jahr JS, Candiotti K, Warriner V, Zornow MH.

(2007). Reversal of profound rocuronium NMB with sugammadex is faster than recovery from succinylcholine. *Anesthesiology*, **107**, A988.

Lerman J. (2009). On cricoid pressure 'may the force be with you'. *Anesthesia and Analgesia*, **109**, 1363–1366.

Levy DM. (2000). Rapid sequence induction: Suxamethonium or rocuronium? *Anaesthesia*, **55**, 86.

Martyn JA, Richtsfeld M. (2006). Succinylcholine-induced hyperkalaemia in acquired pathological states. *Anesthesiology*, **104**, 158–169.

McCaul CL, Harney D, Ryan M, Moran C, Kavanagh BP, Boylan JF. (2005). Airway management in the lateral position: A randomised controlled trial. *Anesthesia and Analgesia*, **101**, 1221–1225.

McDonnell NJ, Paech MJ, Clavisi OM, Scott KL, and the ANZA Trials Group. (2008). Difficult and failed intubation in obstetric anaesthesia: An observational study of airway complications associated with general anaesthesia for caesarean section. *International Journal of Obstetric Anesthesia*, **17**, 292–297.

Morgan M. (1986). The confidential enquiry into maternal deaths (editorial). *Anaesthesia*, **41**, 689–691.

Morris J, Cook TM. (2001). Rapid sequence induction: A national survey of practice. *Anaesthesia*, **56**, 1090–1097.

Morris C, McAllister C. (2005). Etomidate for emergency anaesthesia; mad bad and dangerous to know? *Anaesthesia*, **60**, 737–740.

Mort TC. (2004). Emergency tracheal intubation: Complications associated with repeated laryngoscopic attempts. *Anesthesia and Analgesia*, **99**, 607–613.

Naguib M, Samarkandi AH, Emad El-Din M, Abdulla K, Khaled M, Alharby SW. (2006). The dose of succinylcholine required for excellent intubating conditions. *Anesthesia and Analgesia*, **102**, 151–155.

Neelakanta G. (2003). Cricoid pressure is effective in preventing esophageal regurgitation. *Anesthesiology*, **99**, 242.

Neilipovitz DT, Crosby ET. (2007). No evidence for decreased incidence of aspiration after rapid sequence induction. *Canadian Journal of Anesthesia*, **54**, 748–764.

Oehlkern L, Tilmant C, Gindre G, Calon B, Bazin JE. (2003). Is cricoid pressure efficient? The first evidence. *Anesthesiology*, **99**, A1235.

Ovassapian A, Salem MR. (2009). Sellick's maneuver: To do or not to do. *Anesthesia and Analgesia*, **109**, 1546–1552.

Ovassapian A, Krejcie TC, Yelich SJ, Dykes MH. (1989). Awake fibreoptic intubation in the patient at high risk of aspiration. *British Journal of Anaesthesia*, **62**, 13–16.

Palmer JH, Ball DR. (2000). The effect of cricoid pressure on the cricoid cartilage and vocal cords: An endoscopic study in anaesthetised patients. *Anaesthesia*, **55**, 260–267.

Perry JJ, Lee JS, Sillberg VA, Wells GA. (2008). Rocuronium versus succinylcholine for rapid sequence intubation. *Cochrane Database of Systematic Reviews*, **2**, CD002788.

Rahman K, Jenkins JG. (2005). Failed tracheal intubation in obstetrics: No more frequent but still managed badly. *Anaesthesia*, **60**, 168–171.

Rice MJ, Mancuso AA, Gibbs C, et al. (2009). Cricoid pressure results in compression of the postcricoid hypopharynx: The esophageal position is irrelevant. *Anesthesia and Analgesia*, **109**, 1546–1552.

Sagarin MJ, Barton ED, Sakles JC, Vissers RJ, Chiang V, Walls RM. (2003). Underdosing of midazolam in emergency endotracheal intubation. *Academic Emergency Medicine*, **10**, 329–338.

Schwartz DE, Kelly B, Caldwell JE, Carlisle AS, Cohen NH. (1992). Succinylcholine-induced hyperkalaemic arrest in a patient with severe metabolic acidosis and exsanguinating haemorrhage. *Anesthesia and Analgesia*, **75**, 291–293.

Sellick BA. (1961). Cricoid pressure to control regurgitation of stomach contents during induction of anaesthesia. *Lancet*, **2**, 404–406.

Smith KJ, Dobranowski J, Yip G, Daupin A, Choi P. (2003). Cricoid pressure displaces the esophagus: An observational study using magnetic resonance imaging. *Anesthesiology*, **99**, 60–64.

Smith KJ, Ladak S, Choi P, Dobranowski J. (2002). The cricoid cartilage and the esophagus are not aligned in close to half of adult patients. *Canadian Journal of Anesthesia*, **49**, 503–507.

Snow RG, Nunn JF. (1959). Induction of anaesthesia in the foot down position for patients with a full stomach. *British Journal of Anaesthesia*, **31**, 493–497.

Sparr HJ, Giesinger S, Ulmer H, Hollenstein-Zacke M, Luger TJ. (1996). Influence of induction technique on intubating conditions after rocuronium in adults: Comparison with rapid-sequence induction using thiopentone and suxamethonium. *British Journal of Anaesthesia*, **77**, 339–342.

Stept WJ, Safar P. (1970). Rapid induction/intubation for prevention of gastric-content aspiration. *Anesthesia and Analgesia*, **49**, 633–636.

Taha SK, El-Khatib MF, Siddik-Sayid SM, et al. (2009). Preoxygenation by 8 deep breaths in 60 seconds using the Mapleson A (Magill), the circle system, or the Mapleson D system. *Journal of Clinical Anesthesia*, **21**, 574–578.

Tourtier J-P, Compain M, Petitjeans F, et al. (2004). Acid aspiration prophylaxis in obstetrics in France: A comparative study of 1988 vs. 1998 French practice. *European Journal of Anaesthesiology*, **21**, 89–94.

Turgeon AF, Nicole PC, Trepanier CA, Marcoux S, Lessard MR. (2005). Cricoid pressure does not increase the rate of failed intubation by direct laryngoscopy in adults. *Anesthesiology*, **102**, 315–319.

Vanner R. (2009). Cricoid pressure (editorial). *International Journal of Obstetric Anesthesia*, **18**, 103–105.

Vanner RG, Asai T. (1999). Safe use of cricoid pressure (editorial). *Anaesthesia*, **54**, 1–3.

Vanner RG, Goodman NW. (1989). Gastro-oesophageal reflux in pregnancy at term and after delivery. *Anaesthesia*, **44**, 808–811.

Vanner RG, Pryle BJ. (1992). Regurgitation and oesophageal rupture with cricoid pressure: A cadaver study. *Anaesthesia*, **47**, 732–735.

Vanner RG, Pryle BJ. (1993). Nasogastric tubes and cricoid pressure. *Anaesthesia*, **48**, 1112–1113.

Vanner RG, O'Dwyer JP, Pryle BJ, Reynolds F. (1992). Upper oesophageal sphincter pressure and the effect of cricoid pressure. *Anaesthesia*, **47**, 95–100.

Vanner RG, Clarke P, Moore WJ, Raftery S. (1997). The effect of cricoid pressure and neck support on the view at laryngoscopy. *Anaesthesia*, **52**, 896–900.

Warner MA, Warner ME, Weber JG. (1993). Clinical significance of pulmonary aspiration during the perioperative period. *Anesthesiology*, **78**, 56–62.

Whittington RM, Robinson JS, Thompson JM. (1979). Fatal aspiration (Mendelson's) syndrome despite antacids and cricoid pressure. *Lancet*, **ii**, 228–230.

Yentis SM. (1997). The effects of single-handed and bimanual cricoid pressure on the view at laryngoscopy. *Anaesthesia*, **52**, 332–335.

第19章 气道丢失

Chris Frerk, Priya Gauthama

一、概述

有经验的麻醉医师极少在维持患者气道通畅和保证肺通气上存在明显的困难。如果遇到明显的困难，可能因为麻醉医师仅仅用他们所掌握的技能去维持氧合，或者患者耗氧速度比麻醉医师供氧更快。有许多专业术语描述第二种情况，包括“不能插管不能通气”(CICV)和“不能插管不能氧合”(CICO)。出于本章的目的，我们将其定义为“气道丢失”。为把握决定预后成功的最佳时机，迅速识别、诊断和管理气道丢失是至关重要的。在普通外科择期手术中，面罩通气、喉罩通气或气管插管等均失败这样的极端情况极少出现，发生率为1∶50 000～1∶10 000。2000—2002年期间3份关于孕产妇和儿童健康保密调查报告提示，产科麻醉中气道丢失发生率更高。

英国皇家麻醉医师学院和困难气道学会组织了一项关于气道丢失的回顾性病例审查。这些案例涉及截至2009年8月一年间，发生在英国所有的重症监护病房、急诊科和手术室的死亡、缺氧性脑损伤及其他相关疾病相关的气道丢失。

二、病理生理学

一个成年患者需要200～250mL/min的氧气来维持生命。在麻醉诱导后，如果没有给予患者的肺提供上述氧量，那么1～2min内患者体内储备的氧气就会被耗尽(若预充氧充足上述时间将延长，而在肥胖或需氧量增加的患者这一时间会缩短)，随后氧饱和度降低。若对肺的氧气输送不采取干预措施，患者将会死亡。个体患者的存活时间取决于很多因素。不断增加的无心脏搏动器官捐赠的管理经验提示，心搏骤停很可能在气道完全梗阻后的5～10min内发生。

三、气道丢失的病因

(一)麻醉药物和麻醉深度

大多数全麻药物可降低上呼吸道张力，导致麻醉诱导期间自然气道功能障碍和微小困难等级的面罩通气受损。应用神经肌肉阻滞药引起张力丢失比静脉或挥发性全麻药物更多，可能导致更严重的气道功能障碍。

与之完全相反，全麻诱导期间的通气困难常常与喉痉挛导致的喉梗阻有关。这种情况可通过加深麻醉来改善通气。Larson叙述用手指压迫两侧颞下颌关节后方(喉痉挛切迹)可缓解喉痉挛，但此时最有效的治疗是给予神经肌肉阻滞药。对于阿片类药物引发的肌肉僵硬相关的面罩通气困难，神经肌肉阻滞药也是一种有效的治疗方法。其他原因导致的通气困难时，神经肌肉阻滞药的使用仍有争议。

(二)患者特征

Kheterpal研究了50 000例麻醉，发现不能面罩通气的总发生率为0.15%。既往颈部放射治疗史、阻塞性睡眠呼吸暂停、Mallampati气道分级差、胡须及男性等都是预测面罩通气失败的独立因素。这些患者中25%存在困难气管插管。术前评估时，尤其当预估到困难气管插管，面罩通气急救技术不可行时，仔细查找这些危险因素是非常重要的。这种情况下清醒气管插管是最明智的做法。

（三）麻醉损伤

美国麻醉医师协会结案索赔案例回顾表明，很大比例的通气失败案例发生在那些已预测到有些困难但麻醉计划中并没有考虑到潜在风险的患者。在2/3的回顾性病例中，反复尝试非外科性的气管插管被认为是造成气道丢失的主要原因。

（四）外部压迫气管（如压迫环状软骨）

环状软骨是环绕气管唯一完整的软骨环。以前认为快速序贯诱导中，正确施加压力（给环状软骨30N的压力）可关闭食管并保持气管通畅。然而，环状软骨比人们认为的更易变形，30N的压力可明显使气道变窄，更大的压力甚至能关闭气道，年轻的女性患者尤甚。压迫环状软骨压力出现通气困难时，应当减少或去除压力，以确定该压力是否是产生气道梗阻的原因。

（五）气道设备

喉罩、气管插管和其他气道设备可能因为错误置入而导致肺通气失败。这些设备很少出现因为在制造、清洁或再消毒的过程中阻塞而导致正确放置后气道丢失。如果气管导管或喉罩（或其他气道导管）在放置后出现通气困难或不能通气时，应怀疑设备原因，移除气道设备并用面罩重新建立通气。

（六）通气系统故障、装配错误或阻塞

尽管设备故障引起通气失败的发生率很低，但会导致严重的缺氧性损伤或死亡。有报道表明，阀卡位、净化系统故障和呼吸系统组装错误可导致肺通气失败。通气系统的零件、过滤器、直角接头、导管接头堵塞可导致严重的病残率和病死率（气道丢失的各种报道涉及Luer-Lok帽、包装塑料、注射器活塞、麻醉设备中的劣质部分以及无法识别的胶状物）。可以通过把可膨胀的气囊和麻醉面罩、气管导管或喉罩连接，迅速确定或排除通气系统的问题（排除所有过滤器、导管接头、直角接头的问题）。设备故障导致的肺通气失败，几乎完全可以通过术前彻底的机器检查而避免。英国和爱尔兰麻醉医师协会指南建议：每一个新患者使用之前，都应彻底检查包括新的一次性使用过滤器、导管接头和气道装置在内的整个通气系统。

（七）医疗问题

麻醉过程中可能出现气道压力过高、呼气末二氧化碳降低或阙如、缺氧加重等一些医疗问题。如果确认气管导管通过声门后出现通气困难，并且不能被更换面罩或喉罩通气解决，则最可能的气道丢失原因是远端气道的问题，如支气管痉挛或张力性气胸。可疑的病理状态将决定特殊的治疗方法。

四、识别与诊断

一旦氧饱和度开始下降，就明显提示气道丢失，但是在这发生之前如果能识别就会为明确诊断和正确的处理提供更多的时间。可以通过观察胸廓运动的减弱或消失、呼气末二氧化碳波形的异常或消失以及气道压力异常尽早发现气道丢失。气道梗阻时，气道压会升高，而当气管导管位置不当时，气道压可能正常或降低。对于原因而言，这些体征并无特异性，但对困难气道的时机和（或）特点而言很重要。

五、怎样避免气道丢失

在整个全麻过程中维持自主呼吸比抢救气道丢失要好。无论怎样强调彻底检查麻醉机和呼吸系统的重要性都不为过。麻醉诱导前预充氧时观察呼气末二氧化碳曲线可以最终确认面罩的密闭性、确认呼吸系统通畅和二氧化碳监测仪功能正常。

每次麻醉前麻醉医师都应考虑到首选麻醉计划失败后的备用麻醉方案以及处理问题所需的设备、技术和支持，这很重要。

只有当三种常规给氧方法（面罩、喉罩、气管插管）都失败的时候，才算是紧急情况。困难气道学会关于插管失败指南中有充分的认识和描述（图19.1）。应首先使用托下颌法、经口或鼻、如果压迫环状软骨则需减少压力、四手法通气（主要负责的麻醉医师用两只手保持气道通畅，助手捏呼吸囊）

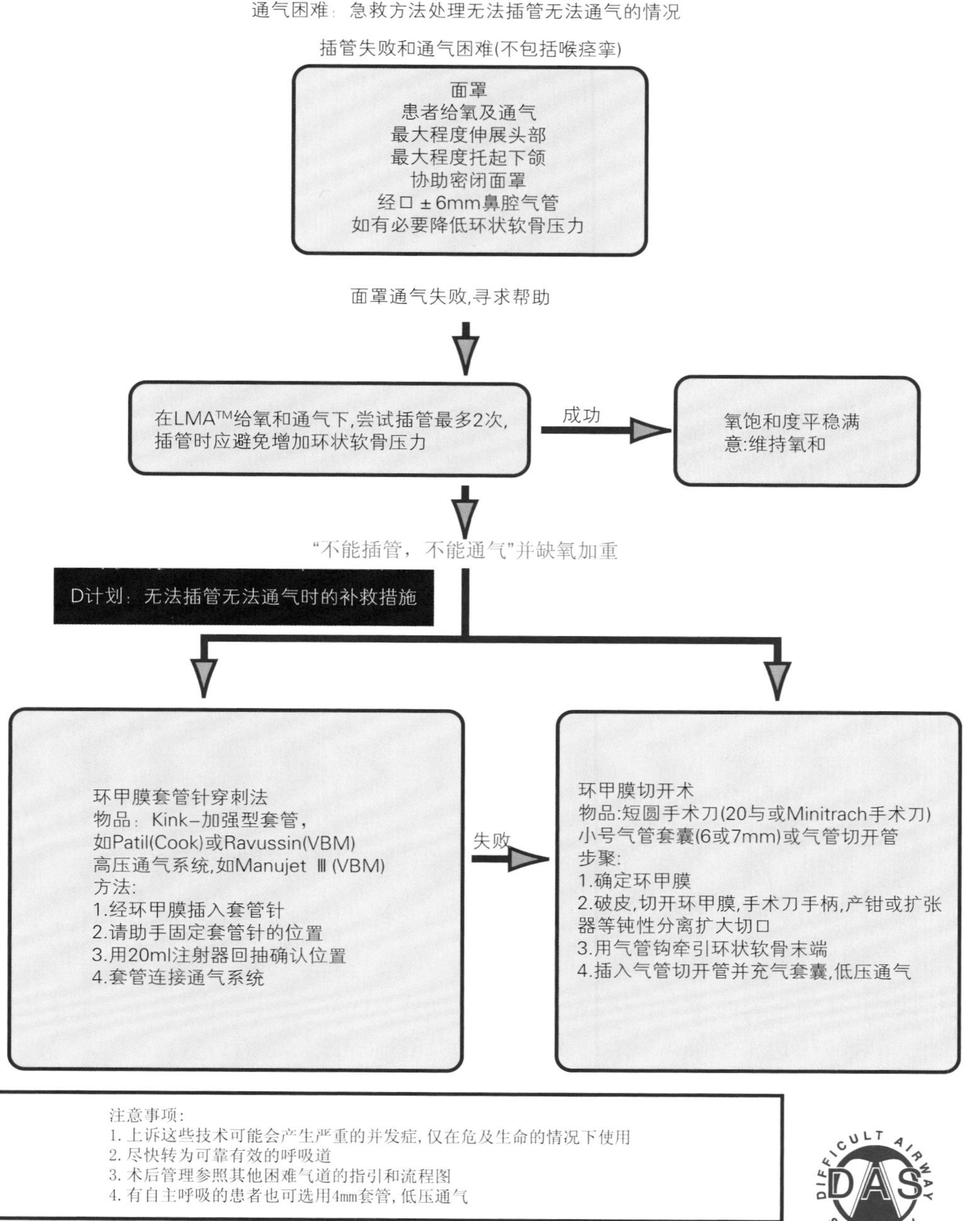

图 19.1　DAS 指南流程图 急救方法处理无法插管无法通气的情况。

进行面罩通气。如果这些通气方法失败，应当尝试放置喉罩或其他声门上装置（SAD）。当尝试两次放置喉罩都还不能建立可靠的通气时，将面临气道丢失。如果没有声门上装置，可以有另外一种选择，即把气管导管尖端置于咽部，然后将气管导管气囊充气并用手指密闭患者口鼻。这种策略被称为TTIP——导管尖端在咽腔。

全麻诱导和面罩通气时应用神经肌肉阻滞药的时机仍存在争议。虽然在使用神经肌肉阻滞药前检查面罩通气的难易程度已经成为许多麻醉医生的常规操作，但 Calder 和 Yentis 还是对此提出了质疑。尽管如此，我们还是认为在全麻诱导后使用神经肌肉阻滞药前检查面罩通气的难易程度是有用的。众所周知，当预测使用喉罩或气管插管可能存在困难或被证明已经存在困难的情况下，面罩进行通气可以缓解紧急情况并能够减少压力、从容地做进一步的处理。如果麻醉诱导后，面罩通气困难或不能成功，是否使用神经肌肉阻滞药取决于对患

表 19.1 制定患者苏醒（面罩通气前没有使用神经肌肉阻滞药）或继续全身麻醉（给神经肌肉阻滞药）计划时需考虑的因素

选择患者苏醒的可能性因素	选择继续全麻的可能性因素
阻塞性睡眠呼吸暂停综合征	较低的身体质量指数
预测插管困难	预测无插管困难
可预测的解剖学问题	可预测的易激惹气道
择期手术或紧急手术	急诊手术(例如大量出血)
缺乏麻醉经验的麻醉医师/团队	有高级气道管理技术经验的麻醉医师和团队
孤助无援的个体	有现成的纤支镜/视频显示器等
没有可用的高级气道设备	患者不能清醒时发生严重缺氧

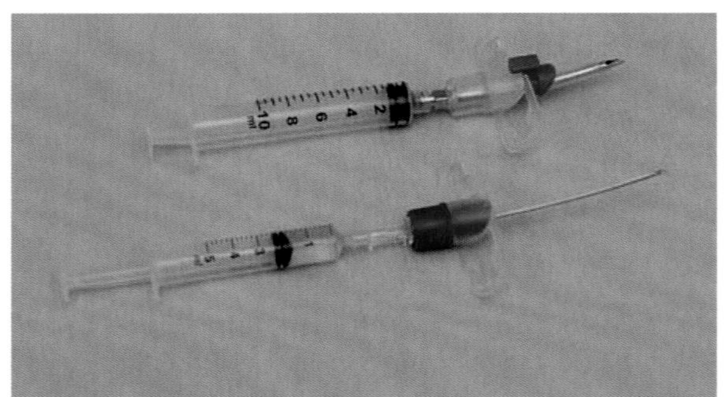

图 19.2 13G 艾瑞克套管针（下），较宽孔径 Quicktrach（上）。

者因素、麻醉医师团队的技术、专业程度以及可以使用的设备条件等多种因素的综合考虑。(表 19.1)

当面罩通气困难时，应在麻醉诱导前做出决定：是继续麻醉还是唤醒患者。如果决定继续麻醉，那么使用神经肌肉阻滞药可能最大程度增加气管插管或者放置喉罩成功的机会。如果决定唤醒患者，那么使用神经肌肉阻滞药的唯一指征就是缺氧加重和患者短期内无法清醒。这将为进行环甲膜穿刺前实施气管插管提供最好的时机。站在 Calder 和 Yentis 的立场上来说，如果已经决定无论如何都不去唤醒患者，那么在患者肌肉松弛前检查面罩通气确实没有益处。但是，面罩通气困难时唤醒患者成为麻醉医师的一个管理选择。

无论是选择继续麻醉还是尝试唤醒患者都无法确保氧合。无论选择哪种方案，麻醉医师都必须始终准备着面临和处理气道丢失。气道丢失患者低氧血症加剧是立刻环甲膜穿刺的指征(图 19.2)。

六、紧急环甲膜切开术

紧急入气管进行氧合的首选路径是环甲膜。

表 19.2 理想的环甲膜特性

表浅的，容易观察
极少钙化
相对无血管
声带下方 1cm
通常足够大，可以置入 6mm 的气管导管
环状软骨环支撑气道开放
厚膜减少损伤气管后壁的风险

表 19.3 紧急情况下环甲状软骨切开术步骤

托下颌改善通气
注射器连接针头或者气管导管
识别环甲膜间隙，用一只手稳定喉头
通过甲膜间隙插入针头，回抽确认在气管内
套管沿着插入的针下滑
一旦进入气管保持针不动
当套管完全插入气管再拔出针头
通过套管自主吸入空气确认套管放置正确
用手保护套管或者稍后围着颈部捆绑
应用高频正压通气
观察胸廓相应的起伏
喉罩保持上呼吸道开放或者口咽通气道保持通气

它具有许多可取的优点(表 19.2)，总体来说，环甲膜切开术比气管切开术更快。

(一)现有哪些设备

目前有三种类型的环甲膜套管：①经皮小套管设备(内径 2~3mm)；②经皮大孔设备(内径 4mm 或更大)；③外科环甲膜切开包，用于插入标准 6mm 气管导管或气管造口管。

(二)小套管设备

一个 13G 以上的套管针如 Ravussin(图 19.2)或类似内径约 2mm 的套管针穿破环甲膜可直接从尾端进入气管。穿刺步骤及说明见表 19.3 和图 19.3 a~e。这些套管需要从 Sanders 注射器或 Manujet 喷射通气系统(图 19.4)进行高压通气(1~4bar)。呼气必须通过通畅的上呼吸道。并发症包括套管误入气管外导致失败、损伤气管后壁、损伤周围血管、气胸和气压伤。不能使用呼吸末二氧化碳浓度监测确认套管位置，也不能通过这些小套管吸痰。

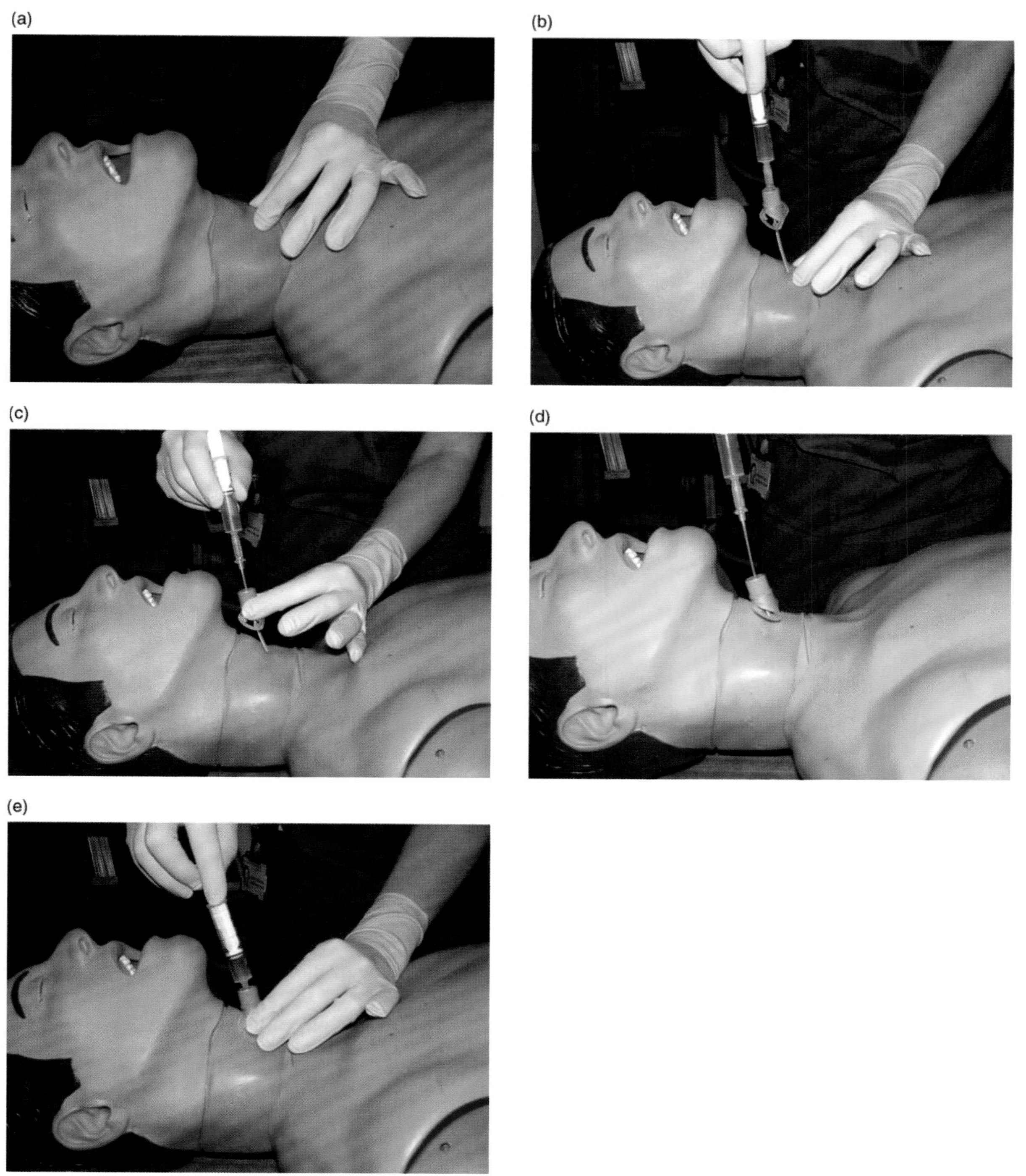

图 19.3　(a~e) 用针 / 小套管环甲状软骨切开步骤。

(三)大孔径套管设备

2004 年 DAS 指南不包括经皮大孔径套管设备,但是自 2004 年起就有通过使用这类装置成功抢救气道丢失的案例报告,因此现在被考虑列入指南。

VBM Quicktrach 是一个预先装配的内径为 4mm 的坚固套管针,可做成有套囊或无套囊 (图 19.5a 和 5b) 两种。针尖设计成先切开然后再扩大至 4mm,避免切开皮肤。针芯的末梢塞子通过限制针头的插入深度,降低损伤气管后壁的风险。有套囊的相对较长并且有保险夹,避免在回抽针芯时金属针头再次刺入穿出套管。Quicktrach 通过简单的推进技术插入 (图 19.6a-f)。Portex 环甲膜穿刺包是一个装有弹簧 Verss 针的套管针,在 6mm 内径的套管气管内含有钝导丝和扩张器。针芯中有一个小的红色标志用来指示插入位置。Cook Melker(图19.7)是一个金属导丝引导的环甲膜穿刺包，通过使用 Seldinger 技术插入。包括 5mm 的有套囊类型和各种大小长度的无套囊类型。

一个标准的麻醉呼吸系统中，内径为 4mm 的管道可确保足够的吸入气体流动和形成压力。被动呼气可通过套管实现，也可通过导管进行抽吸，并且可连接二氧化碳分析仪来明确导管在气管内的位置。特别当患者肺的顺应性不佳时，有套囊的更利于避免近端气体的漏出，同时它们可保护肺的反流误吸。并发症包括导管插入位置错误、导管未插入气管内导致穿刺技术失败、气管后壁损伤和周围血管损伤。

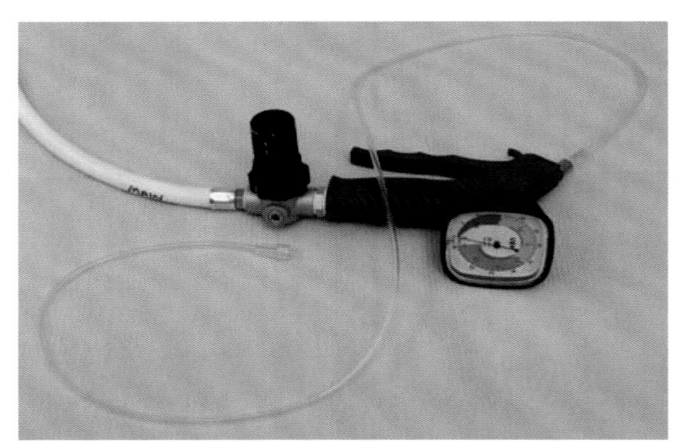

图 19.4 Manujet 喷射通气系统。

七、环甲膜切开术

最基本的手术包括一把手术刀和一个环状软骨钩(图 19.8)。经环甲膜做一水平切口并用手术刀柄扩大切口。然后用环状软骨钩向前勾住气管前壁使气管导管或者气管切开导管可以插入。

(一)选择何种技术

一家医院应该选择一种可用于各种环境的环甲膜穿刺器械包。关于小套管设备、大套管设备和气管切开术均有成功和失败的病例报道。考虑到插管时间和插管的并发症，三种技术均没有明确优势。人体模型和小型实验中，选择紧急气道管理的最佳设备方面还存在争议，而且实验研究是否可以直接转换为临床实践中的紧急环甲膜切开术没有得到明确证实。

使用套针插管、导丝引导插管还是气管切开术取决于个人选择。许多麻醉医师不熟悉环甲膜切开技术，可能不会在紧急时刻使用这种技术。一些麻醉医师喜欢使用导丝引导的环甲膜穿刺术是因为他们熟悉 Sledinger 技术，并且认为这种技术可以降低风险。也有人愿意用单纯的推拉技术。尽管有报道称有套囊的设备较难插入，但一些研究提示有套囊和无套囊设备在插管时间上无显著差异。

可以明确的是，不管选择哪种设备，都需要必要的培训熟悉此设备，而且也要保证熟悉最基本的

(a)

(b)

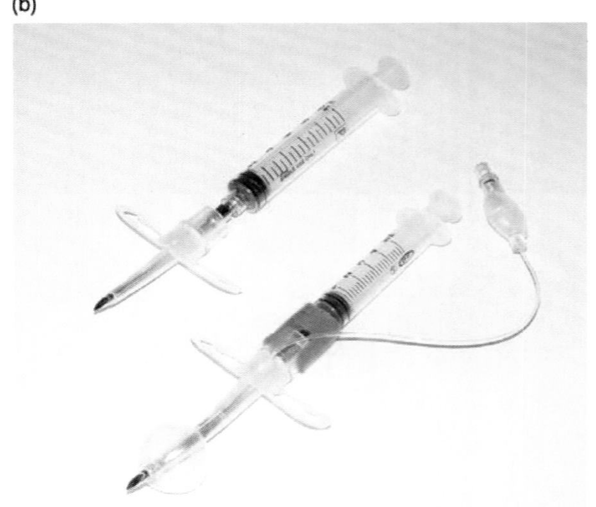

图 19.5 (a) 无套囊 Quicktrach(上图)和有套囊 Quicktrach (下图)，红色的为深度保护器。(b) 为去掉深度保护器的无套囊 Quicktrach 和有套囊 Quicktrach。

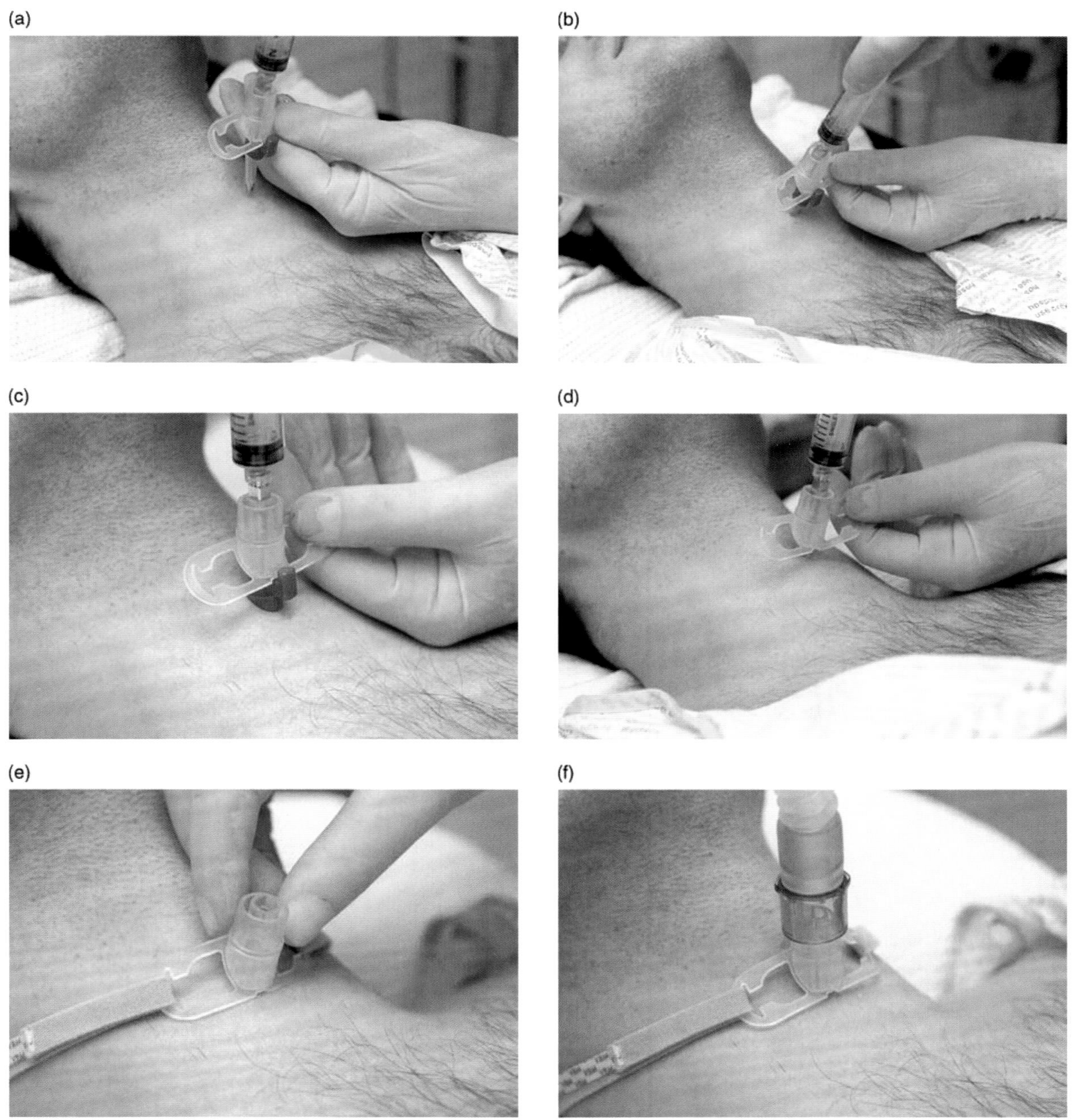

图 19.6　(a~c) 环甲膜识别和插入 Quicktrach 直到深度保护器到达皮肤；(d) 移除深度保护器，针头不再进一步插入，但插管套管滑入气管；(e) 除去针头，用胶带固定，插管安全到位；(f) 标准呼吸系统连接于 15mm 连接器。

技术，第一次培训的有效性仅能持续 4~8 个月。

(二)禁忌证

Portex Mini-Trach II 是为了气管和支气管吸引而设计，不推荐也不允许用于紧急通气。从手术间找到的器械拼凑成的自组器械包不适用于通过小导管进行喷射通气。

由于环甲膜切开术有损伤环状软骨的风险，故不应用于青春期前的儿童。青春期前的儿童气管软骨柔软而且是保持上气道开放的唯一的环形支撑。这个年龄组推荐使用套针环甲膜穿刺技术进行喷射通气。

八、人为因素

诊断气道丢失是个复杂的过程。如上所述，麻醉医师已经习惯了偶发的气道维持困难，并且也掌握很多可以改善这种情况的技术（托下颌、四手通气、使用通气道、喉罩及气管导管）。唯一能辨别气

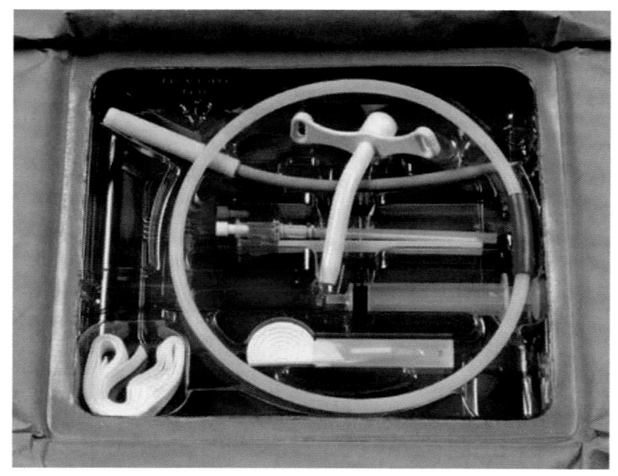

图 19.7　Cook Melker 线引导环甲膜切开术工具包。

道丢失的是麻醉医师使用常用的技术设备不能恢复通气。因气道丢失引起死亡的共同特征是没有及时发现气道丢失而错失了抢救时间。大多数麻醉医师以前没有遇到过这种情况，只有在患者出现严重的低氧和心电图出现严重改变时才确认气道丢失的诊断。

虽然大多数麻醉医师可以描述出困难气道并知晓关于通气失败的准则，但在患者死亡或因气道问题导致的缺氧性脑损伤的回顾性案例中，不难发现其与最佳气道管理方法之间存在严重背离（如麻醉医师甚至没有试图行环甲膜切开术）。训练有素、知识和经验丰富的麻醉医师在危急情况下没有按预期执行操作的诸多因素中，人为因素已经被逐渐理解。即当人们在压力和复杂环境中工作，沟通能力、决策能力和操作技能都会在一定程度上降低。

九、要点

- 气道丢失是突发事件，并且时间紧迫。
- 在实施每个麻醉前，都需进行麻醉设备的彻底检查，包括通气系统所有组件。
- 需要迅速排除设备问题和远端气道问题。
- 气道丢失的诊断是一个困难的思维过程，常在排除诊断时浪费宝贵时间。
- 紧急环甲膜穿刺是一个困难但实用的手术，开始的越早，在不可逆转的缺氧性脑损伤出现前重建气道的可能性越大。
- 只有在环甲膜穿刺失败后气道才会出现不可逆转的丢失（包括未能及时进行穿刺或穿刺不成功）。
- 因为罕见，思维和实践能力的训练不能在日常操作中进行，因此，模拟人/模拟器训练很有必要。

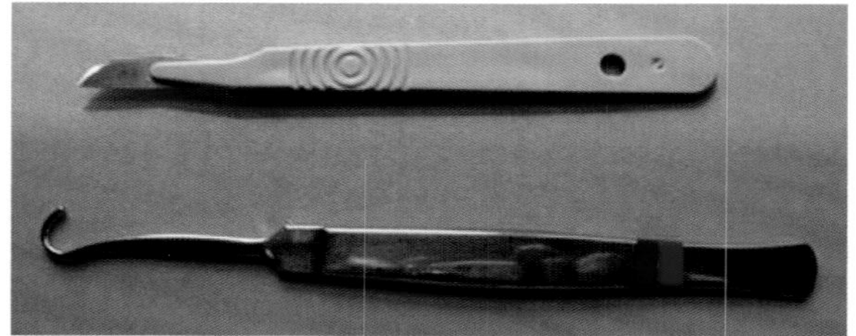

图 19.8　外科环甲膜切开术基本工具包由手术刀和环状钩、6.0mm 气管导管组成。

（朱朋朋　汪海鑫　译　　于晖　李成付　校）

推荐读物

Bell D. (2003). Avoiding adverse outcomes when faced with 'difficulty with ventilation'. *Anaesthesia*, **58**, 945–948.

Bennett JA, Abrams IT, Van Riper DF, Horrow JC. (1997). Difficult or impossible ventilation after sufentanil-induced anesthesia is caused primarily by vocal cord closure. *Anesthesiology*, **87**, 1070–1074.

Calder I, Yentis SM. (2008). Could 'safe practice' be compromising safe practice? Should anaesthetists have to demonstrate that face mask ventilation is possible before giving a neuromuscular blocker? *Anaesthesia*, **63**, 113–115.

Calder I, Yentis SM, Kheterpal S, Tremper KK. (2007). Impossible mask ventilation. *Anesthesiology*, **107**, 171.

Caplan RA, Posner KL, Ward RJ, Cheney FW. (1990). Adverse respiratory events in anesthesia: A closed claims analysis. *Anesthesiology*, **72**, 828–833.

Carter JA. (2004). Checking anaesthetic equipment and the Expert Group on Blocked Anaesthetic Tubing (EGBAT). *Anaesthesia*, **59**, 105–107.

Craven RM, Vanner RG. (2004). Ventilation of a model lung using various cricothyrotomy devices. *Anaesthesia*, **59**, 595–599.

Flin R, O'Connor P, Crichton M. (2009). *Safety At The Sharp End – A Guide to Non-Technical Skills*. Surrey, UK: Ashgate Publishing.

Goodwin MW, French GW. (2001). Simulation as a training and assessment tool in the management of failed intubation in obstetrics. *International Journal of Obstetric Anesthesia*, **10**, 273–277.

Kheterpal S, Han R, Tremper KK, et al. (2006). Incidence and predictors of difficult and impossible mask ventilation. *Anesthesiology*, **105**, 885–891.

Kheterpal S, Martin L, Shanks AM, Tremper KK. (2009). Prediction and outcomes of impossible mask ventilation. A review of 50,000 anesthetics. *Anesthesiology*, **110**, 891–897.

Kristensen MS. (2005). Tube tip in pharynx (TTIP) ventilation: Simple establishment of ventilation in case of failed mask ventilation. *Acta Anaesthesiologica Scandinavia*, **49**, 252–256.

Larson CP. (1998). Laryngospasm – the best treatment. *Anesthesiology*, **89**, 1293.

Patel B, Frerk C. (2008). Large-bore cricothyroidotomy devices. *Continuing Education in Anaesthesia, Critical Care & Pain*, **8**, 157–160.

Schober P, Hegemann MC, Schwarte LA, Loer SA, Noetges P. (2009). Emergency cricothyrotomy – a comparative study of different techniques in human cadavers. *Resuscitation*, **80**, 204–209.

Scrase I, Woollard M. (2006). Needle vs surgical cricothyroidotomy: A short cut to effective ventilation. *Anaesthesia*, **61**, 962.

Sulaiman L, Tighe SQ, Nelson RA. (2006). Surgical vs wire-guided cricothyroidotomy: A randomised crossover study of cuffed and uncuffed tracheal tube insertion. *Anaesthesia*, **61**, 565–570.

Vadodaria BS, Gandhi SD, McIndoe AK. (2004). Comparison of four different emergency airway access equipment sets on a human patient simulator. *Anaesthesia*, **59**, 73–79.

第三部分 各专科麻醉气道管理

第20章 产妇气道问题

Steven M. Yentis

一、概述

很多麻醉医师都担心产妇的气道问题。这种担心追溯到很多年前。大约20多年前，产妇死亡隐秘调查报告中，时常有气管插管通气困难或失败的案例。这种失败案例在近期报告中出现较少，这是因为一方面由于更好的培训和设备，另一方面因为局部麻醉在产科的广泛使用。但是，插管失败的风险仍然存在。最近，英国在麻醉培训中的一些变革，使得受训者整体上很少有机会接触临床麻醉，尤其是全身麻醉在剖宫产中的运用。

二、妊娠期间的气道特征

孕妇相对于其他患者更容易出现气道问题，其原因有多个。首先，气道管理的技术本身难度高；其次，由于情况紧急，操作压力更大，使得人为因素显得尤为重要；第三，困难气道的后果更为严重（见表20.1）。

众所周知，困难气道的预测具有不准确性，这个问题详见第7章。关于难度预测的研究，大都不包含孕妇，但可以预测困难气道的因素，总体来说，对产妇和非产妇都有一定的意义。

（一）非麻醉气道因素

怀孕和分娩本身可以导致气道问题，尽管这种情况很罕见。先兆子痫会导致明显的气道水肿，但在未行气道操作前，气道梗阻很少见。有报道由于分娩疼痛引起过度通气，导致低血钙和抽搐，导致下气道梗阻。也有报道由于产妇过度用力，而导致皮下气肿。

（二）区域麻醉

区域麻醉的最大优点在于大多数患者可避免气道干扰。虽然区域麻醉中出现高平面阻滞的可能较小，但由于剖宫产手术中区域麻醉的广泛使用，日常工作中高平面阻滞出现的次数会接近于插管失败的次数。高平面阻滞的出现不易察觉，因此，在手术中对患者需要连续观察。患者出现高平面阻滞征兆时，有时只需要给氧和安慰即可，但要随

表20.1 妊娠期间困难气道的技术和人为因素以及后果严重的原因

技术因素	人为因素	困难气道的结果
群体相对年轻；牙齿完整	接触全麻剖宫产少，麻醉医师或助理经验缺乏	由于产妇功能性残气量减少及耗氧量增加，低氧血症出现早
妊娠期间体重增长； 头颈部脂肪和液体蓄积；	由于病情紧急，而匆忙行事	反流和误吸的风险增加
接受大量静脉输液；导致水肿恶化	同时有两名患者有风险，都需要处理	
先兆子痫患者，容量过多	如果医务人员需要同时管理产房和其他区域，则会对环境不熟悉	
妊娠期及用力时面部和咽部水肿加重	产妇，家属及工作人员的焦虑和惊恐	
产妇乳房扩大，助手忙着环状软骨加压，导致喉镜入口困难		
环状软骨加压导致解剖结构扭曲		
鼻腔静脉扩张，操作时易出血		

表 20.2　产妇气道管理的方法

	评论
减少困难气道出现的可能性	
麻醉前预测	困难
避免使用全身麻醉	更好的交流，使用局部麻醉
各种气道设备，插管辅助设备和不同喉镜的准备就绪，并熟悉其使用方法	需要调动资源，强化训练。建议为产妇准备较小气管导管（如 6.0 ～ 7.0mm），以便插管顺利，减少创伤
合理摆放患者头颈部位	患者如果因避免主动脉和腔静脉压迫处于左侧倾斜位，头颈摆放可能有困难。肥胖患者的头颈和肩部下方需要摆放枕头。建议将手术台调整为头高位
正确运用环状软骨压迫	用压力计在诱导前估计
诱导药物和神经肌肉阻滞药剂量充足	可降低麻醉知晓，改善插管条件
充分的演练培训	避免反复尝试和插管创伤
减少影响的严重性	
使用抗酸剂，H_2 拮抗剂以及胃动力药物	降低酸性，减少胃内容物的量
预给氧	在低氧血症发生之前延长呼吸暂停时间。一般来说，正常呼吸 2 ～ 3 分钟，或 4 ～ 5 次肺活量呼吸即可。需要面罩不漏气，用高氧流量
充分的演练培训	保持氧合

时准备插管。

（三）全身麻醉

多数权威人士认为，标准快速顺序诱导是产科全麻气道管理的常规（见第 18 章）。如果患者有先兆子痫，可采用改良的快速顺序诱导，以减少插管过程中的高血压反应。最近，有人提议将非去极化神经肌肉阻滞药物——尤其是罗库溴铵作为琥珀胆碱的替代物，但这目前还不是常规做法。气道管理的着重点，在于减少困难气道出现的可能性，以及降低其结果的严重性（见表 20.2）。

三、插管困难和插管失败

不同研究对于插管困难和插管失败的定义不同，所以这两种情况出现的概率不好确定。产科插管失败出现的概率一致认为在 1/800 ～ 1/300 之间，高于非孕妇人群的比例，其原因可见图 20.1。除了产科气道管理训练不足和全身麻醉使用较少外，受培训医师普遍被老师教导及时宣告插管失败，而没有继续尝试插管，这也可能导致产妇出现困难气道概率增加。产妇通气失败（用面罩或其他装置）的概率目前还不清楚。

插管困难和插管失败管理中，模拟训练的价值已早为人知。图 20.1 是目前采用的简单训练图。除了及时宣告“插管失败”外，目前强调仅给一次剂量的琥珀胆碱，使用一次喉镜，而不是反复给药，反复尝试插管，而导致气道创伤和低氧血症（一种情况例外：麻醉医师短暂看到了声门，确信第二次插管能够成功）。有人认为 Proseal 喉罩可以排出胃反流物，因此比较适合于产妇气道，但多数气道管

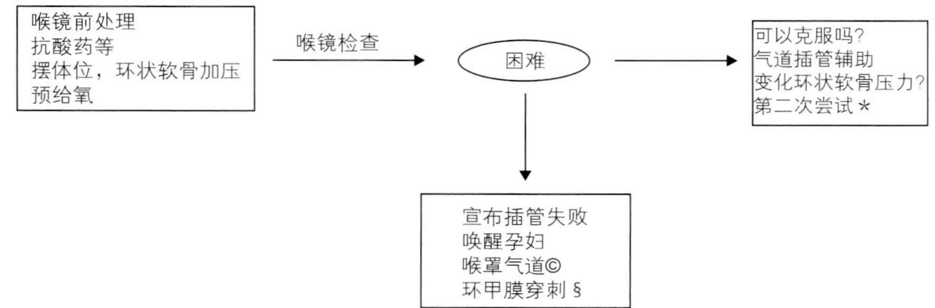

图 20.1　产妇困难气道 / 插管失败的简单演练图。“ * ”标准教学：除非在特殊情况下，第二次尝试并不鼓励。标准教学：除非生命有危险，产妇永远应该被唤醒，特殊情况如胎儿有生命危险，并且麻醉医师有足够的经验。“©”有些权威主张在用喉镜之前用面罩通气。暂时减轻环状软骨加压可以有助于喉罩插入。“ § ”有些权威主张在用环甲膜穿刺之前可以用其他辅助工具，如食管气管联合管。

理经验，仍基于标准型喉罩。同样，插管型喉罩虽然理论上可以允许插管但还没有证据表明它比标准型喉罩在抢救生命时更为有效。

胎儿生命有危险，是在没有气管插管（仅有面罩或喉罩）的情况下手术，还是冒着胎儿死亡的危险让产妇苏醒，这个问题很难解决。一般而言，保护产妇是麻醉医师的首要职责，需要慎重，特别是对于麻醉培训医师而言。这种情况下，让全麻继续进行，仅仅应该作为个别病例，且由经验丰富的麻醉医师处理。产妇苏醒后，按已知的困难气道患者处理。

如果诸如喉罩之类的抢救设备插入顺利，是由患者建立自主呼吸，还是给予神经肌肉阻滞药后通气，目前尚无定论。无论何种情况，将手术台调整为头高位，可以减少吸入性肺炎发生的风险，并且增大呼吸幅度。

患者如果有喉头水肿可能，如子痫前期的患者，插管时水肿可能已经恶化，拔管时要特别注意。将气管导管近端堵塞，排空气囊，查看气管导管周围是否有漏气，可以确定是否可以拔管。产妇误吸的风险始终是存在的，紧急手术中需要考虑胃管减压。术后应继续对患者观察和监护。

四、对已知困难气道患者的管理

对于已知困难气道的患者，手术时是选择区域麻醉以避免气管插管，还是使用清醒纤支镜插管以避免紧急状况下需要控制气道的可能，这个问题一直有争议。支持前者的人认为，硬碰一个可能避免的问题，这个做法明显可笑。但支持后者的人则强调，区域麻醉出现阻滞平面过高，虽然概率小，但其危险极大。清醒插管是行业标准做法，但要注意：产妇有可能受到惊吓，需要认真仔细镇静；孕妇有鼻腔充血；产妇由于水肿，经气道注射局麻药可能困难，且神经反射被阻滞后，误吸可能大；缩血管药物对于子痫前期患者可能有害。全身麻醉过程中，如果在插管失败后唤醒产妇，她将无法很好的配合。

五、要点

- 与其他专科患者相比，产妇的气道管理更困难、更紧迫，困难气道的后果更为严重。
- 虽然产妇气道管理的问题在区域麻醉可以出现，但绝大多数发生在全身麻醉。
- 常规进行气管插管失败和困难气道的培训非常重要。
- 产妇气管拔管之后，也可能发生气道问题。

（陈伟 刘敏 译 张运宏 李成付 校）

推荐读物

Kuczkowski KM, Reisner LS, Benumof JL. (2003). Airway problems and new solutions for the obstetric patient. *Journal of Clinical Anesthesia*, **15**, 552–563.

McDonnell NJ, Paech MJ, Clavisi OM, Scott KL; ANZCA Trials Group. (2008). Difficult and failed intubation in obstetric anaesthesia: An observational study of airway management and complications associated with general anaesthesia for caesarean section. *International Journal of Obstetric Anesthesia*, **17**, 292–297.

Munnur U, de Boisblanc B, Suresh MS. (2005). Airway problems in pregnancy. *Critical Care Medicine*, **33**, S259–S268.

Russell R. (2007). Failed intubation in obstetrics: A self-fulfilling prophecy? *International Journal of Obstetric Anesthesia*, **16**, 1–3.

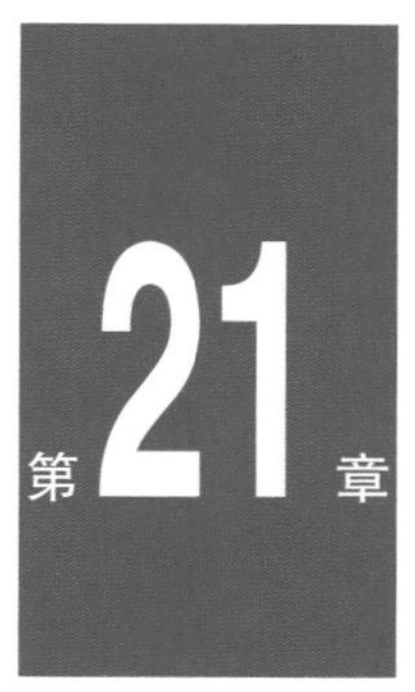

第21章 小儿气道

Philippa Evans

一、概述

儿科患者的范围是从早产新生儿到未成年儿童。与成年人的气道相比，小儿气道存在许多解剖学和生理学差异，影响着婴幼儿的气道管理。气道问题是小儿麻醉中最常见的关键事件，而在婴幼儿中出现的概率是年长儿童的4倍。新生儿定义为孕龄(PCA＝胎龄＋出生后周数)小于44周。婴儿是指任何小于1岁的孩子。

二、解剖学和生理学差异

婴儿和小儿一样具有一个不相称的大头和短颈。相对于下颌骨，他们的舌显得较大；与成年人相比，他们的喉更向前侧及头侧倾斜。需要使用专用的鼻通气道，但必要时很难切换为经口呼吸。无论是先天性还是获得性的鼻腔堵塞均会引起严重后果。

小儿会厌本身比较长且“柔软”，呈U形并处于声门开口上方45°。小儿气道最狭窄的部分是在环状软骨水平，而成人是在声带水平的喉入口。新生儿的气管长约5cm，在出生后的第一年气管长度会增加至约8cm。隆突最初是在T_2的水平(成人是T_4)，隆突宽于成人。左、右主支气管成角最初是相似的。然而随着时间的推移，右主支气管的角度变得小于左侧，同时直径变大。因此，如果气管导管置入过深，往往进入右侧支气管内。

新生儿和婴儿肋骨呈水平状，且肋间肌肉比较薄弱。因此，潮气量相对固定，增加每分通气量的唯一方法是增加呼吸频率。在这个年龄组呼吸主要通过膈肌。大约30%的足月新生儿的膈肌属于Ⅰ型(慢收缩；抗疲劳)。1岁后它将会增加至成人数值，即55%。新生儿的耗氧量约5～6 mL/(kg·min)。在儿童期，将会降低至成人数值3.5 mL/(kg·min)。新生儿和婴儿的功能残气量(FRC)相对较小，往往闭合容积会超过FRC和潮气量。因此，在一个正常的潮气量呼吸结束时，小气道易于关闭。低功能残气量及高耗氧率意味着小儿在气道阻塞或呼吸暂停的情况下很容易出现快速缺氧。

受孕后小于60周的新生儿和早产儿经麻醉后易发生呼吸暂停，从而影响他们的术后护理。术后第一晚，除了连续监测饱和度外，还应该将其置于一个可监测呼吸的床垫上进行护理。

三、临床相关问题

(一)体位

小儿较大的枕骨可使脊柱产生一定程度的俯屈。操作中通常将头部保持在中立位置(在小婴儿中甚至是轻度过伸位)，以避免颈部气道过度俯屈而导致的气道梗阻。

(二)基本的气道技术

婴儿和小儿的舌肥大意味着麻醉诱导后，失去气道张力易堵塞气道。可以通过简单的手法，例如，通气时确保嘴巴一直张开，早期插入口腔通气道或通过呼吸回路的CPAP来克服。

放置面罩时必须小心，压力过大容易损伤颜面部结构。婴儿颈前部软组织的压力可能会推动舌根接触到腭裂从而引起气道梗阻，因此，当面罩给氧时应注意指尖的位置。

婴幼儿面罩通气时往往出现胃胀气，当面罩通气延长/困难或腹胀时应采用鼻胃管来降低胃内压。

（三）喉镜检查

直喉镜镜片适用于约 3 ～ 6 个月的婴儿。婴儿的舌体相对肥大，会厌大而松软易倾斜进入气道内腔并覆盖声门，同时头侧倾斜的喉头使得常规喉镜很难观察到声门（即通过放置喉镜片前端在会厌和舌根之间来间接抬高会厌）。直镜片占用口腔空间更少，允许直接挑起会厌以显示声门开口。可采用两种技术中的任何一种：先暴露会厌，然后将喉镜片滑至它的下面，提高镜片尖端以暴露声门，或将喉镜片有意前进至食道，然后，随着尖端向前慢慢抬高，慢慢撤回直到可以看到声门。这两种技术叶片直接与会厌接触，可能会引起强烈的迷走神经反射。

（四）气管导管

小儿气管导管正确大小和深度的选择是根据年龄计算的（见表 21.1）。小儿气道最狭窄的部位是环状软骨，它在气道周围形成完整的一圈。气管导管理想的大小是能够在环状软骨平面适当贴合，在允许足够通气的同时，确保在 $20cmH_2O$ 压力下只有少量漏气。基于这个原因，8 岁以下儿童一般采用无囊气管导管。气道黏膜很容易因为位置和大小的不合适而受到损伤，潜在的黏膜损伤可导致气道水肿及拔管后喘鸣，最严重的情况可出现继发性声门下梗阻，这种风险主要发生在婴幼儿。

如今，在小儿患者中使用带气囊的气管导管越来越多。支持者认为，带气囊的气管导管可增加在首次插管过程中选择合适尺寸的可能性并可避免多次气管插管相关的潜在创伤。

带气囊的气管导管对于重症监护管理肺顺应性差的患者很重要，因为对于这些患者，大量漏气会影响机械通气效果。然而，带气囊的小儿气管导管设计存在很大的差异性，尤其是膨胀时气囊的位置及其与声门关系。关于带气囊的气管导管相关的并发症研究已出现矛盾的结果。最近一项多中心、前瞻性、随机对照试验发现带气囊导管较少因大小不合适而更换导管，且拔管后哮喘发病率无明显差异。

但气管导管的选择仍然是儿科麻醉医师的一个热门话题，应该记住的是所有的气管导管都可能与气道损伤相关。一个合适的气管导管经过精心选择和放置，无论是否带不带气囊，对于最大限度地减少气道损伤都很重要。

表 21.1　气管导管大小

导管尺寸（大小）	内径 (mm)= 年龄 /4+4.5	
经口深度	长度 (cm)= 年龄 /2+12	
经鼻深度	长度 (cm)= 年龄 /2+15	
以上是针对大于 1 岁的小儿常用的公式，不是绝对的，但应作为指导。对于小于 1 岁的儿童，指南如下：		
年龄	内径 (mm)	长度 (cm)
新生儿 (3kg)	3.0 ～ 3.5	10 ～ 10.5
6 个月 (6kg)	4.0	11.5 ～ 12.5
1 年 (10kg)	4.5	13 ～ 13.5

（五）喉罩 (LMA)

与气管导管不同的是，小儿喉罩是根据患者的体重确定大小的（见表 21.2）。

小儿喉罩并不是专门为儿童使用设计的，仅仅是成人版的缩小版，小儿患者使用喉罩同样会有成人喉罩的相应并发症。

对于小儿 LMA 的使用存在一个学习曲线。随着 LMA 的使用，并发症的发生率与 LMA 大小成反比；尺寸 1 号和 1.5 号的 LMAs 出现错位和气道梗阻的频率最高。如果 LMA 推动大而松软的会厌向下移，即形成气道堵塞，堵塞声门。当将传统的成人技术应用于小儿 LMA 时会遇到困难，可能是由于小儿扁桃体腺样体肥大以及会厌触碰到 LMA 边缘。大量文献报道，LMA 是婴幼儿和小儿困难气道时的有效通气装置。1 号 LMA 在新生儿复苏中也发挥着作用。

Pro-seal 喉罩从 1.5 号开始有很多型号可供选择。它有一个与主气道伴行的管腔可供食管引流，允许引流食管内容物且最大化降低胃胀气的风险。可供引流的管腔也提供了放置胃管及上消化道内镜检查的途径。

LMA 插入及拔除的不同技术描述

LMA 部分插入到舌侧面并继续向前直到遇到

表 21.2　气管导管大小

喉罩大小	患者体重 (kg)	最大充气量 (ml)
1	＜ 5	4
1.5	5 ～ 10	7
2	10 ～ 20	10
2.5	20 ～ 30	14
3	30 ～ 50	20

阻碍(扁桃体),然后折回到中线。或者,LMA 可以利用“back to front”手法:气囊朝着上颚方向插入,一旦到达下咽部再旋转 180°。

关于拔出小儿 LAM 的最佳时机还没有共识。然而,年轻患儿具有气道高反应性,且如果一直拖延到出现气道反射才去除 LMA 则比较容易形成喉痉挛。许多医师更倾向于在患者仍然睡着时就去除 LMA。

四、困难气道管理

大部分小儿困难气道具有可预测性。一个孩子意外出现气囊及面罩通气管理障碍是比较罕见的。已发现有许多与困难气道管理相关的综合征和病理改变(见表 21.3)。困难插管在小儿人群中的总发病率仍然未知。困难喉镜检查在唇腭裂患儿中报道的比例为 4.7%,但有相关的小颌畸形时发生率明显高于年轻患者。插管困难和插管失败在粘多糖症小儿中的总发病率分别为 25% 和 8%。在患有 Hurler 综合征(黏多糖症的经典亚型)的小儿中,插管困难和插管失败的发生率将上升至 54% 和 23%。

小儿困难气道管理中使用的许多技术均是从成年人实践中转变来的。主要区别在于使用清醒气管插管技术来确保气道安全对于儿童来说,不能很好耐受。这就对小儿麻醉医师提出了一个严峻的挑战。正如任何困难气道一样,准备和计划对于一个成功的结果是至关重要的。

(一)困难气道的识别

表 21.3 中概述的情况中均应引起麻醉医师的警惕。具有打鼾或睡眠呼吸暂停综合征的患者在麻醉诱导中存在气道梗阻的风险。

气道受损的症状包括呼吸急促,使用辅助肌和喘鸣。应进行气道检查;检查的程度受到患者合作程度的限制。类似于成人,高 Mallampati 评分患者,开口度小、颈部活动度受限、小颌畸形、颌挛缩等畸形特征都预示着困难气道,尽管在小儿实践过程中这些预测困难气道的指标没有经过正式验证。

小儿麻醉史的回顾非常重要,由于潜在的疾病状态,许多患者会接受重复麻醉。但需要明白这些

表 21.3 小儿实践中困难气管插管的相关情况

先天性
颅面的
Pierre Robin 综合征 - 腭裂,小颌畸形,舌下垂
Treacher-Collins 综合征 - 小颌畸形,腭裂,小口畸形
Goldenhar 综合征 - 半侧颜面发育不全,下颌骨发育不全
颈椎异常
溶酶体酶缺陷
黏多糖症 - 由于上气道细胞的沉积引起的进行性组织增厚,例如 Hurler 综合征
先天性肿胀
囊性淋巴管瘤 - 可能会影响舌、咽及颈解剖学畸形
颈部
唐氏综合征 - 寰枕不稳定、大舌、小口畸形
获得性
烧伤 / 感染、肿瘤
术后或创伤后,例如,颈椎固定术后或上颌骨面部外科手术
气管异常 - 声门下狭窄(可为先天性)

孩子的气道可能随着成长而改变。例如,随着时间的推移,黏多糖症的小儿气道将趋于恶化,而随着下颌骨的生长,彼埃尔罗宾(Pierre Robin)综合征的儿童气道将会改善。

(二)术前准备

术前应口服、静脉或肌内注射止涎剂如阿托品 20μg/kg。对于焦虑症患儿,给予镇静作用的术前药可能会有用,然而如果有气道堵塞的风险时,则应避免使用这些药物。

麻醉前准备并检查所有设备,最好有两位麻醉医师在场,这对于计划行纤支镜操作至关重要。

(三)麻醉诱导

最新的一项调查证实了,给予 100%O_2 和七氟烷吸入诱导仍然是管理婴儿和年幼小儿困难气道的技术选择,也可以选择给予精确滴定剂量的异丙酚作为替代。在诱导过程中失去肌张力会引起气道阻塞,气道阻塞可以通过改变患者的体位或选用一个适当大小的口咽 / 鼻咽通气道进行管理。Guedel 口咽通气道从 0~4 号多种规格可选,尺寸的大小根据从口角至下颌的角度测量来区分。鼻咽通气道可通过剪切气管导管自己制作,因为其商业成品只有成人型号。如果未建立静脉通道的情况下出现气道阻塞,则应三角肌肌内注射琥珀胆碱 5 mg/kg。

（四）直接喉镜

除了直喉镜片及弯喉镜片处，也可以使用McCoy喉镜片和Polio喉镜片的小儿型号。直接喉镜检查往往借助于压迫环状软骨使声门进入视野范围内。探条和管芯均有小儿型号，但探条越小越难操作。还有一种"双人"技术：一人在喉镜检查时通过压喉获得最佳声门暴露，另一人放置探条。

（五）纤维光学技术

对小儿进行清醒的光纤插管具有很高的挑战性。由于缺乏患者的合作和理解，光导纤维的操作主要在小儿麻醉后进行。如果采用光导纤维技术，应同时有两位麻醉医师，一位负责麻醉诱导和维持，一位负责确保气道通畅。

这即引出了另一个问题，如何在气道操作期间维持麻醉深度。如上所述，保留自主呼吸的吸入诱导可以作为小儿困难气道的技术选择，在插管过程中必须维持氧合和麻醉深度。选择的方法能否实现这个目标，将取决于潜在的气道病理条件，插管途径的选择和计划的手术方式。可采用与麻醉回路直接连接的鼻咽导管（剪切的气管导管），专门设计的内镜面罩或带有Rusch连接器的LMA（图21.1及21.2）。

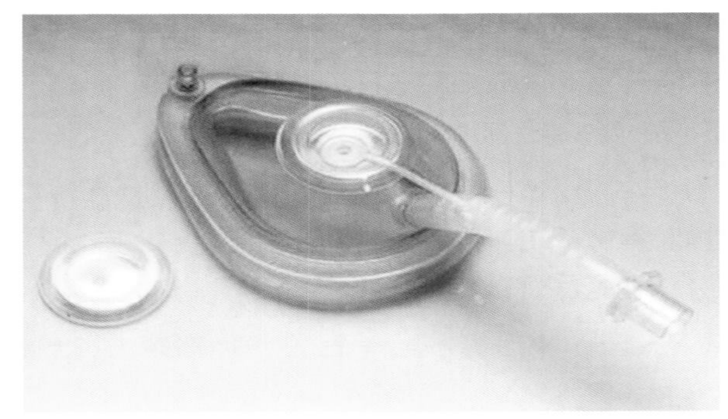

图 21.1　内镜式面罩。

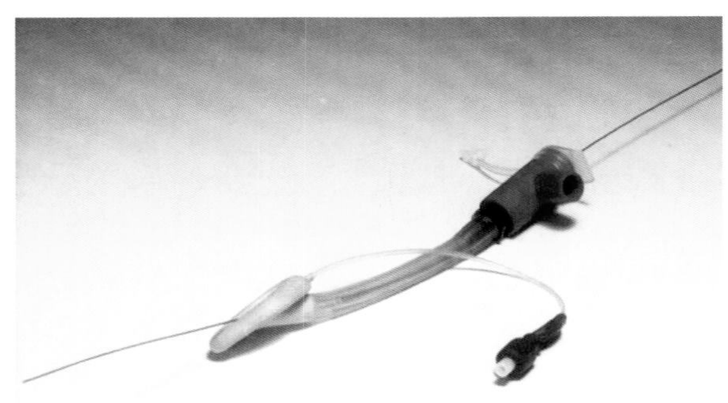

图 21.2　Rusch 连接器。

小儿光导纤维支气管镜具有三种型号。最小的外径为2.2mm，可容纳一个2.5mm的气管导管。然而由于材质柔韧，可能会难以操作且没有吸引的通道。不同型号纤支镜的特性归纳在表21.4。

表 21.4　小儿纤维镜

镜外径	气管导管内径	吸入通道
2.2 mm	2.5 mm	否
2.5 mm	3.0 mm	是
3.8 mm	4.5 mm	是

一般经鼻光导纤维插管推荐用于存在颞下颌关节问题或张口受限的患者，或手术时必须要采用经鼻插管患者。麻醉维持可以通过在对侧气道放置一个鼻插管，直接将气道与呼吸回路连接或通过使用内镜面罩连接。导管安装在纤维内镜上，然后穿过鼻腔可以清晰观察到声带，继续前进纤维内镜直到可看到隆突，然后导管越过纤维内镜。此时需要抑制喉反射以确保导管可以通过声带，可通过吸引通道给予利多卡因 (3 mg/kg) 表麻，或吸入麻醉药或小剂量异丙酚加深麻醉来实现。如果气道易于维护，则可以选择单剂量的短效阿片药或神经肌肉阻滞药。

该方法也可用于有或无导丝情况下的经口气管插管。如果采用了导丝技术，则纤维内镜不必进入气管，但仍应在声门上附近。通过吸引通道，将导丝直视下放置入气道，然后除去内镜，导管通过导丝进入声门。这项技术在小儿纤维镜无法完成的插管情况下特别管用。但由于导丝本身比较精细脆弱，常常首先穿入Cook交换导管以硬化导丝，然后气管导管顺着交换管进入气道。

采用LMA辅助小儿纤维支气管插管是一项很好的技术。LMA不仅可作为一种纤维内镜导管，而且在气道操作过程中通过提供通畅的气道保证了足够的麻醉深度。如果利用LMA可以充分控制通气，有些人会选择给予神经肌肉阻滞药来改善插管条件。一旦麻醉达到足够深度，通过LMA，纤维内镜直接看到声门，继续插入到气管中直到可观察到隆突。小儿气管导管较短意味着其顺着纤维镜进入会到喉罩内部。这个问题可通过连接两个气管导管解决：使用上面的导管将下面导管推送到位，扶着上面导管，退出喉罩。有一项较为流行的技术是使用导丝和气道交换导管：导丝通过吸引孔进入气道，退出纤维光导镜，Cook 交换导管经喉罩顺着导丝进入，撤出导丝，气道交换导管由 CO_2 图形定位，退出喉罩，气管导管顺着交换管进入气道。

插管型喉罩有 3 号和更大号可选，它可以作为大于 25kg 的小儿光学纤维镜的导管，并对那些患有颈部病变的患者具有重要的作用。

对于处理小儿困难气道还可使用其他工具。

（六）Bullard 喉镜

Bullard 喉镜是一个硬质的纤维喉镜，具有三种尺寸：新生儿 / 婴幼儿、儿童和成人。它有助于口腔、咽和喉的轴线不一致时声门的可视化。一旦观察到喉，气管导管可以通过 Bullard 插管芯或探条前进。当导管经鼻进入时，Bullard 喉镜可以通过使声带可视化而辅助经鼻插管。使用时，它对颈部活动度要求最小，适用于张口度只有 6mm 的患者 (见图 21.3)。

（七）视频喉镜

视频喉镜通过纤维光导内镜将喉镜尖端的视野转化为视频信息。对于学习小儿气管插管技术是一个很好的教具，麻醉医师可以追踪喉镜位置、监测气管导管的路径。视频喉镜也可用于小儿困难气道（见第 15 章）。

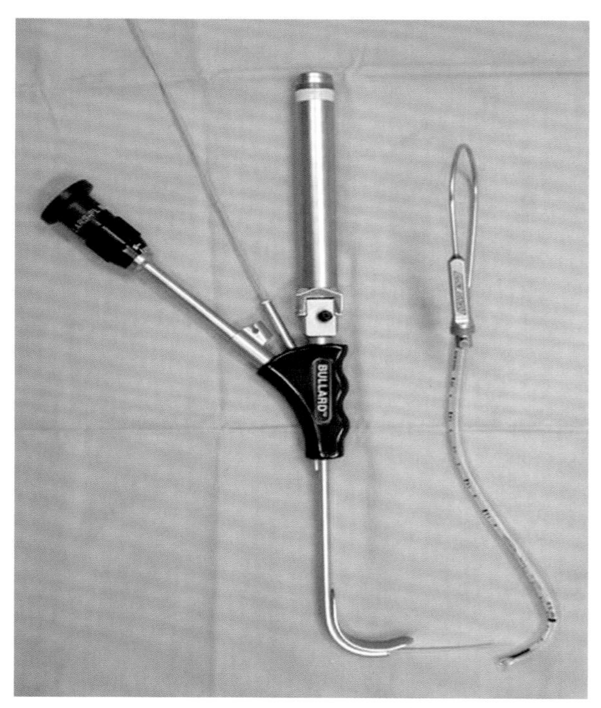

图 21.3　Bullard 喉镜。

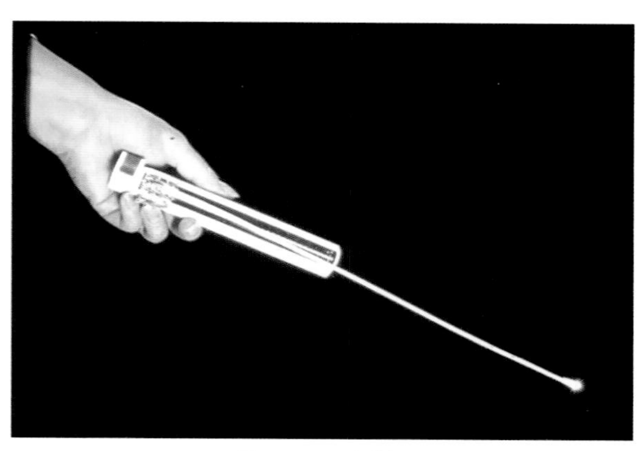

图 21.4　光棒。

（八）光棒

光棒是一个预制的管芯，内含有一个可以照透颈部软组织的发光尖端（见第 14 章）。不论有无喉镜均可以使用，尤其适用于张口受限或颈椎不稳定的患者。当光棒沿着中线向喉部前进时，可在颈部前面监测发光尖端的通过。光棒有两种小儿型号，婴儿型号与 2.5mm 管径一致，小儿型号适合 4mm 管径 (见图 21.4)。

五、气道梗阻的小儿气管插管

小儿气道梗阻的形成原因有许多，包括先天性和获得性 (见表 21.5)。在不考虑潜在原因的情况下，气道管理的一般原则是相同的，但是有两种情况值得特别关注。此外，麻醉医师还应该警惕梗阻后负压性肺水肿的发生，这种情况可能会需要一段

表 21.5　小儿纤维镜

先天性	获得性
鼻后孔闭锁	会厌炎
喉软骨软化病	异物
声门下狭窄	喉气管支气管炎
声门下血管瘤	细菌性气管炎
Webs 病	声门下狭窄
囊肿	烧伤
气管狭窄	扁桃体周脓肿
血管环或吊索	血管神经性水肿
双侧声带麻痹	神经麻痹
	纵隔肿瘤

时间的正压通气。

(一)气道异物

这是1～3岁年龄组进行支气管镜检查最常见的原因。伴有上气道阻塞时的表现为急性事件。或在轻度气道堵塞时可能出现咳嗽或喘鸣数天伴随非典型的临床表现。耳鼻咽喉科和麻醉科团队的早期干预十分重要(图21.5)。

1. 术前评估

应评估气道并判断气道受损程度。重要的体征包括呼吸频率、喘鸣程度、呼吸辅助肌的使用,胸骨、肋骨下及肋间凹陷。如果小儿疲惫,情况会更加紧急。

2. 围术期

孩子与他们的父母一起来到手术室。随后患儿接受高流量给氧。由于氦氧混合气本身具有相对低的密度可降低湍流的阻力,也可以考虑氦氧混合气。

可以实施100%纯氧及高浓度七氟醚的吸入麻醉诱导,并保持自主呼吸。一旦进入深度麻醉,应确保静脉通道和完善的标准化监测。然后进行喉镜检查对会厌、喉和声带部位喷1%利多卡因。要有充足的时间让利多卡因发挥作用,以避免外科医师插入硬质支气管镜时发生咳嗽和喉痉挛,然后呼吸回路连接到支气管镜的侧臂上。传统经验认为,由于正压会将异物推进气道,整个过程中应保持自主通气。然而,如果异物位置较深,使用神经肌肉阻滞药可以使异物更易取出。

术中可考虑给予单剂量的地塞米松0.25 mg/kg,尤其是取出时格外困难。

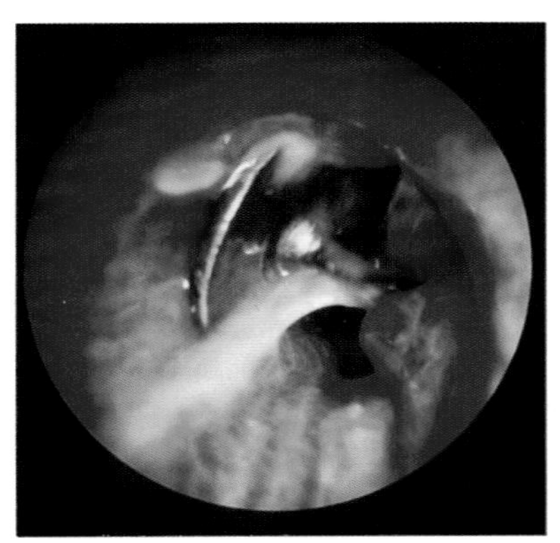

图21.5　吸入性异物。

3. 术后期间

孩子应该禁食至少2小时,利于表麻的利多卡因药效消失。需要在可以检测喘鸣并接受湿化氧疗的病房进行护理。预先准备肾上腺素喷雾器(400μg/kg)以应对喘鸣。

(二)急性会厌炎

是一种急性的、可危及生命的疾病。根据经验,这通常是由一种潜在的嗜血菌属B(HiB)感染引起的。然而现在引进的儿童HiB疫苗意味着最常见的病原体是链球菌属,非B型嗜血杆菌的感染本身具有高的发病率和死亡率,发病高峰在2～3岁,它包括会厌周围水肿的急性发作。大约60%的会厌炎小儿需要气管插管。同样资深的麻醉医师和耳鼻喉科医师早期参与也至关重要(见25章)(图21.6)。

1. 术前评估

患儿看起来不舒服、高热、因不能吞咽而流涎,存在呼吸受损的症状,急性发作时吸气和呼气性喘鸣,选择一个可以保持气道通畅的体位至关重要,一般前倾或俯卧位。

2. 围术期管理

小儿和家长应该即刻转移至手术室,由于存在

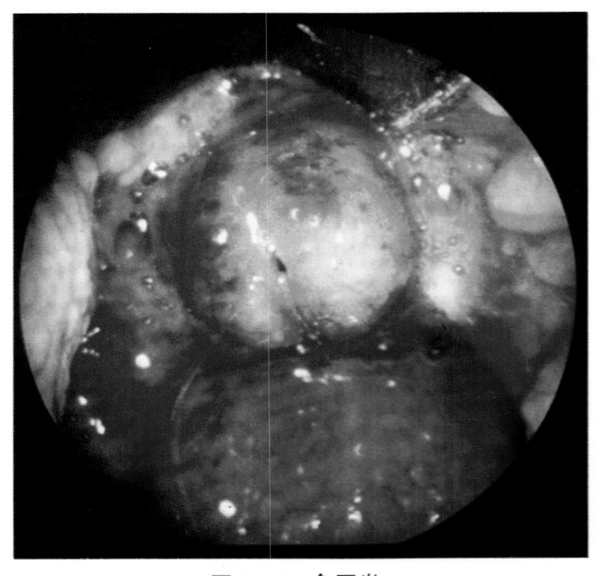

图21.6　会厌炎。

诱发气道完全闭塞的风险，尽量将小儿的镇静保持在最低限度。

应在一位资深耳鼻喉科医师的参与下诱导麻醉，且准备好环甲膜切开术或气管切开术的所有设备。诱导采用氧气和七氟烷进行。由于气道堵塞，诱导可能会比较慢。一旦达到麻醉深度才能开放小儿外周静脉通道。必须准备各种型号的气管导管。喉入口很难识别，气泡可能是开口定位的唯一线索，因此喉镜检查可能会非常困难。在这种情况下，使用探条和加强导管有益。神经肌肉阻滞药只能在气道安全的情况下给予，见 25 章。

手术后，孩子转移至重症监护室，并保持气管插管直到套囊周围出现可听到的漏气声 (抗生素治疗后通常 24 ～ 36 小时)。

六、新生儿和幼儿的快速顺序诱导

小儿胃内容物误吸的风险比例为 10 000 例中出现 1 ～ 9 例，误吸后严重发病率的风险非常低。

择期手术前的禁食可以最大限度地促进胃排空并减少误吸的危险。然而，这些应该保持在最低限度，以防患者不适，避免新生儿及婴儿出现低血糖和明显的脱水。目前禁食建议是清亮液体 2 小时，母乳 4 小时，配方奶或固体食物 6 小时。

对于急诊手术，饱胃的管理金标准是快速序贯诱导 (RSI)。但需要仔细考虑新生儿或幼儿进行 RSI 的实际和潜在的风险。

在一个清醒的脱水的儿童患者中可能很难找到可靠的静脉通路。

对于一个无法配合并且痛苦的小儿，很难实现适当的预充氧。对于一个哭泣小儿，事实上反而会增加氧耗，减少氧储备。

在给予神经肌肉阻滞药后的呼吸暂停期间，低功能残气量 FRC 和高氧耗可能导致氧气快速去饱和，尤其是新生儿或小儿。为了避免缺氧，常常会在插管前将新生儿的肺部充气或在合适的位置轻轻按压婴儿环状软骨以维持氧饱和度。

刚出生时环状软骨较高，处于 C_4 水平。缺乏经验的助手过度或不正确的应用环状软骨按压可能会导致气道扭曲和气管插管困难。调查发现，50% ～ 60% 有经验的小儿麻醉医师也不会在小儿气管插管时使用环状软骨按压。

在美国，RSI 广泛使用，虽然报道误吸风险很低，但实际上高于法国，而在法国环状软骨按压使用频率更低。基于 RSI 的实际限制，对于患有严重腹胀或活动性上消化道出血的小儿保留 RSI，而其他患儿采用优化的技术似乎是合理的。

七、要点

- 小儿停止氧供后，血氧饱和度下降迅速。
- 过度正压通气容易引起小儿胃扩张。
- 小儿气道狭窄，反射活跃，特别容易梗阻。
- 一些小儿常见的综合征及疾病的气道管理需要特殊的设备及较高的技术水平，除此之外，小儿气管插管通常比较容易。
- 带气囊的小儿导管越来越受到欢迎。
- 快速顺序诱导并不是小儿全麻标准。

（陈伟 曾莉 译　姜丽华 李民 校）

推荐读物

Bingham R, Patel P. (2009). Laryngeal mask airway & other supraglottic airway devices in paediatric practice. *Continuing Education in Anaesthesia, Critical Care & Pain*, **9**(1).

Black A. (2008). Management of the difficult airway. In: Bingham R, Lloyd-Thomas AR, Sury MRJ (Eds.), *Hatch & Sumner's Textbook of Paediatric Anaesthesia*. 3rd ed. London: Hodder Arnold. pp. 315–331.

Borland LM, Sereika SM, Woelfel SK, et al. (1998). Pulmonary aspiration in pediatric patients during general anesthesia: incidence and outcome. *Journal of Clinical Anaesthesia*, **10**, 95–102.

Brady M, Kinn S, O'Rourke K, et al. (2005). Preoperarive fasting for preventing perioperative complications in children. *Cochrane Database Systematic Reviews*, **2**, CD005285.

Brooks P, Ree R, Rosen D, Anserimo M. (2005). Canadian pediatric anesthesiologists prefer inhalational anesthesia to manage difficult airways. *Canadian Journal of Anesthesia* **52**, 285–290.

Caldwell M, Walker RWM. (2003). Management of the difficult paediatric airway. *British Journal of Anaesthesia, CEPD Review*, **3**, 167–169.

Faden H. (2006). The dramatic change in the epidemiology of pediatric epiglottitis. *Pediatric Emergency Care*, **22**, 443–444.

James I. (2001). Cuffed tubes in children. Editorial. *Paediatric Anaesthesia*, **11**, 259–263.

Jenkins IA, Saunders M. (2009). Infections of the airway. *Paediatric Anaesthesia*, **19**(Suppl 1), 118–130.

Katz J, Steward DJ. (1993). *Anesthesia and Uncommon Pediatric Diseases*. 2nd ed. Philadelphia: WB Saunders.

Lang SA, Duncan PG, Shephard DA, Ha HC. (1990). Pulmonary oedema associated with airway obstruction. *Canadian Journal of Anaesthesia*, **37**, 210–218.

Marcus RJ, Thompson JP. (2000). Anaesthesia for manipulation of forearm fractures in children: A survey of current practice. *Pediatric Anesthesia*, **10**, 273–277.

Roberts S, Thornington R. (2005). Paediatric bronchoscopy. *Continuing Education in Anaesthesia, Critical Care & Pain*, **5**, 41–44.

Seidel J, Dorman T. (2006). Anesthetic management of preschool children with penetrating eye injuries: postal survey of pediatric anesthetists and review of the available evidence. *Pediatric Anesthesia*, **16**, 769–776.

Steward D, Lerman J. (2001). *Manual of Pediatric Anaesthesia*. 5th ed. New York: Churchill Livingstone.

Stoddart PA, Brennan L, Hatch DJ, Bingham R. (1994). Postal survey of paediatric practice and training among consultant anaesthetists in the UK. *British Journal of Anaesthesia*, **73**, 559–563.

Tiret L, Nivoche Y, Hatton F, et al. (1988). Complications related to anaesthesia in infants and children. A prospective survey of 40240 anaesthetics. *British Journal of Anaesthesia*, **61**, 263–269.

Walker R. (2000). The Laryngeal Mask Airway in the difficult airway: An assessment of positioning and use in fibreoptic intubation. *Paediatric Anaesthesia*, **10**, 53–58.

Warner MA, Warner ME, Warner DO, et al. (1999). Perioperative pulmonary aspiration in infants and young children. *Anesthesiology*, **90**, 66–71.

Weiss M, Dullenkopf A, Fischer JE, Keller C, Gerber AC. (2009). Prospective randomized controlled multi-centre trial of cuffed endotracheal tubes in small children. *British Journal of Anaesthesia*, **103**, 867–873.

Weiss M, Schwartz U, Dillier CM, Gerber AC. (2001). Teaching and supervising tracheal intubation in paediatric patients using videolaryngoscopy. *Paediatric Anaesthesia*, **11**, 343–348.

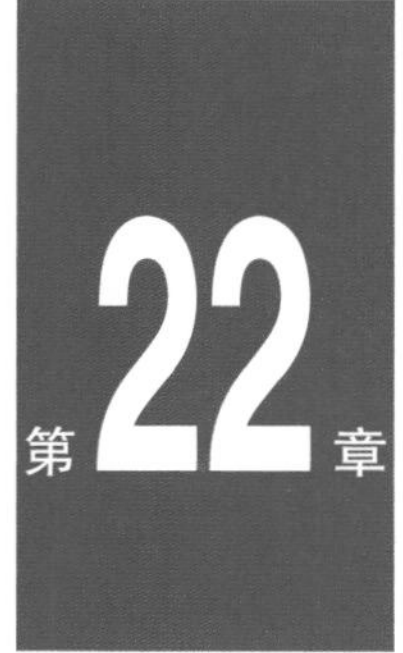

肥胖患者气道管理

Will Peat，Mark C. Bellamy

一、背景

随着肥胖患者（约有 30% 的成年人）的急剧增加，每一位麻醉医师都会遇到肥胖患者气道管理方面的问题。择期手术的患者，允许我们有时间进行全面的评估，但此类患者可能出现在更有挑战性的时间和地点。

肥胖有许多定义，最广为接受的是欧洲采用的体重指数（BMI）。BMI 是患者的体重（kg）除以身高（m）的平方。BMI 在 20 ～ 25kg/m² 之间为正常；BMI 在 25 ～ 27kg/m² 是超重开始的一个分界点（取决于所使用的定义）；BMI 在 30kg/m² 以上，是肥胖患者；BMI 超过 40kg/m² 或大于 35kg/m² 是病态肥胖，它经常伴有肥胖相关并发症（如 2 型糖尿病、高血压或阻塞性睡眠呼吸暂停）。

肥胖是"澳大利亚手术事故监测"前 2000 例中的最常见因素。

阻塞性睡眠呼吸暂停（OSA）和糖尿病等疾病与肥胖密切相关，也与困难插管和气道管理相关。肥胖患者静脉通路建立困难也成了困难气道管理上不可忽视的因素。

令人吃惊的是肥胖患者和困难气道的相关性还存在争议。有研究发现，肥胖本身与插管困难没有关联性，而又有报道说，肥胖患者插管困难的发生率高达 25%。也许，更重要的是意识到气道评估和面罩通气困难的问题。BMI 大于 26kg/m² 是面罩通气困难的预测因素，但这仅仅是对面罩通气困难的一个初步的预测（见第 7 章）。肥胖患者气道解剖和生理都会发生改变，了解这些改变是合理的气道管理的关键。

二、气道解剖

（一）脂肪沉积

磁共振（MRI）表明舌、软腭、咽旁脂肪垫和咽壁（内侧和外侧翼状肌之间）对肥胖患者上气道的口径和顺应性都是非常重要的。

（二）气道形状

气道形状也可能是气道塌陷的一个因素。肥胖和 OSA 患者的气道的长轴朝向前侧后侧，而不是横向。它的假设是咽扩张肌前方有一种结构的缺陷，使咽塌陷的风险增加。

（三）身体脂肪分布

脂肪分布对气道解剖结构和顺利插管有着显著的作用。经典的男性脂肪分布类型被称为男性型，而经典的女性分布被称为女性型。男性型的脂肪分布中，手臂和腿部，脂肪堆积在腹部和颈部、气道。女性型的脂肪主要堆积在腹膜外、四肢和臀部，气道往往是较少涉及。这些脂肪的分布有时也被形容为"苹果形和梨形"。虽然男性型的脂肪分布主要见于男性，但是，偶尔也可见于女性，同样，男性可以显示为女性型脂肪分布。男性型的脂肪分布与代谢综合征（高血压、糖尿病、血脂异常、累及气道和女性的多囊卵巢与多毛症）的相关性比女性型更高。因此，男性型脂肪分布比女性型有更多的中心脂肪分布，可能导致气道控制困难。

（四）性别差异

与男性相比，女性肥胖比例高和身体脂肪多，但男性 OSA 发病率远高于女性。尽管女性口咽交界处及咽部尺寸明显小于男性，但根据呼吸紊乱指数（Respiratory Disturbance Index）的定义，她们的梗阻症状较轻。这预示着男性和女性气道之间本身就存在结构和功能上的差异。

（五）体位

体位变化对男女气道直径大小的影响不一样。从坐位到仰卧位的体位变化过程中，男性比女性上呼吸道口咽交界处的面积跌幅大。除此之外，仰卧位时，女性口咽交界处直径随颈围增大而增大的现象表明，对于她们上呼吸道产生的压力，女性能够更好地应付颈部重量。

（六）减肥

减肥可以显著改变气道解剖。Ross 等报道，患者体重减少 38kg、Cormack-Lehane 喉镜分级、可以从 IV 降到 II 级。利用 MRI 研究显示，减肥手术前后，上气道咽侧壁和喉周围脂肪垫显著减少，但舌体或软腭的脂肪组织没有变化。

三、呼吸生理变化

（一）肺功能测试

肺功能研究显示，肺功能随着肥胖而降低。加拿大的一项研究表明，BMI 在基线上随着体重的增加与肺功能下降有显著的关系。

（二）功能残气量（FRC）和血氧饱和度

计算机建模数据表明，预吸氧后呼吸暂停，动脉血氧饱和度降低到 85% 时，70kg 重的成年人花了 502 秒，到了 127kg 重的成年人花了只有 171 秒。比体重 20kg 儿童的预期时间还要少。

FRC 在全身麻醉后进一步减少。Damia 等研究表明，肥胖患者的 FRC 大约减少到麻醉前的 50%。与此同时，氧气消耗速率是影响饱和度降低的另一个因素。肥胖患者静息代谢率、耗氧量和二氧化碳的产量全部增加。

（三）V/Q 失调

除作为氧存储外，功能残气量（FRC）在扩张小气道上也很重要。闭合容量（CC）等于闭合容积和残气量的总和。如果 CC 超过 FRC，小气道关闭，就会导致肺部血液分流和动脉低氧血症。瘦体型患者在 45 岁时仰卧位和 65 岁时直立位时，CC 是超过 FRC 的。肥胖患者，由于 FRC 降低，这些变化会在更年轻时候出现，还可能会在仰卧位正常潮式呼吸中发生。

（四）呼吸力学

即使是轻度肥胖患者，也会有呼吸力学改变。这主要与胸壁顺应性降低和气道阻力增加有关。呼吸功随着体重增加而增加，大多数超重患者在“正常”呼吸情况下，也常常主诉肌肉疲劳。这意味着肥胖患者的自发呼吸很快能发展成为呼吸衰竭。

四、困难气道预测

一名麻醉医师遇见的最可怕的情况是“无法通气，无法插管”。

由于血氧饱和度迅速下降，肥胖患者困难气道预测颇受关注。通过评价气道潜在“困难插管'是手术前的常规，但评价面罩通气难易度却不是。值得争议是，既然严重低氧血症甚至会在气管插管并不困难的情况下出现，气道评估的重点应转移到是否能够面罩通气，而不是困难插管上来。仅此一项，某些患者就已经是清醒插管的指征。

（一）面罩通气困难的预测

Kheterpal 像 Cormack and Lehane’s 喉镜视野分类一样，将面罩通气（MV）分级。3 级面罩通气被定义为面罩通气不能维持氧合或面罩通气需要双人合作。4 级面罩通气是无法进行面罩给氧。3 级或 4 级的发生率为 1.5 %（3 级 1.4%，4 级 0.16%）。常见于肥胖人群 3 级面罩通气困难的独立性危险因素：BMI 30kg/m^2 以上，胡须，Mallampati 分级 3 级或 4 级，打鼾。更令人不安的是，Yildiz 研究小组报道，面罩通气困难的发生率是 7.8%，且面罩通气困难患者困难插管发生率为 15.5 % 。

（二）插管难度的预测

肥胖患者困难插管的发生率存在争议的。正

(a)

(b)

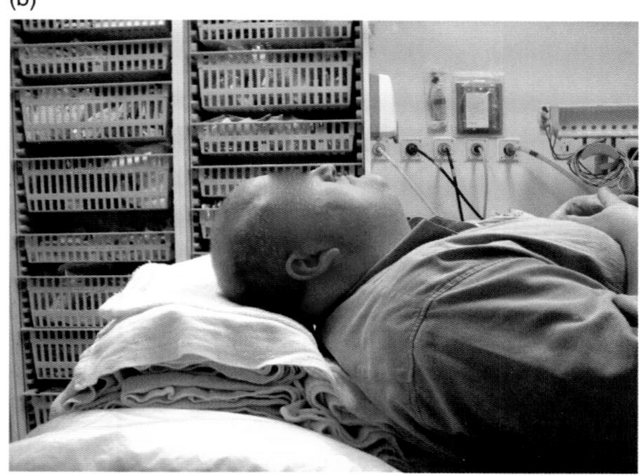

图 22.1　(a，b)喉镜“斜坡”位置。患者上身和头部抬高，使得外耳道和胸骨切迹连线成水平状。

常体重的患者，插管困难预测的准确性受到质疑。事实上，目前在临床研究层面还没有采纳统一的困难插管标准定义。为了降低困难气道的罕见发生，需要有高度敏感性和高特异性，阳性和阴性预测值较低的评估方法。Brodsky 等发现，气管插管问题与肥胖和 BMI 无关。多因素逻辑回归分析显示，颈围大小又是肥胖患者困难插管的最好指标。Nelligan 等在 180 例平均 BMI 为 49.4 kg/m²、OSA 的患病率为 68 %患者的研究中发现，困难插管和 BMI 或 OSA 之间并没有太大关系 。

法国一项研究对颈围预测性做了进一步的研究，发现了“困难插管”组患者大多数颈围大、BMI 高，Mallampati 评分超过 3 级。

Voyagis 等对 Mallampati 分级做了进一步的研究。虽然与其他的研究相反，肥胖本身的确是困难插管的预测因素，但它的假阳性率很高。

超声已经被用于评估颈部软组织的情况。虽然数据相对较少，但提示困难插管患者声带水平的周围组织增加。

研究表明，Mallampati 分级高和颈围增粗是肥胖患者气管困难插管的相关因素。

五、气道管理技术

正确的麻醉方案和充分的准备是必不可少的。应该需要足够大并能承受肥胖患者体重的手术台。麻醉医师应该有明确的计划，确保气道安全的常规和遇到困难气道情况下的备用方案。需要有预案，备有困难通气和困难气管插管的工具，包括光导纤维和环甲膜穿刺设备；准备各种尺寸和形状的咽喉镜；必须要有训练有素的临床医师，并有足够的人员协助在困难气道管理患者的搬动或改变体位。

(一)体位

肥胖患者“斜坡”或“层叠”位最适合置入喉镜。患者上身和头部的抬高，使得外耳道和胸骨切迹连线成水平状(图 22.1)。

Collins 等研究了两种体位之间的区别。与标准的“嗅花”位相比，“斜坡”位在改善 Cormack-Lehane 喉分级上，有显著的统计学意义。体位还可能影响预充氧，背部抬高或斜坡位能增加 FRC，提高氧的存储和去氧饱和时间。

在肥胖患者中，比较坐位和仰卧位预充氧后平卧插管的低氧血症发生时间，发现坐位组中的去氧饱和平均时间显著延长。

(二)预充氧技术

在传统预充氧方法的基础上，已经有人报道，鼻导管吸氧可以延长血氧去饱和时间。完成预充氧后，(在气管插管前，)给 5L/min 的鼻导管吸氧，17 位病态肥胖患者中的 16 位在 4min 内血氧饱和度为 100%；在没有使用鼻导管氧气的 17 个患者全部出现血氧去饱和。这种效应的确切机制尚未完全清楚。

(三)气道管理的其他器具

在病态肥胖患者人群中偶尔使用清醒插管，绝大多数肥胖患者采用直接喉镜气管插管。因此，一直以来，热衷于发明气道管理新器械来改进、加快和保证这群肥胖患者采用传统诱导后插管安全的不在少数。热衷于发明和商业开发的，已经发明出这类器具和气道管理辅助设备，有些已被认可。

插管型喉罩（ILMA）：一个明显的缺点是喉罩气道有时不安全和有误吸风险。虽然它们能在大多数情况下辅助插管，但插管耗时会导致血氧去饱和。在比较 Airtraq ™和传统弯的 Macintosh 喉镜研究中显示，Airtraq ™组所有患者在 2 分钟成功地完成气管插管，6 名不能在 2 分钟内完成的 Macintosh 喉镜组患者，在随后的 Airtraq ™气管插管中，平均耗时 27 秒。

（四）清醒经光导纤维镜插管

如果麻醉医师对于是否能够在肥胖患者行气管插管和（或）面罩通气时，应考虑清醒经光导纤维镜插管。有许多关于清醒插管的处理方法。充分气道局部麻醉和瑞芬太尼合用镇静是我们临床实践的里程碑。清醒经光导纤维镜插管技术很大的程度上取决于麻醉医师个人的经验。第 3 章有专门的讨论。有趣的是，常被视为需要"清醒插管"的患者（男性，BMI 大于 35，睡眠呼吸暂停综合征，颈围大于 17.5 英寸），他们的上气道反射往往相对减弱。呃逆或咳嗽反射的减少非常有助于麻醉医师的清醒经光导纤维镜插管。

（五）拔管

在手术中使用呼气末正压（PEEP）通气可以减少肺不张和通气血流比例失调。应该在患者完全清醒、气道正压情况下，才能拔管。有 OSA 的患者，拔管后，尽快开始 CPAP 也很重要。

六、英国现状

最近英国的一个针对常规参与肥胖手术治疗的麻醉医师调查显示：在接受调查的大多数麻醉医师的经验中，肥胖患者插管困难是罕见的。正如前面描述的，绝大多数英国麻醉医师使用 20° ～ 30° 头高脚底位，结合上身斜坡位帮助插管。这类人群使用纤支镜插管的适应证与普通人群相似，29% 常规使用琥珀胆碱。大部分麻醉医师根据标准体重而不是实际体重诱导给药。但在 BMI 超过 50kg / m² 患者的实践工作中，诱导给药剂量的差异相当大，因为缺乏这方面的数据。理想体重是最常用的。另一种方法是使用理想体重上加一个理想与实际体重间的固定比值，通常为 20° ～ 30° 。

神经肌肉阻滞剂的计算采用了类似的策略，用理想的体重计算剂量。唯一例外的是琥珀胆碱，它的剂量是基于实际体重。一个有趣的悖论是罗库溴铵通过 sugammadex 逆转，该肌松剂剂量是根据理想体重，而 sugammadex 这个环糊精化合物却是用实际体重计算的，这充分反映了这两个药物体内分布不同。

七、要点

• Mallampati 评分和颈围比体重指数和阻塞性睡眠呼吸暂停病史的困难气道预测性强，但预测价值都不高。

• 面罩通气困难和气管插管困难不多见。

• 通气中断后，低氧血症会迅速发生。

• 预充氧应该彻底。呼吸暂停时，半坐位氧的咽部被动吸入有助于保持氧饱和。

• 因为低氧血症会迅速发生，预计发生困难气道的，应考虑清醒气管插管。

（郭金鑫　刘敏　译　胡灵群　李成付　校）

推荐读物

Altermatt FR, Munoz HR, Delfino AE, Cortinez LI. (2005). Pre-oxygenation in the obese patient: Effects of position on the tolerance to apnoea. *British Journal of Anaesthesia*, **95**, 706–709.

Baraka AS, Taha SK, Siddik-Sayyid SM, et al. (2007) Supplementation of pre-oxygenation in the morbidly obese patients using nasopharyngeal oxygen insufflation. *Anaesthesia*, **62**, 769–773.

Brodsky JB, Lemmens HJM, Brock-Utne JG, et al. (2002). Morbid obesity and tracheal intubation. *Anesthesia and Analgesia*, **94**, 732–736.

Chen Y, Horne SL, Dosman JA. (1993). Body weight and weight gain related to pulmonary function decline in adults: A six year follow up study. *Thorax*, **48**, 375–380.

Chung F, Yegneswaran B, Herrera F, Shenderey A, Shapiro CM. (2008). Patients with difficult intubation may need referral to sleep clinics. *Anesthesia and Analgesia*, **107**, 915–920.

Collins J, Lemmens H, Brodsky JB, et al. (2004). Laryngoscopy and morbid obesity: A comparison of the 'sniff' and 'ramped' position. *Obesity Surgery*, **14**, 1171–1175.

Dmia G, Mascheroni D, Croci M, Tarenzi T. (1998). Perioperative changes in functional residual capacity in morbidly obese patients. *British Journal of Anaesthesia*, **60**, 574–578.

Ezri T, Gewurtz G, Sessler D, et al. (2003). Prediction of difficult laryngoscopy in obese patients by ultrasound quantification of anterior neck soft tissue. *Anaesthesia*, **58**, 1101–1118.

Ezri T, Medalion B, Weisenberg M, et al. (2003). Increased body mass index *per se* is not a predictor of difficult laryngoscopy. *Canadian Journal of Anesthesia*, **50**, 179–183.

Frappier J, Guenoun T, Journois D, et al. (2003). Airway management using the intubating laryngeal mask airway for the morbidly obese patient. *Anesthesia and Analgesia*, **96**, 1510–1515.

Gonzales H, Minville V, Delanoue K, et al. (2008). The importance of increased neck circumference to intubation difficulties in obese patients. *Anesthesia and Analgesia*, **106**, 1132–1136.

Horner RL, Mohiaddin RH, Lowell DG, et al. (1989). Sites and sizes of fat deposits around the pharynx in obese patients with obstructive sleep apnoea and weight matched controls. *The European Respiratory Journal*, **2**, 613–622.

Juvin P, Lavaut E, Dupont H, et al. (2003). Difficult tracheal intubation is more common in obese than in lean patients. *Anesthesia and Analgesia*, **97**, 595–600.

Kheterpal S, Han R, Tremper KK, et al. (2006). Incidence and predictors of difficult and impossible mask ventilation. *Anesthesiology*, **105**, 885–891.

Langeron O, Masso E, Huraux C, et al. (2000). Prediction of difficult mask ventilation. *Anesthesiology*, **92**, 1226–1236.

Leiter JC. (1996). Upper airway shape: Is it important in the pathogenesis of obstructive sleep apnea? *American Journal of Respiratory and Critical Care Medicine*, **153**, 894–898.

Lemmens HJ, Brodsky JB. (2006). Anesthetic drugs and bariatric surgery. *Expert Review of Neurotherapy*, **6**, 1107–1113.

Leykin Y, Pellis T, Lucca M, Lomangino G, Marzano B, Gullo A. (2004). The pharmacodynamic effects of rocuronium when dosed according to real body weight or ideal body weight in morbidly obese patients. *Anesthesia and Analgesia*, **99**, 1086–1089.

Lundstrøm LH, Møller AM, Rosenstock C, Astrup G, Wetterslev J. (2009). High body mass index is a weak predictor for difficult and failed tracheal intubation: A cohort study of 91,332 consecutive patients scheduled for direct laryngoscopy registered in the Danish Anesthesia Database. *Anesthesiology*, **110**, 266–274.

Martin SE, Mathur R, Marshall I, Douglas NJ. (1997). The effect of age, sex, obesity and posture on airway size. *European Respiratory Journal*, **10**, 2087–2090.

Mashour GA, Kheterpal S, Vanaharam V, Shanks A, et al. (2008). The extended Mallampati score and a diagnosis of diabetes mellitus are predictors of difficult laryngoscopy in the morbidly obese. *Anesthesia and Analgesia*, **107**, 1919–1923.

Mohsenin V. (2001). Gender differences in the expression of sleep-disordered breathing: Role of upper airway dimensions. *Chest*, **120**, 1442–1447.

Mortimore IL, Marshall I, Wraith PK, et al. (1998). Neck and total body fat deposition in non-obese and obese patients with sleep apnea compared with that in control subjects. *American Journal of Respiratory and Critical Care Medicine*, **157**, 280–283.

Ndoko SK, Amathieu R, Tual L, et al. (2008). Tracheal intubation of morbidly obese patients: A randomised trial comparing performance of Macintosh and Airtraq laryngoscopes. *British Journal of Anaesthesia*, **100**, 263–268.

Nelligan PJ, Porter S, Max B, et al. (2009). Obstructive sleep apnea is not a risk factor for difficult intubation in morbidly obese patients. *Anesthesia and Analgesia*, **109**, 1182–1186.

Pelosi P, Croci M, Ravagnan I, Tredici S. (1998). The effects of body mass on lung volumes, respiratory mechanics, and gas exchange during general anesthesia. *Anesthesia and Analgesia*, **87**, 654–660.

Ravussin E, Burnand B, Schutz Y, Jequier E. (1982). Twenty-four-hour energy expenditure and resting metabolic rate in obese, moderately obese and control subjects. *American Journal of Clinical Nutrition*, **35**, 566–573.

Ross AK, Jefferson P, Ball DR. (2008). Improvement in laryngoscopy grade with dramatic weight loss. *Anaesthesia*, **63**, 1022.

Voyagis GS, Kyriakis KP, Dimitriou V, Vrettou I. (1998). Value of oropharyngeal Mallampati classification in predicting difficult laryngoscopy among obese patients. *European Journal of Anaesthesiology*, **15**, 330–334.

Welch K, Foster G, Rittler C, et al. (2002). A novel volumetric magnetic resonance imaging paradigm to study upper airway anatomy. *Sleep*, **25**, 530–540.

Williamson JA, Webb RK, Szekely S, Gillies ER, Dreosti AV. (1993). Difficult intubation: An analysis of 2000 incident reports. *Anaesthesia and Intensive Care*, **21**, 602–607.

Yentis S. (2006). Predicting trouble in airway management. *Anesthesiology*, **105**, 871–872.

Yildiz TS, Solak M, Toker K. (2005). The incidence and risk factors of difficult mask ventilation. *Journal of Anesthesia*, **19**, 7–11.

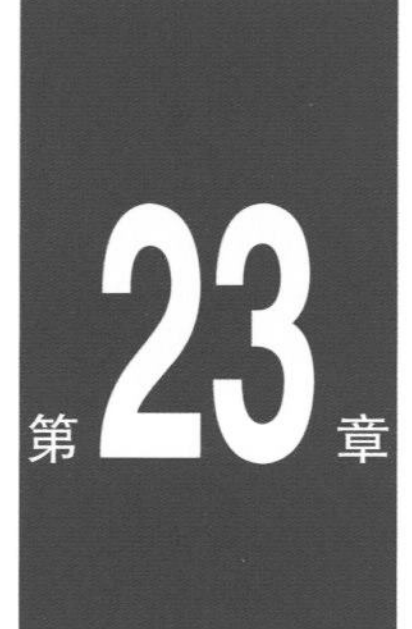

第23章 颌面外科气道管理

Joy E. Curran，James Nicholson

颌面外科包含大量各种复杂程度的手术，小至儿科拔牙术，大至口内肿瘤切除及游离组织皮瓣重建术。本章将着眼于颌面手术的气道评估以及牙齿 - 牙槽手术、上呼吸道肿瘤(口内)、正颌手术、颌面创伤和感染的气道管理。外科医师和麻醉医师之间的关系在颌面手术中尤为重要。由于共用一个气道，麻醉医师和外科医师必须协商选择最合适的方法来管理气道。

一、气道评估

此类患者困难气道所占比例明显增加。标准的气道检查应了解患者是否存在以下问题：

由于颞下颌关节功能障碍导致的张口困难、疼痛或感染导致的牙关紧闭、既往手术或放疗引起的张口受限、舌体肥大、舌体活动度下降、小颌畸形、舌后肿瘤或咽壁肿瘤、放射治疗或慢性感染导致的颈部结构僵化、脓肿或肿瘤压迫导致的气管移位。后三种情况容易被检查者所忽略。

二、经鼻插管

经鼻插管往往是最合适的技术，但也有明显的并发症。1902 年 Kuhn 介绍了经鼻插管，在一战后期，Magill 和 Gilles 就经鼻和经口插管展开了争论。

因为鼻腔黏膜血管丰富以及鼻甲占据鼻腔，鼻内镜检查和插管都是有创伤的(图 23.1)，然而由于麻醉和手术原因常需选择经鼻插管。如对于张口受限，经鼻插管也许是最好的选择。某些张口受限在麻醉诱导后可能会有所改善；但慢性疾病所导致的张口受限常常不能为麻醉所缓解。Heard 建议在麻醉诱导前用下颌神经阻滞的方法来明确患者的张口受限是否能为麻醉诱导所改善。

经鼻插管可为手术提供更多的空间，对复杂的口内手术几乎是必不可少的，鼻腔导管也很少因外科手术的操作而引起梗阻。经鼻插管有利于面部骨折修复或下颌矫正术中正确对位后的牙齿咬合。

鼻出血是鼻腔插管最常见的并发症。尽管有报道其发生率高达 80%，但通常是少量且自限性的。有凝血功能障碍的患者会有严重的出血风险，因此经鼻插管时必须谨慎，术前应予以纠正。尽管服用低剂量阿司匹林的患者可能有出血风险，但相关文献并不多，若阿司匹林与另一种抗血小板药物

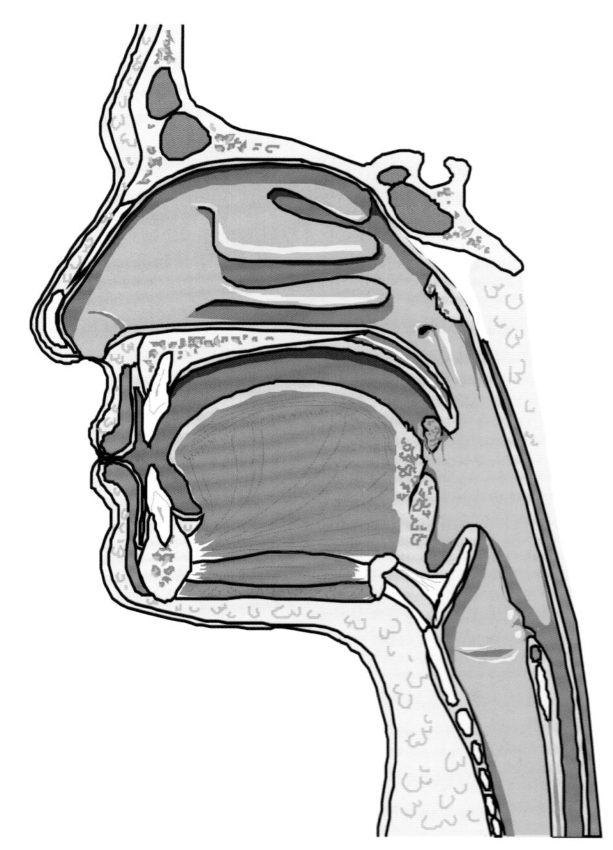

图 23.1 鼻腔解剖学。

如氯吡格雷等联合使用，则会增加出血风险。

经鼻插管可引起菌血症 (在光纤镜插管的培训课程中 175 名麻醉医师尝试了经鼻插管后，有 2 名患者出现寒战，1 名患者出现呼吸道感染，同时，有 20% 的人出现鼻出血)。NICE 指南不推荐接受耳、鼻和喉手术并且有感染性心内膜炎风险的患者预防性使用抗生素，但建议应该明确这种风险的大小。术前 10 小时应用莫匹罗星乳剂滴鼻可以减少鼻腔细菌转移到气管的机会。

经鼻插管过程可以发生鼻甲断裂，已有鼻甲完全撕裂的报道。鼻腔狭窄时可能会因气管导管直径的限制导致导管不易通过。鼻腔后黏膜穿孔很少见，但可导致颈深部感染或纵隔炎 , 因此在鼻咽腔鼻导管受阻时，不应使用暴力。鼻导管可堵塞鼻旁窦，如果留置导管超过 24 小时，常可引起感染。

虽然有很多潜在的并发症，但在实践中经鼻插管对口内手术来说是方便而有效的。首先润滑好导管，顺着鼻道插入，但不要使用暴力，旋转导管以防止其斜面在通过鼻甲或杓状软骨时受阻。插管过程中的一些创伤是可以避免的，如鼻导管通过吸引管或光纤镜引导。

三、咽喉填塞物

在颌面外科经常用咽喉部填塞物来限制出血或其他物质进入食道和气管。拔管时填塞物没有取出可能会导致患者死亡。英国国家医疗安全机构发出了“安全实践通知”，建议填塞包只在特别需要时使用，而且还要进行视诊确认和书面记录确认。他们将术中所用的棉纱作为咽喉填塞物，由外科医师或麻醉医师放置。此做法可使咽喉填塞物成为术中所用棉纱之一，在手术结束时由负责点数的人员进行点数，以进一步确保咽喉填塞物已取出。

四、牙齿 – 牙槽手术

涉及牙齿和承载牙齿部分的小手术统称为牙齿 - 牙槽手术，是最常见的颌面外科手术。气道管理选择包括：简单面罩给氧麻醉，鼻导管给氧麻醉，声门上气道设备，经口插管和经鼻插管。一般来说牙齿越靠后或嵌得越深被拔除时越困难，使用喉罩出现气道阻塞的可能性就会越大。而且外科医师在喉罩附近操作的能力大有不同！经鼻插管为外科医师的手术操作空间提供了相当大的优势。单次静脉推注阿芬太尼，瑞芬太尼或小剂量短效的米库氯铵等肌肉松弛剂即可完成经鼻插管技术。

五、上呼吸道肿瘤

绝大多数口腔内肿瘤是鳞状细胞癌，男性略多于女性。吸烟者占很高比例。吸烟和酗酒是影响预后的两个独立危险因素。临床分期、肿瘤大小也显著影响预后。

进展性疾病或不适合手术的患者可以做放化疗。所有头部和颈部癌症患者都应由一个多学科的临床小组共同讨论和制订治疗方案。在这一点上，麻醉医师的加入有利于术前评估以确定哪些患者不适合长时间（尤其 8~12 小时）的外科手术。

六、评估和计划

80% 的口腔肿瘤在舌部，这样很有可能造成直接喉镜检查困难。由于舌底空间被占，直接喉镜视野较差，肿瘤较大、尤其位置靠后者。所有患者头部和颈部癌症应通过 CT 或 MRI 扫描来诊断，3D 成像效果更佳，以便麻醉医师了解肿瘤位置，大小和解剖异常。要谨慎地给患者进行诊断检查和组织活检。鼻内镜检查可为门诊患者提供良好的信息。重要的临床特征表现在吞咽困难、声音变化、颈部组织僵硬和舌头肿胀或固定等情况。由于肿瘤生长和软组织受到以前手术、辐射和淋巴结的影响，因此前次麻醉记录有可能误导麻醉医师。喘鸣常见于喉肿瘤，但也可能发生在上呼吸道。喘鸣也只在特定体位或运动时出现。

七、二次手术

颌面外科最具挑战性的手术是头颈部重建后的患者再次返回手术室所做的手术。其共同的技术是游离组织移植填补切除肿瘤后的创面，这可能导致口咽变形。拟行舌后部移植的患者在初期手

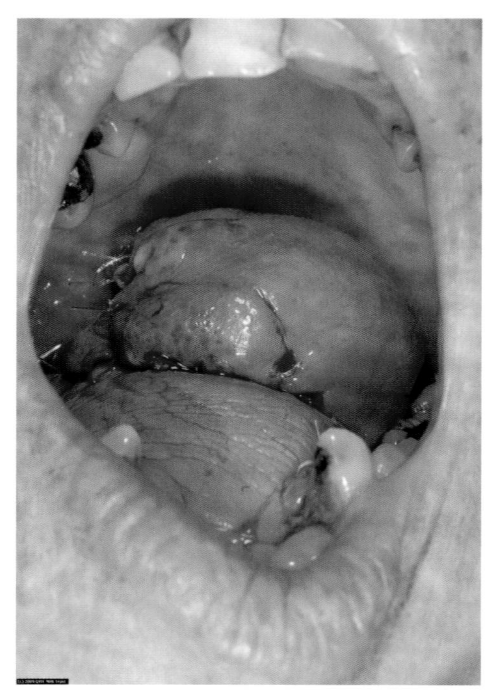

图 23.2　口内皮瓣。

术时会进行气管造口，但这通常在术后 5~7 天去除。在此时间后由于水肿和解剖异常使再次手术变得非常困难 (图 23.2)。

有些重建手术利用临近皮瓣如胸肌作为移植组织，这种手术通常用于血管条件较差或初次移植失败的患者，以在更短的时间内建立更坚固的重建结构。但这种手术会造成不同程度的颈部屈曲畸形。

除了解剖结构异常之外，另一个可能的并发症是瘘管形成。口咽和颈部皮肤之间形成一个瘘管，面罩通气时潮气量通过瘘管泄露，使面罩通气困难。填塞瘘管就足以克服这个问题，但有时不可预测。

八、二次手术的要点

• 并发症患者风险更高。

• 吸烟者的比例增大。

• 进行充分术前评估。

• 结合病史、体格检查、患者 CT/MRI 以及手术方式进行气道评估。

• 有并发症患者返回病房是最大的挑战。

九、诱导和插管

没有一种万能的方法能解决所有的气管插管问题。患者因素（特别是他们的合作能力）、疾病因素、并发症和手术者所提供的专家意见将决定不同的解决方案。

对于口内癌症，如果预计直接喉镜检查存在困难，我们将使用光导纤维镜插管。如果存在通气困难（如牙关紧闭、舌后肿瘤、吞咽困难、肥胖、反流、颈部包块、口腔水肿等），我们将采用清醒插管技术。通常是清醒光导纤维镜插管，以局部麻醉和大剂量阿芬太尼作为辅助措施，但也可以采用经气管喷射通气 (TTJV) 非清醒光导纤维镜插管。当怀疑直接喉镜检查可能存在困难时，可以使用非清醒光导纤维镜插管。

十、气管造口术

在颌面外科，疑有手术后软组织水肿以及面部骨折修复引起的上呼吸道梗阻的患者需行气管造口术。气管造口术有利有弊，但整形外科手术后的气管造口术比鼻导管更容易耐受，且患者能更快苏醒、避免精细吻合重建部位的过度运动 (图 23.3)。

十一、气管造口术的要点

• 充分术前评估和仔细计划。

• 如果预测患者因困难气道可能导致不能通气，则选择清醒插管技术。

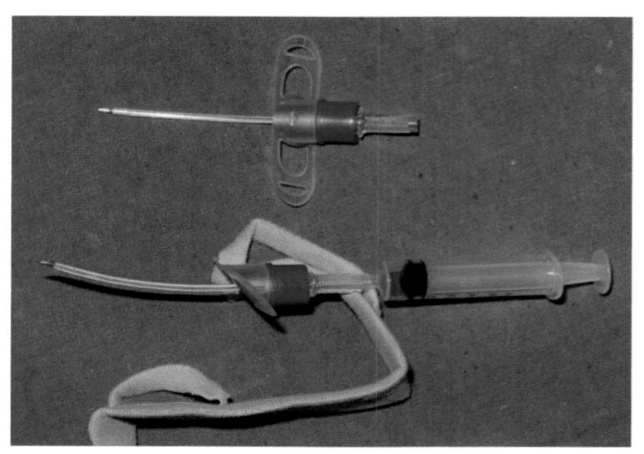

图 23.3　Ravussin 经气管套管。

十二、正颌外科

牙齿畸形人群多达总人口的 20%，且存在不同程度的功能和美学问题。正颌手术用于纠正上颌和下颌之间的关系，以获得正常的咬合和语言功能。有时也用于短下颌造成的睡眠呼吸暂停。畸齿矫正需要几年的时间，理论上，矫正术在青春期后进行。一系列发育畸形均可见于正颌外科，如颌后缩、颌前凸、上颌发育不良或增生过度、中线移位导致的颞颌关节功能障碍等。先天性疾病如唇裂和腭裂也将影响上颌的发育。既往的外伤亦需要正颌外科做进一步的纠正。因此，正颌外科患者的插管困难在所难免。在这种类型的手术过程中需要进行牙齿对合和上下颌的位置调节，因此经鼻插管必不可少。单侧唇腭裂患者气管内导管最好从裂口对侧插入，注意避免损坏软腭周围的咽组织。

十三、牵引技术

一些患者因缺乏矫正畸形所需的足够的骨质而须作牵引成骨技术（图 23.4）。在这之后的几周内，牵引器将缓慢向前牵引上颌，使上颌生成更多的骨质。在此之后患者需返回手术室放置钢板。这时，清醒光导纤维镜插管可用于此类患者。但因为这类患者中很多是小儿，因此可以在行非清醒光导纤维镜插管前用鼻导管供氧。如果外科医师允许剪断牵引器的导丝，则可以使用面罩供氧。即使导丝不被剪断，剪断导丝的器械也应准备在旁以防意外发生。

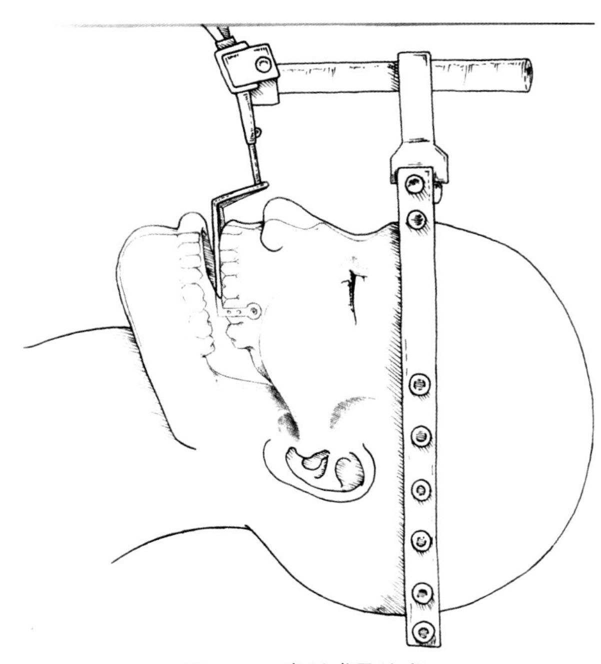

图 23.4　牵引成骨技术。

十四、术中管理

外科医师对上颌进行的截骨操作有可能对气管导管造成意外的损伤（图 23.5 和 23.6）。当然，完全横断气管导管的可能性很小，通常只是造成可控范围内的漏气，导管亦有可能需要更换。在截骨时

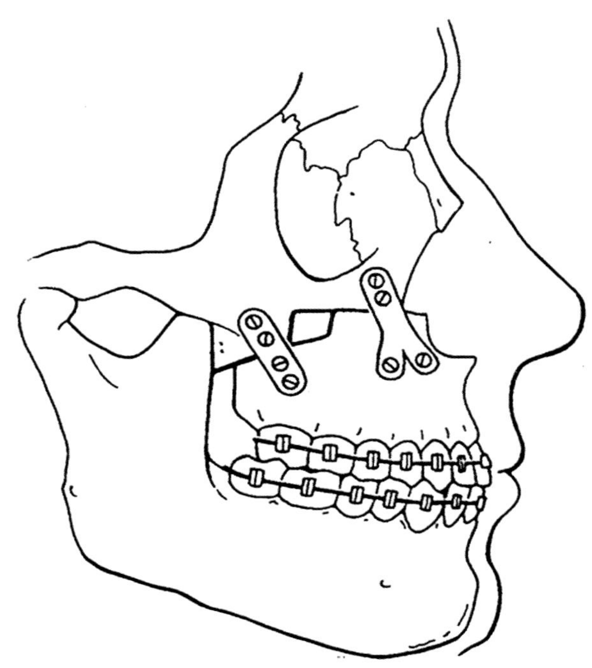

图 23.5　Le Fort Ⅰ型截骨术与钢板固定。

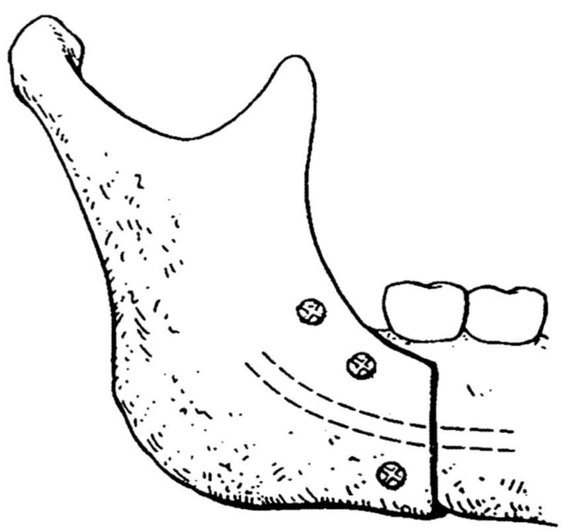

图 23.6　下颌骨纵向截骨与螺钉固定。

失血量较大，因此，更换气管导管前要准备好吸引器。另外，除非正在使用瑞芬太尼，否则肌松药也应追加。咽喉填塞物应取出，待更换气管导管后再重新放置。

十五、截骨操作

对血管丰富的上颌进行截骨可能会造成大量失血。为了减少失血量、协助外科操作，通常使用头高位、控制性降压等技术。这时亦需要使用咽喉填塞物，否则术中血块堵塞小支气管可导致肺叶萎陷。

十六、术后护理

术后并发症主要为组织肿胀和出血，尤其是下颌手术后。颏成形术后的出血可导致舌头的迅速肿胀，这时患者应尽量保持坐位、口腔周围冰敷，并在 HDU 内观察 12 个小时。术后大出血较少见，一旦发生应填塞前后鼻孔，如果出血情况尚未能控制，则需行探查手术。

十七、患者气道管理要点

• 正颌外科手术是纠正生长发育畸形或创伤继发的畸形。

• 如果上下颌固定术，则必须经鼻插管。

• 截骨术大量失血，需要咽喉填塞，可导致低血压。

• 手术中偶尔可能发生气管导管损伤，术后组织肿胀和出血，需要在 HDU 单元（术后恢复室）过夜观察。

十八、颌面部创伤

麻醉医师尤其关注面部创伤，因为它涉及可能会导致上呼吸道急性梗阻。其原因可能是组织破坏、出血、水肿、异物、呕吐，或并存头部外伤导致的意识障碍。根据受伤的性质可确定气道管理的选择和时机。颌面部外伤的处理通常在其他更紧迫的重要器官的处理之后。由于困难气道管理和大量出血使得一个相对较小的颌面损伤在复苏时成为巨大的挑战。该区域的创伤还有其他独特的影响。因为它通常影响至关重要的 5 种感官结构中相关的 4 个，且可能造成的美容和心理方面的影响。

（一）病因学

大部分颌面外伤均发生于年轻男性。暴力打击占有越来越多的比例，其次是交通事故所致的外伤。随着道路安全法规的完善、机动车设计的改善及头盔的使用，这部分所占比例越来越小。另外，运动损伤和高空坠落也是原因之一。

（二）并存外伤

当一个高速暴力打击发生时，任何形式的并存外伤均可发生。在处理患者时，这些重要器官的外伤以头颅外伤优先处理。头颅外伤往往伴发颈椎损伤。这些患者开始时应以存在颈椎损伤的方法来处理，直到专科医师排除颈椎损伤的可能性为止。

（三）外伤的分类

Le Fort 分型（图 23.7）。

由于颌面骨折时面部骨架发生错位及大出血，因此，呼吸道容易受累。骨折的分级不但能为麻醉医师提供骨折严重程度的信息，还能提示呼吸道受累的可能性，以决定是否须行气管造口术。43.5% Le Fort Ⅲ型的患者及 9.1% Le Fort Ⅰ和Ⅱ型的患者需要行气管造口术。26% Le Fort Ⅲ型的患者有呼吸道受累的可能性。总体来说，1/3 的面部骨折的患者需要气管插管。

（四）喉气管的损伤 / 喉骨折

颌面创伤发生喉气管的损伤概率在 1∶5000，但却是致命性的。有可能是顿挫伤，特别是机动车事故，或暴力打击和运动损伤。最常见的表现是呼吸困难和发声困难，还包括吞咽困难、吞咽痛、咯血。体检可能会发现皮下气肿、压痛、水肿和血肿。除轻微情况外，所有病例须在局部麻醉下进行气管造口术以控制气道。在紧急情况下环甲膜穿刺可以作为一个临时的措施。尽可能通过光导纤维喉镜和 CT 成像检查喉部评估损伤。

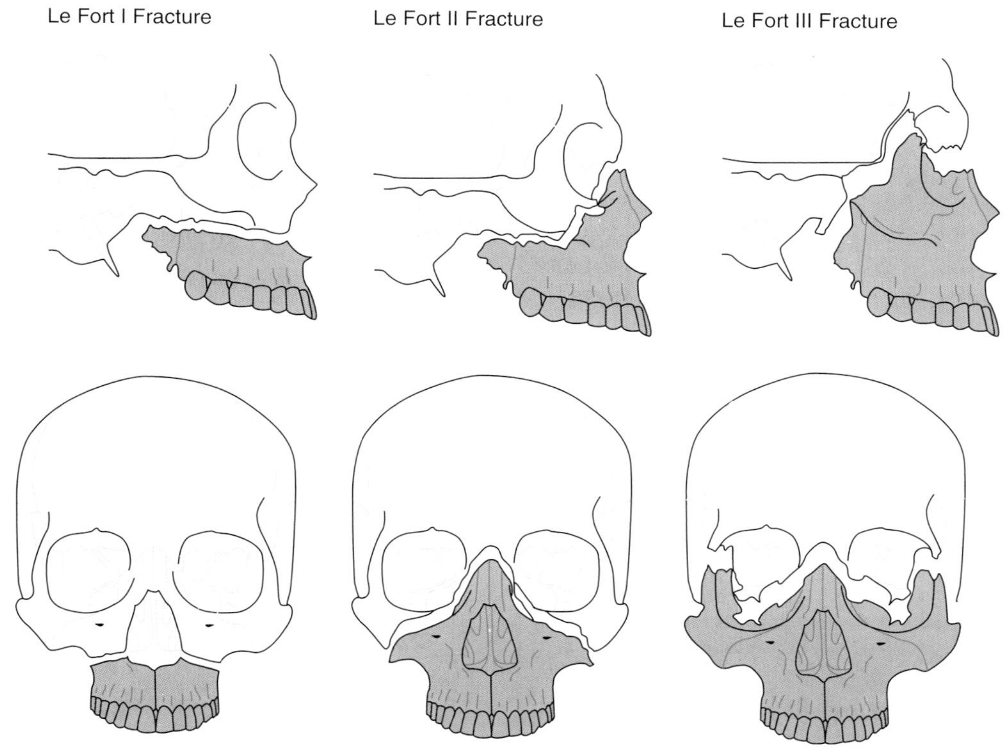

图 23.7 Le Fort 分型。

(五)穿透伤

穿透伤通常需要紧急气道管理，86 例回顾中认为枪伤比猎枪伤或刺伤更容易引起气道受损，另外，与 53% 下颌受伤的患者需要插管相比，面中部受伤的患者需要插管者占 25%。不同损伤类型的气道需求的回顾性研究表明，即使没有涉及气道受压，在以下场景也应力求控制气道：下颌骨枪伤，口内出血或水肿以及面部近距离枪伤。这些情况下即使最初的保守治疗也要求紧急控制气道。

(六)初期管理

应该根据高级创伤生命支持指南所倡导的 ABCDE 方法进行初步治疗。不管是怀疑还是确定发生颌面创伤，都特别要注意由于骨折、血液、牙齿松动、异物或喉受伤引起的鼻腔和口腔的气道梗阻。气道出血的处理：处理前鼻出血使用鼻填塞；处理后鼻出血使用 Foley 导管（图 23.8）或特殊的快速鼻出血包（图 23.9）。如果严重出血骨折复位通常是有效的，否则需要栓塞或结扎供应动脉。

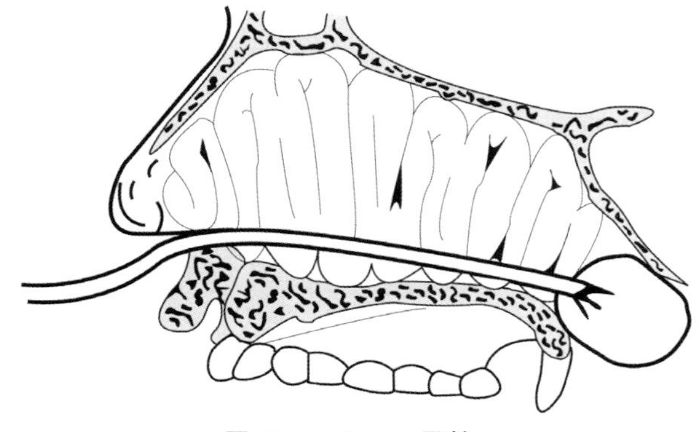

图 23.8　Foley 导管。

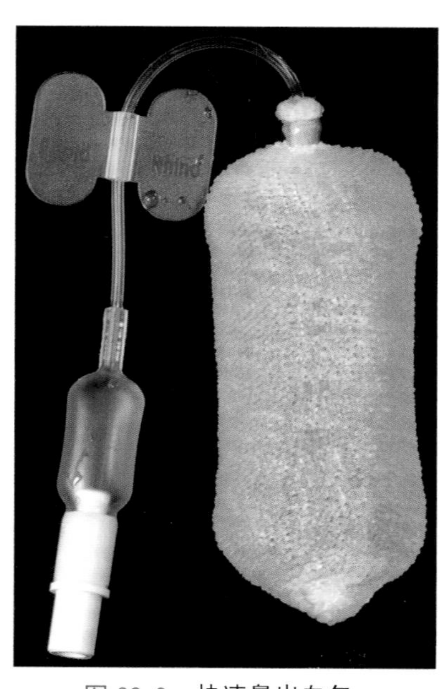

图 23.9　快速鼻出血包。

插管适应证	
绝对	未减轻的气道梗阻
	呼吸暂停
	呼吸窘迫
	严重的神经功能缺损
紧急	意识丧失
	颈部穿透受伤
	持续的顽固性低血压
	胸壁损伤与呼吸功能障碍
相对	口 - 上颌受伤
	潜在的呼吸衰竭
	诊断过程中有潜在恶化的风险
	镇痛剂 / 止痛剂呼吸抑制的风险

插管的适应证可分为绝对、紧急和相对。由于插管后不能与患者进行交流以持续评估神经或眼睛的功能、诊断颅内出血或眼睛肿胀，因此，应该权衡气管插管的利弊。

AAGBI 推荐以下情况的患者需要先插管和通气再转移至其他医疗场所：口内大量出血，喉保护性反射消失，格拉斯哥昏迷评分 9 分以下或连续下降 2 分以上，癫痫发作，动脉血气恶化。当并发有口咽肿物、肥胖和多发伤时最有可能发生插管困难。药物和（或）酒精中毒可能会降低意识水平，增加呕吐的可能性，还使患者具有攻击性或意识模糊。即刻复苏或需要紧急手术时气管插管是必需的。

（七）插管方法

在大多数情况下插管是必要的。不过有些情况下气道辅助装置亦可作为暂时性的措施。口咽通气道不易忍受，易诱发呕吐。鼻气道可能具有更好的耐受性，但会加剧鼻出血。怀疑颅底骨折对有经验的麻醉医师来说不是选用鼻气道的禁忌证。

紧急控制气道最好行经口气管插管。其他选择包括经鼻气管插管、环甲软骨切开术和气管造口术。需要插管时颈托或其他颈椎固定装置应该松开或去除。插管可能会比预期的更顺利，因为面部骨骼在喉镜检查期间可轻轻移动。口咽的血液或水肿会使视野模糊，想获得一个良好的解剖学视图很困难。基于这个原因，当第一次尝试插管失败后应该有备用计划，旁边要有必要的人员和设备。这些设备包括一个困难插管急救车，一位经验丰富的助理和一名外科医师，以便必要时实施紧急气道手术。困难气道的急救车包括声门上气道装置、弹性探条、Cook 交换导管、环甲膜穿刺和喷射通气设备。

（八）紧急备用策略

当由于各种原因无法暴露声门进行插管时，环甲膜穿刺成为挽救生命的一个重要措施。这个措施比气管造口术快，但它只能作为一个暂时性的措施。环甲膜穿刺需在皮肤和环甲膜上行纵向切口，并用扩张器辅助插管。并发症包括穿刺处狭窄和声门下梗阻。

气管造口术

时间允许时可以在紧急情况下行气管造口术。外科医师和麻醉医师调查发现 11.6% 的下颌、全面部和 Le Fort 骨折需使用气管造口术。其优点包括鼻腔和口腔无导管占据并允许上下颌闭合。同时，并发症包括造口的感染或出血，外科气肿。最近在美国创伤中心报道的颌面创伤使用气管造口术并没有重大的并发症。经皮气管造口术也被证明是一个安全的方法。

一般来说，在紧急情况下经鼻插管不太合适，但有时是较好的选择。一般不推荐经鼻盲探插管，在有出血和水肿时经光导纤维镜辅助插管也会很困难。

一般来说，颌面骨折的手术是一个限期手术。在这种情况下，经鼻插管是必需的，因为外科医师需要口部周围较好的视野和牙齿对合。颧部和眼部的手术除外，因为这些手术经口插管更好。眼眶上部的骨折修复还需要把头皮皮瓣翻过来以便手术（图 23.10）。

复杂的颌面骨折需要鼻部和牙齿的对合复位，

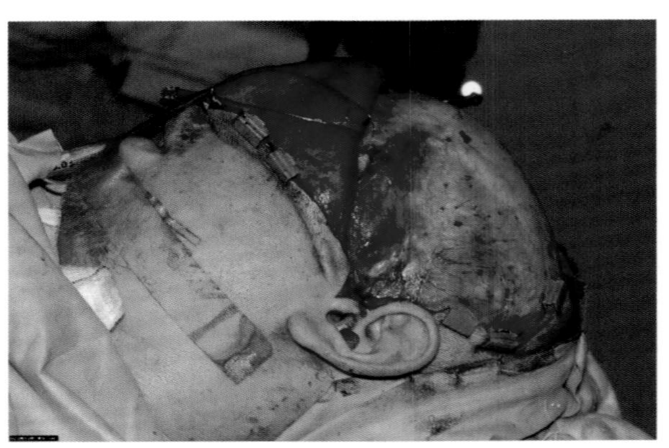

图 23.10　头皮半冠状切口及翻瓣。

因此术中有可能要把经鼻气管导管改成经口气管导管，或者可以行气管造口术来满足这一改变。

插管的方法取决于对气道的评估。经鼻盲探插管、直接喉镜检查或者光导纤维镜辅助插管都是可行的选择。张口受限多见于面部受伤的患者。牙关紧闭症通常由于疼痛、肌肉痉挛或骨折本身影响颞下颌关节而造成张口受限。疼痛引起的张口受限在麻醉诱导后得到解决，然而如果觉得患者仍有可能发生气道梗阻，那么光导纤维镜辅助插管技术可能是合适的。持续性的牙关紧闭发生在颌面骨折伴发咀嚼肌下脓肿、颞颌关节移位或发生骨折的颧骨损伤下颌骨冠突的患者。如果担心不容易插管或气道维护，那么应考虑“清醒”插管技术。

如果怀疑颅底骨折应避免经鼻插管，这是创伤麻醉已有原则。从解剖学来看，鼻导管一般很难直接通过筛骨板。除非是通过中线楔形骨裂缝，才有可能进入到中颅窝。因此只有中线中颅窝复合骨折要谨慎，避免任何形式的经鼻盲插管技术。经鼻光导纤维镜插管可安全通过鼻咽，是个可选的方法。

对于颅底骨折患者鼻插管是否增加脑膜炎风险的问题，回顾性研究认为在颅底骨折的患者经鼻与经口气管插管的并发症发生率并没有差异。关于颅底骨折易发生颅内插管的担心很大程度上只是基于理论推测，并无事实根据。颌面骨折的患者中有 2%~4% 发生颅底骨折。一项研究表明 160 名颌面骨折伴发颅底骨折的患者中经鼻与经口气管插管的并发症没有差异。有趣的是，相比气管导管导致的颅内插管，鼻胃管引起的颅内插管有更多的报道。当然，如果使用鼻填塞物以控制出血，那么经鼻气管插管便不可能了。

（九）其他插管方法

颏下插管是一种气管造口术替代技术。1986 年最初描述，它为口内外科领域提供了安全通畅的气道，并在复杂的中面部手术或全面部骨折重建中允许上下颌骨闭合。它还避免了术中更换鼻导管为口导管的操作。这项技术需要使用增强型气管导管，可以用于初始插管，或术中更换导管。外科医师在平行于下颌骨下界的地方做一 1.5cm 切口，通过钝性分离建立一条从下颌舌骨到口底的通道，然后用插管钳将气管导管从口底引导至气管（图 23.11）。待气管导管与呼吸机连接后，可通过二氧化碳图或听诊来确定气管导管的位置。值得注意的是，患者颈部屈曲或拉伸时，这种插管方法比经口、经鼻插管更容易发生导管移位。意外脱管和支气管插管均有报道，因此有必要确定导管的尖端是否处于声门与隆突之间的位置。另外，最近报道的 25 例颏下插管的患者中有 2 例发生口底感染。

（十）出血

出血占创伤死亡率的 30% ～ 40%。据报道面

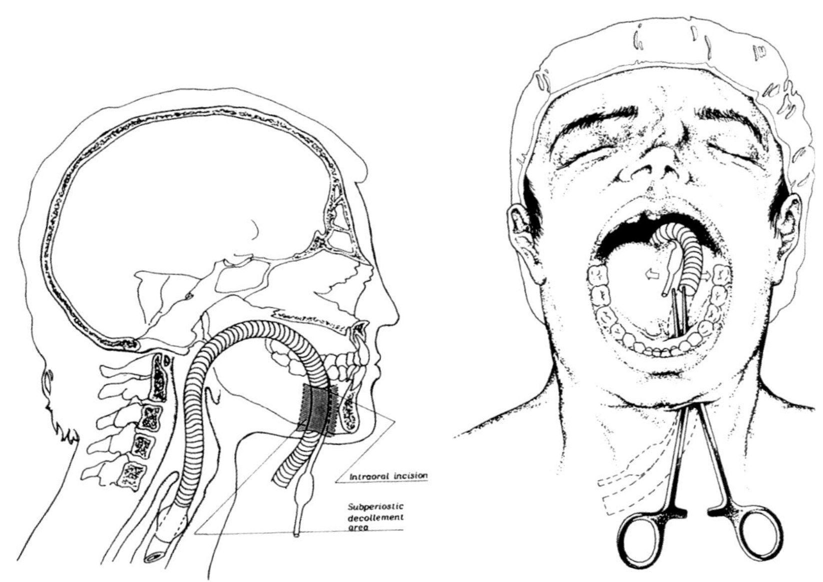

图 23.11　颏下插管技术。

对颌面部损伤严重的口鼻出血治疗计划的建议

气道 / 呼吸	气管插管
	环甲膜穿刺
	气管造口术
循环	静脉输液
	输血
	纠正凝血障碍
控制出血	前 / 后鼻填塞
	钝挫伤——考虑临时骨折复位
	如果上述操作失败——动脉内栓塞
	如果上述操作失败——就地直接动脉结扎
一旦出血得到控制即行颌面修复	

部骨折危及生命的出血发生率约 1%，在中面部骨折，此比例上升至 5% 左右。中面部创伤相关的出血动脉的主要来源为颈外动脉的分支如上颌动脉，面动脉，颞浅动脉和颈内动脉在筛骨、眼部的分支。

在大多数情况下出血是显而易见的。然而，仰卧不动的患者枕部出血可能会漏诊。由于两侧有间接的血液供应，中面部骨折可造成大量隐性失血。如果患者复苏没有反应，应该考虑到是否存在隐性失血。由于面部受伤出血也可导致意外呕吐，会进一步危及气道。

用来控制颌面创伤危及生命的出血的方法包括前鼻填塞、后鼻填塞或气囊填塞。紧急颏间固定 (IMF)，动脉内栓塞 (TAE) 和通过直接动脉结扎或颈外动脉结扎手术控制出血。最近一个综述总结了美国九个创伤中心的经验，用来处理严重口鼻出血。

十九、颌面部脓毒症

头部和颈部感染在颌面外科是常见问题，绝大多数是牙源性。最近一项国际回顾性研究显示颈面部感染的发病率增加：81% 的患者需要住院治疗，而 46% 需要在全身麻醉下行外科手术。

感染可以从原发部位沿着阻力最小的路径，通过头部和颈部的解剖空间迅速传播。对这些手术，气道管理方法需根据不同感染的严重程度、累及组织范围进行选择。颌面外科的感染性疾病小至不影响气道的牙周脓肿，大至引起局部组织肿胀和牙关紧闭的感染，最严重的是 Ludwig 咽峡炎，一种暴发性的可致窒息的口底蜂窝织炎。大多数口底感染患者是年轻健康的成年人，出现口腔疼痛、吞咽困难、流涎、颈项僵硬等症状。Ludwig 咽峡炎的患者由于舌体和口底的肿胀，其舌体突出口外（图 23.12）。患者经常保持颈部过伸位置以及声音低沉，颈部出现红斑肿胀但波动感通常不明显。牙关紧闭表明两侧咽部或咀嚼肌受累。

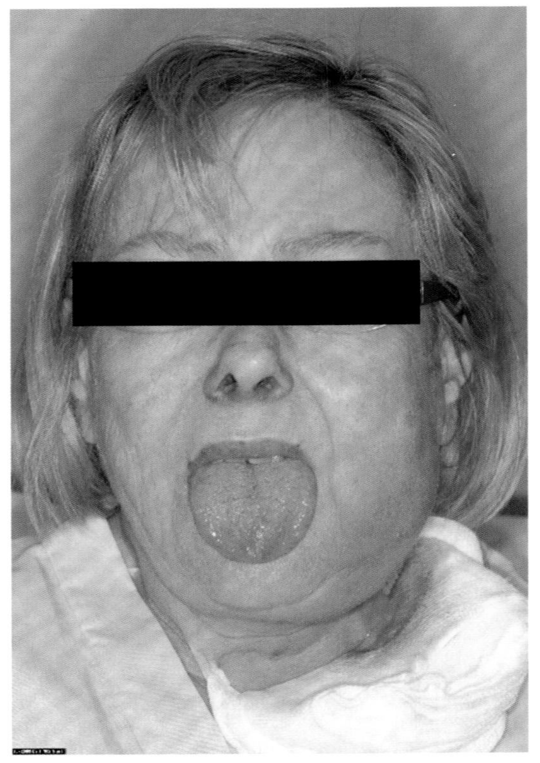

图 23.12　**双侧颌下脓肿及口底肿胀。**

这种情况下优先处理的是控制气道，其次是静脉应用抗生素和手术切开引流。在某些情况下气道控制尽可能在 ICU 实施；控制气道通常需要气管造口术，光导纤维镜插管或环甲膜穿刺。插管困难不仅因为上述组织变形，而且也因为颈静脉充血水肿导致声带水肿，颈部活动和张口受限。尝试使用肌肉松弛剂下经口或盲探经鼻插管是禁忌的，因为这样可能造成通气和插管不能的局面。在这种情况下，清醒纤维镜气管插管更为提倡。如果条件允许，气管造口术和环甲膜穿刺均应避免，因为其造口离感染引流处太近，容易导致感染迁移而致纵隔炎。

咽旁感染也是麻醉医师考虑的问题。其临床表现为疼痛、发烧、口底肿胀和牙关紧闭。由于咽壁中线处组织肿胀和声门上水肿，气道有时会受累，尤其是在 Ludwig 咽峡炎的患者。除了需要切开排脓外，咽旁感染的处理方法与 Ludwig 咽峡炎相似。

应在组织水肿有所减轻后再拔管。Ludwig 咽峡炎的患者通常只有少量脓液排出，而且恢复较慢，甚至会在术后一段时间内组织水肿更加严重。同时，纵隔炎甚至全身脓毒血症亦有可能发生。

二十、要点

- 慢性感染可能导致牙关紧闭症，麻醉不能解决。
- 静脉注射抗生素治疗，改善水肿、肿胀，但手术治疗不应该推迟。
- Ludwig's 类型的咽峡炎感染，建议清醒光导纤维镜插管。
- 在 HDU 或 ITU 术前术后应严密观察。肿胀明显消退才能拔管。

（杜鹃 朱志兵 译 刘克玄 李成付 校）

推荐读物

Cogbill TH, Cothren CC, Ahearn MK, et al. (2008). Management of maxillofacial injuries with severe oronasal hemorrhage: A multicenter perspective. *The Journal of Trauma*, **65(5)**, 994–999.

Goodisson DW, Shaw GM, Snape L. (2001). Intracranial intubation in patients with maxillofacial injuries associated with base of skull fractures? *Journal of Trauma*, **50**, 363–366.

Gudziol V, Mewes T, Mann WJ. (2005). Rapid rhino: A new pneumatic nasal tamponade for posterior epistaxis. *Otolaryngology–Head and Neck Surgery*, **132(1)**, 152–155.

Hall CE, Shutt LE. (2003). Nasotracheal intubation for head and neck surgery. *Anaesthesia*, **58**, 249–256.

Heard AM, Green RJ, Lacquiere DA, Sillifant P. (2009). The use of mandibular nerve block to predict safe anaesthetic induction in patients with acute trismus. *Anaesthesia*, **64**, 1196–1198.

Jamal BT, Diecidue R, Qutub A, Cohen M. (2009). The pattern of combined maxillofacial and cervical spine fractures. *Journal of Oral and Maxillofacial Surgery*, **67(3)**, 559–562.

Latto IP, Vaughan RS. (1996). *Anatomy of the Airways. Difficulties in Tracheal intubation*. 2nd ed. Philadelphia: Saunders.

Matzelle SJ, Heard MM, Khong GL, Riley RH, Eakins PD. (2009). A retrospective analysis of deep neck infections at Royal Perth Hospital. *Anaesthesia and Intensive Care*, **37**, 604–607.

McLeod AD, Calder I. (2000). Spinal cord injury and direct laryngoscopy – the legend lives on. *British Journal of Anaesthesia*, **84**, 705–709.

Mithani SK, St-Hilaire H, Brooke BS, Smith IM, Bluebond-Langner R, Rodriguez ED. (2009). Predictable patterns of intracranial and cervical spine injury in craniomaxillofacial trauma: Analysis of 4786 patients. *Plastic and Reconstructive Surgery*, **123(4)**, 1293–1301.

Mohan R, Iyer R, Thaller S. (2009). Airway management in patients with facial trauma. *The Journal of Craniofacial Surgery*, **20(1)**, 21–23.

National Patient Safety Agency. (2009). *Reducing the Risk of Retained Throat Packs After Surgery*. Issued April 28, 2009. Gateway ref: 11700. Available at: www.nrls.npsa.nhs.uk/resources/?entryid45=59853.

O'Connell JE, Stevenson DS, Stokes MA. (1996). Pathological changes associated with short-term nasal intubation. *Anaesthesia*, **51**, 347–350.

Perry M, Morris C. (2008). Advanced trauma life support (ATLS) and facial trauma: Can one size fit all? Part 2: ATLS, maxillofacial injuries and airway management dilemmas. *International Journal of Oral and Maxillofacial Surgery*, **37(4)**, 309–320.

Schütz P, Hamed HH. (2008). Submental intubation versus tracheostomy in maxillofacial trauma patients. *Journal of Oral and Maxillofacial Surgery*, **66(7)**, 1404–1409.

Shaw IH, Kumar C, Dodds C. (in press). *Anaesthesia for Oral and Maxillofacial Surgery*. New York: Oxford University Press.

Wolford LM. (2007). Surgical planning in orthognathic surgery. In: Ward-Booth P, Schendel SA, Hausamen JE (Eds.), *Maxillofacial Surgery*. 2nd ed. Chapter 60. St. Louis: Churchill Livingstone. pp 1155–1210.

Woodall NM, Harwood RJ, Barker GL. (2008). Complications of awake fibreoptic intubation without sedation in 200 healthy anaesthetists attending a training course. *British Journal of Anaesthesia*, **100**, 850–855.

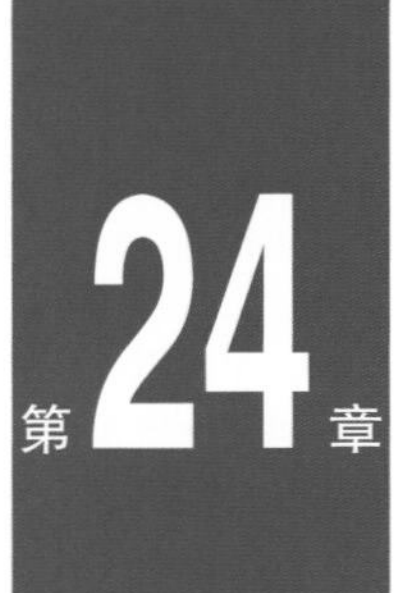

第24章 牙科麻醉

Jane Stanford

我们的祖先就已经开始出现龋齿。与今天明星们那些雪白的门齿相比，过去贵族们的那些画像都紧闭嘴唇通常是为了掩饰他们黑色的牙齿。因为没有有效的止痛方法，拔牙令他们感到痛苦，因此，英国在牙体外科学中首先使用麻醉剂就不那么令人惊讶了。在一个多世纪前的1846年，伦敦的Mr Boot在麻醉下拔除了一颗磨牙开启了牙科麻醉的先河。现在使用的许多方法在其他的领域都曾是禁忌，只是近来因为某些技术和实践才使牙科学的麻醉重新成为一种主流。

例如，Mr Boot是一位自己做麻醉的手术者，这在其他领域无疑是没有执业资格的，但是在口腔医学却一直持续到1981年。患者通常是坐位，这在其他专业是有争议的。首先手术和麻醉涉及共用通气道使得大多数的麻醉受到挑战。幸运的是，所有被提及的危险因素因为麻醉的发展使得患者得以幸存并安然无恙。

一、牙科手术

与颌面外科不同的是牙科外科学包含牙齿手术或者拔除牙齿，手术涉及整个口腔，而且通常包括重要的骨骼和软组织。

牙科医师进行两类手术操作：保存牙齿和拔牙。

保存牙齿包括所有对牙齿进行防护的操作，例如填充牙体、牙的造冠术和牙齿根管的治疗。

拔牙术就是拔除牙齿：要么是乳牙列，从A至E做标记；或者是恒牙列，从1~8做标记，每一侧都是从中线开始。拔牙有时会涉及隆起牙龈皮瓣或者切除骨头。一些患者群体必须进行全身麻醉，但很少运用于简单的拔牙。

二、全身麻醉的适应证

在英国，全身麻醉下的牙科治疗仍然有巨大的需求。在欧洲其他的地方因为某些特殊的原因则并不常见。在2002年停止了牙科外科学的麻醉，此后牙科麻醉只在医院住院部进行。进行全身麻醉（GA）有一些明确的适应证：

- 不能耐受局部麻醉下治疗的较小儿童以及一些成功实施了局部麻醉和笑气/氧气混合麻醉（“相对性麻醉”）后，不能耐受手术自己要求全身麻醉的患者。
- 可能持续时间很长、范围广泛，不适合清醒操作的牙科手术。
- 并发生理或心理疾病，不能配合外科医师操作的患者。
- 局麻药过敏的患者（罕见的）。
- 并发急性感染可能导致局部麻醉无效时。
- 有牙科恐惧症的患者。

三、麻醉技术

在麻醉前和牙科医师充分沟通是必不可少的。与麻醉学的其他分支不同，牙科手术的麻醉医师不仅给予麻醉剂以及对患者进行全面的监测，而且还参与整个的手术过程。实际上牙科麻醉医师的操作对象有一部分是儿童，因此还需要有小儿外科麻醉操作的经验。

牙科学中重要的是预先评估拔牙的困难程度，因为这将决定手术方式。乳牙列除非破裂，通常都比较容易拔除；但拔除成人的牙齿则比较困难，而且牙齿越靠后，拔除难度越大。

四、麻醉的诱导

实际上儿童和成人的发病率相同，因此儿童的麻醉诱导可能是麻醉过程中最具挑战的部分。对于患者的管理，麻醉医师有许多可以向小儿牙科医师学习的，他们通常容易让儿童尽可能的高兴，例如，允许儿童的父母在场，允许儿童选择如何入睡。如果不是他们父母的要求，通常不选择对儿童进行静脉诱导。静脉诱导前最好预先涂抹局麻药药膏以减轻丙泊酚对血管的刺激；辅助给予利多卡因可能会有所帮助，但也不是 100% 的可靠；通常最简单的办法是选择一条肘窝处的大静脉以确保诱导平稳、无痛。若了解到这个国家有大部分的成人因害怕牙科治疗而不愿做一般的牙齿护理，那么让儿童在早期接触牙科的时候不觉得恐惧就显得尤为重要了，因为这将影响到他们余生对牙科的看法。调查显示多数的父母并不反对在牙科治疗的麻醉诱导过程中对他们的孩子进行约束，但他们更愿意自己去这么做。有时他们要求自己协助进行约束，通常也会允许他们的要求。但是不允许没有得到父母的同意而约束孩子。

用七氟醚进行吸入诱导既快速又舒适。可以采取一些措施快速有效地进行诱导，例如让患儿深呼吸使氧饱和度达到 100%（一位麻醉医师描述了给一些儿童 20 美元的奖励以便他们按要求去做）或者利用儿童的好胜天性，让患儿深吸一次麻醉气体后再屏住呼吸，并进行计时。

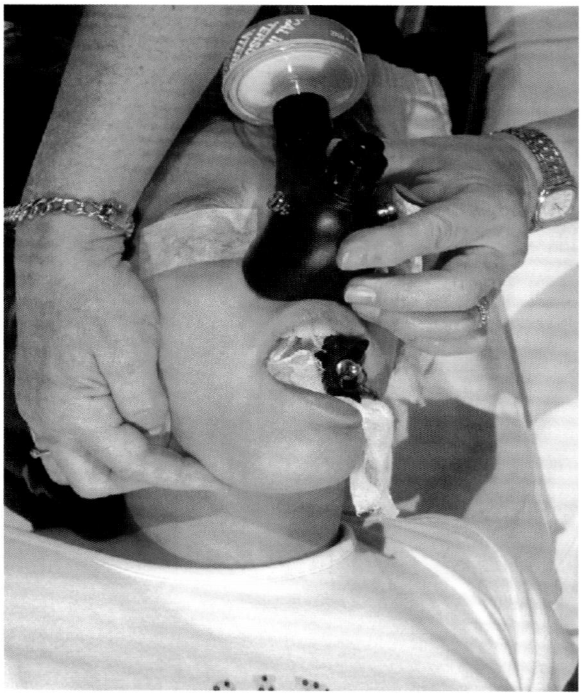

图 24.1　经典的牙科麻醉椅——坐位，Goldman 鼻面罩。

如果患儿有学习困难或行为障碍的情况，诱导时最好是听从父母的意见或者让他们陪伴在身边。

所有的患者在诱导前都应该放置好心电监护（ECG）和脉搏血氧饱和度监测仪计。无论采用什么诱导方法，即使是很简短的手术，例如切除一颗乳牙列 A，一旦患儿入睡后都应该立即开放建静脉通道。

五、拔牙术中的呼吸道管理

过去在拔牙手术中使用专门的 Goldman 牙科面罩。它的形状适合罩在鼻部并配合高流量的气体吸入，从而提供充分的麻醉使患者入睡后拔除牙齿。通常采用坐位，枕部给予支持使头部保持合适的位置让下颚向下倾斜，这种体位通常是为了促使血液流出口腔，预防误吸（图 24.1）。牙科医师还可以使用纱布或蝶形海绵（图 24.2）填塞口腔双侧颊沟防止误吸牙齿碎片，同时也阻止空气进入。虽然现在的患者一般都是仰卧位，但这种操作仍用于简单的拔牙。在手术操作开始前牙科医师会在非手术侧放置开口器，同时麻醉医师抬起下颌保持鼻咽

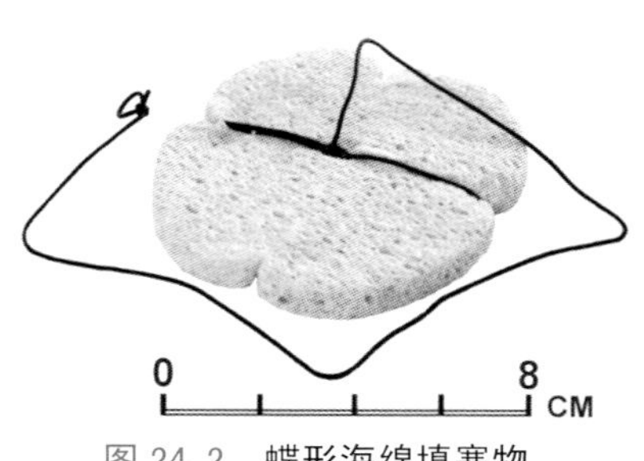

图 24.2　蝶形海绵填塞物。

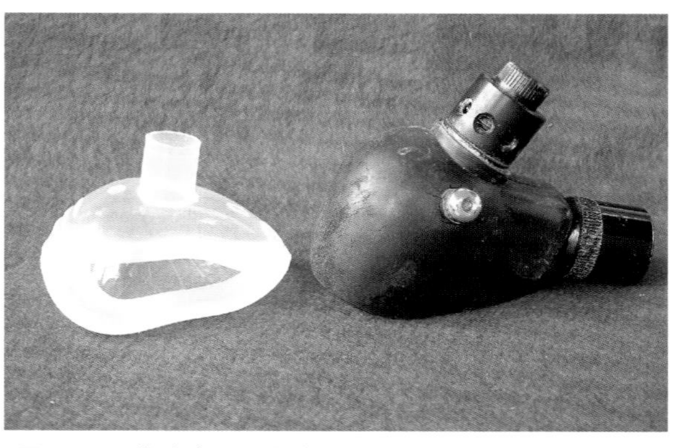
图 24.3　作为鼻面罩的新型面罩，和 Goldman 鼻面罩。

部呼吸道的通畅。操作双方都需要有足够的经验，其中最重要的是牙科医师填塞的位置不能太深太满，否则将阻塞呼吸道。使用一种适合鼻部的新型透明面罩似乎比传统的Goldman面罩更方便，因为随着呼吸面罩壁上会有薄雾一样的水汽，这能更确定鼻腔是否被阻塞（图24.3）。

不管患者是什么体位，重要的是要认识到都可能会出现拔牙困难，这时牙科医师会先推动牙齿使其松动，然后猛烈的拉扯。在这一过程中麻醉医师的工作就是对抗这种运动，减少其对患者颈部的伤害以及提供相反的作用力以便拔除牙齿。

使用鼻罩时因为没有有效的监测呼吸道的指标，所以麻醉医师需要经常保持警惕。虽然鼻罩的环形囊没有移位，但因为口腔的缝隙而没有呼吸末二氧化碳的波形。

除了快速、简单的拔牙术外，许多麻醉医师都喜欢在其他操作中使用喉罩（LMA）。喉罩可以有效避免误吸牙齿碎片、血液和唾液。各种类型的喉罩通常都有一根更细、更易弯曲、柔软的管道，因此，牙科医师的操作空间更大。重要的是在整个手术过程中都保留LMA，但在牙科手术期间因手术操作而使头部剧烈运动可能会导致喉罩打折或脱出。在拔牙期间也可以因为下颌骨向下的沉重压力而导致喉罩阻塞，所以麻醉医师必须一直托着下颌，并持续地观察呼吸末二氧化碳波形的变化（图24.4）。

六、牙齿保存手术中的呼吸道管理

通常牙齿保存手术比拔牙的时间更长，且会使

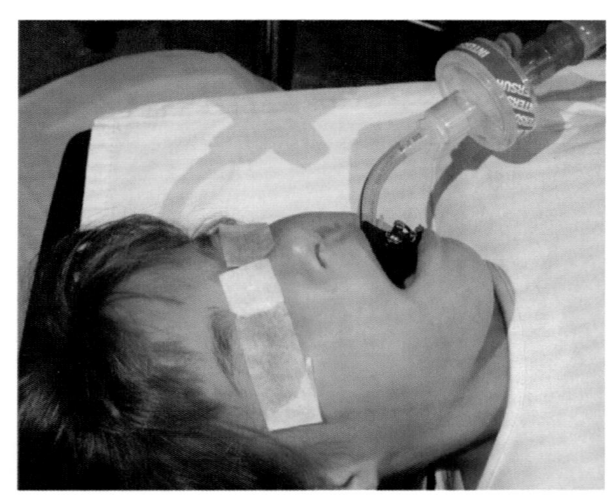

图24.4　牙科外科手术中的喉罩。

用牙钻并向口腔内喷水，以及使用吸引器将水吸出。除了最轻微的牙齿保存手术外，其他手术留给喉罩管道的口腔内空间很小，所以经鼻途径的气管内插管是更好的选择。对一个避免经鼻腔气管内插管的较小儿童，可以经口插管，牙科医师可能只需在气管导管周围做少量填充后完成手术。当术中需要向口腔内喷射大量的水而外科助手不能全部吸引干净时也需进行填塞。

七、麻醉的维持

拔牙术中若只拔除一到两颗牙齿时，麻醉诱导后便可让患者苏醒。若手术时间较长，则需要和外科医师沟通。提倡使用一些特殊技术和方法让患者可以快速苏醒。持续时间长的手术必须控制通气；如果手术时间短，则可以灵活应用保留自主呼吸的技巧使苏醒更迅速。

八、麻醉的恢复

一项牙科麻醉相关死亡病例的研究表明，超过一半的死亡病例发生在恢复期，其中一些与呼吸道阻塞有关。在牙科手术后有些患者恢复困难，需要安排有经验的护士去监护。有时拔牙术后牙床会继续出血，而感染的牙床出血更多；因此，不要指望手术一结束，出血就会停止。因此，应该将患者的头部偏向一侧，保留原有的呼吸管道直到保护性反射恢复。当牙科手术的患者还处于深睡眠时，出现低氧饱和度要考虑到喉罩的移位，同时，要意识到在口腔内可能有血液和牙齿碎片的时候，呼吸道已经失去保护，此时非常危险。

九、特殊的呼吸道问题

一些遗传学疾病，例如Pierre Robin综合征，可以导致头部解剖异常，这样的患者必须进行牙科治疗时，可以联系其监护人了解维持牙科问题的困难所在。如果预计可能出现严重的困难气道的时候，牙科麻醉医师应该明智地设法寻求专家同事的帮助。唐氏综合征的患者存在颈部不稳定的风险，可是没有可靠的预测其风险的筛选程序，所以最好的

办法就是涉及头部操作时格外小心。

十、要点

• 牙科的麻醉无论在方法的选择上还是手术的实施过程中，都需要麻醉医师和牙科医师能更好地合作。

• 所有牙科麻醉都与呼吸道有关。

• 需要有使患者在术后快速恢复意识的技术。

（别世杰 陈榕 译　邓莉 李成付 校）

推荐读物

Brimacombe J, Berry A. (1995). The laryngeal mask for dental surgery – A review. *Australian Dental Journal*, **40**, 10–14.

Coplans MP, Curson I. (1982). Deaths associated with dentistry. *British Dental Journal*, **153**, 357–362.

Department of Health. (2000). *A Conscious Decision: A Review of the Use of General Anaesthesia in Primary Dental Care*. London: Department of Health.

Dolling S, Anders NR, Rolfe SE. (2003). A comparison of deep vs. awake removal of the laryngeal mask airway in paediatric dental day-case surgery. A randomised controlled trial. *Anaesthesia*, **58**, 1224–1228.

Jhamatt A. (2008). *Restraint During Induction Of Chair Anaesthesia: What do Parents Think?* Proceedings of 2007–2008 Annual Conference Association of Dental Anaesthetists, Manchester, UK.

Morton RE, Khan MA, Murray-Leslie C, et al. (1995). Atlantoaxial instability in Down's syndrome: A five year follow-up study. *Archives of Disease in Children*, **72**, 115–119.

Quinn AC, Samaan A, McAteer EM, et al. (1996). The reinforced laryngeal mask airway for dento-alveolar surgery. *British Journal of Anaesthesia*, **77**, 185–188.

Royal College of Anaesthetists. (1999). *Standards and Guidelines for Anaesthesia in Dentistry*. London: Royal College of Anaesthetists.

Standing Committee on Sedation in Dentistry. (2007). *Standards for Conscious Sedation in Dentistry: Alternative Techniques*. Royal College of Surgeons of England and Royal College of Anaesthetists.

Standing Dental Advisory Committee. (1990). *General Anaesthesia Sedation and Resuscitation in Dentistry. Report of an Expert Working Party*. London: Department of Health.

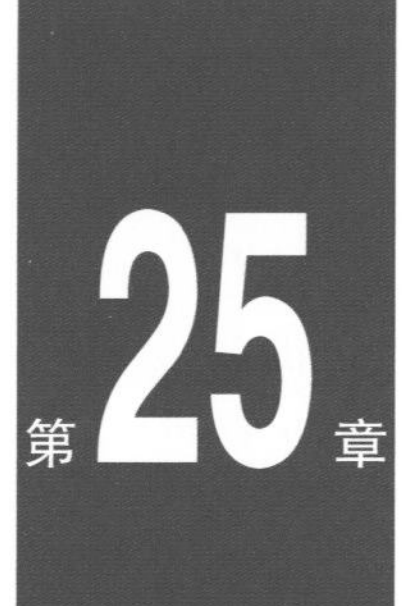

第25章 耳鼻咽喉麻醉气道管理

Anil Patel

耳鼻喉科(ENT)的患者可能比其他一些外科手术患者发生更多的呼吸道管理问题。ENT的操作包括一系列不同持续时间、严重性和复杂性的手术,从常见的病例,例如鼓膜切开术、扁桃体切除术和简单的鼻部手术直到复杂的头颈部恶性肿瘤的手术。这些手术要求麻醉和手术双方共同分享呼吸道,为了获得手术的成功,要求麻醉医师和外科医师紧密合作,对彼此问题相互理解,熟悉专业设备知识和详细的术前评估以识别潜在的问题。

一、气道的安全和维持

在ENT手术期间影响气道安全的因素可以分为8类。

• 患者因素:患者可能存在上气道解剖异常或气道梗阻。

• 远距离手术:在手术开始后麻醉医师远离气道,使得调整更加困难和混乱。

• 外科手术因素:耳部手术需将头部显著侧偏,颈部手术需将头部明显伸展。在口内操作期间使用开口器可能会阻塞气道。偶尔在手术期间气管内导管可能损坏或者无意被缝合。手术可能导致气道狭窄或水肿使拔管/苏醒更加困难。

• 共用气道:共用气道的手术包括声门、声门下和气管的手术,它要求熟悉专业设备、技术和激光的安全性。

• 咽喉部的填塞敷料:口咽和鼻咽的填塞敷料应该有明确的记录,并在手术结束时清点数量。最近一条来自全国患者安全委员会关于咽喉部敷料的建议包括应用一项视觉核对和一项文书记载的操作流程(表25.1)。

• 气道污染:对于鼻部和口腔手术,要求保护气道免受血液和组织碎片的污染。

表25.1 全国患者安全委员会:降低残留在咽喉部敷料的风险

涉及视觉核对的流程
• 标签或标记患者
头部或身体的其他部位
使用一个粘贴标签或标志
• 标记气管导管或声门上的气道
• 系紧敷料,保证气道安全
• 让敷料的一部分显露出来
涉及文书核查的流程
• 在放置和取出时,两人核对,并有正式的记录
• 药签板上记录放入咽喉及取出的敷料

• 直视下检出血凝块:在手术结束时应该进行直接的检查和吸引清除来自口鼻咽的血液和碎片以防止吸入可能出现致命性的血凝块。

• 恢复:ENT的手术,尤其是口腔、喉部、声门下和气管的手术相比于普通外科手术的患者恢复质量的数据偏低,在气管内导管拔除后咳嗽、喉痉挛和低血氧饱和度的发生率更高。

(一)面罩

过去面罩用于简单、短小的手术,例如鼓膜切开置管术。患者保留自主呼吸,但要求麻醉医师扣紧面罩,手术医师则在麻醉医师的手和面罩周围操作。现在大多数这些时间短的手术使用喉罩通气。喉罩通气对气道管理的质量优于面罩,其具有更好的氧合、能改善密封性及很少有口咽部气体渗漏,尤其在低流量时能更好地监测潮气量且污染更少。因为耳部手术时手术区域变动较少,儿童使用喉罩通气更有优势。

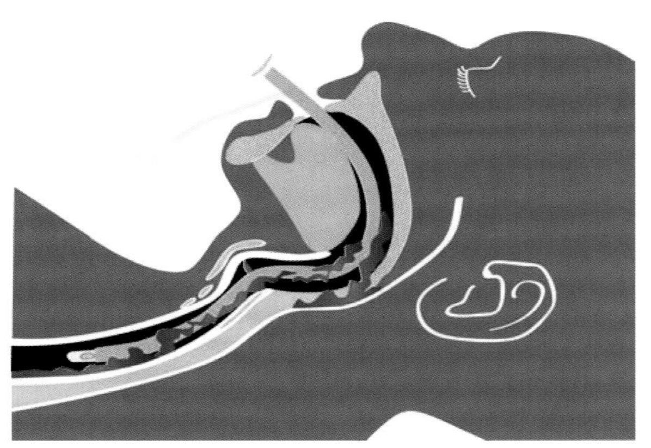

图 25.1　无套囊的导管——注意血液可以通过导管。

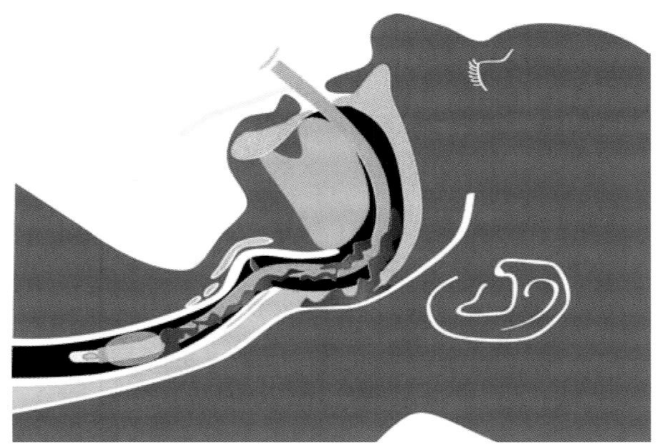

图 25.2　带套囊的导管——注意血液能够向下达到套囊。

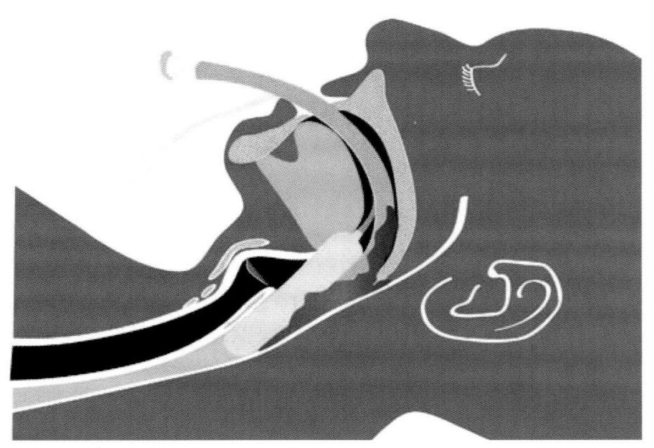

图 25.3　正确放置的LMA(laryngeal mask airway,喉罩通气道)能够保护喉部入口不被污染。

(二)可弯曲的喉罩

FLMA 也用于耳、鼻和咽喉部的手术,包括扁桃体切除术。这个装备的套囊和标准的经典 LMA 是相同的,但其可弯曲的通气管道容许且更适合术中头部旋转、弯曲和伸展。成功的使用 FLMA 要求麻醉医师、外科医师和恢复室的全体人员掌握其操作技能。FLMA 主要局限性可能在于只有经过培训且获得一定经验后才能成功使用。必须熟悉装备,尤其是尺寸、插入、放置以及识别其位置错误。

在苏醒期间, FLMA 相比气管内导管有更好的耐受性,可以保留到患者恢复保护性反射。它能改善恢复质量,苏醒过程平稳,降低了呼吸道并发症的发生率,包括咳嗽、呛咳、烦躁、气道梗阻、喉痉挛和低血氧饱和度等。

1.FLMA——鼻部手术

FLMA 能进一步的应用在鼻部手术中,但如果尺寸不合或插入不正确、错位、移位或苏醒不完善都有可能导致气道梗阻以及气道受到血液的污染。

我们凭直觉以为好像气管内导管比 FLMA 能更好地保护气道,因为气管内导管的套囊紧贴气管壁确保了其密封性,其实不然,气管导管的套囊在声门和声门下的气道以下,血液可以从鼻咽部流下,经过咽喉部的敷料,沿着气管内导管的外表面到达声带、声门下和气管上端的水平。与之相比,位置正确的 FLMA 能够覆盖和保护声门上和声门的气道,血液则改变流向从侧面到达梨状隐窝和环状软骨后的区域。

在鼻部手术快结束时通过纤维支气管镜检查气道污染的程度,发现使用 FLMA 的患者比使用气管内导管的患者,气道(声门和气管)受血液污染的程度明显较少。FLMA 能有效地保护声门和气管支气管的通气道使其在鼻部和鼻窦手术期间避免暴露在血液之中,并且在许多病例中与气管内导管相比能更好地保护气管支气管(图 25.1~25.3)。

鼻部手术之后无论是苏醒的质量还是对整个气道的保护,FLMA 似乎都要优于气管内导管。

2.FLMA——扁桃体切除术

在扁桃体切除术中应用 FLMA 是一项新型的技术,它需要一位有经验的麻醉医师熟悉这个装备的插入和维持,且外科医师有能力在 FLMA 周围操作。在较小儿童的扁桃体切除术中,缺乏经验者不应该使用 FLMA。

在扁桃体切除术中使用 FLMA 要求麻醉医师和手术医师双方都能紧密合作、精确地关注细节。外科医师尤其需要关注的是开口器的置入和张开以及手术中开口器的操作。在使用扁桃体开口器期间有 2%~20% 的机械性梗阻发生率,并且这些病例中大多数的梗阻能够矫正。据报道接近扁桃体下极的操作会更加困难。

在扁桃体切除术中使用 FLMA 的优点有：①更好的恢复质量，较少出现支气管痉挛、喉痉挛和低血氧饱和度；②相比于不带套囊的气管内导管，能较少的误吸血液；③在清醒前能更好地保护下呼吸道免受血液和分泌物的影响。

当患者听到指令张开双眼的时候就可以拔除 FLMA。当 FLMA 将从口中拔出的时候，套囊应该保持膨胀并吸引出盘状背面上的血液和分泌物。

（三）经口气管内导管

在 ENT 手术中常使用气管内导管。加强气管内导管能更好地应用于有头颈部活动和需特定体位的手术。加强气管内导管尤其适用那些需要使用开口器的咽部手术。使用经口气管内导管的优点有①能熟悉的使用；②相对抗压；③能够保障安全，在自主呼吸和正压通气期间保护导管套囊远端的下呼吸道不被从上方口咽部的血液和碎片以及下方反流的胃内容物的污染。

（四）拔管和苏醒

通常在患者清醒或者深睡眠的时候拔除气管内导管（更多细节见于第 17 章）。当口腔内有血液、分泌物或存在困难气道时最首要的是维持及保护气道，此时适合清醒下拔管。其缺点是喉痉挛、咳嗽、呛咳、低血氧饱和度的发生率和出血的风险增加。深睡眠下拔管可以改善麻醉苏醒的质量。使用喉罩通气苏醒能保护下呼吸道，避免了误吸从咽部流下的血液，其与清醒或深睡眠下的拔管相比，苏醒质量更佳。

二、喉部手术

呼吸道手术的独特之处在于麻醉医师和外科医师将在同一解剖区域操作。当外科医师要求有清晰静止的手术区域和充分的视野时，麻醉医师关注的是患者得到充分的氧合、排出二氧化碳、维持足够的通气以及避免污染气管支气管树。成功的手术需要麻醉医师和手术医师之间紧密的合作和良好的沟通。喉部手术的患者各不相同，从因良性声带病变继发声音改变的年轻健康的个体（例如，小结节和息肉）到因声门型喉癌导致出现喘鸣、并发有慢性梗阻性肺疾病的老年吸烟患者。

表 25.2　理想的麻醉技术

- 使用简单
- 能完全的控制呼吸道
- 无误吸风险
- 能充分氧合和排出二氧化碳的控制通气
- 平稳的麻醉诱导和维持
- 清晰静止的手术野，无分泌物
- 外科手术不受时间的限制
- 无呼吸道着火的风险
- 不影响心血管的稳定性
- 能够安全的苏醒，无咳嗽、呛咳、呼吸梗阻或喉痉挛
- 患者无痛、舒适、警醒和轻微的宿醉反应

（一）喉部手术理想的麻醉技术

并不存在适用于所有喉镜检查操作的理想的麻醉技术（表 25.2）。技术的选择依赖于①患者的全身状况；②病变的大小、活动度和位置；③外科的要求，包括使用激光。

应用带套囊的气管内导管控制呼吸道和防止误吸的同时，也可能会掩盖声门的病变，并且也不能安全地使用激光。一种带套囊的激光专用导管可以保护并防止激光诱发的呼吸道着火，但它的外径 / 内径的比率比较大，并且可能会掩盖住喉部的病变。喷射通气技术需要专门的设备和知识，需要了解它们的局限性以及无法保护呼吸道免受污染。

（二）术前评估

通过术前评估，麻醉医师可以了解其病变的大小、活动度、血管分布和位置。进行标准的呼吸道评估来预测通气状况、声门暴露情况和气管插管的难易程度。应评估呼吸道病理及其对呼吸道管理的影响。

ENT 手术的患者在门诊进行直接或间接喉镜检查来评估术中声门水平病变的严重性和大小，通常附有记录检查结果的图片。胸部放射摄影术、CT 和 MRI 可以提供关于声门下和气管病变的资料。

大小：病变的大小是潜在气流梗阻的一个指征。喘鸣则表明有明显的气道狭窄。在成人，喘鸣提示气道的直径小于 4mm，但没有喘鸣并不能排除气道狭窄。

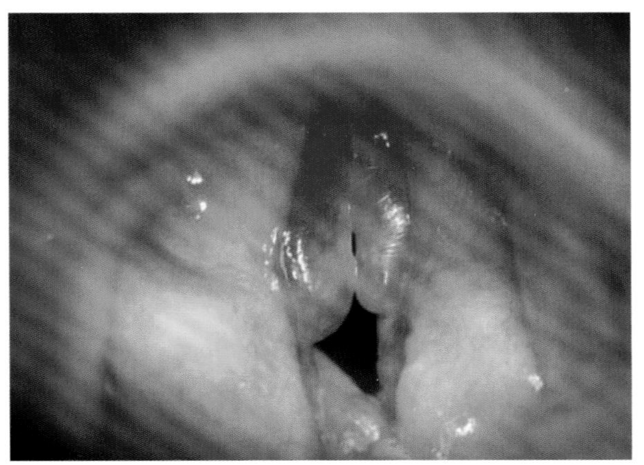

图 25.4　声带两侧的 Reinke 类水肿。

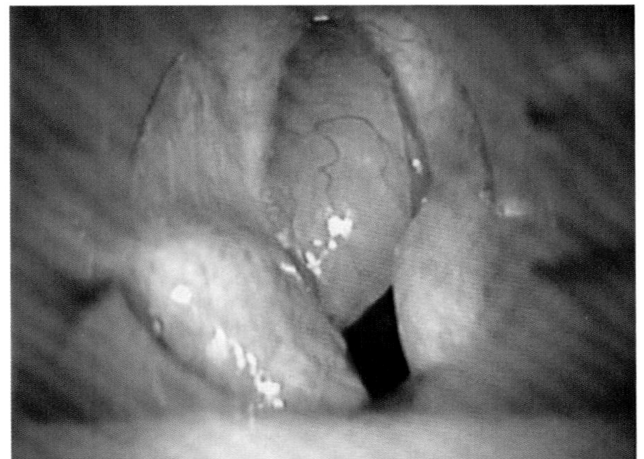

图 25.5　大的声带囊肿梗阻了大部分的气道。

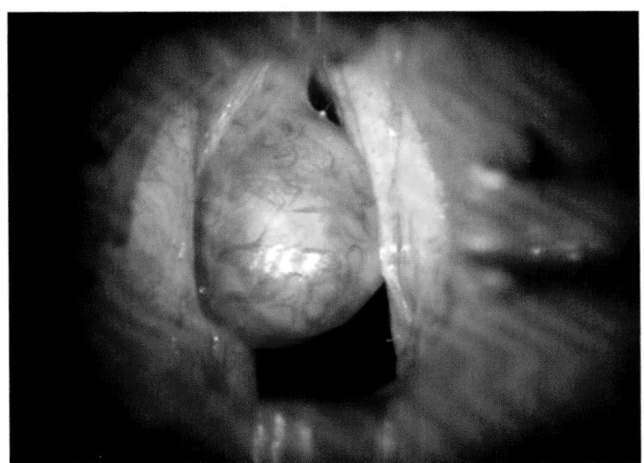

图 25.6　声带息肉。

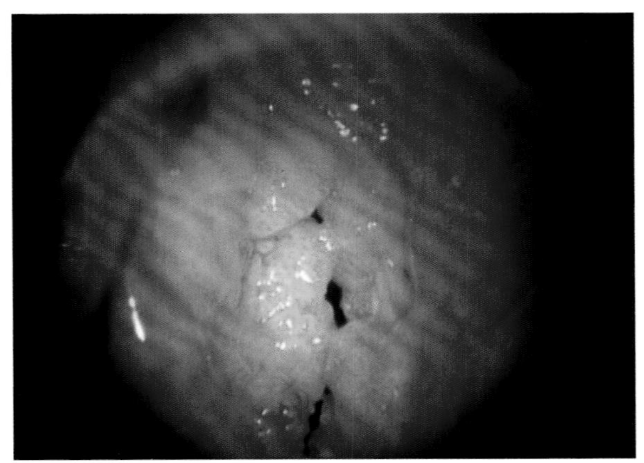

图 25.7　广泛的声带乳头状瘤。

表 25.3　声带病理学

1. 囊肿
2. 息肉
3. 小结
4. 裂隙
5. 肉芽肿
6. 乳头状瘤
7. 血管瘤
8. Reinke 类水肿
9. 细小的蹼状结构
10. 手术后的瘢痕狭窄
11. 先天性的病变
12. 恶性肿瘤

活动度：活动的病灶（例如，多发大的声带息肉或乳头状瘤）可能导致麻醉诱导后气道的不完全梗阻，但极少出现完全性的气道梗阻。当麻醉中保留自主呼吸时因为失去了口咽和咽喉部的支撑而导致气道塌陷，从而会加重梗阻程度。

位置：活动的声门上的病变会导致气道梗阻或者喉部入口暴露困难。声门下的病变可能有一个良好的喉部入口的视野，但是能导致气管内导管通过困难。

图 25.4~25.7 及表 25.3、25.4 举例说明了一些特殊病例。

三、喉镜检查的麻醉方法

气道梗阻并不是大多数良性声带病变和早期恶性病变的特征。预测有气道梗阻时需改变原来的麻醉计划，但是大多的麻醉技术适用于没有梗阻的病变。

麻醉技术总体上分为两类。闭合系统使用带套囊的气管内导管保护下呼吸道；开放系统不使用气管内导管，呼吸道保持开放，其采用自主通气或喷射通气的技术。

使用闭合或开放的技术取决于麻醉医师和手术医师的经验、可供使用的设备、外科路径的要求，病变的大小、活动度、位置以及它的血供。任何既

表 25.4　手术前的评估

评估	意义
内镜检查史	既往通气困难，梗阻的严重程度、血供和位置。既往的麻醉方法
声嘶	非特异症状。可能不存在气道损害
声音改变	非特异症状。轻微的病变能使声音改变
吞咽困难	明显提示有声门上的梗阻。如果与癌相关，则提示蔓延至食管上端
改变呼吸体位	有意义。不完全性梗阻病变的患者通过改变体位来缓解其气道梗阻的状况
不能够平卧	有意义。提示严重的气道梗阻，患者睡觉时需要保持直立位
	有意义。夜间呼吸困难或在夜间因感到恐慌而惊醒，提示有严重的梗阻
睡眠时呼吸困难喘鸣	
	有意义。提示气道直径减少超过 50% 的严重气道梗阻，在成人其气道直径约 4~5mm
劳累时喘鸣	有意义。提示气道梗阻加重。患者在休息时可能没有喘鸣
平静时喘鸣	有意义。出现了严重的气道梗阻
吸气性喘鸣	有意义。提示胸腔外的气道梗阻
呼气性喘鸣	有意义。提示胸廓内的气道梗阻
没有喘鸣	一般没有顾虑，但是在胸廓运动受到限制的衰竭成人和儿童，可能没有充分的气流产生湍流形成喘鸣。这种情况提示可能危及生命
清醒下可弯曲的纤维光学喉镜检查	所有的成年患者应该通过它来显露声门。必须注意有严重气道梗阻症状和体征的患者避免局部麻醉和纤维镜接触声带以免造成完全性的气道梗阻
CXR/CT/MRI 扫描	能够明确声门、声门下、气管和胸内病变的严重性和程度

定的麻醉方法的选择并不是绝对的，它可以根据外科和麻醉要求的改变而改变。例如，对于计划在一个几乎没有血管的病变中使用喷射通气的开放系统，如果病变出现出血并且有污染气管支气管树的风险时可能需改为使用带有套囊的气管内导管的闭合系统。反之，在手术期间，如果气管内导管覆盖在病变上使得手术变得非常困难甚至不可能进行操作的时候，使用带套囊的气管内导管的闭合系统可能需要改变成为开放系统。

（一）喉镜检查的麻醉诱导方法

那些预计无气道梗阻的大多数良性和早期恶性的声门病变可以使用静脉诱导的方法。在麻醉静脉诱导和给予肌松剂后达到适当的麻醉深度下进行喉镜检查以显现喉部，制订喉镜检查结果的分级和实施局部麻醉（利多卡因），这有助于维持心血管的稳定、降低气道的反应性和平稳的苏醒。病理学诊断确定非常重要，因为患者上一次门诊检查后，其疾病可能会有所变化，因此也可能需要调整相应的麻醉计划。

（二）闭合系统

闭合系统使用带充气套囊的气管内导管，包括显微喉镜检查用导管和激光专用导管（见于表 25.5 和第 10 章）。

（三）开放系统

开放系统包括自主呼吸 / 吹入法的技术、间歇性呼吸暂停的技术以及喷射通气的技术（表 25.6）。

表 25.5　闭合的麻醉系统

优点
1. 保护下呼吸道
2. 控制气道
3. 控制通气
4. 最少的挥发性药物的污染
5. 所有麻醉医师熟悉的常规方法
缺点
1. 限制了外科路径和视野
2. 有气道内激光着火的危险
3. 使用过细导管有气压伤和气胸 / 低血压的风险
4. 有高膨胀压和通气不充分的风险

表 25.6　开放的麻醉系统

优点
1. 能够完全的显露喉部
2. 最低程度导管相关的声门损伤
3. 可以安全的使用激光
缺点
1. 不能保护下呼吸道
2. 要求有专门的设备、技术和经验

表 25.7　间歇性自主呼吸 / 吹入法技术

优点
1. 能完全的显露喉部
2. 能安全使用激光
3. 无导管相关性创伤
缺点
1. 不能控制过度通气
2. 不能保护气道反应和可能污染呼吸道
3. 使用挥发性药物时污染手术室

(四)自主 / 吹入法通气技术

自主通气和吹入法技术用于异物取出、评估呼吸道动力学(气管软化)和小儿呼吸道(表 25.7)。两种技术都要求患者能自主呼吸,且声门没有梗阻,视野清晰。

使用七氟醚或氟烷以及纯氧开始吸入性诱导;并通过临床观察呼吸的节律和深度、瞳孔的大小,眼反射,血压和心率的变化来评估麻醉深度,从而进行喉镜检查和实施声带及其前方和下方的局部表面麻醉;然后在自主呼吸下通过面罩给予纯氧,并继续吸入麻醉性气体(吹入法)或给予静脉麻醉药(输注丙泊酚)的麻醉方法。通过临床观察确认达到合适的麻醉深度时由外科医师进行硬质喉镜或支气管镜检查。

通过多种途径吹入麻醉性气体和药物:

• 经鼻咽插入细的导管,并放置在开放的喉部上方。

• 经鼻咽放置切短的气管内导管至刚好超过软腭。

• 鼻咽通气道。

• 喉镜或支气管镜侧壁或通道。

只要维持适当的麻醉深度,尽管保留了自主呼吸,但声带很少运动或不运动。在进行所有呼吸道的器械检查之前,重要的是通过良好的自主呼吸 / 吹入法技术取得到一个充分的麻醉深度。如果麻醉深度太浅,声带就可能会移动,患者就有可能发生咳嗽或喉痉挛。如果麻醉深度太深,患者可能会出现呼吸暂停和心血管的不稳定。必须在整个操作期间仔细观察,注意呼吸动作、节律和深度,心血管的稳定性和呼吸道的通畅,并相应的调整挥发性麻醉药或静脉麻醉药浓度。

表 25.8　间歇性呼吸暂停技术

优点
1. 静止的、不阻碍的手术区域
2. 能安全地使用激光(没有气管内导管作为燃料源)
缺点
1. 易变的麻醉深度
2. 重新插管打断了外科操作
3. 多次重新插管可能造成损伤
4. 拔出气管内导管后有吸入血液和碎片的风险

(五)间歇性呼吸暂停技术

使用激光切除早期的喉部乳头状瘤而当使用气管内导管又可能阻碍手术操作时可以采用间歇性呼吸暂停技术(表 25.8)。在全身麻醉诱导给予肌松剂后行气管插管;给予挥发性麻醉药和纯氧让患者过度通气;然后拔出气管内导管,给外科医师留下一个清晰、没有阻碍、没有活动的外科区域。一般在呼吸暂停 2~3 分钟后外科医师停止操作,再重新插入气管内导管,患者再次过度通气。

(六)喷射通气

喷射通气技术包括间歇的给予高压喷射空气、氧气或因室内空气拖带现象的空氧混合物。1967 年 Sanders 首次描述了喷射通气技术,它使用一个放置在硬质支气管镜侧堂上的一个 16G 口径的小孔,通过开放的支气管镜依靠空气的拖带现象连续的通气。Sanders 间歇的通过小孔喷射氧气(8 次 / 分的频率、3.5bar 动力压)同时带走空气,发现这种技术能够维持超过正常的氧分压并且没有二氧化碳分压增高。

1967 年,改良的 Sanders 喷射通气技术最初开始应用于呼吸道内镜检查手术。这些改良包括喷射气体的小孔出现的位置(声门上的、声门下的、经气管的)和喷射通气的频率(低频小于 1Hz、小于 60 次呼吸 / 分钟或高频大于 1Hz、大于 60 次呼吸 / 分钟)。1971 年 Spoerel 展示了经气管的喷射通气。1983 年 Layman 报道了在 60 例困难气道的患者中使用经气管的喷射通气。1985 年 Ravussia 设计了专门的经气管导管通气装置。1998 年困难气道协会将它涵括在困难气道的处理方法之中。

（七）高频喷射通气

高频喷射通气技术使用的频率一般大约在100~150次/分。它的效果为：

1. 连续气流量的呼出，促进了血液和组织碎屑从气道中排出。

2. 降低峰压和平均气道压（与低频相比），改善心血管系统的稳定性。

3. 增加在肺内气体的弥散和不同肺叶区域间气体的混合（和低频相比），能更有效的通气。

这些优点对于那些有明显肺部疾病和过度肥胖的患者特别重要。高频通气由自动高频喷射通气机完成，它在达到设定的间歇压力限制时能够报警并自动打断喷射气流（即发生了拖带现象或呼气的梗阻）。

（八）喷射通气技术

喷射通气技术适合预计没有气道梗阻的绝大多数良性声门病变和早期恶性肿瘤手术。典型的喷射通气技术包括先预给氧，再在静脉诱导并给予肌松剂后进行喉镜检查，并实施局部表面麻醉（利多卡因），之后再插入喉罩并继续给予纯氧通气，直到外科医师将硬质（支撑）喉镜的位置准备就绪，并将喷射针贴在其上准备声门上的喷射通气。也可以选择面罩持续通气直到外科医师准备好了喉镜的位置。麻醉的维持使用输注丙泊酚，辅用输注阿芬太尼或瑞芬太尼，并补充给予单次剂量。手术结束后，在拮抗残余的肌松作用和停止静脉麻醉之前重新插入喉罩，以便平稳的苏醒。

在手术期间应该通过观察胸廓的运动、血氧饱和度和仔细聆听空气拖带现象和呼气声音的变化来持续的评估进行适当的喷射通气。气道的通畅程度和任何外科的梗阻也可以通过观察电视屏幕上内镜检查的图像来进行评估。

喷射通气技术通过导管的位置进行分类：声门上、声门下和经气管的（图25.8）。

（九）声门上的喷射通气

声门上的喷射通气指将喷射针接合在硬质支撑喉镜上，喷射针喷射的气体出现在声门上的技术（表25.9）。高频或低频通气都可以使用（图

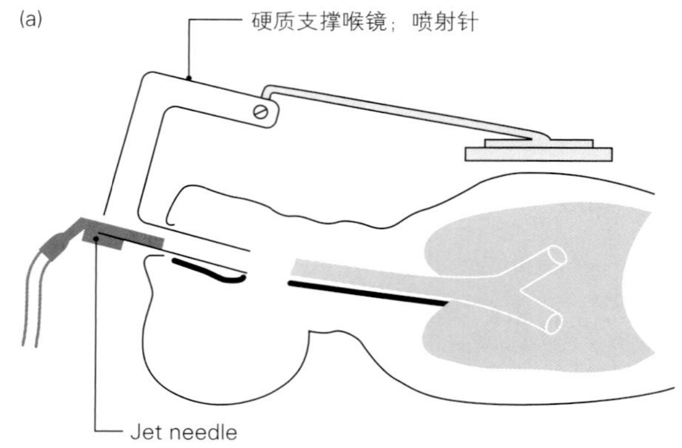

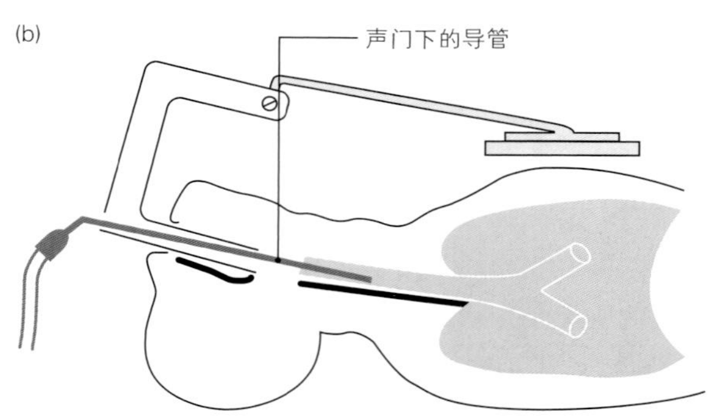

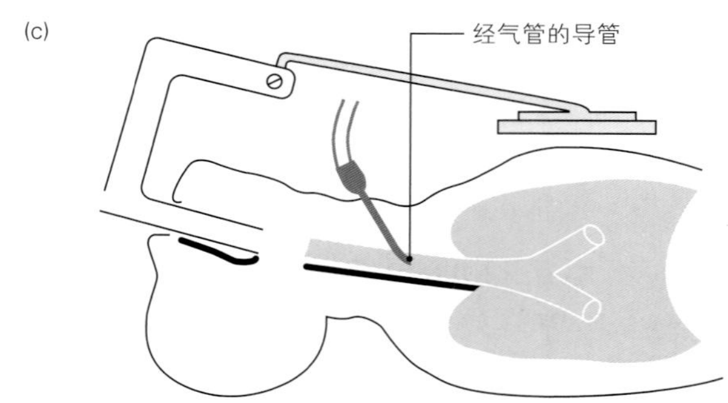

图25.8　喷射通气通常使用的三个部位：（a）声门上。（b）声门下。（c）经气管导管。

25.8a）。

（十）声门下的喷射通气

声门下的喷射通气通过放置一根细的（2~3mm）套管或特制的导管（Benjet,Hunsaker）通过声门进入气管，将喷射气体直接传送进气管（图25.8b和表25.10）。

（十一）经气管导管的喷射通气

经气管导管的喷射通气在处理不能插管、不能通气的危急情况时有着重要的作用（图25.8c）。已经有报道在有明显呼吸道病变的个体，在局部麻醉

表 25.9 声门上的喷射通气

优点
1. 清晰、通畅的手术视野
2. 无激光相关的呼吸道着火的风险
缺点
1. 有纵隔积气、气胸和皮下气肿的气压伤风险
2. 卷入气体导致胃胀气
3. 支撑喉镜或喷射针对位不成直线造成通气不良
4. 血液、组织碎屑或残片可能被吹入到气管远端
5. 声带的振动和移位
6. 无法监测呼气末二氧化碳浓度

下放置经气管的导管或择期的喉部手术在全身麻醉下放置经气管的导管。相比声门上和声门下的喷射技术，经气管导管的技术有较大的气压伤风险和皮下气肿的风险。仔细的评估其引起的潜在的风险和益处，应慎用于良性的声门病变。另一些潜在的问题包括位置不正确、梗阻、打折、感染、出血和导管放置失败。

四、头颈部的手术

头颈部的手术涉及上呼吸道、喉部和咽部疾病患者的处理。当呼吸道的损伤不是一个脓疮口时，绝大多数的手术很少会出现意外。呼吸道损伤的一个特点是需要按照梗阻的严重性和位置对麻醉计划做相应的调整。

重大的头颈部手术包括喉切除术、咽喉切除术、颈部根治术和大的甲状腺病变切除术。喉切除术涉及喉部的切除和建立一个气管内造口；咽喉切除术需切除咽部内的结构，包括舌和咽部食管的一部分或全部。颈部根治术需切除胸骨乳突、颈内静脉和颈外静脉外和颈部淋巴结。

上呼吸道肿瘤的治疗依赖其分期（肿瘤、淋巴结、转移即 TNM 分期）和位置。化学疗法、放射疗法、激光内镜切除术、经口激光手术、重要的软组织和器官的切除、颈部根治术和皮瓣重建，单独或联合治疗都是重要的治疗选择。

所有气道损伤的患者都应该考虑到有困难插管的可能，然而也不是所有困难插管的患者都有气道损伤。

表 25.10 声门下的喷射通气

优点
1. 在任何驱动压下都有更好的瞬时通气量（相比于声门上）
2. 在任何频率下都有更好的瞬间通气量（相比于声门上）
3. 喉镜与喉气管轴排成直线，对通气影响极小
4. 无声带活动
5. 外科医师放置硬质喉镜不受时间的限制
缺点
1. 有可能出现激光相关的气道着火（可使用防激光导管，例如 Hunsaker）
2. 相比声门上喷射技术有更大的气压伤风险

（一）无呼吸道损伤

没有气道损害症状或体征的喉部病变，例如早期 T_1 和一些 T_2 的肿瘤，其麻醉方法有许多可以选择，包括静脉诱导全身麻醉和放置带有套囊的气管内导管或激光用导管。也可以选择使用声门上或声门下的喷射技术进行活检和激光切除术。

（二）气道损伤

头颈部病变的患者术前评估首要的是识别上呼吸道的损伤或上呼吸道解剖异常（图 25.9）。择期手术要详细了解其病史、体检和各项检查，但是对于有严重气道损伤的急诊手术则不可能有更多的检查。麻醉的处理关键是迅速了解其病变的位置、病变的大小、梗阻的水平、病变的扩散和气道损伤的程度。

气道损伤的症状和体征包括呼吸窘迫、呼吸急促、辅助肌呼吸、胸骨凹陷、气管拖曳、喘鸣、缺氧、心动过速和衰竭等。

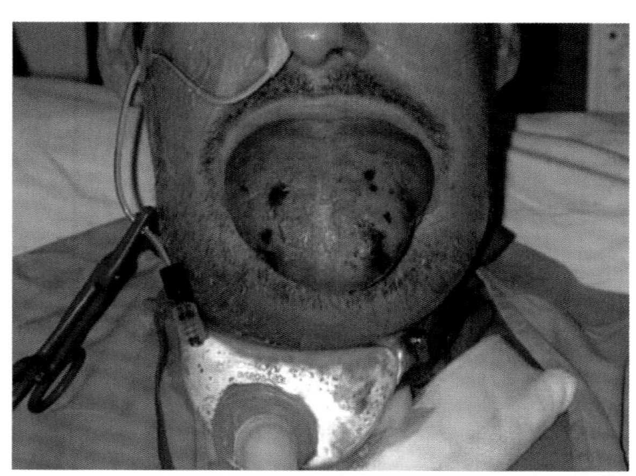

图 25.9 大范围的舌体肿胀导致气道损伤。

1. 气道损伤：梗阻的水平

困难气道按照病变水平（图 25.10~25.14）以及其延伸到的一些区域来划分，但并不限制于这些解剖区域（表 25.11）。

2. 气道损伤：管理的选择

无论选择什么技术作为主要的麻醉方法，一旦处理出现困难时都应全面考虑一个后备方案，并与外科医师商讨和决定（表 25.12）。

3. 气道损伤：口腔 / 口咽部病变

这些患者行静脉诱导可能会导致气道梗阻，无法通气或给氧（图 25.15 和 25.16）。通常使用的面罩经口或鼻呼吸道通气的方法可能无效。这些患者的声门和下呼吸道通常是正常的，插管的首要问题是需无创的绕过一个巨大的梗阻肿块，同时维持通畅的呼吸道。这类患者经常使用清醒下的经纤维支气管镜插管的方法。其他的麻醉方法包括清醒下放置经气管的导管并行喷射通气和清醒下的气管造口术。

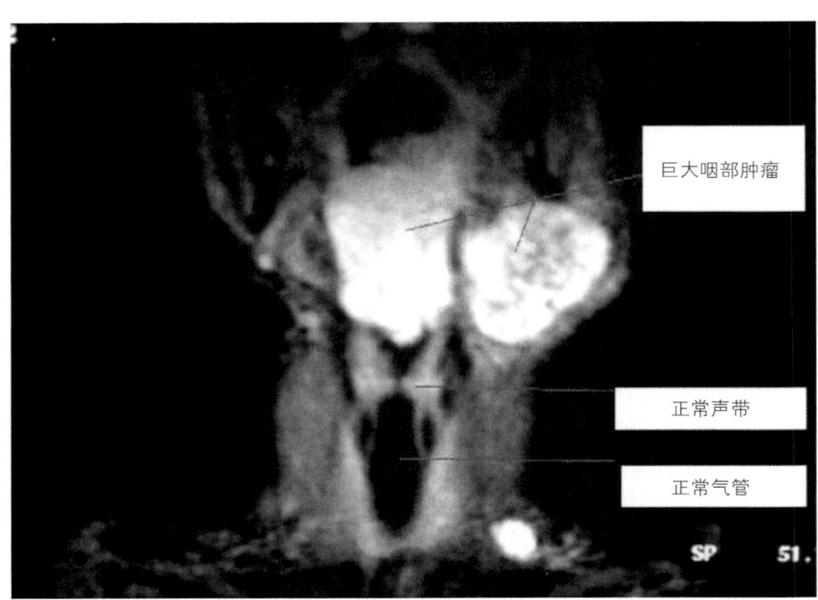

图 25.10　梗阻水平：口咽部肿瘤（巨大的口咽部肿瘤；正常的声带；气管）。

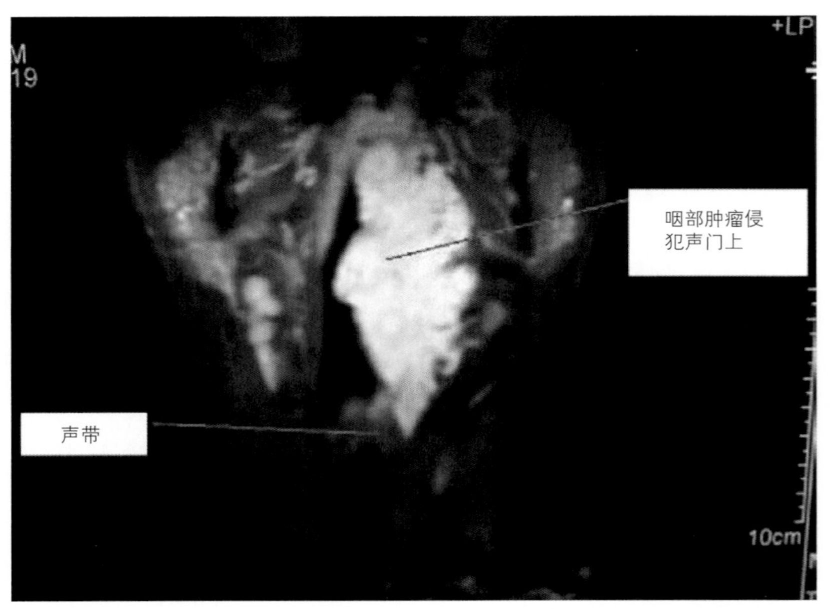

图 25.11　梗阻水平：口咽部肿瘤延伸至声门上（口咽部肿瘤延伸至声门上；声带）。

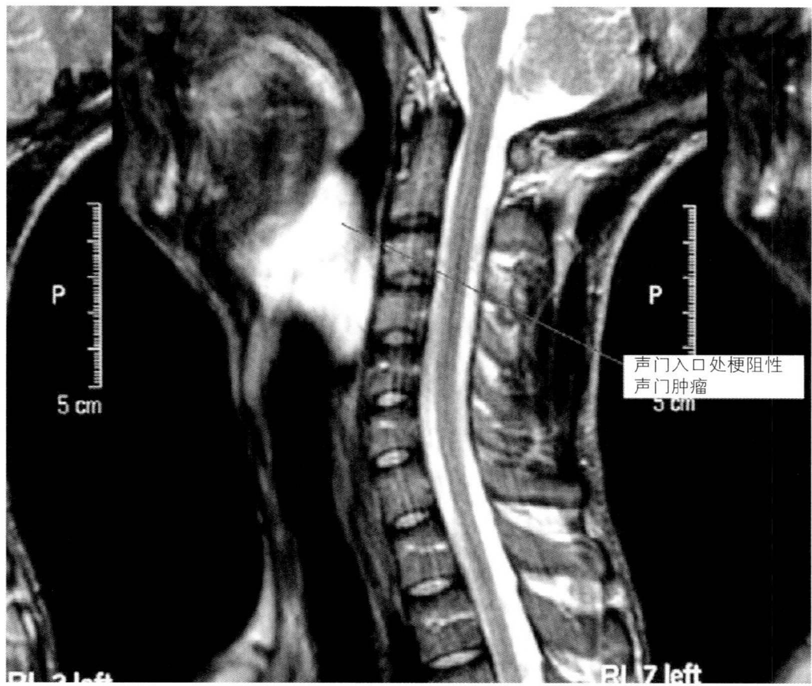

图 25.12　梗阻水平：声门入口（在声门入口处的梗阻性声门肿瘤）。

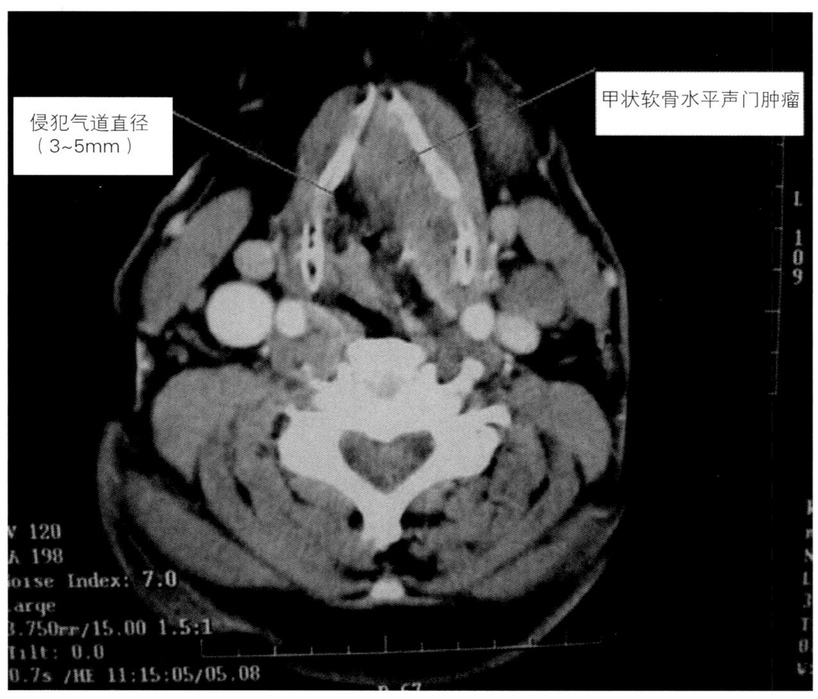

图 25.13　梗阻水平：伴有非常狭窄呼吸道的声门肿瘤［在甲状软骨水平的声门肿瘤：减少了呼吸道的直径（3~5mm）］。

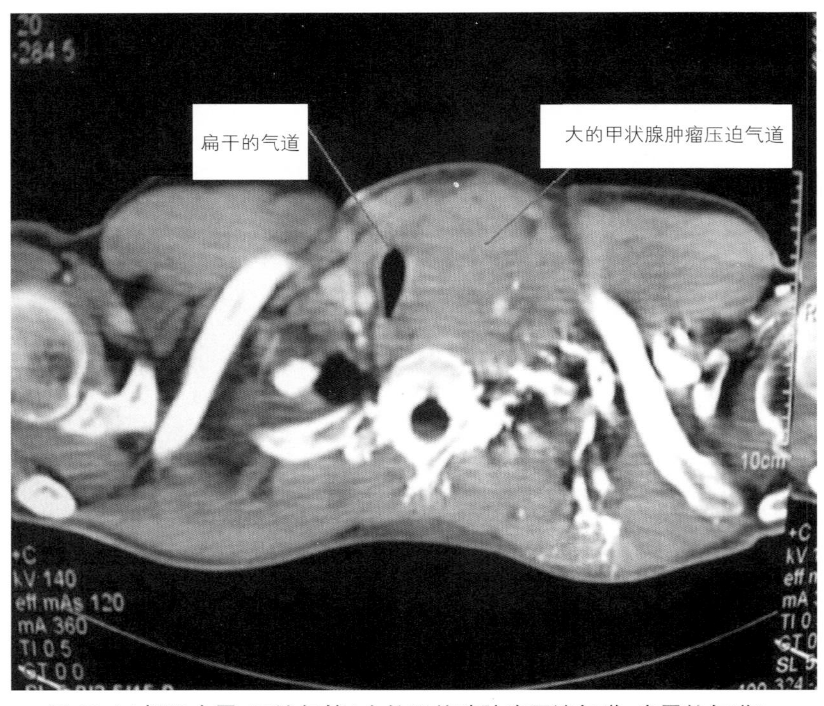

图 25.14 梗阻水平：压迫气管（大的甲状腺肿瘤压迫气道；扁平的气道）。

表 25.11　梗阻水平

口腔
口咽部
舌根和声门上
声门
声门下和气管上端
气管中端
气管下端和支气管

表 25.12　气道损伤处理可能的选择

静脉诱导下的全身麻醉，+/- 肌松剂
吸入诱导并维持自主通气
吸入诱导并控制通气
清醒下经纤维支气管镜插管
镇静着后经纤维支气管镜插管
清醒下放置经气管的导管并喷射通气
在局部麻醉下清醒行气管造口术
在全身麻醉下入睡后行气管造口术

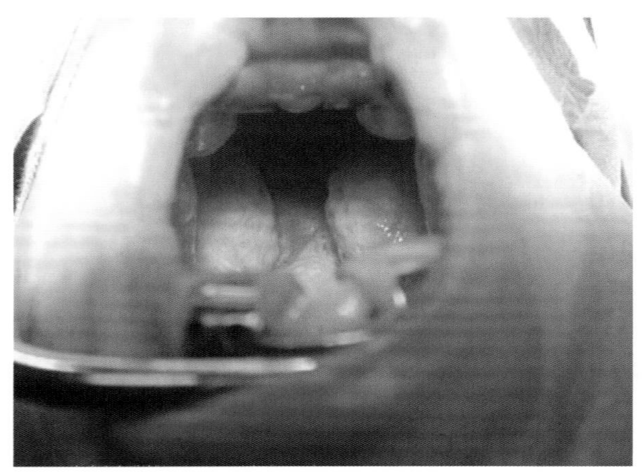

图 25.15　口腔和正常的、巨大的扁桃体。

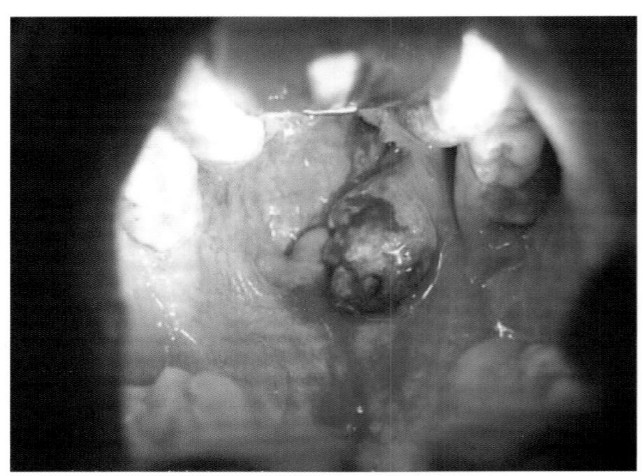

图 25.16　口腔和右侧的扁桃体肿瘤。

4. 气道损伤：舌根 / 声门上的病变

舌根和声门上很小的病变都可能对呼吸道造成明显的影响，因为它们处于声门入口处且作用于会厌（图 25.17~25.19）。当舌根的病变扩展并填满会厌谷的空间时会压迫会厌使之下垂，从而加重了声门入口处的气道梗阻。大的会厌或会厌谷的囊肿也会导致气道梗阻，而且会厌炎与之相似。这些患者行静脉诱导的危险是因为舌体软组织失去张

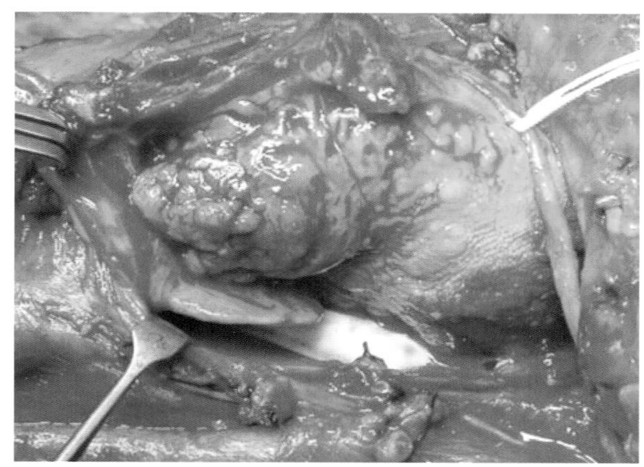

图 25.17　切除过程中的舌根癌。注意气管内导管向下通过会厌。

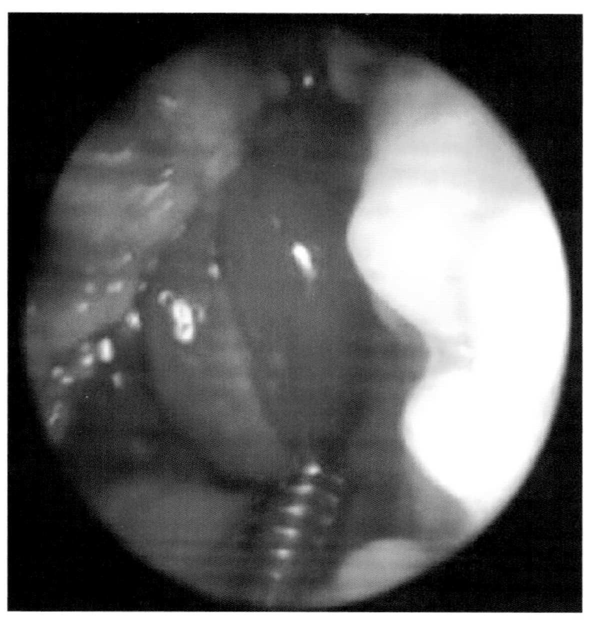

图 25.18　呈樱桃红表现的急性会厌炎。

力而使气道梗阻。经口或鼻的呼吸道可能对解除这种梗阻没有效果，这时需要用一个用力托下颌使下颌骨和舌根向前的手法为声门上的入口制造一个空间。

标准弯喉镜检查可能损伤一些位于舌根和会厌谷的病变导致出血和肿胀，有可能造成完全性的气道梗阻。虽然直喉镜检查利于通过会厌根部之下并向上抬起会厌，但对于扭曲变形的会厌也存在困难。在这些病变中尝试喉镜检查需要特别的护理和关注。

需要特别注意所有病变位于舌根或声门上或有明显气道梗阻证据的患者，应该考虑清醒下经纤维支气管镜插管、清醒下经气管的导管行喷射通气或清醒下经局部麻醉行气管造口术。

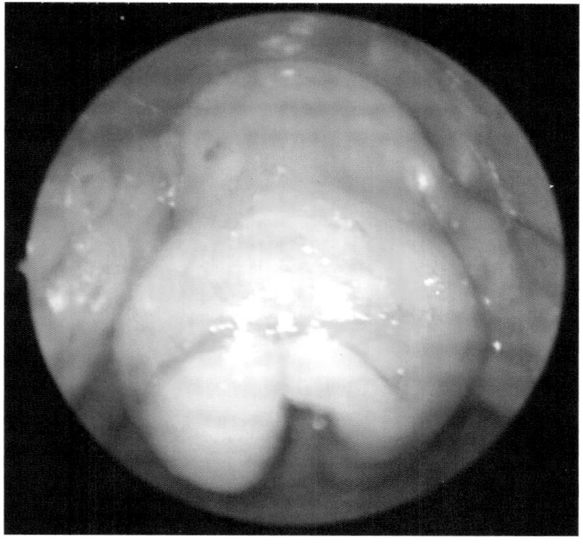

图 25.19　慢性炎性会厌炎。

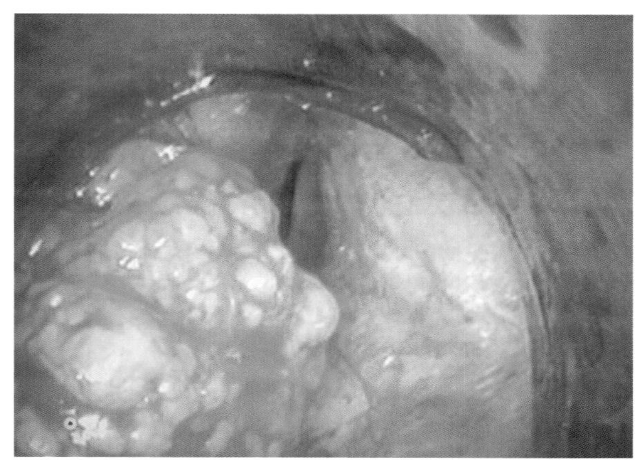

图 25.20　声门病变，广泛的癌变。

5. 气道损伤：声门病变

清醒纤维支气管镜技术适用于有口腔、口咽部和舌根病变的患者，因为它能绕过肿块周围；但是不适合那些梗阻程度严重的喉部疾病，因为纤维支气管镜经过肿块周围的时候可以导致完全性的气道阻塞（图 25.20）。这类病变也很难进行良好的表面麻醉，纤维支气管镜也很难通过一个有解剖异常、巨大的、有血管分布的、易脆的、坏死的肿瘤。

一些研究者提倡存在梗阻性呼吸道时应用始终保留自主呼吸的吸入性诱导技术。对于那些有气道梗阻的晚期喉部肿瘤的患者，吸入性诱导也是困难的、缓慢的，十分具有挑战性，而且往往会失败。

生理学的问题包括自主通气降低了气流量、加重了气道的塌陷、增加呼吸做功，此时处于临界状态的不稳定性狭窄会加重气道的塌陷，同时降低功能残气量，常出现呼吸暂停，使诱导变得缓慢，并出现梗阻。患者通常会出现更严重的缺氧和高碳酸血症，并出现呼吸持续不稳定、心律不齐和窒息。

传统观点认为这种技术是安全的，因为如果患者出现梗阻，那么挥发性的药物就不再起作用，患者就会开始兴奋。但这种情况并不会发生，通常这种方法也不可靠。

关于使用带套囊的面罩通气来代替患者的自主呼吸是否合适一直存在争论。控制通气允许达到合适的麻醉深度，从而使喉镜检查更加容易，这避免了为了达到足够的麻醉深度而长时间的自主通气导致患者的呼吸变得不稳定。

给予肌松剂将为任何呼吸道提供最适合的通气和插管状态，但应该首先考虑气管插管是否有可能成功。

在合适的麻醉深度下进行喉镜检查，通常在第一次尝试时成功的可能性最大，因为此时出血、损伤和肿胀最小。可能需要使用一根弹性树胶探条或细探子。外科医师应穿上隔离衣并立即准备，因为插管失败后需要紧急气管造口。

困难气道时一个可行的方法是在局部麻醉下将经气管喷射导管放置在肿瘤远侧边缘外的水平。导管通常放置在第二或第三气管软骨环水平以避开肿瘤以及避免肿瘤出血和肿瘤种植的风险。清醒的患者一旦监测到的呼气末二氧化碳的波形证实了导管的位置，就可以开始静脉诱导。诱导时开始通过经气管导管行喷射通气，理想的高频通气仪有自动化的截止时间和一个预设的间歇压力限制以降低气压伤的发生率。一个有经验的麻醉医师应该待在患者的头前，并通过托下颌、挺伸颌骨，给予口或鼻咽部通气道来维持一个开放、充分的上呼吸道。

6. 气道损伤：声门下和气管上端的病变

晚期喉气管狭窄的患者的气道直径可能只有2~4mm，气道管理通常涉及声门上的喷射通气技术。

7. 气道损伤：气管中段和下段

气管的梗阻可能由于气管内本身存在的病变导致，或由其周围的结构或肿瘤压迫所致（图25.22~25.25）。喉镜检查上呼吸道通常是正常的，其问题常为气管内导管不能通过梗阻的位置，因此很难在梗阻的下方建立外科气道。可以考虑清醒下经纤维支气管镜插管，但也可能无法完成。可能需要使用一个硬质支气管镜去建立气道。气管下段的病变和巨大的纵隔肿瘤应该由专科医疗机构来处理。

五、要点

- ENT 手术的麻醉要求专业的设备和技术。
- 共享气道的病例需要外科医师和麻醉医师共同仔细的计划。
- 使用激光增加了额外的风险。
- 完整的气道评估包括 CT 和 MRI 扫描的回

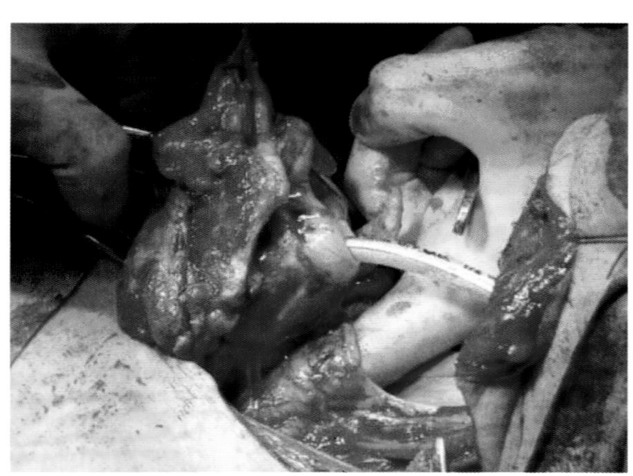

图 25.21　在喉切除术期间显示导管通过声门，可以触摸到食管的上端。

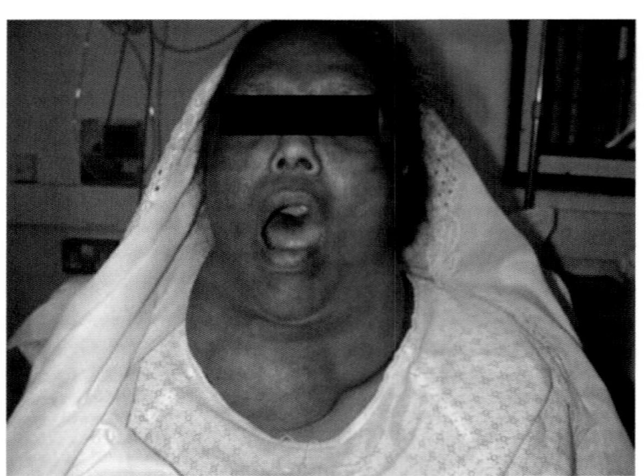

图 25.22　巨大的甲状腺肿块：需要清醒下经纤维支气管镜插管。

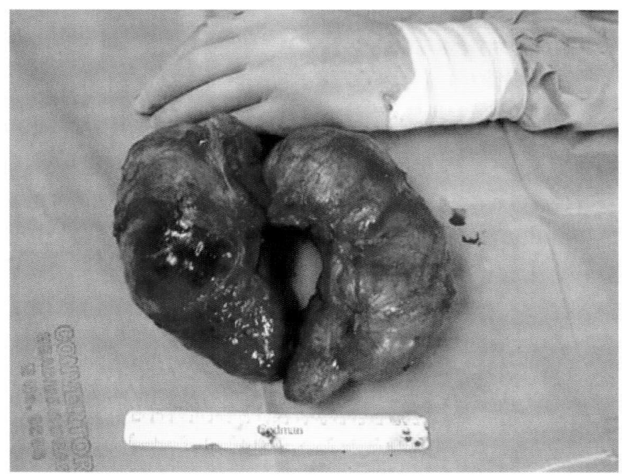
图 25.23　巨大的甲状腺肿块：切除后的标本。

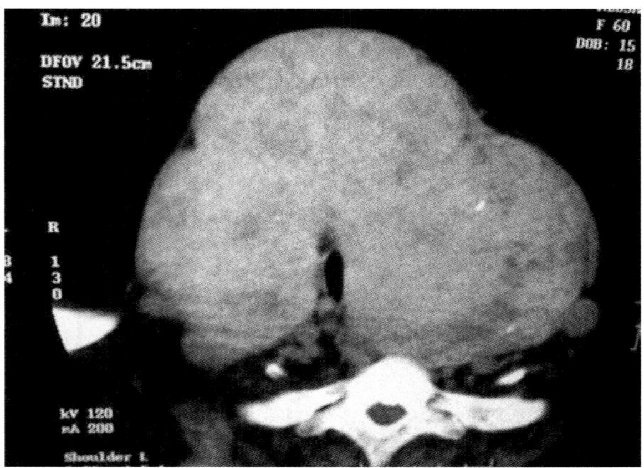

图 25.24　巨大的甲状腺肿块：气管显著变平。

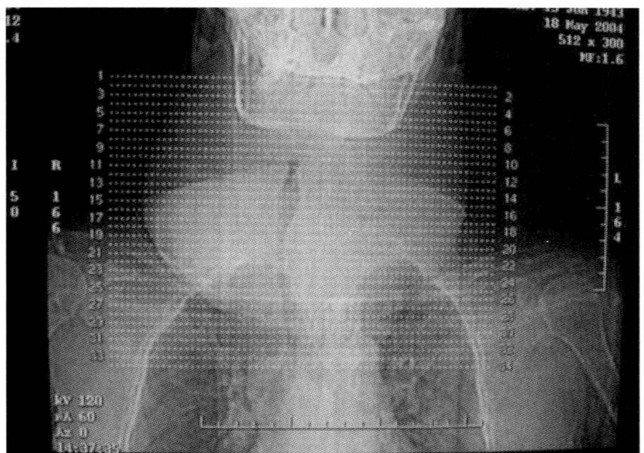

图 25.25　巨大的甲状腺肿块：气管扭曲变形。

顾。

• 回顾最近可弯曲的鼻内镜检查的检查结果。

• 气道梗阻的位置决定了大多数麻醉诱导和插管的策略。

• 使用高压氧气时要特别小心。

（别世杰　李茜　译　叶海蓉　李成付　校）

推荐读物

Ahmed ZM, Vohra A. (2002). The reinforced laryngeal mask airway (RLMA) protects the airway in patients undergoing nasal surgery – an observational study of 200 patients. *Canadian Journal of Anaesthesia*, **49**, 863–866.

Boisson-Bertrand D. (1995). Tonsillectomies and the reinforced laryngeal mask. *Canadian Journal of Anaesthesia*, **42**, 857–861.

Brimacombe JR. (2005). Flexible LMA for shared airway. In: Brimacombe JR (Ed.), *Laryngeal Mask Airway Principles and Practise*. Philadelphia, Elsevier. pp 445–467.

Clarke MB, Forster P, Cook TM. (2007). Airway management for tonsillectomy: A national survey of UK practise. *British Journal of Anaesthesia*, **99**, 425–428.

Cohen D, Dor M. (2008). Morbidity and mortality of post-tonsillectomy bleeding: Analysis of cases. *The Journal of Laryngology and Otology*, **122**, 88–92.

Crosby ET, Cooper RM, Douglas MJ, et al. (1998). The unanticipated difficult airway with recommendations for management. *Canadian Journal of Anaesthesia*, **45**, 757–776.

Latto IP, Vaughn RS. (1997). *Difficulties in Tracheal Intubation*. 2nd ed. London: WB Saunders.

Mason RA, Fielder CP. (1999). The obstructed airway in head and neck surgery. *Anaesthesia*, **54**, 625–628.

National Patient Safety Agency. Reducing the risk of retained throat packs after surgery. www.nrls.npsa.nhs.uk

Nouraei SA, Giussani DA, Howard DJ, Sandhu GS, Ferguson C, Patel A. (2008). Physiological comparison of spontaneous and positive-pressure ventilation in laryngotracheal stenosis. *British Journal of Anaesthesia*, **101**, 419–423.

Ovassapian A. (1996). Management of the difficult airway. In: Ovassapian A (Ed.), *Fibreoptic Endoscopy and the Difficult Airway*. 2nd ed. New York: Lippincott-Raven.

Peterson GN, Domino KB, Caplan RA, et al. (2005). Management of the difficult airway: A closed claims analysis. *Anesthesiology*, **103**, 33–39.

Royal College of Surgeons. (2005). *National Prospective Tonsillectomy Audit*. London: Royal College of Surgeons. ISBN 1-904096-02-6.

Webster AC, Morley-Forster PK, Dain S, et al. (1993). Anaesthesia for adenotonsillectomy: A comparison between tracheal intubation and the armoured laryngeal mask airway. *Canadian Journal of Anaesthesia*, **40**, 1171–1177.

Webster AC, Morley-Forster PK, Janzen V, et al. (1999). Anesthesia for intranasal surgery: A comparison between tracheal intubation and the flexible reinforced laryngeal mask airway. *Anesthesia and Analgesia*, **88**, 421–425.

Williams PJ, Bailey PM. (1993). Comparison of the reinforced laryngeal mask airway and tracheal intubation for adenotonsillectomy. *British Journal of Anaesthesia*, **70**, 30–33.

Williams PJ, Thompsett C, Bailey PM. (1995). Comparison of the reinforced laryngeal mask airway and tracheal intubation for nasal surgery. *Anaesthesia*, **50**, 987–989.

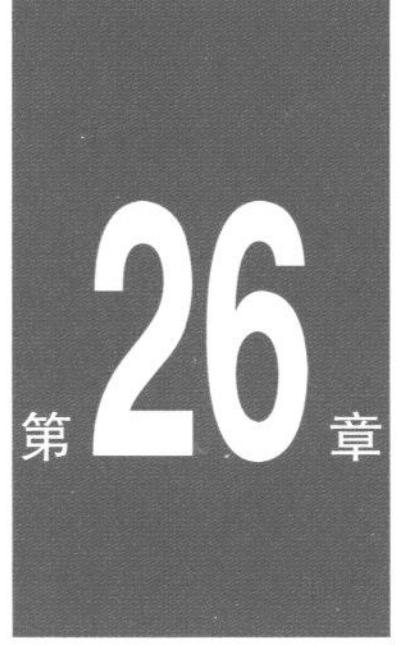

第26章 颈椎病气道管理

Ian Calder

一、关注的三个方面

- 困难气管插管。
- 术后气道梗阻。
- 麻醉过程中脊髓损伤。

二、颈椎疾病患者气管插管困难

颈椎疾病患者面罩通气困难罕见，但屈曲畸形可能妨碍面罩的使用。颈椎病患者更有可能气管插管困难，因为颅颈连接点的活动性降低，特别是伸展性降低，C_2 以下颈椎对于较小程度的活动是必需的，因为颞下颌关节功能障碍和颈椎本身僵硬会阻碍张口，同时下颌突出也可能受到影响。

（一）鉴别插管困难的患者

多数严重插管困难的患者由于明显异常，可以很容易地识别出来，如存在内固定器或携带外固定器及显著屈曲畸形。然而鉴别所有插管困难患者并不容易。颅颈活动的受限可以通过增加较低水平的颈椎运动补偿，使临床检测困难。欠佳的咽部能见度（Mallampati 评分）可能仍是最好的警示。当要求颈椎活动差的患者张口时，他们的下巴似乎缩进颈部只能看见颏下皱襞 (图 26.1)。

颅颈连接点放射学的异常可以良好预测困难插管。颈椎侧位片或矢状位 CT 扫描上枕骨与寰枢椎的分离不佳是一个很好的插管预测 (图 26.2)。

有些颈椎病是众所周知的困难插管，如类风湿性关节炎（影响颞下颌关节和喉部），强直性脊柱炎，和 Klippel-Feil 综合征（图 26.3 和 26.4）。

（二）插管方法

可视喉镜的发展允许原来难以用直接喉镜插管的患者进行插管。然而，更好的喉镜视图并不总是意味着更容易插管，视频喉镜的整体优势尚未得到证实。柔软的光导纤维喉镜仍然是严重颈椎病首选的插管工具。

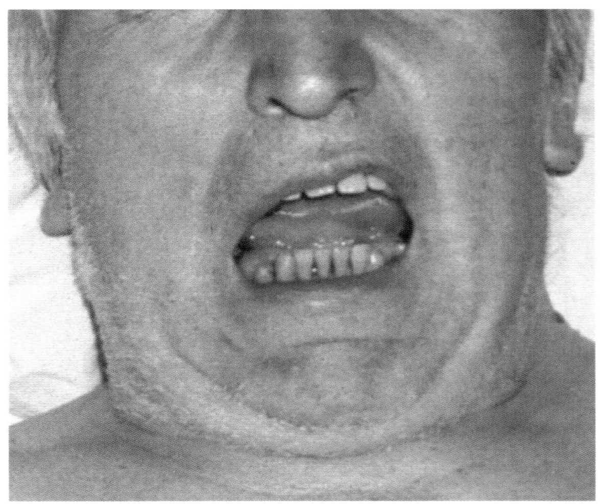

图 26.1 颈椎类风湿性关节炎患者，欠佳的颅颈延伸和张口度。注意颏下皱襞。

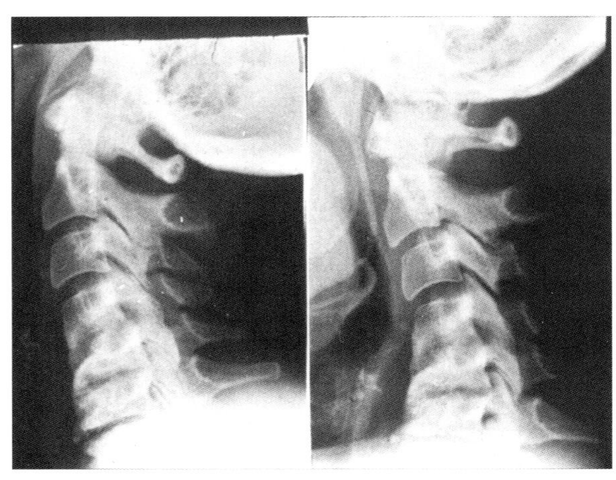

图 26.2 颈屈和颈伸侧位片，$C_{4\sim6}$ 关节退行性改变，但后路寰枕和寰枢椎间隙分开和闭合表明颅颈连接处可活动。

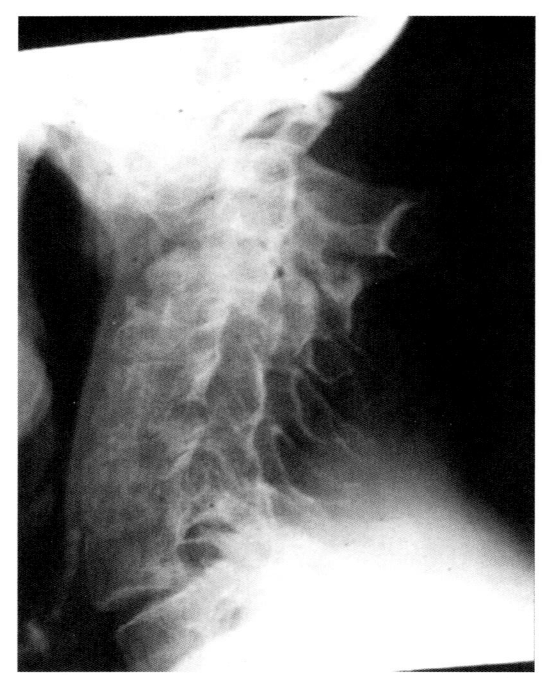

图 26.3　重度颈椎类风湿关节炎。各级关节间隙消失和前寰枢显著半脱位。

三、术后气道梗阻

(一)原因

• 长时间颈前区操作，特别是在较高的颈椎水平，静脉和淋巴管阻塞或血肿使声门周围咽部组织肿胀，从而引起梗阻。梗阻并非气管受压，且做引流没有区别。梗阻，尤其可能发生于颈椎前、后路联合手术。如果前路手术先于后路手术和(或)手术时间延长，留置气管导管过夜更安全(见图 26.5)。

• 上颌骨截骨术或下颌骨和舌裂接近颅颈交界处手术。严重的组织肿胀是这些手术的共性，常建议事先气管切开和经皮胃造瘘术。

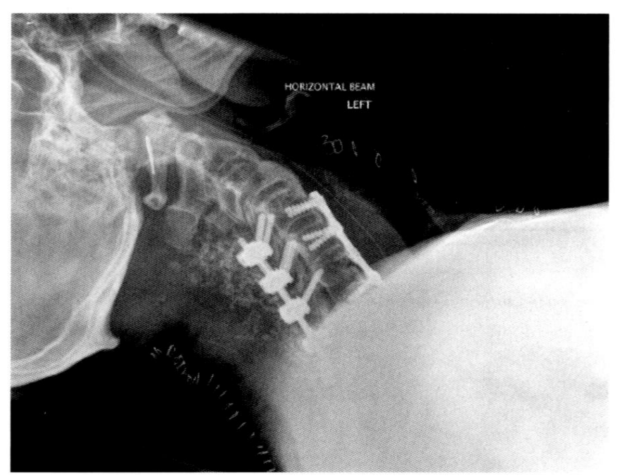

图 26.5　为图 26-4 患者骨折前路和后路内固定。

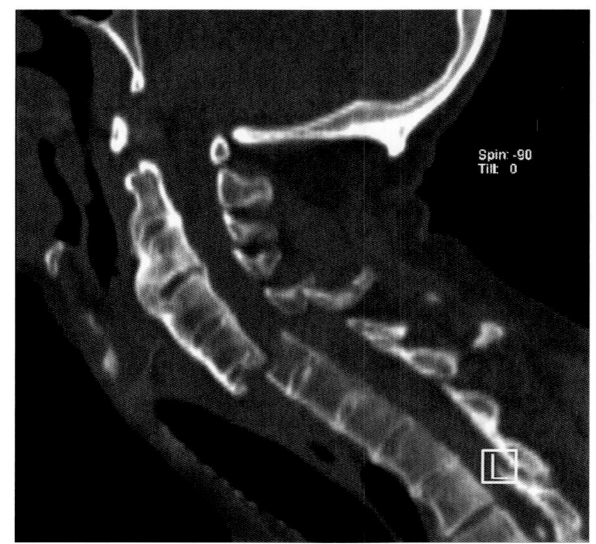

图 26.4　强直性脊柱炎。C_6 有移位的骨折。

• 由于创伤性插管造成的喉头水肿或血肿，特别有可能发生在类风湿关节炎患者中。喉返神经麻痹可以发生于前路手术后，导致咳嗽和声音减弱，但不会造成梗阻。

• 过度屈曲的颅颈固定术可引起气道阻塞。

(二)临床表现

通常发生在 6 个小时内，患者主诉不能呼吸常要求坐立，并有吞咽和说话困难，喘鸣不总是存在，如果在完全梗阻之前给氧，血氧饱和度可以达到 90% 以上。

(三)气道管理

气道管理取决于临床情况。当情况危急时决策更容易。在危急情况下，操作者应使用自己最熟悉，做得最好最快的插管技术，这很可能就是直接喉镜和“弹性树胶”探条或声门上气道装置(SGA)。当上气道梗阻时传统的建议是吸入诱导。毫无疑问，这种情况非常危险。

传统教学强调为安全起见，尽可能维持患者自主呼吸，但一些喉 - 气管梗阻的病例已经表明，静脉诱导、肌松和使用声门上气道装置(SGA)正压通气是有效的。SGA 可以用作光导纤维插管的通道。直到组织肿胀明显减轻(通常是 24 小时)才能拔除气管导管。一些普遍的观点如下：

• 打开手术切口：降低组织的压力，即使不存在血肿，也足以解除临界水平下的梗阻。患者应被转移到手术室。与气道阻塞相比，出血的顾虑显得次要一些。

• 吸入氦或肾上腺素可以争取一些时间，但在大多数病例中，重新插管是必需的。插管难易在初始插管操作时已经确立，但需考虑手术是否已经从根本上改变了形势（如颅 - 颈固定术后，直接喉镜气管插管几乎不可能）。

• 召集适当的人员和设备准备随时行气管切开术。

• 光导纤维插管可能是最好的选择，特别是已知的困难插管患者。分泌物丰富，咽部组织肿胀，插管将很困难。患者应保持坐位，呼气时内镜前进，内镜置入气管后给予单次剂量丙泊酚，有利于插管。注意分泌物可使局部麻醉效果减弱以及利多卡因刺激可致气道阻塞。

• 弹性树胶探条或类似的探条往往是至关重要的设备。

四、脊髓损伤

麻醉中出现神经损伤，包括外周神经（尺神经最常见）及脊髓损伤。气道管理，尤其是直接喉镜可引起脊髓损伤 (SCI) 的怀疑根深蒂固，但这也可能是臆想，不可能证明它是或者不是一个真实现象。气管插管必然伴随着其他可能的因素，试图证明插管引起或不引起神经功能障碍，就像试图确定一个婚姻的失败是否是因为婚礼上一个事件所导致的一样。当气道管理已经完成，还有可能在麻醉维持期发生脊髓损伤。关注脊髓灌注可能和关注患者插管一样重要甚至更重要。

（一）麻醉前的神经系统疾病

建立和记录神经功能检查结果，特别是肌力非常有用。肌力可根据 MRC 分级 (表 26.1)。如果确定感觉或运动异常，应避免琥珀胆碱，以预防高钾血症的发生。

表 26.1 MRC 肌力分级

5 级：正常运动
4 级：能抗阻力运动，但弱于另一边
3 级：能对抗重力的运动，但不能对抗阻力
2 级：能无重力运动
1 级：肌肉收缩，但没有明显的运动
0 级：没有运动

（二）“排除”颈椎损伤

25% ~50% 有创伤性颈椎损伤的患者伴有头颅部损伤，确认或排除无意识患者的颈椎是否损伤，是常见的临床问题 (表 26.2)。

（三）脊柱不稳与椎管狭窄

麻醉过程中脊髓损伤的报告几乎均涉及椎管狭窄，而不是脊柱不稳定。这并不意味着我们不应该关心脊柱不稳定的诊断。脊柱不稳会进展成为椎管狭窄，而脊柱失稳也可能意味着脊髓血灌不足。作者认为麻醉医师过多地关注了脊柱不稳而较少关注椎管狭窄。 另外，要注意术语“不稳定”含义广泛（见附录中“不稳定”的定义）（图 26.6）。

（四）气道管理

气道管理，特别是直接喉镜造成脊髓损伤的概念已被描述为“麻醉传说”。既没有案例报告满意地论证这个问题，也没有证据提示某个特定技术具有差异性。但缺乏证据并不能说明该现象不存在。两项尸体上的气道管理研究显示：如果生命体征不稳定需要基本生命支持技术的患者（如头前倾，前推下颌），在脊柱不稳定的位置比直接喉镜插管产生更多的干扰。 如果这在活体内属实，那么清醒插管可能需要争论。尽管在真正的脊柱不稳定患者的清醒插管中，椎体移位或成角的程度是未知的，但可能大于一般全麻下插管的程度。

• 纤支镜清醒插管：对于颈椎不稳患者，采用纤支镜清醒插管技术被认为是一个不错的选择。但该操作绝非简单，且可能导致喉损伤甚至气道完全阻塞，而需要紧急气管切开术。 作者认为缺乏经验

表 26.2 颈椎外伤稳定标准

清醒患者	昏迷患者
1. 反应灵敏，无明显外伤	1. X 线片是不够的
2. 无颈中线疼痛	2. X 线片和 CT 扫描结合足以诊断骨折和韧带不稳定
3. 运动正常	3. MRI 扫描不需要用作排除不稳定的标准
4. 无神经异常	

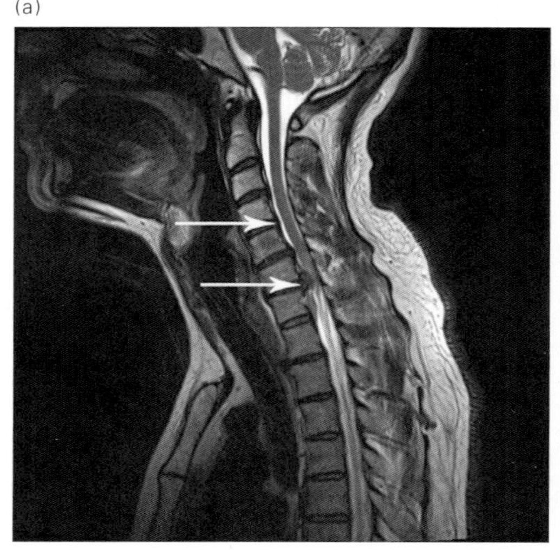

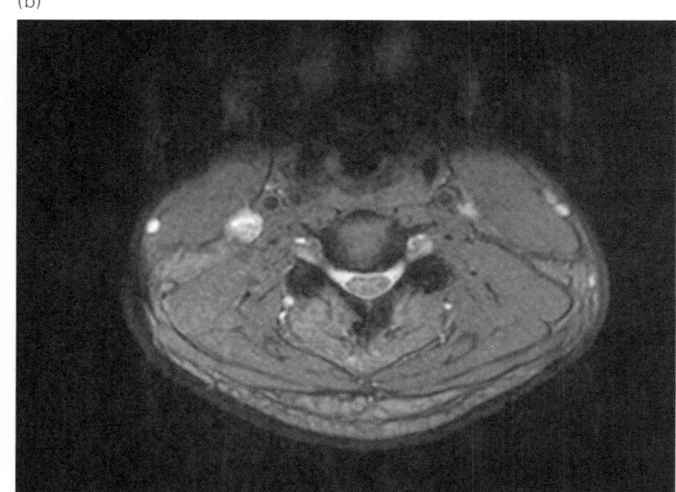

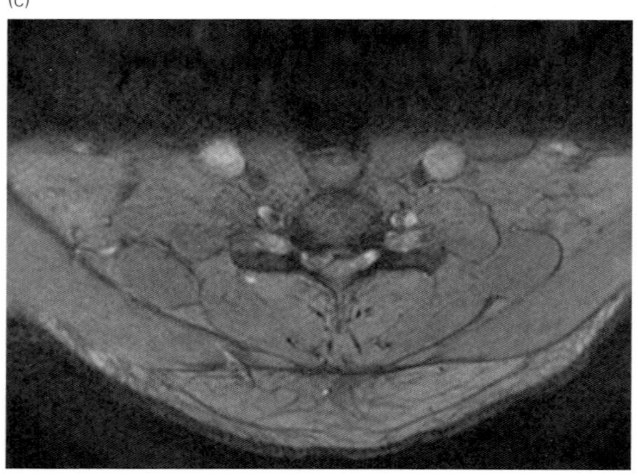

图 26.6　(a,b 和 c)MR 扫描显示，在 $C_{6/7}$ 由于椎间盘或骨赘导致椎管狭窄。(b)是图 a 上部箭头所示的水平截面。脊髓由 CSF(白色)所包围。(c)是图 a 下部箭头所示的水平截面。脊髓受压，无脑脊液。

的麻醉医师以可疑或实际颈椎不稳的理由，尝试纤支镜清醒插管技术不符合患者的利益。

• 喉镜检查：视频喉镜在临床上是否优于直接喉镜仍是未知数。Robitaille 等发现尽管没有使用由 Nolan 和 Wilson 于 1993 年提出的合理策略，使用 Glidescope® 视频喉镜和直接喉镜时颈椎之间的运动无显著差异。使用 Macintosh 直接喉镜插管仍然是麻醉医师和急诊科医师公认的插管方法；使用探条是值得鼓励的。同轴颈椎稳定手法 (MILS) 是可以接受的做法，但没有证据表明它会影响结果。MILS 和快速顺序插管一样，都可使直接喉镜插管更加困难。硬质颈托的前部在气道的干预过程中应移除。如果需要应按压环状软骨，当可疑脊髓损伤时应避免使用琥珀胆碱(以防高钾血症的发生)。

• 清醒体位：正常脊柱患者如果在术中长时间异常体位时，脊髓损伤风险不高，但在脊椎病患者中这种风险增加。麻醉过程中有关脊髓损伤的多数报道主要涉及椎管狭窄患者，而非椎管不稳定患者。无论麻醉时间长短，都并不容易判断一个体位患者是否可以承受。脊髓监测技术提供了合适体位指导。清醒体位已被建议作为一个明智的策略，但毋庸置疑，损害仍时有发生，因为无法预测患者是否在几个小时后仍然会忍受某个体位。但如果清醒定位，必须考虑的事项如下：①确定镇静和麻醉之间的界线。在实践中，这并不总是清晰的，镇静可以更接近麻醉。抑制解除和不配合是可能的。②有些人认为应该致力于如果一个问题被怀疑应该做什么，因为假阳性结果说明患者可能不会因手术延期而获益。

表 26.3　脊柱术语词汇表

Spondyl(O)：单词成分 [GR]，椎骨；脊柱。术语椎关节强直是用来描述退行性变化，通常骨赘突出侵占椎管或根管，滑脱来形容椎体错位

脊髓病：脊髓任何功能障碍和（或）病理变化，如横贯性脊髓病（横贯性脊髓延伸），中央脊髓综合征，脊髓前综合征，后束综合征，脊髓半切综合征

神经根病：脊神经根任何功能障碍和（或）病理变化

椎管狭窄：由于椎间盘突出、骨赘、肿瘤和不稳定导致椎管内径减少，从而减少脊髓可用空间

不稳定性：正常生理负载下维持椎骨之间的关系能力的损失，脊髓或神经根既无初始也无随后损害，也不发展致残畸形或严重的疼痛。脊柱不稳定是一系列临床情况，从完全中断到慢慢日益恶化的畸形。脊髓完整性的“两列”概念被普遍采用。前柱包括韧带和骨骼及后纵韧带，后柱的元素后路到 PLL（见表 26.2 和图 26.2）

半脱位：静态影像学可见显著的结构性位移，如类风湿关节炎，唐氏综合征或枕寰枢复合体感染引起的寰枢关节半脱位。可以是前、后路或垂直方向。寰椎半脱位旋转可发生感染——Grisel 病

表 26.4　不稳定的定义

症状

“正常生理负载下维持椎骨之间关系的能力的损失，以这样一种方式，脊髓或神经根既无初始也无随后损害，且没有导致畸形或严重的疼痛”White and Panjabi 1990

然而不稳定可以是无症状的，如类风湿关节炎，其中高达 50% 前寰枢半脱位（AAS）患者可能不知道异常。AAS 的症状包括颈部，枕部及面部疼痛，有时刺痛（L'Hermitte's 现象）。虽然猝死已被描述，神经损伤作为 AAS 的结果是典型的不可思议。无症状类风湿患者麻醉前是否应该拍摄屈曲 / 伸展 X 线片的问题经常被问到。因为“结果偏差”和目前的意见建议 AAS 早期固定，所以虽然没有好处成果方面的证据，拍摄 X 线片是明智的

放射测量

a）解答

C_{1-2}：前路寰齿间距 >5mm，后路寰齿间距 <13mm

C_2~T_1：相邻椎骨点之间 >3.5mm

b）成角

椎体之间 >11°

这些值已被广泛使用，但放射影像异常和神经系统症状和体征之间的相关性较差

前部脊柱和后部脊柱的完整性

脊柱可以被认为是两列（前和后），前柱破坏倾向于脊柱伸展不稳，后柱损伤使脊柱屈曲不稳

五、附录：术语，颈椎解剖，脊髓损伤

（一）术语

不熟悉颈椎手术的麻醉医师可能会混淆术语。表 26.3 包含了常见的定义。术语“不稳定的”是特别难以界定，因为它可能意味着从运动时疼痛、跌倒的危险、几个月或几年来发展的畸形，到对微小刺激出现大幅度运动或成角。见表 26.4 的一些定义。

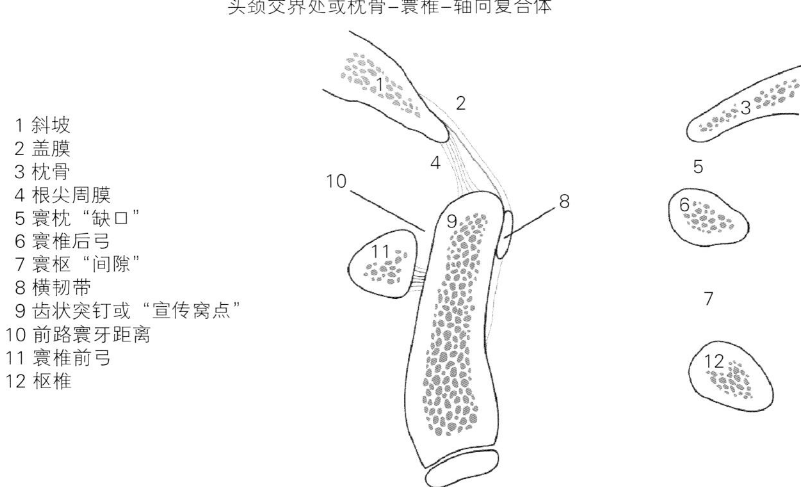

图 26.7　颅 - 颈交界的相关解剖。

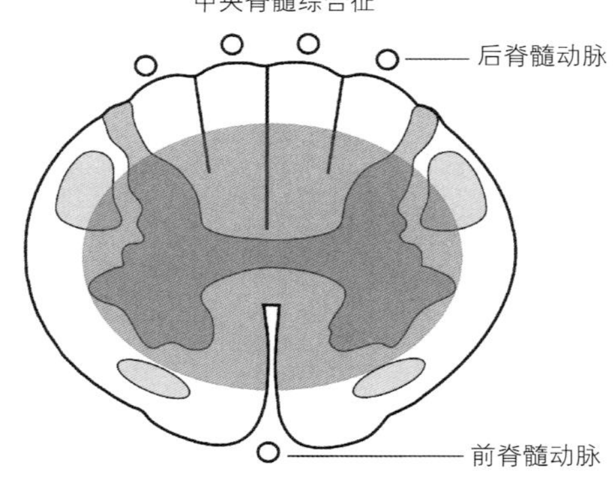

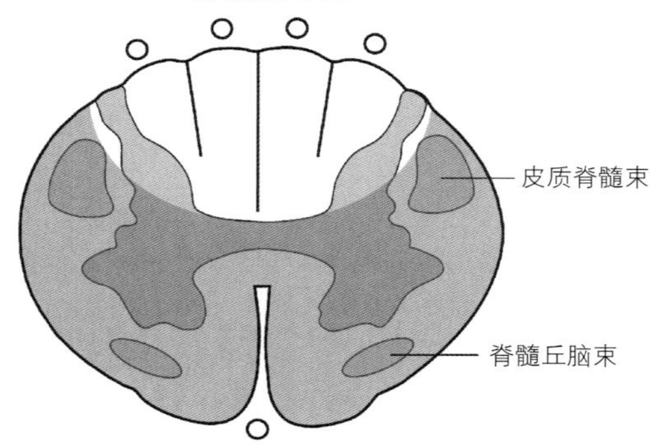

图 26.8　该图说明了脊髓缺血的区域与中央和前脊髓综合征有关。中央脊髓综合征的特征是下肢功能的相对正常（提供下肢轴突，下行在更外围的皮质脊髓束），膀胱功能障碍和不同程度感觉损失。由于中断皮质脊髓束，前脊髓综合征的特点是病变以下平面的完全麻痹；痛觉和温度觉损失。由于存在完整的脊髓后索，保留了本体感觉和振动感觉。

（二）颈椎解剖

多数麻醉医师熟悉脊柱的解剖结构，但枕寰枢复合体的特殊性值得研究 (图 26.7)。头重约 6 千克，所以颅 - 颈交界处的韧带和关节必须强有力，轴的交叉韧带的横向部分被认为如膝关节十字韧带一样牢固。气道管理受颅 - 颈运动的影响，因为伸展运动在基本生命支持和直接喉镜插管时都是必需的。此外，如果颅 - 颈延伸受损，则张口受限。有报道颅 - 颈内固定术后，因固定导致过屈产生持续气道梗阻。完全屈伸运动范围是 24°，但在临床实践中很难确定颅 - 颈运动的减少，因为低位的脊柱会出现代偿运动。张口度测试如 Mallampati 分级，可能较观察颅 - 颈运动能更好地预测颅 - 颈活动度。

脊髓：终止于 $L_{1/2}$，但 2%～3% 可能下降至 $L_{2/3}$。脊髓不能回缩，椎间盘突出是脊椎手术最常见的指征。不同脊椎水平环绕脊椎解剖结构不同，手术途径显著不同。腰椎水平，椎间盘突出可以从后路靠近。因为马尾可以回缩，允许取出椎间盘碎片。在胸椎水平手术方法必须是侧面，无论是通过开胸手术，或去除肋骨头。在颈椎水平的方法可以是前路，但食管和大血管均危险需要注意。损伤高于 C_2 平面的可以做下颌或上颌的分离。

血液供应：脊髓的血液由起源于椎动脉的前、后纵动脉和主动脉发出的根动脉供应。主要的血管形成脊髓周围血管丛并进入脊髓。脊髓的血流被认为脊髓血供被认为与脑血流量的管理机制相同。脊髓缺血，神经功能缺损有特征模式，最常见的有中央和前脊髓缺血综合征 (图 26.8)。因为椎动脉在骨内所以有很好的保护，但也容易受到颈椎外伤和手术损伤。经常会有相对大的根性血管，其被称为动脉腰膨大。

（三）脊髓损伤

SCI(脊髓损伤) 可以是完全性或不完全性。完全性脊髓损伤病变部位以下丧失运动、感觉和自主神经功能。不完全性脊髓损伤最常见的模式是中央脊髓综合征。前部和脊髓半切综合征跟马尾综合征一样，由于损坏脊髓圆锥下面的神经轴。其特点是下运动神经元型麻痹、膀胱和肠道功能丧失。

1. 人口特征和关联

青年，男性，酒精或药物中毒是很重要的因素，也与老年人跌倒有关。严重的头部或面部损伤和脊髓损伤之间有很强的关联，毫无疑问，局灶性神经功能障碍和 SCI 之间有很强的关联。

2. 因果关系

创伤是非手术脊髓损伤的主要原因。脊椎骨折或脱位经常存在，但无放射影像异常时，脊髓损伤仍可能发生（无放射影像异常脊髓损伤 -SCIWORA）。脊柱操作带来脊髓损伤的风险，手术的复杂性增大了脊髓损伤的风险，如果脊髓病变已经存在则 SCI 更有可能。发生在非脊柱手术 SCI，大多是由于发生相对错位和低血压，这类患者多数后来发现有椎管狭窄。SCI 已发生在采用或被迫采用异常体位但有意识的脊椎正常的患者身上。麻醉期间 SCI 并不局限于颈椎，也可能发生在胸椎和腰椎（马尾），认识到这一点很重要。有许多文献报道了麻醉期间低于颈椎水平的 SCI，如 Lewandrowski 等人描述了三位病例。当然，这些病例的报道并不是企图将 SCI 归因于气道管理，但当脊髓损伤发生在颈部时，气道管理几乎总是被提及，虽然最近由 Mercieri 等人描述两例报道（椎管狭窄患者甲状旁腺切除术后 SCI）认为这可能将会改变。长时间的异常体位和低血压似乎更可能是致病因素，至少在某些麻醉中脊髓损伤病例是这样的。

3. 自主神经反射异常

交感神经和副交感神经之间的不平衡（自主神经反射异常）可能会导致心血管功能不稳定。低血压和心动过缓很常见，但在急性期也不是一成不变的，术语“脊髓休克”经常被使用。体位性低血压及血压不稳定常持续存在。自主神经反射异常可引起危险的高血压危象。泌尿系统的操作是常见的原因，尤其是 T_6 以上病变最常见。治疗包含患者坐位，药物如舌下含服卡托普利或硝苯地平缓释片，或用麻醉剂七氟醚或异氟醚。椎管内阻滞是一种有效的预防措施。

4. 预防继发脊髓损伤

（1）缺氧：这必须加以防止；与维护受损脊髓供氧的首要地位相比，气道管理策略可能恶化脊髓损伤都是次要的。没有一种插管的方法被证明能改进结果。

（2）脊髓灌注：灌注必须维持，伤后第一周推荐平均压为 85mmHg，但高血压并非有利，因为在实验模型中严重高血压加重脊髓损伤后水肿。液体超负荷可能加重脊髓肿胀。常常需要血管收缩药维持灌注压。高血糖（或低血糖）应避免。

（3）固定法：怀疑脊髓损伤后颈椎固定是一个标准做法。虽然这似乎是个明智的做法，但也有一些风险。固定可能会迫使患者处于他们不愿采用的位置，并引起过度的压力导致缺血性疼痛和组织损伤。颈托可以增加 ICP 和促使意识反应迟钝的患者气道阻塞。一项 Cochrane 分析发现没有证据表明颈托改善结果，Hauswald 等报道颈椎钝性损伤后颈托固定的患者结果更差。同轴颈椎稳定手法 (MILS) 是气道管理期间所接受的做法，但没有证据表明它会改善结果，与快速顺序插管中的压迫环状软骨一样，在气道的干预过程中 MILS 应进行调整，当通气受到影响时可以移除颈托。

（4）损伤检测：观察性研究发现没有早期诊断脊柱损伤的患者后来神经功能缺损发生率较高。然而，也要承认：尽管给予所有的照顾，一定比例的脊髓损伤患者（约 5%）神经功能会恶化。这可能发生在最初的损伤后的几小时到几周（亚急性创伤后上升性脊髓病）。后期恶化的原因不确定，但椎动脉损伤常见并且它可以反映为循环不稳定。当脊髓损伤病史的患者需要麻醉时这种不舒服的事实应牢记。

（5）药理学方法：脊髓损伤后使用大剂量甲泼尼龙有争议，临床较少使用。许多医师认为，缺乏有说服力的证据证明感染、高血糖症和神经病症状风险增加。镁在实验模型有脊髓保护作用，但剂量太大无法用于人体。

（6）低温：有关“中度”（33℃）低体温可能的益处，仍在继续争论。高效的血管内冷却装置的问世使低体温成为可以实现的目标。然而优点是否多于缺点，必要低温时间，以及如何缓慢复温仍然不明确。和脑外伤一样，SCI 也应避免高热。

（7）脊髓监测：感觉和运动诱发电位未证实可以改善结果。假阳性和假阴性都可能发生；凯莱赫等人发现，感觉诱发电位敏感性较差，但特异性高（分别为 52% 和 100%），运动电位敏感性和特异性分别为（100% 和 96%）。尽管如此，由于诱发电位对低血压敏感，它们提供了一些指导：血压在什么水平可允许的。虽然感觉电位可以在挥发性麻醉气体存在下引出，对于感觉和运动电位最好的结果可以通过丙泊酚输注获得。挥发性麻醉气体和肌肉松弛剂药物使运动电位消失，所以丙泊酚和瑞芬太尼输注是最方便的麻醉技术。运动诱发电位引起肌肉收缩，舌和气管导管可能被严重咬伤。必须使用有效的牙垫。

六、要点

• 疾病影响颅 - 颈连接点时，最有可能插管困难。

• 张口度和颅颈运动有关系。

• 术后呼吸道梗阻最有可能发生于颈椎前路联合后路手术，或颈椎前路手术持续超过 5 小时。

• 除非气道接近完全梗阻，否则喘鸣和低氧饱和度不可能会发生，且做引流没有区别。

• 开放创面可缓解梗阻。

• 颈椎不稳定性难以定义且具有广泛意义。

• 大多数麻醉期间脊髓损伤的报告涉及椎管狭窄。

• 对于颈椎损伤患者，没有哪种气道管理方法显示更优势。

（龚勇　孙杰　译　李成付　校）

推荐读物

Bhardwaj A, Long DM, Ducker TB, Toung TJ. (2001). Neurologic deficits after cervical laminectomy in the prone position. *Journal of Neurosurgical Anesthesiology*, **13**, 314–319.

Blumenthal S, Nadig M, Gerber C, Borgeat A. (2003). Severe airway obstruction during arthroscopic shoulder surgery. *Anesthesiology*, **99**, 1455–1456.

Calder I, Calder J, Crockard HA. (1995). Difficult direct laryngoscopy and cervical spine disease. *Anaesthesia*, **50**, 756–763.

Combes X, Dumerat M, Dhonneur G. (2004). Emergency gum elastic bougie-assisted tracheal intubation in four patients with upper airway distortion. *Canadian Journal of Anaesthesia*, **51**, 1022–1024.

Crosby ET. (2006). Airway management in adults after cervical spine trauma. *Anesthesiology*, **104**, 1293–1318.

Dickerman RD, Mittler MA, Warshaw C, Epstein JA. (2006). Spinal cord injury in a 14-year-old male secondary to spinal hyperflexion with exercise. *Spinal Cord*, **44**, 192–195.

Donaldson WF III, Heil BV, Donaldson VP, Silvaggio VJ. (1997). The effect of airway maneuvers on the unstable C1-C2 segment: A cadaver study. *Spine*, **22**, 1215–1218.

Duma A, Novak K, Schramm W. (2009). Tube-in-tube emergency airway management after a bitten endotracheal tube caused by repetitive transcranial electrical stimulation during spinal cord surgery. *Anesthesiology*, **111**, 1155–1157.

Hauswald M, Braude D. (2002). Spinal immobilization in trauma patients: Is it really necessary? *Current Opinion in Critical Care*, **8**, 566–570.

Hauswald M, Sklar DP, Tandberg D, Garcia JF. (1991). Cervical spine movement during airway management: Cinefluoroscopic appraisal in human cadavers. *American Journal of Emergency Medicine*, **9**, 535–538.

Kelleher MO, Tan G, Sarjeant R, Fehlings MG. (2008). Predictive value of intraoperative neurophysiological monitoring during cervical spine surgery: A prospective analysis of 1055 consecutive cases. *Journal of Neurosurgery. Spine*, **8**, 215–221.

Lee YH, Hsieh PF, Huang HH, Chan KC. (2008). Upper airway obstruction after cervical spinal fusion surgery: Role of cervical fixation angle. *Acta Anesthesiologica Taiwan*, **46**, 134–137.

Lennarson PJ, Smith D, Todd MM, et al. (2000). Segmental cervical spine motion during orotracheal intubation of the intact and injured spine with and without external stabilization. *Journal of Neurosurgery*, **92**, 201–206.

Lewandrowski KU, McClain RF, Lieberman I, Orr D. (2006). Cord and cauda equina injury complicating elective orthopaedic surgery. *Spine*, **31**, 1056–1059.

Manoach S, Paladino L. (2009). Laryngoscopy force, visualization and intubation failure in acute trauma: Should we modify the practice of manual in-line stabilization? *Anesthesiology*, **110**, 6–7.

Mason RA, Fielden CP. (1999). The obstructed airway in head and neck surgery. *Anaesthesia*, **54**, 625–628.

McCleod AD, Calder I. (2000). Direct laryngoscopy and cervical cord damage – the legend lives on. *British Journal of Anaesthesia*, **84**, 705–709.

McGuire G, el-Beheiry H. (1999). Complete upper airway obstruction during awake fibreoptic intubation in patients with unstable cervical spine fractures. *Canadian Journal of Anaesthesia*, **46**, 176–178.

Mercieri M, Paolini S, Mercieri A, et al. (2009). Tetraplegia following parathyroidectomy in two long-term haemodialysis patients. *Anaesthesia*, **64**, 1010–1013.

Miller SM. (2008). Methylprednisolone in acute spinal cord injury: A tarnished standard. *Journal of Neurosurgical Anesthesiology*, **20**, 140–142.

Miller RA, Crosby G, Sundaram P. (1987). Exacerbated spinal neurological deficit during sedation of a patient with cervical spondylosis. *Anesthesiology*, **67**, 844–846.

Morris CG, McCoy W, Lavery GG. (2004). Spinal immobilization for unconscious patients with multiple injuries. *British Medical Journal*, **329**, 495–499.

Nolan JP, Wilson ME. (1993). Orotracheal intubation in patients with potential cervical spine injuries. An indication for the gum elastic bougie. *Anaesthesia*, **48**, 630–633.

Robitaille A, Williams SR, Tremblay MH, et al. (2008). Cervical spine motion during tracheal intubation with manual in-line stabilization: Direct laryngoscopy versus GlideScope videolaryngoscopy. *Anesthesia and Analgesia*, **106**, 935–941.

Sagi HC, Beutler W, Carroll E, Connolly PJ. (2002). Airway complications associated with surgery on the anterior cervical spine. *Spine*, **27**, 949–953.

Segebarth PB, Limbird TJ. (2007). Perioperative acute upper airway obstruction secondary to severe rheumatoid arthritis. *Journal of Arthroplasty*, **22**, 916–919.

Terao Y, Matsumoto S, Yamashita K, et al. (2004). Increased incidence of emergency airway management after combined anterior-posterior cervical spine surgery. *Journal of Neurosurgical Anesthesiology*, **16**, 282–286.

Tokunaga D, Hase H, Mikami Y, et al. (2006). Atlantoaxial subluxation in different intraoperative head positions in patients with rheumatoid arthritis. *Anesthesiology*, **104**, 675–679.

Urakami Y, Takennaka I, Nakamura M, et al. (2002). The reliability of the Bellhouse test for evaluating extension capacity of the occipitoatlantoaxial complex. *Anesthesia and Analgesia*, **95**, 1437–1441.

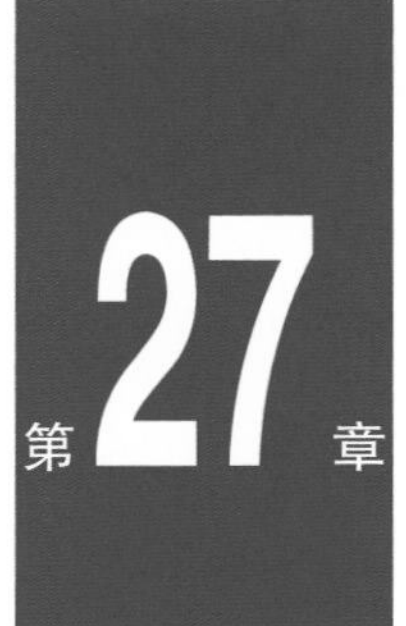

胸科麻醉气道管理

Adrian Pearce

胸外科手术要求麻醉医师能够使术侧肺停止通气并塌陷，以保护非手术侧肺免受血液、肿瘤或感染性物质的污染，并维持非术侧单肺通气。没有肺隔离和单肺通气技术，胸外科手术是十分危险的。1883 年 Block 医师为一位年轻女性亲属实施的第一例择期肺切除手术就是一场灾难。患者死在手术台上，而 Block 自杀。合理的使用支气管导管、双腔管和支气管阻塞管是保证胸科麻醉安全的重要部分。且它们的适应证不仅限于肺部手术，肺隔离还有其他临床适应证（见表 27.1）

一、支气管导管

第一次尝试选择性肺通气是用支气管导管。长的单腔管放置在非术侧肺的支气管。Magill 设计的经典方法是把支气管导管套到硬质支气管镜上，在支气管镜直视下放置导管。手术结束时将支气管导管退出到主气管内，实现双肺通气。支气管内放置单腔管行单肺通气的方法在特定的情况下仍在应用，通常采用盲探或光导纤维定位到支气管的恰当位置。

之后出现气管导管和支气管阻塞管 (Macintosh–Leatherdale) 的组合管，包括一个标准的气管套管和一个插入术侧肺的阻塞管。当阻塞管套囊放气时可双肺通气，套囊充气后可将术侧肺隔离。阻塞管内有一狭长管道，可以将术侧肺空气排出并抽吸术侧支气管内的血液或脓液。

表 27.1　肺隔离的适应证

• 肺开放或胸膜手术
• 胸腔镜手术
• 单侧肺出血
• 单侧肺部感染
• 胸椎血管或胃肠道手术
• 胸椎手术（前入路）
• 支气管胸膜瘘
• 气管支气管破裂
• 单侧肺灌洗
• 重症监护病房的单肺通气

二、双腔管 (DLT)

（一）设计

第一个双腔管由 Carlens 在 1949 年设计，为测量不同支气管间肺活量的差异，之后用于胸科手术。Carlens 制造的导管有两个腔，一个导管插入左主支气管，另一个止于主气管下段。隆突钩卡在隆突上以保证和维持正确的位置。在他的第一项研究中，Carlens 将双腔管插入到 60 例表面麻醉下的清醒患者中。他在 1952 年发表的第一篇关于双腔管在 500 例肺切除术中的应用的文章给其在瑞典 Sabbatsberg 医院的外科同事留下了深刻的印象。

近年来，已有多种不同设计的双腔管（包括最早的 Carlens 设计），采用红色橡胶或聚氯乙烯材料，可单次或一次性使用（见表 27.2）。其中 Robertshaw 设计的双腔管在实践中特别受欢迎。现代的双腔管 (图 27.1)，无论是左侧双腔管或右侧双腔管都有不同型号。Robertshaw 双腔管有小、中、大三种型号，而单次使用的 PVC 管采用法式计量方法（以毫米表示的外周长），女性一般用 35Fr 和 37Fr，男性一般用 39Fr 和 41Fr。双腔管的外径等于法式计量值除以 π（3.14）。双腔管明显大于单腔管，所以会有轻微的并发症，如喉咙痛和声嘶等。也有可能发生严重喉损伤如环杓关节脱位。

表 27.2 以人名命名的胸腔麻醉设备

- 支气管阻滞
  - Magill
  - Vernon Thompson
- 支气管和气管阻滞
  - Macintosh–Leatherdale
- 支气管的导管
  - Magill
  - Machray
  - Green–Gordon
  - Brompton (Pallister)
  - Vellacott
- DLTs
  - Carlens
  - Bryce–Smith
  - Bryce–Smith–Salt
  - White
  - Robertshaw

右侧双腔管的支气管部分有一个小孔或裂隙(图 27.2),为距离隆突 2.5cm 的右上肺叶支气管开口通气。左侧双腔管则没有此孔,因为左肺上叶支气管开口距离隆突大约 5cm。

(二)插管

插管之前的准备包括选择合适型号和方向的双腔管,检查支气管和气管充气套囊的充气/放气,准备特殊的 Y 形连接器,连接双管腔和换气系统。插管需要熟练的直视喉镜技术(挑起会厌)以充分暴露喉部,左侧双腔管还需要顺时针旋转 90° 将前端成角置入正确位置(图 27.3)。

一旦双腔管通过喉部,拔除管芯并推进双腔管至气管下部,使支气管导管进入正确的支气管。男性插入深度距离门齿平均为 29cm,女性平均 27cm。

一项研究计算出插入深度和身高之间关系,其公式为插入深度 (cm)=12+[0.1× 身高 (cm)]。当胸膜开放时,夹闭连接器的一侧停止该侧肺通气,开放连接器管帽,以让肺塌陷。打开管帽可以吸痰和放置软质纤维镜定位。左侧双腔管插管通常更容易,因为右上叶支气管位置较难显示,右侧双腔管插管有特定的适应证(见表 27.3)。

(三)位置检查

首先,应该确认双腔管是在气道内,而不是食道内,见第 16 章。然后视诊观察双腔通气和 Y 形连接器分别夹闭时的胸部运动。进一步胸部听诊来确认视诊结果,即夹闭一侧支气管导管管腔导致同侧肺叶不通气,而对侧肺所有肺叶正常通气。合适的纤维支气管镜可用于检查或调整双腔管的位置。首先将纤维支气管镜置入主气管侧,麻醉医师可以确认支气管的正确位置,在隆突看见小部分蓝色支气管套囊时,表明深度合适。若为右侧双腔管,纤维支气管镜还应置入支气管管腔确定右肺上叶支气管开口与管孔对齐情况。

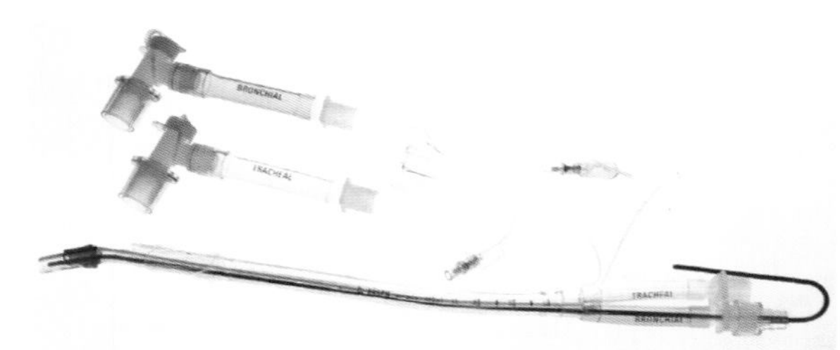

图 27.1 Portex 右侧双腔管。注:支气管、套囊和测压囊为蓝色。

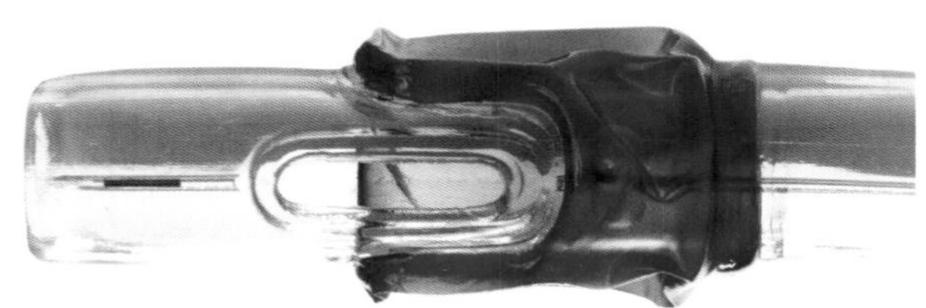

图 27.2 右支气管套囊有开口对应右肺上叶。

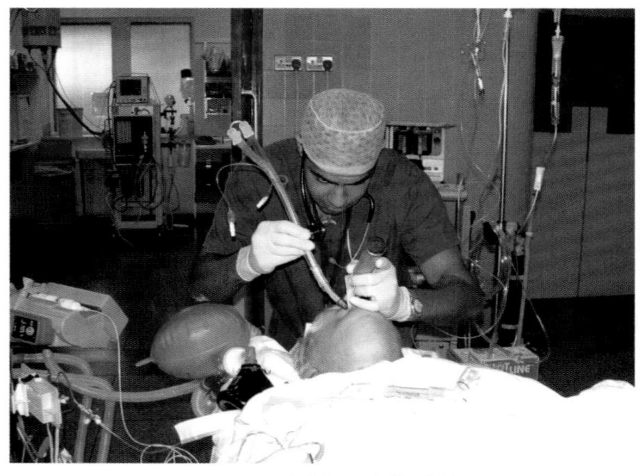

图 27.3 左侧双腔管插管。

表 27.3 右侧双腔管适应证

- 左支气管肿瘤
- 左全肺切除
- 左肺移植
- 左气管支气管破裂
- 原位左支气管支架
- 左支气管解剖扭曲

已有多篇关于双腔管导致气管支气管破裂的报道，常见原因为套囊初始过度充入氧化亚氮或氧化亚氮过度膨胀。1999 年发表了一篇综述文章，涉及全球 33 篇报道 46 位患者。此综述作者认为双腔管是安全的（表 27.4）。

三、支气管阻塞管

支气管阻塞管是一个有中央腔的长导管，导管上有小气囊，当放置到支气管内时，可隔离此侧肺通气并使隔离侧肺气体排出。1936 年 Magill 描述了早期的设计，此阻塞管被放置在术肺的支气管内。Fogarty 导管应用可能很广泛，但现代也有多款阻塞管，如 Univent 管（主气管导管内有一个内置的可调阻塞管，图 27.4a 和 27.4b，金属圈引导的 Arndt 阻塞管图 27.5a 和 27.5b），和 Coopdech 阻塞管（图 27.6）。Univent 管有儿童和成人两种尺寸，阻塞管本身 (Uniblocker) 单独提供。Arndt 和 Coopdech 都是通过一个多端口适配器插入，多端口可置入阻塞管、纤维支气管镜和呼吸系统。Arndt 阻塞管有三种型号供儿童和成人使用，5Fr(建议最小气管导管 4.5mm)、7Fr(6.5mm) 和 9Fr(7.5mm)，Arndt 阻塞管具有低压力高容量的套囊。成人最大尺寸的 Arndt 阻塞管有球形或椭圆形套囊，球形更适合阻塞右主支气管或中间支气管。Arndt 阻塞管的置入方法见表 27.5。不同阻塞管的用户手册可在网络上查到。

表 27.4　双腔管插管方法

- 选择适合的最大的 PVC 管
- 一旦尖端过声门立即取出支气管“管芯”
- 插入双腔管到适当的深度（根据身高）
- 临床和纤支镜定位方法确认位置
- 缓慢而小心地给套囊充气
- 保持囊内压力 <30 cm H_2O
- 使用 3mL 注射器给支气管套囊充气
- 如果使用 N_2O，用生理盐水或 N_2O/O_2 混合气充套囊
- 如果使用 N_2O，间断检查套囊压力
- 移动或重新定位导管之前，两个套囊均放气
- 在不需要的时候将支气管套囊放气

胸科手术麻醉中，双腔管比支气管阻塞管更流行，更方便，但在有一些适应证（见表 27.6）患者中，使用支气管阻塞管更有优势，更好，因此，支气管阻塞管的使用又开始热门起来。这可能是由于现代支气管阻塞管的设计，可以方便地在纤维支气管镜下可视放置，且在置入过程中可以通过气管导管持续通气。支气管阻塞管优于双腔管的最有说服力

(a)
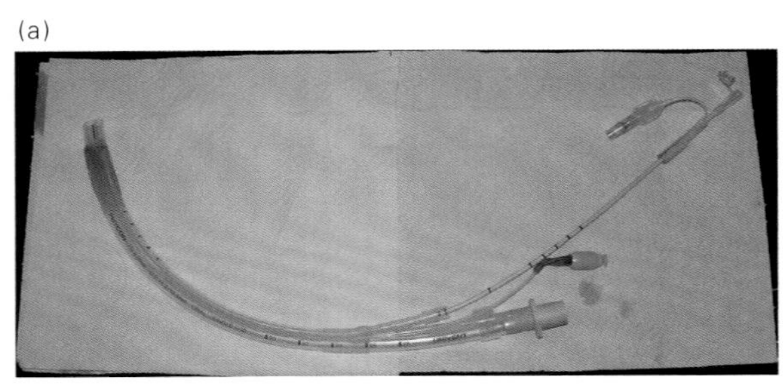

(b)
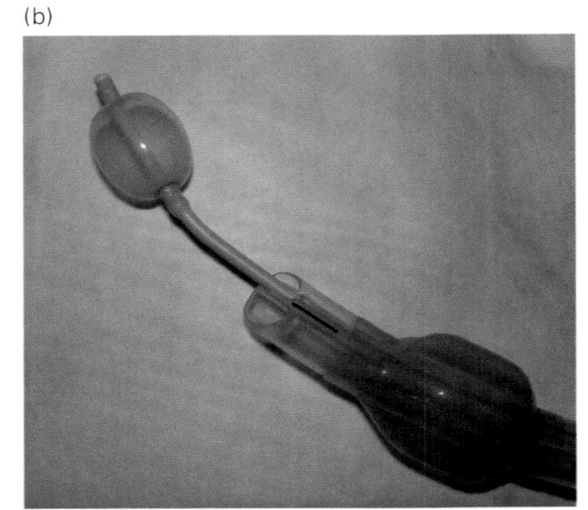

图 27.4　(a) 带扭力控制的 Univent 阻塞管。(b) Univent 阻塞管前端超出气管，气囊已充气。

(a)
(b)
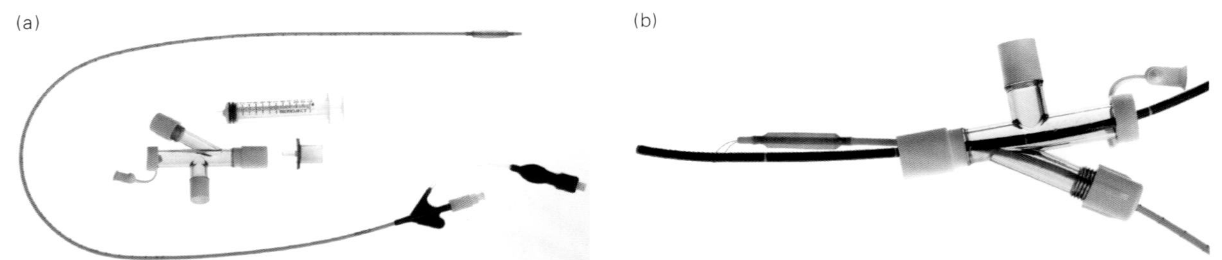

图 27.5　(a) Arndt 支气管阻塞管套件：阻塞管有一个金属圈，多端口适配器。(b) 纤维支气管镜穿过 Arndt 阻塞管的金属圈。

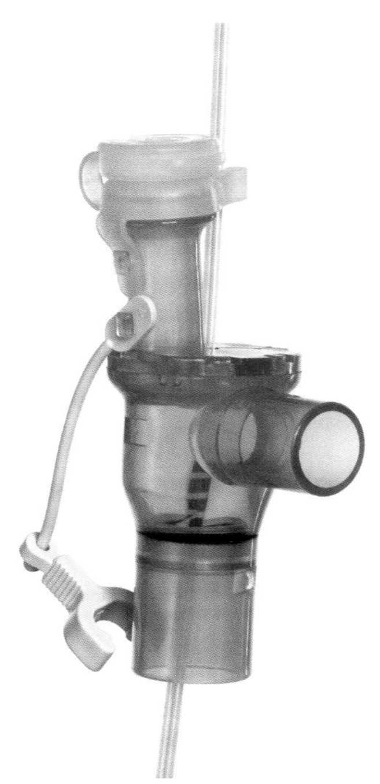
图 27.6　Coopdech 阻塞管。

表 27.5　Arndt 支气管阻塞器的放置步骤

- 检查所需支气导管的尺寸
- 插入合适的单腔管
- 配表导管连接器
- 通过吸气检查后通气
- 通过其端口置入纤维内镜
- 通过其端口置入阻塞器
- 通过阻塞器环放入纤维内镜(图 27.5)
- 让纤维内镜进入相应的支气管
- 把阻塞器的纤维内镜管插入位
- 把纤维内镜撤回支气管,检查阻塞器位置
- 在纤维内镜监视下给导管充气,阻断支气管
- 只能在正确放入之后,才能去除阻塞器环
- 只有 9F 阻塞器方可以重新插入此端

表 27.6　支气管阻塞管比双腔管有优势的适应证

- 气管 - 支气管解剖异常的患者
- 插管困难
- 切口原位气管套管
- 儿科患者
- 预计手术后机械通气的患者
- 手术前已行机械通气的患者

的案例就是非胸外科手术(如食道切除手术),手术没有肺部污染的风险。但支气管阻塞管也有局限性,表 27.7 列出了双腔管的优势。

表 27.7　双腔管的优势

- 更容易和更快地定位
- 临床中通常可以不用纤维镜辅助放置
- 更快速的肺萎陷(双腔管比阻塞管具有更大的管腔)
- 手术过程中不易发生位移
- 更好地保护非术侧肺防止其被污染
- 可以每侧肺单独吸痰
- 很方便地给予术侧肺 CPAP 通气
- 允许独立的肺通气

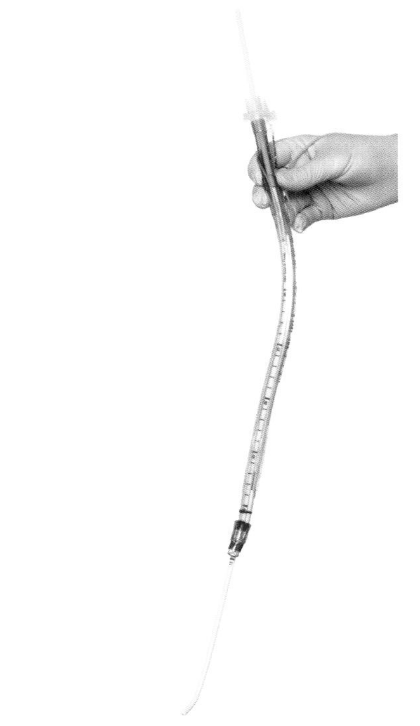
图 27.7　放置支气管管腔内的标准插管器。

四、肺隔离和困难气道

双腔管的放置比单腔管更困难、更复杂。预期和非预期的困难插管或已存在的气管切开可能会妨碍使用正常的方法插入双腔管。气管支气管树异常狭窄或移位应避免放置双腔管。喉切除术后的气管造瘘口很容易插入双腔管(短双腔管生产用于此目的),但只有当造瘘口是正常的口径时才可以。下述方法通常可解决困难气道的问题。

(一)使用插管器

直接喉镜下单腔管插管时使用插管器是一个很有效的方法,但在同样的方式下,正常尺寸的插管器用于双腔管太短。改良的方法(见图 27.7)是在置入喉镜前将插管器插入双腔管支气管导管腔

并超出 10 ～ 15cm（首次弹性橡胶探条的应用记录在 20 世纪 40 年代后期）。在直接喉镜插管器引导下将导管通过声门口。只有较大号的 39Fr 和 41Fr 双腔管支气管腔可容纳标准插管器。

（二）交换导管

除了用直接喉镜，单腔管也可由其他方法插入（如软质或硬质的间接喉镜）或由一个长而窄的交换导管 (100 ～ 110cm) 放入单腔管中插入。Cook 特别为双腔管交换而制造了一个长 100cm，格外结实带软端的导管。单腔管被拔除后，双腔管的支气管支通过交换导管插入。交换导管不能插入超过下部气管 (距门齿 24 ～ 25cm) 以避免损伤隆突或支气管，插管时用硬性喉镜片有助于舌的回缩。交换导管附带 Rapi-Fit 连接器，在换管过程中若遇到换管困难或低血氧饱和度情况时可以行低压或高压通气。低压通气是首选，因为高压通气气压伤的风险大。

(三)软质或硬质的间接喉镜

经口软质光导纤维引导双腔管插管是不错的方案 (在清醒或麻醉患者中)，纤支镜可将其放置在正确的支气管。此技术比单腔管插管困难（至少比较笨拙）。现在已经有一些较新的硬质间接喉镜可被用来放置双腔管。一个专门设计用来插入双腔管型号的喉镜 (图 27.8)。

（四）单腔管和支气管阻塞管

解决困难气道最普遍的方法是经鼻或口放置单腔管 (通常由软质光导纤维插管)，而后使用支气管阻塞管。支气管阻塞管也可在气管切开的情况下使用。

（五）声门上气道装置和支气管阻塞管

已经有一些报道描述在非常的情况下，如气管、支气管异常，用喉罩为患者通气，通过声门上气道装置放置支气管阻塞管实现肺隔离。

五、要点

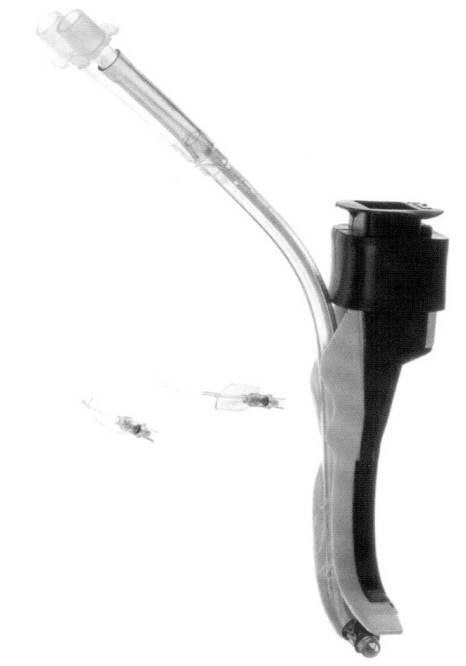

图 27.8 装载双腔管的 Airtraq。

- 肺隔离在肺部手术和非肺部手术中都非常有用。
- 双腔管通常是简单、快速和有效的。
- 双腔管安放位置应该通过临床和纤支镜得到证实。
- 支气管阻塞管（一个老技术）越来越流行。
- 支气管阻塞管在某些方面优于双腔管。

（龚勇　沈孜颖　译　吴安石　校）

推荐读物

Arndt blocker on http://www.cookmedical.com/cc/dataSheet.do?id=3988.

Bird GT, Hall M, Nel L, Davies E, Ross O. (2007). Effectiveness of Arndt endobronchial blockers in pediatric scoliosis surgery: A case series. *Paediatric Anaesthesia*, **17**, 289–294.

Brodsky JB. (2009). Lung separation and the difficult airway. *British Journal of Anaesthesia*, **103(Suppl 1)**, i66–i75.

Campos JH. (2010). Lung isolation techniques for patients with difficult airway. *Current Opinion in Anaesthesiology*, **23**, 12–17.

Cohen E. (2008). Pro: The new bronchial blockers are preferable to double-lumen tubes for lung isolation. *Journal of Cardiothoracic and Vascular Anesthesia*, **22**, 920–924.

Ehrenfeld JM, Mulvoy W, Sandberg WS. (2009). Performance comparison of right- and left-sided double-lumen tubes among infrequent users. *Journal of*

Cardiothoracic and Vascular Anesthesia, [Epub ahead of print].

Fitzmaurice BG, Brodsky JB. (1999). Airway rupture from double-lumen tubes. *Journal of Cardiothoracic and Vascular Anesthesia*, **13**, 322–329.

Klein U, Karzai W, Bloos F, et al. (1998). Role of fiberoptic bronchoscopy in conjunction with the use of double-lumen tubes for thoracic anaesthesia. *Anesthesiology*, **88**, 346–350.

Narayanaswamy M, McRae K, Slinger P, et al. (2009). Choosing a lung isolation device for thoracic surgery: A randomized trial of three bronchial blockers versus double-lumen tubes. *Anesthesia and Analgesia*, **108**, 1097–1101.

Roscoe A, Kanellakos GW, McCrae K, Slinger P. (2007). Pressures exerted by endobronchial devices. *Anesthesia and Analgesia*, **104**, 655–658.

Russell WJ. (2008). A logical approach to the selection and insertion of double-lumen tubes. *Current Opinion in Anaesthesiology*, **21**, 37–40.

Slinger P. (2008). Con: The new bronchial blockers are not preferable to double-lumen tubes for lung isolation. *Journal of Cardiothoracic and Vascular Anesthesia*, **22**, 925–929.

Slinger P. (2010). The clinical use of right-sided double-lumen tubes. *Canadian Journal of Anaesthesia*, **57**, 293–300.

Vitaid. *Univent Tube*. Available at: www.vitaid.com/usa/univent/index.htm.

Weng H, Xu ZY, Liu J, Ma D, Liu DS. (2010). Placement of the Univent tube without fibreoptic assistance. *Anesthesia and Analgesia*, **110**, 508–514.

Wexler S, Ng JM. (2010). Use of the proseal laryngeal mask airway and Arndt bronchial blocker for lung separation in a patient with a tracheal mass and aspiration risk. *Journal of Cardiothoracic and Vascular Anesthesia*, **24**, 215–216.

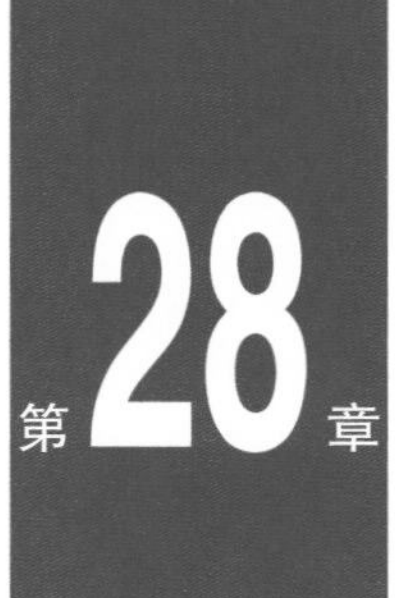

第28章

ICU 气道管理

Andrew R. Bodenham, Abhiram Mallick

一、概述

五十多年前，ICU 仅是一个提供短期气道支持的科室。尽管其逐渐发展为对其他重要器官支持的学科，但自学科成立以来其辅助通气和气道管理的根本任务没有改变。

重症患者的气道管理，气道的建立以及在数日、数周或更长时间内保持气道安全对医护人员来说是一个巨大挑战。随着培训的增多和设备的进步，在手术室选择性气道管理变得比较简单，并发症很低。相比之下，对于重症患者，气道管理经常为紧急事件，由于患者生理储备受限，经常出现建立气道失败、低氧血症、循环衰竭等并发症，而且没有充足的时间进行气道评估。熟练的气道管理技术，丰富的气道设备知识和应急策略能避免或将风险降至最低。

这就要求 ICU 医师掌握更多的技能，包括①识别评估潜在的困难气道。②制订计划有变通的气道管理方法。③根据国家指南，列出维持通气、氧合和并保证患者安全的一系列措施。④使用气道辅助装置，例如在未预料的困难事件中使用声门上通气装置。

在这个章节，我们将探讨危重患者的气管插管，诱导药物和肌松药的选择，安全拔管，气管造口和支气管镜检查，基本的持续正压通气 (CPAP) 和无创呼吸 (NIV) 也将提及。

二、经喉气管插管

(一)适应证

在 ICU，气管插管的核心指征是不适合进行持续正压通气或无创呼吸机支持或这两种方法失败的严重呼吸窘迫或衰竭的患者。许多患者已经在手术室、院前急救或病房进行了气管插管。经喉气管插管适应证大致可分为三类，患者也可能同时满足这三类适应证 (见表 28.1)：①解除气道梗阻；②保护患者气道免于误吸；③进行人工通气。

表 28.1　气管插管适应证

气道梗阻
气道水肿、肿瘤、头颈部外伤、会厌炎、手术
误吸风险
反应迟钝、脑部损伤、延髓性麻痹、咳嗽反射受损
便于进行 IPPV
心肺复苏术、呼吸衰竭、心力衰竭、多器官功能衰竭、胸部创伤

经喉气管插管其他适应证包括控制脑部损伤患者二氧化碳浓度、检查 (例如支气管镜检查、CT、MRI) 和患者转运。大多数多器官功能衰竭患者需要气管插管和辅助通气。

(二)插管路径

在常规和紧急情况下都是推荐经口明视插管。经鼻插管虽然比经口插管要舒适，但有较大的发生鼻出血、鼻窦炎的风险，且气管吸引难度增加。经鼻插管的禁忌证为颅底骨折、出血倾向和鼻息肉。尽管如此，经鼻插管对于躁动的患者很有益，而且也常用小儿插管。

(三)气管导管的种类

有关气管导管的完整描述见第十章。对重症监护患者需要特别注意最大限度地减少通过套囊时发生误吸以及气管、咽喉部的损伤。最新研究热点包括套囊上吸引系统以减少分泌物淤积，研发新的套囊以及控制套囊压力。

表 28.2 建议立即进行机械通气的标准

潮气量小于 3ml/kg
呼吸频率大于 35 次 / 分
肺活量小于 15ml/kg
FEV1<10ml/kg
PaO_2<8 kPa(60mmHg)
$PaCO_2$>8 kPa(60mmHg)

(四)进行气管插管的决定

未到终末期呼吸衰竭的患者,可能得益于 CPAP 或 NIV。是否进行气管插管和机械通气应根据临床证据和客观标准(表 28.2)。例如,慢性呼吸系统疾病或神经肌肉疾病的患者多并发高碳酸血症和低氧血症,但是不一定需要机械通气。要综合考虑基础疾病、CPAP 或 NIV 改善的可能性,以及疾病临床转归和动脉血气。对患者呼吸频率和幅度、意识水平、咳嗽能力和说完整语句的能力进行观察与动脉血气或胸片同样重要。如果患者出现呼吸费力,就有必要进行干预。对于病情恶化患者应该在白天及时进行气管插管,因为在白天更易获得技术支援,一个安全的环境比匆忙的下班时段更合适。

(五)伦理思考

在紧急情况下,气管插管作为急救的一部分必须马上进行。然而,有时会出现延迟,以便进一步评估患者以及他们的愿望,并给予其亲属探望的时间。对于没有生存希望的患者家庭来说,有机会进行哪怕是短暂的私下谈话都是很重要的。

做出不进行气管插管的决定较困难,主要原因:①几乎没有决策时间。②当出现需要气管插管的情况时,患者通常已经丧失决策能力。③拒绝气管插管经常被认为是走向死亡的标志,之后容易受到批评。④很难完全准确预测患者是否没有生存希望或者插管没有意义。

一些患者会拒绝气管插管等治疗。然而,任何放弃治疗的决策都要经患者、家属、重症监护医师以及会诊团队讨论后做出决定。常见情况是,患者和家属开始坚持这样的抢救治疗,而他们一旦了解了 ICU 支持治疗的花费,可能的较低生存率或低的长期生存质量后,就会改变他们的决定。如果他们认为由于患者并发症众多或疾病过程本身具有致命性,因而气管插管等措施并不是符合患者利益的最佳选择,则医师们无需进行这样的操作。除非达成一致,任何不进行复苏的决定在其后都可能遭到质疑。除非决定是显而易见的,大多数医师可能比较谨慎,经常提供给患者一段机械通气,随时间推移再修改决策。

任何不进行插管和机械通气的决定都应该清楚地记载在医疗文书,并注明理由。应发出正式的拒绝抢救和进一步生命支持(包括复苏的其他方面)的决议。

(六)气道评估

这一内容在第 7 章有详细的描述。很多评分系统可鉴别困难气道,但对于危重患者,它们的价值往往不确定。对严重呼吸窘迫的患者往往不可能进行评估。一种简明扼要的检查能够帮助做出是否选择要用有创或无创辅助呼吸支持的决定。如果患者需要有创呼吸支持,气道评估能揭示困难面罩通气和困难插管的风险。

(七)困难气道

所有 ICU 患者都应首先被看做是潜在的困难气道患者。接受了常规训练的 ICU 医师就应具备及时面对困难面罩通气和困难插管的能力(见第 7 章)。很多情况都会出现困难气道,其中有些情况更多见于 ICU 患者,包括头和颈部外伤和感染、颈部固定、咽喉肿胀和病态肥胖。由于病情不稳定,几乎没有时间进行评估,患者的氧合情况往往迅速恶化。

这里的困难气道包括:①预料的困难气道;②未曾预料的困难气道;③困难气道导致不能插管或者不能通气的情况。医师应当有能力处置后两种少见的情况。初期控制气道和后期气道管理之间存在相关性,初期控制气道不好,后期容易出现气管导管移位或者堵塞的情况,此外插管难度会随着时间的延长而改变(图 28.1)。

(八)气管插管准备

气管插管应尽可能在安全的情况下进行,必须有经验丰富的医师、熟练的助手、灯光、吸引器和其他必须设备。在理想状态下,应该提供和手术室一

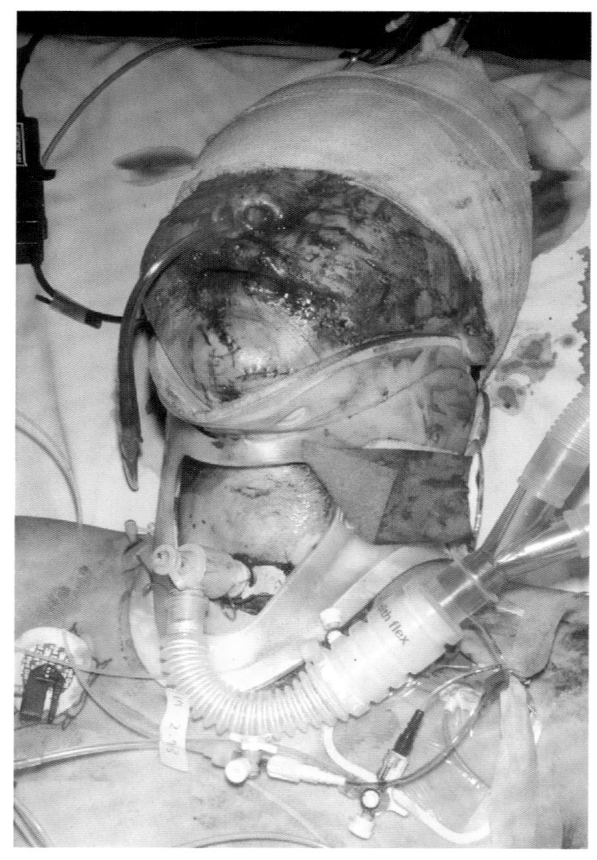

图 28.1 这名患者有广泛的面部和其他部位损伤，需要辅助通气，因其面部肿胀不可能经喉行气管插管，因此早期行气管切开。

样的标准，纯氧、适合患者面部的面罩、简易呼吸囊、吸引器、麦氏插管钳，鼻（口）咽通气道、探条等都应是立即可用的。如果时间允许，转运患者至ICU或手术室再进行气道处理更为安全。大多数ICU困难气道的设备有限，而从手术室能拿到更为专业的插管器械（详见第13、14、15章节）。应根据每个单位的实际情况作出采用那些设备的正确选择。

大多数需要气管插管的危重患者应被认为是饱胃的。应采取快速序贯诱导插管。快速顺序诱导的关键在于以最快速度完成气管插管保护气道，但是潜在的缺点是使用过多的麻醉诱导药物和常规使用琥珀胆碱产生的问题（见第7章节）。与之相比，使用根据患者反应逐渐增加诱导药物剂量，非去极化肌松药，面罩呼吸囊通气的慢诱导方案，可能使血流动力学更加稳定，但会增加误吸的风险。目前没有证据表明哪种方法更好，但是许多重症患者在紧急气管插管后出现了循环严重抑制。

危重患者即使使用小剂量诱导药物都可能出现血流动力学不稳定，必须备好血管活性药。在气管插管之前补充患者的容量、置入中心静脉及动脉导管、输注血管活性药物，有助于控制突发循环衰竭。

（九）气管插管药物选择

对于呼吸心跳停止或深昏迷的患者进行气管插管可以不使用麻醉药物和肌松剂。其他患者都需要使用药物抑制气道和心血管反应。显而易见的困难气道患者，例如牙脓肿、颈椎骨折的患者，可能需要清醒气管插管或者在手术室内行气管切开。

重症患者诱导药物包括丙泊酚 (1~2mg/kg)、依托咪酯 (0.1~0.2mg/kg)、氯胺酮 (0.5~2mg/kg) 和咪达唑仑 (2~10mg)。反应迟钝的患者用小剂量就已足够。以上任何药物都必须小心谨慎的给予，因为重症患者都有突发循环衰竭的风险。

肌松药经常被用来辅助插管。琥珀胆碱 (1mg/kg) 可在一分钟之内提供良好的插管条件，是快速顺序诱导的传统药物。但是它有以下副作用（表28.3)：

• 心动过缓，低血压，气道分泌物增加，这些可以被阿托品纠正。

• 血清钾轻度增加 (0.5~1mmol/L) 的患者，高钾血症的患者应避免使用琥珀胆碱。

• 大面积烧伤的患者可发生血清钾浓度不可预知的上升，长期卧床、上下运动神经元病变患者，重度挤压伤患者以及各种肌肉病变可能出现室性心律失常和心脏停搏。

• 我们相信在受训者当中，琥珀胆碱被过度应用。因为琥珀胆碱很容易被滥用于未知的易感患

表 28.3 琥珀胆碱的禁忌证

绝对禁忌证	相对禁忌证
最近明显烫伤或挤压伤	严重的败血症
脊柱损伤（在24小时之后）	长期不能移动的患者
血钾高，常是由于肾功衰导致	神经肌肉疾病包括重型神经病变疾病
重症肌无力	胆碱酯酶缺乏
强直性肌营养不良症和其他肌肉萎缩症	
恶性高热史	
先前过敏史	

者，因而有必要限制其使用。

非去极化肌松药是琥珀胆碱的替代品。其中罗库溴铵起效最快，0.8~1.2mg/kg 的剂量能在 60 秒内提供很好的插管条件。其拮抗剂环糊精 Sugammadex 能够迅速拮抗罗库溴铵，这在“不能插管或通气”的情况下尤为有益。因为琥珀胆碱的禁忌，罗库溴铵和维库溴铵越来越多地用于气管插管。阿曲库铵和顺阿曲库铵更适用于肾衰竭的患者。阿曲库铵能导致组胺释放，因而哮喘和 COPD 患者应避免使用。

（十）气管插管顺序

对于重症患者行气管插管应充分准备，应对可能的并发症，包括并发或不并发面罩通气困难的低氧血症，以及插管过程中的误吸。通过重复呼吸面罩给予 100% 纯氧进行预给氧可以提高发生困难气道时的安全系数。然而，这些患者往往并发肺活量减少、弥散障碍、通气血流比例失调、高碳酸血症和高代谢率，这样的预充氧可能不能确保一定不出现氧饱和度快速下降。

在预充氧后，快速序贯诱导时提倡助手进行环状软骨加压。环状软骨加压下插管直到套囊充气，采用呼气末二氧化碳监测确定导管在气管内。应该经常使用标准压力计测量和调整套囊压力以保持其压力低于 25mmHg，或者与 IPPV 相匹配的最小压力，以减少长期插管对气管黏膜的损伤。胸部 X 线能识别支气管插管和肺萎陷。

（十一）气管插管并发症

气管插管并发症讨论详见第 11 章节。气管插管的长期并发症包括：黏膜水肿，糜烂，肉芽肿形成，软骨感染 / 塌陷 / 破坏，这些在气管和咽喉都可能发生。临床上可表现声音改变，或气道梗阻和拔管后哮鸣音。这些损伤中某些可能是拔管不当造成的。注意气管导管和气囊的选择，常规测量套囊压力，及时改为气管切开和早期拔管能将发生这些并发症的可能性降至最低。

（十二）长期插管和 IPPV 患者的镇静和镇痛

插管后患者需要镇静镇痛药物以耐受气管插管和辅助通气，这对于气体交换差的患者尤为重要。这些药物减少了患者的恐惧和对环境嘈杂的感受，对插入有创导管等操作以及伤口疼痛等不愉快的记忆。此外，镇静可能有治疗作用，减少大脑和全身的耗氧量和心脏做功。

许多 ICU 采用静脉输注咪达唑仑或丙泊酚镇静，合并使用阿片类药物包括吗啡、芬太尼、阿芬太尼或瑞芬太尼。但没有证据表明哪一种更好。对药物的选择取决于本单位的流程以及患者的情况。

应该限制长时间使用肌松药。对于急性颅脑损伤的患者可使用肌松剂来防止咳嗽导致的颅内压升高，严重心功能衰竭或呼衰的患者可使用肌松药减少肌张力，降低氧耗。但使用肌松药物时可能造成患者知晓，特别是进行外科操作（如床旁经皮气管切开）时会给患者留下可怕的记忆。还可能因意外的、没有注意到的呼吸机管道断开而发生低氧，还可能造成严重的神经肌肉病变。

（十三）湿化

适当的湿化是必不可少的，可以避免气道及气管导管的干燥和分泌物变得浓稠。通常通过在呼吸机管路的吸入端使用一个水加热装置来实现湿化。

（十四）物理疗法和气管吸引

气管插管的存在和镇静镇痛降低了患者咳嗽和清除分泌物的能力。定期物理疗法和气道吸引对于防止分泌物堆积是必不可少的。

（十五）气管插管患者的气道阻塞

气管插管患者的气道阻塞在 ICU 很常见，可能是由于气管导管打折、扭曲、移位，或由于浓稠的分泌物、血凝块，偶尔由异物导致。充分湿化，规律吸痰，仔细固定导管能避免大多数的问题，但这些问题可能仍然出现，尤其是在气管导管直径偏小的时候。

及时发现并处理这些问题十分重要。典型表现是气道压上升、潮气量减少、手动通气胸廓起伏欠佳、低氧血症、$PaCO_2/EtCO_2$ 比上升或 $EtCO_2$ 曲线消失。尝试将 100% 纯氧接通简易呼吸器进行通气，如果不能通气，拔除气管导管，再次插管前置入口咽通气道或者喉罩连接简易呼吸器手动通气。如果能通气，放入吸引管。滴入 10~20mL 生理盐水有助于松动浓稠的分泌物。有时分泌物或血液可形成阻碍活瓣，气体可进入肺部，但是气管导管末端的分泌物或者血液阻碍了气体排出。如果吸痰管和支气管镜无法奏效，直接吸引气管导管以吸出分泌物，或者边吸引分泌物边移除导管。不要害怕过早的换管，如果心存疑虑就应将其拔出，这可能是救命之举。

三、辅助通气的脱机

当患者的情况改善，机械通气能逐渐减少直到不需要辅助呼吸。脱机的决定基于临床呼吸功能和病理问题的改善。成功脱机的典型标准见表 28.4。许多研究表明经常会出现非必要的脱机延迟。有些患者，尤其是择期手术后的外科患者，能够顺利脱机和迅速拔管。其他患者，特别是机械通气一段时间的患者，或者有明显肺部损伤、神经损伤或肌肉萎缩的患者可能需要更长脱机时间或者需要气管造口。

部分患者能够耐受一系列脱机试验及短时间的 NIV。然而其他患者在脱机试验前使用 CPAP 或者压力支持仍无法维持呼吸，表现包括咳嗽无力、出汗、心率增快、呼吸频率增快或浅快呼吸。这些患者将需要 CPAP 和压力支持与机械通气间断进行，这种情况下脱机往往需要很长时间。

表 28.4　成功脱机的典型标准

神经肌肉	清醒合作
	良好的肌张力和功能
	完整的延髓功能
血流动力学	无心律失常
	Hb>80g/L
	正性肌力药药量很小
	最佳液体平衡
呼吸	FiO_2<0.4
	PEEP<10cmH_2O
	没有明显的呼吸酸中毒 (pH<7.3 或 $PaCO_2$<6.5kPa)
	咳嗽良好
代谢	pH 正常
	电解质平衡正常
	没有腹部膨隆
	营养状况良好
	CO_2 排出正常
	需氧量正常

拔除气管导管

这部分内容详见第 17 章。一个特殊的问题是拔管试验和意外拔管后可能需要重新插管。再次插管可能遇到出乎意料的困难，包括患者可能缺氧、痛苦挣扎、不配合，以及诸多危险并发症，包括长期插管导致的气道水肿。

有些患者可以毫无困难地拔管，而部分患者可能因为呼吸力量欠佳或清除分泌物能力不足而致拔管后一般情况迅速恶化。这些患者需要重新插管，机械通气再稳定一段时间或者考虑气管造口。有些患者能够直接脱机转为到面罩 CPAP 或 NIV，这种方式对他们更有益。

对于已知困难气道的患者，拔管之前需要仔细考虑再插管的可能性。如果在拔管之前有任何维持气道开放困难的疑虑，则应备好直接喉镜，纤维支气管镜并在拔管前进行气管导管套囊的漏气试验。对于有可能再次插管困难的患者，可以放置气管交换器后拔管，这样可以快速再次插管。静脉使用地塞米松，肾上腺素喷雾和氦氧混合气。

四、气管造口术

(一)适应证和时机

大多数重症患者可在短时间内忍受经喉气管插管，并发症比较少，但是长时间（长于 1~2 周）气管插管可能增加风险。气管造口术适用于需要长时间机械通气、拔管失败、不能保护气道或需要长时间气管支气管灌洗的患者。它能减少长期经喉气管插管所造成的喉部损伤，被用于需要长期进行机控呼吸的患者。对于急性上呼吸道梗阻或无法通气，无法插管，无法维持气道的患者，需紧急行气管切开 / 环甲膜切开术。

气管造口比经喉气管插管要更舒适。它能减少由于使用镇静镇痛药物带来的不良反应，改善咳嗽，呼吸驱动力和肠道功能，并且具有全身活动能力。气管造口的时机存在很多变量，因为其缺乏一个早期的客观标准来识别哪些患者最可能从中受益，更多的是依靠医师专业判断。现在的趋势是早

表 28.5　气管造口并发症

即时并发症
出血
刺破气切导管套囊
穿刺针损伤纤维支气管镜
气管导管移位
麻醉知晓
低氧和高碳酸血症
颅内压增高
气管损伤
食管损伤
气切造口套管造成假通道
气胸 / 纵隔气肿
由于血凝块导致气道阻塞
早期并发症
肺萎陷
手术导致肺气肿
气切造口套管移位
张力性气胸
黏液阻塞导管
晚期并发症
黏液阻塞导管
周围小血管受侵蚀导致少量出血
大量出血 (例如无名动 / 静脉受侵蚀出血)
穿刺孔局部感染
声门下 / 气管狭窄
气管食管瘘或气管皮肤瘘管
永久的声音改变或吞咽困难
瘢痕形成造成气管狭窄

期气管切开，即患者一旦被认为可能需要较长时间机械通气在气管插管第一周就应行气管切开。

最近完成的 Tracman 研究中，研究了早期 (4 天) 和晚期 (>10 天) 进行气管造口机械通气的 ICU 患者的预后，结果未能显示哪个对患者更有益。在此之前的一些小样本研究提示，早期造口可能对患者有益。

(二)经皮与外科气管造口术的对比

气管造口术是常见的手术室或床边的开放性手术。床旁经皮扩张气管造口术 (PDT) 的兴起使得许多中心已将开放气管造口术降到备用位置，将开放气管造口术用于 PDT 失败或者预计困难 PDT 的患者、解剖畸形的患者或急诊情况。

无论采取何种技术，气管造口术本身有出血、气道梗阻、低氧血症、高碳酸血症、气胸和其他危及生命的风险。对于重症患者，没有机会犯错，所有

表 28.6　气管造口适应证

1. 辅助通气下的拔管和撤机试验失败
2. 长时间机械通气
3. 经气管清除肺内浓稠分泌物 (比经喉气管插管容易吸引)
4. 气道保护及预防误吸（例如，患者喉功能不全，延髓功能障碍，如脑血管意外，严重的脑损伤，脊髓高位损伤）
5. 上气道梗阻（例如，创伤、感染、恶性肿瘤、喉或声门下狭窄，双侧喉返神经麻痹，严重的睡眠呼吸暂停）
6. 面部颈部的创伤或手术

的操作都必须由有自制的术者进行或者在一旁监督。

不论是即时还是后期，在并发症方面，PDT 被认为是安全的。关于并发症的总结见表 28.5。床边 PDT 与外科气管造口术相比，主要的优点是便利和及时。无论如何，由于能够为大多数患者提供一个安全、迅速及时的床边气管造口扩大了可以进行气管造口的患者范围，这是一个长足进步（表 28.6）。

用于比较外科气管造口和 PDT 的随机试验或比较不同 PDT 穿刺术的试验需要大量的临床患者，并且耗资巨大，几乎不可能进行。因此，关于两种技术优缺点的争论将继续下去。无论如何，以下事实已被确认：①不管使用哪种技术，麻醉和操作者的技能和经验是最重要的，PDT 现在有明确的安全数据；②与开放气管造口术相比，PDT 的感染率更低，推测可能是因为切口较小和组织损伤更少；③对于解剖异常的患者，如脂肪堆积、甲状腺增大而使解剖标志不清、低环状软骨、穿刺部位有增粗的静脉，PDT 要更加困难。一小部分患者在解剖学上不适合 PDT。

(三)气管造口控制气道

由于在造瘘过程中存在意外拔管和错位的可能性，插管技术是不可忽视的。应有数名技术熟练的操作者分别进行以下操作：①气道管理与通气、麻醉、内镜检查；②气管造口。如果经喉气切插管脱出，通过气管镜接头置入气管导管交换器以便再次插管。如果不需要高压通气，声门上气道装置也可能有用。

在多数中心，进行 PDT 操作时使用内镜来确认穿刺针和导丝的位置，避免穿破气管后壁或将导丝送入食道。内镜会阻塞部分气切导管造成潮气量减少，低氧血症和高碳酸血症（见下面关于气管导

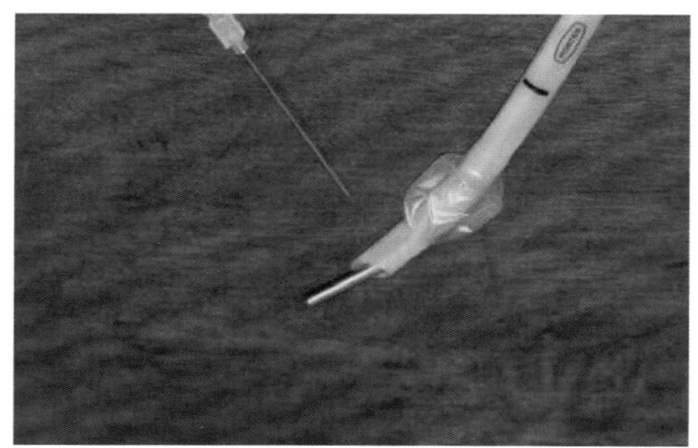

图 28.2　Bonfils 半硬性内镜通过气切导管。

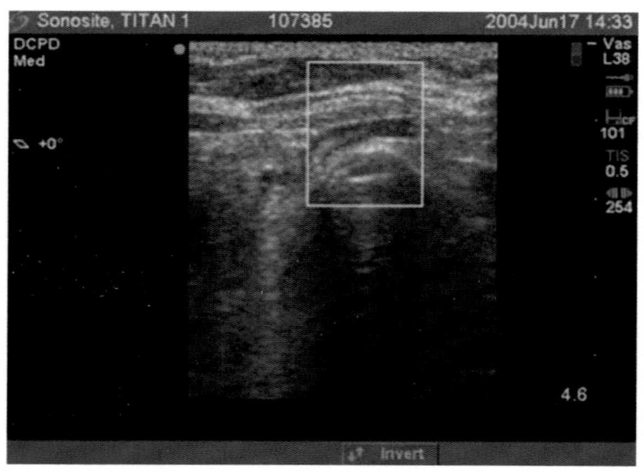

图 28.3　颈部多普勒超声扫描显示在可能的气管造口部位有搏动的血管。

管镜的章节），使用小口径内镜可减少阻塞。穿刺针可能导致昂贵的纤支镜受损，使用半硬性内镜如 Bonfils 镜（见图 28.2）可避免这种损伤。在弹性探条离开气道后使用喉罩，或在 LMA 内置入纤支镜使其尖端保持在气管之上，将呼气末二氧化碳监测仪接口连接引导针，均能帮助确认导管位置。

（四）PDT 技术

不同的 PDT 技术详见其他章节。PDT 技术依赖于置入引导针和导丝，最理想的位置在第一 / 第二和第二 / 第三气管环之间进行。更高位置有损伤环状软骨的风险，更低的位置有胸廓内血管出血的风险，更换导管也更加困难。了解年轻人和老年人的气管解剖差异很重要，老年人的气管可能陡峭向后倾斜。

颈部高分辨超声扫描对鉴定气管环、甲状腺峡部和血管十分有用 (图 28.3)。有一些操作者先钝性分离气管前组织，通过切口采用触诊法鉴别搏动

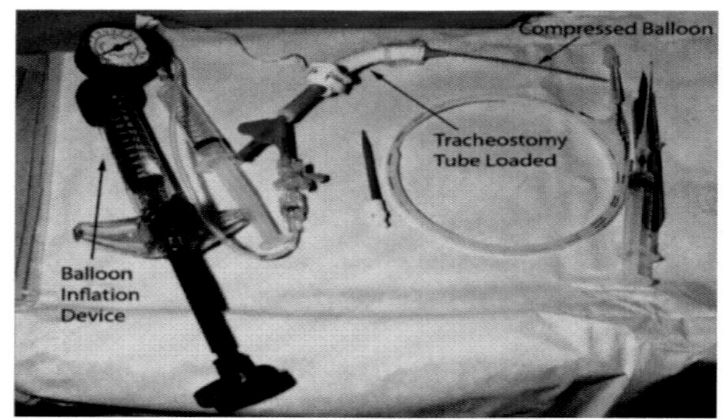

图 28.4　Cook Blue Dolphin 一步球囊扩张经皮气切造口套装。

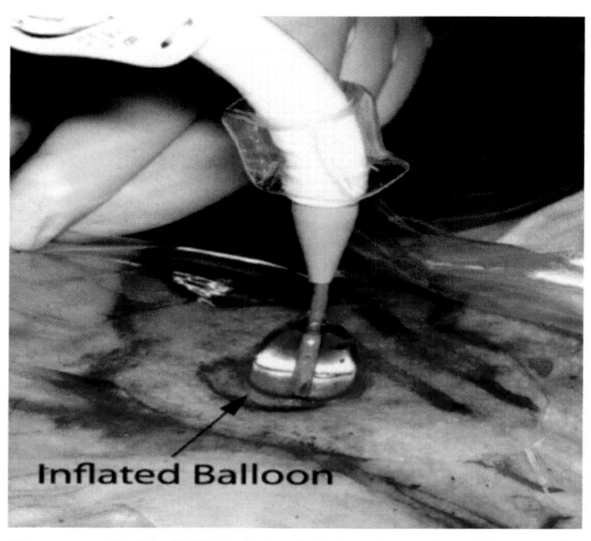

图 28.5　使用球囊扩张经皮气切造口，参见图 28.4 的完整套件。

的血管，在穿入穿刺针之前确定气管前壁。

在过去的几十年里，技术突飞猛进，包括多重或单个塑料扩张器，用于扩孔的镊子。近来，球囊扩张器 (图 28.4 及图 28.5) 也被应用于临床。球囊扩张之后，借助于扩张器置入气切套管。

单扩张器技术是最流行的技术，有以下原因：

- 单扩张器有亲水涂层。可减少摩擦，平稳迅速的扩孔。
- 更快捷的技术减少了扩张器和内镜阻塞气道的时间，减少了高碳酸血症和低氧血症的风险。
- 单扩张器有弹性，锥形尖端柔软、有延展性，能够弯曲成需要的角度顺着导丝进入气管。
- 与多扩张器相比，单扩张器减少血液及分泌物的气化。
- 持续堵塞能减少穿刺过程中的出血。

表 28.7 选择气切套管时需要考虑的设计方面因素

内外直径
皮肤瘘口和气管内部分的长度
皮肤瘘口与气管内部分的角度
套囊设计，低压高容量
套囊上的吸引口
套管材料的柔韧性
发声孔
内衬层 / 内套管
尖端设计以便在 PDT 操作时容易通过
容易固定的软固翼（不会导致胸骨皮肤压力性坏死）

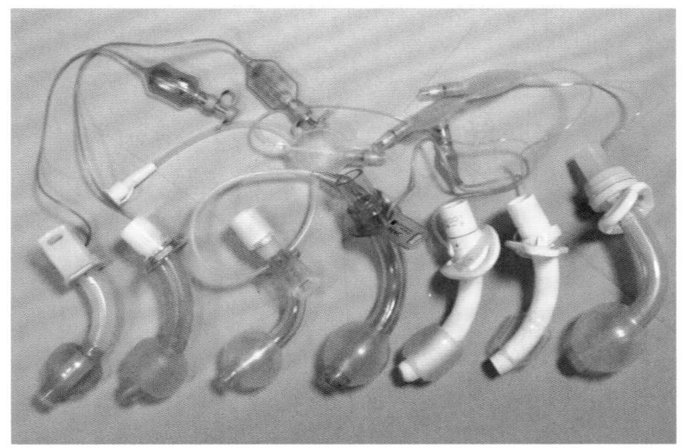

图 28.6 选择合适的标准 8mm 内径的气切套管。

（五）气切套管

对于气管套管的选择有多个方面的考虑（表 28.7）。根据超声检查、手触造口和穿刺针或扩张器置入的长度都能大致估计造瘘的深度。从声门上通过内镜，确认气切套管位置正确后将套囊充气。标准气切套管的造口截面较小，仅仅适用于颈围比较小的人（图 28.6）。套管过长或者过短都会使患者不舒适，还可能增加意外拔除气切套管及损伤气管及周围组织的风险。所有患者特别是造口部位结构异常的患者（图 28.7），都可以考虑使用固定管较长且可调节的套管。

（六）更换气切套管

在最初的 5~7 天稳定瘘管形成之前，更换导管可能出现问题。尤其是 PDT 技术，因为其瘘管很窄。应尽可能避免早期更换导管。如需更换气切套管，则应由能保证安全的人员操作。预先氧合，全套的插管设备、探条、气管扩张器及外科器械需备在床边。

在切开术 1 周之后更换导管通常很简单。无

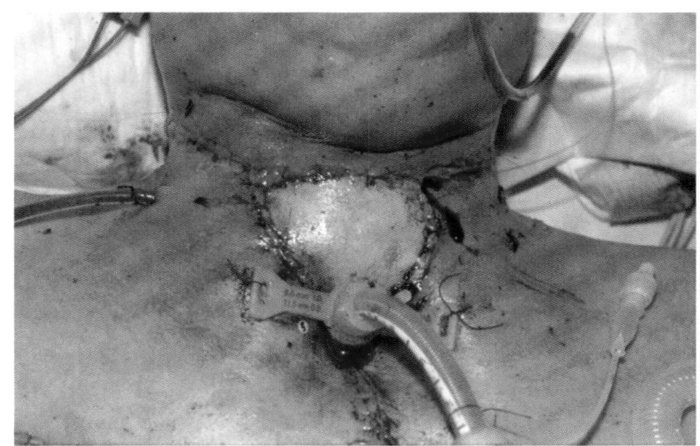

图 28.7 复杂气管肿瘤重建术后，固定翼可调的气切导管通过经胸骨的造口。放置气切导管时有时需要创新性方案。进行 IPPV 时，用套囊封闭气道可能会遇到困难。

论如何，在吸引套囊上积聚的口咽分泌物以及在拔出导管过程中通过气道进行吸引时，都必须小心谨慎。通过气切套管置入探条或吸引器导管，再顺着探条或吸引管置入所需更换的套管，可避免假性窦道形成。还应备好一系列更小口径的气切套管。

（七）拔除气切套管

气切套管应该尽快拔除以恢复咳嗽、上呼吸道加温加湿等正常的生理功能。目前有一种放置气切套管过久的倾向，临床医师总在等待拔除套管最佳时间，造成发音治疗需花费很长时间。由重症监护医师带领的团队对放置气切套管后的患者进行评估就能够做到及时拔管，从而减少住院时间。

当患者被证明有很好的呼吸驱动力，咳嗽有力，能够保护自己的气道时，就应该考虑拔除套管。当患者采用 CPAP，或吸入低浓度氧、使用 T 形管 12~24 小时而没有疲惫迹象时，就可拔除套管。咳嗽时分泌物进入气切套管是一个良好征象。全身无力，例如无法持续抬头，意识水平降低，会减少成功拔管的可能性。

拔管后，大多数气切造口在没有缝合的情况下表面能够初步愈合。一般 2~3 天后即可功能愈合。如果需要的话，这些脆弱的愈合可在最初几天内用血管钳迅速地重新打开。部分患者可能需要耳鼻喉科医师解决梗阻、瘢痕缩窄或者窦道不愈合等问题。通过长期随访，临床医师应当关注到极少发生但是很严重的并发症：喉或气管狭窄，表现为呼吸哮鸣音，持久的咳嗽和声音改变。

（八）长期的呼吸支持

越来越多的患者使用夜间 NIV 进行脱机，患者经常是逐渐从 24 小时机械通气，过渡到白天自主呼吸，夜间使用压力支持模式。在夜间移除气切套管之前，可以进行鼻 / 面部的 NIV，在导管和气管造口之间用周围束带固定以防止漏气。需要长时间呼吸支持的患者应被转运到特别的长期控制呼吸 / 支持病房，最终目标是实现家庭护理。

五、CPAP 和 NIV

过去的十多年里使用 CPAP 和 NIV 的重症患者逐渐增多，这些患者包括低氧血症、COPD、胸廓畸形或神经肌肉病变导致的 II 型呼吸衰竭、心源性肺水肿、从 IPPV 脱机和睡眠呼吸暂停的患者。

NIV 成功与否取决于患者和呼吸回路的接触面。面罩合适与否对于舒适和有效的通气支持是很重要的。选择合适的标准面罩、鼻罩、半面罩或头罩能提高患者的配合度和减少恐惧症的发生（图 28.8）。尽管如此，仍有多达 25% 的患者不能忍受 NIV。

最新面罩的改进包括采用凝胶气垫和舒适的头带以限制漏气。应用热敏塑料，能够单独成型的面罩和包住整个脸部的大面罩现在也被使用。在 CPAP 管理中，能够避免恐惧症的兜帽正日益成为流行。

NIV 的实际问题

必须确保没有禁忌证才能进行 NIV。进行 NIV 的患者应该能够维持他们的气道通畅；患者的分泌物应该很少，且无最近面部和上消化道手术史。在紧急情况下，应准备所有型号的面罩，并且要有一定时间让患者适应面罩。通气支持参数应该从最初的 5cmH_2O 呼气峰压和 12cmH_2O 吸气峰压逐渐增加到 20cmH_2O。

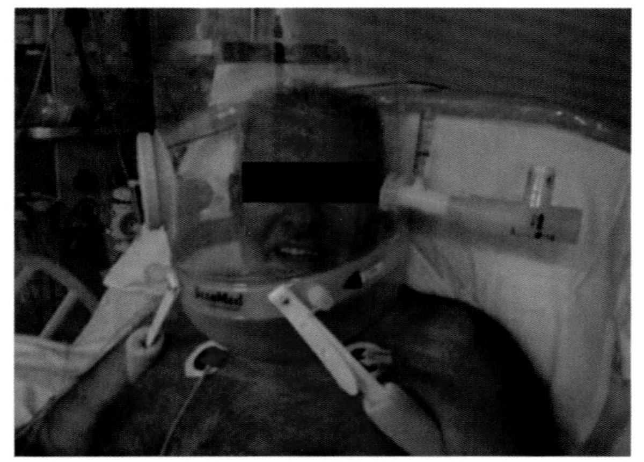

图 28.8 CPAP 头罩。

如几个小时之内呼吸频率减少和酸中毒得到纠正则表明 NIV 是有用的。随着患者逐渐好转，建议改用鼻罩通气，并逐渐减少通气支持的时间和强度。如果通气失败，患者需要接受有创通气或一定程度的监护。

六、支气管镜检

纤维支气管镜检查被越来越多的用于辅助通气的患者，通过气管导管进行诊断和治疗。支气管镜检可用于以下情况：肺萎缩的诊断、清除残留分泌物，去除阻塞物、通过支气管肺泡灌洗诊断呼吸机相关肺炎，发现气道病变（例如肿瘤）以及作为 PDT 时可视技术设备。相对禁忌证包括高气道压、临界氧合、循环不稳定和颅内压升高。每个患者都应该进行风险效益评估。

支气管镜检查的气道管理

进行气道管理、辅助通气与支气管镜应由不同操作者实施。在病情不稳定的情况下，支气管镜操作者应该随时准备暂停操作。患者预充氧，麻醉，使用 100% 氧气进行辅助呼吸。注意保持呼气末正压通气。由于导管的阻碍和通过支气管镜进行吸引，气体交换减少是很常见的。

内径小于 8mm 的气管导管可能被支气管镜堵塞，使通气和氧合减少。润滑的转换器和合适的橡皮帽能减少潮气量损失。如果使用压力控制的呼吸模式，应该提高压力峰值以补偿潮气量的损失。每次吸引的时间应该限制在 5 秒以内甚至更少。滴入生理盐水 (10~20ml) 可以松解浓稠的分泌物。

七、要点

• 在 ICU 管理气道和气管插管与手术室一样，需要全面监护和有经验的医师。

• 快速序贯诱导插管在重症患者很普遍，因为这些患者都应被认为是有误吸风险的，但不是对所有患者都应当使用琥珀胆碱。

• 根据患者对药物的反应逐渐增加剂量应用非去极化肌松药的慢诱导方法对不稳定的患者可能更为安全。

• 对于已知的困难气道拔管时应充分考虑再插管的可能，制定周密的拔管计划。

• 经过培训的医师进行经皮气管造口术是安全的，要仔细筛选患者。

• 开始的 5~7 天应避免更换气切套管。

• 气切套管相对于造口的深度来说往往很短，应该有个内套管。

• 使用支气管镜检对辅助通气的患者进行诊断和治疗的数量在不断增加。

• 头罩和面罩的选择对于能否成功实施持续正压通气 (CPAP) 和无创呼吸 (NIV) 至关重要。

（李荷纯 毛庆军 译　王天龙 李成付 校）

推荐读物

Buehner U, Oram J, Elliot S, Mallick A, Bodenham A. (2006). Bonfils semirigid endoscope for guidance during percutaneous tracheostomy. *Anaesthesia*, **61**, 665–670.

Griffiths J, Barber VS, Morgan L, Young JD. (2005). Systematic review and meta-analysis of studies of the timing of tracheostomy in adult patients undergoing artificial ventilation. *British Medical Journal*, **330**, 1243.

Grillo HC. (2004). *Anatomy of the Trachea. Surgery of the Trachea and Bronchi.* Lewiston, NY: BC Decker.

Gromann TW, Birkelbach O, Hetzer R. (2009). Balloon dilatational tracheostomy: Initial experience with the Ciaglia Blue Dolphin method. *Anesthesia and Analgesia*, **108**, 1862–1866.

Intensive Care Society, London. *ICS Guidelines on 'Standards for the Care of Adult Patients with a Temporary Tracheostomy.'* Available at: www.ics.ac.uk.

Kress JP, Pohlman AS, O'Connor MF, Hall JB. (2000). Daily interruption of sedative infusions in critically ill patients undergoing mechanical ventilation. *New England Journal of Medicine*, **342**, 1471–1477.

Lavery GG, McCloskey BV. (2008). The difficult airway in adult critical care. *Critical Care Medicine*, **36**, 2163–2173.

Mallick A, Bodenham A, Elliot S. (2008). An investigation into the length of standard tracheostomy tubes in critical care patients. *Anaesthesia*, **63**, 302–306.

Paw HGW, Bodenham AR. (2004). *Percutaneous Tracheostomy: A Practical Handbook.* Cambridge, UK: Cambridge University Press.

Reynolds SF, Heffner J. (2005). Airway management of the critically ill patient. *Chest*, **127**, 1397–1412.

Schwartz DE, Matthay M, Cohen NH. (1995). Death and other complications of emergency airway management in critically ill adults: A prospective investigation of 297 tracheal intubations. *Anesthesiology*, **82**, 367–376.

Tracman Trial. Available at: www.tracman.org.uk.

Walz JM, Zayaruzny M, Heard SO. (2007). Airway management in critical illness. *Chest*, **131**, 608–620.

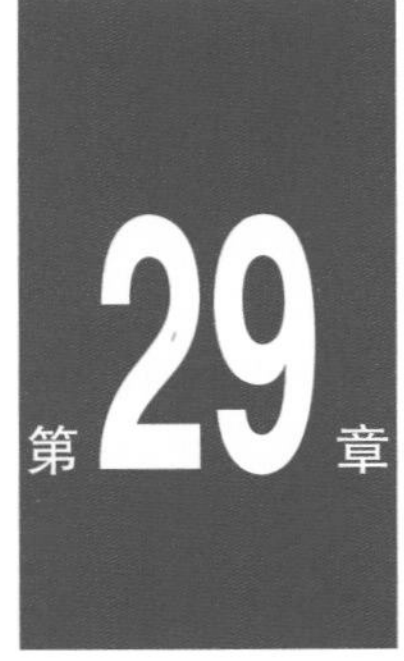

第29章 资源不足下的气道管理

Derek Barrett, Eric Hodgson

一、概述

麻醉文献中有很多气道管理的指南,但是很多都需要昂贵的仪器而不太适用于资源受限的环境。麻醉操作者在缺乏纤维支气管镜时,不仅需要熟练的技能,还需要创造力和想象力。困难气道协会(DAS)和美国麻醉医师协会 (ASA) 的指南制定了适用于世界各地的,在资源受限的环境下处理困难气道的通用原则。

- 评估每个患者的气道并制定气道管理计划。
- 总是准备一个备用方案:以防止第一个计划失败。
- 如果遇到困难气道,尽早寻求帮助。
- 始终把维持氧合放在第一位,维持氧合优先于其他干预措施。

在资源受限的医院,麻醉者应当熟悉他们所拥有和可以使用的设备,利用自己的聪明才智,灵活选择替代性的气道装置。麻醉医师进行麻醉的场所应该备有包括紧急气道处理装置在内的紧急气道箱和气道资源车。应常规检查困难气道箱 / 车,使用者必须熟悉困难气道工具的位置和使用方法以便在紧急情况下使用。在这个章节将讨论无昂贵仪器时的气道管理的例子。

二、氯胺酮麻醉下的自主呼吸

由于以下特点,氯胺酮广泛用于发展中国家:相对于其他麻醉药,对呼吸影响最小;如果患者在清醒状态下能维持气道顺畅,那么他们通常也能在氯胺酮麻醉时维持气道顺畅;能够保持气道反射,减少误吸风险;单一药物可产生镇痛和镇静效果。

虽然氯胺酮有许多优点,但需要权衡考虑氯胺

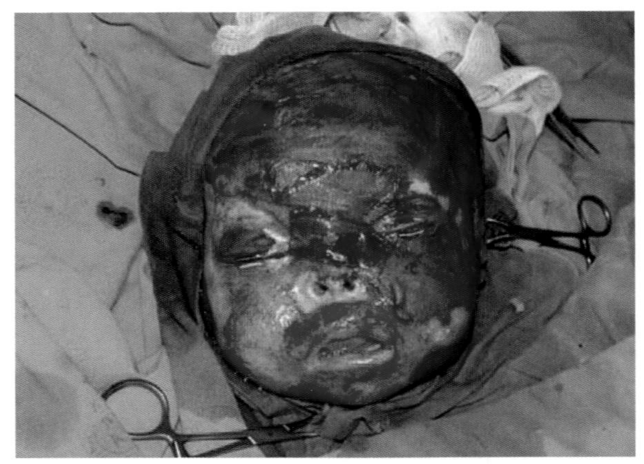

图 29.1 头面部烧伤患者植皮的麻醉:输注氯胺酮,复合咪达唑仑及吗啡(患者呼吸空气)。

酮的相关副作用,包括谵妄和延迟性的大量分泌物。单独使用氯胺酮麻醉的患者在手术过程中经常出现发声和体动的情况。因而氯胺酮常和其他麻醉药物合用以减少这些不良反应,同时保留其在气道保护方面的优点。单独使用氯胺酮不能用于喉镜操作与暴露,因为气道反应性的存在,患者也不能忍受气道装置的置入。

氯胺酮麻醉可以保留自主呼吸,所以特别适用于面部损伤需要清创和皮肤移植的患者(图 29.1)。这样的患者插管和固定气管导管都比较困难,使用氯胺酮可以避免插管。

- 氯胺酮:首剂量 2 mg/kg,然后持续静脉滴注 [4 mg/(kg•h)]。
- 咪达唑仑:50mg/kg 改善镇静减少谵妄。
- 吗啡:首剂量 50~100mg/kg,如呼吸正常,可用到 500mg/kg。
- 异丙酚:500mg/kg,适用于输注氯胺酮复合咪达唑仑及吗啡后,患者仍然出现发声和体动的情况。

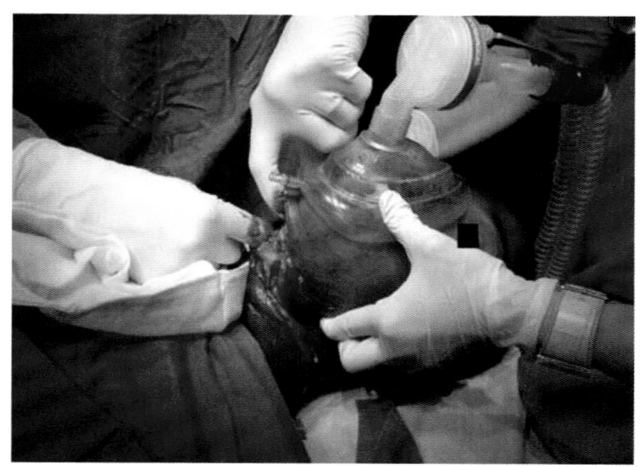

图 29.2 颈部脓肿切开引流及清创。如果手术时间短且面罩通气充足的话，可以采用普通面罩通气的气道管理，但安全可靠的 B 计划必须提前考虑好。

三、保留自主呼吸的面罩麻醉和辅助通气

喉镜检查和为了进行喉镜检查而使用肌松剂都是有危险的。不成功的喉镜检查可能导致喉痉挛、喉头水肿或气道出血，甚至可能导致“无法插管，无法通气”的危急情况。当预料患者是喉镜检查困难但是面罩通气没有困难时，可以首先使用面罩麻醉进行气道管理。这特别适用于短时不需要使用肌松药的情况（图 29.2）。

面罩通气的时候，口咽和鼻咽通气道应当随时备用。当面罩通气失败，第二套方案也要随时可用以便于气道急救。基于临床条件，备用的计划包括喉镜、喉罩或气管切开。

面罩通气困难或无法面罩通气的特征

术前的气道检查，必须检查和评估患者是否可能存在面罩通气困难或无法面罩通气的特征。如果出现下列的任何情况，必须考虑替代的备用计划：①清醒状态下有气道梗阻；②由于气道梗阻无法平卧；③络腮胡；④其他面部异常导致面罩密闭困难；⑤下颌无法前伸（咬上唇试验）；⑥颈部肿大导致下颌角模糊患者。

开口受限不是面罩通气的禁忌证。通过鼻咽通气道可以维持一个良好的气道。更应注意评估的是下颌能否向前和下颌角是否能清楚触摸到。

四、清醒喉镜置入或者清醒置入喉罩

如果气道解剖异常和预料麻醉后置入喉镜困难，维持自主呼吸直到气道安全非常重要。在这种情况下，应考虑在清醒或轻度镇静下喉镜检查或置入喉罩。

局麻下喉镜置入

口咽部可使用 10% 利多卡因喷雾做尽可能深的局部麻醉。1~2 分钟后，局部麻醉可以满足置入喉镜的要求。此时利多卡因喷雾能喷到更远端进行深部麻醉。撤出喉镜，待 1~2 分钟局麻生效后，再放入喉镜。用这种方式可以尽可能深的给予局麻喷雾，直到看到声门。声门需要使用静脉注射用的 2%~4% 利多卡因喷雾，禁止使用 10% 利多卡因口腔喷雾，以避免喉痉挛的危险。1~2 分钟之后，可以进行插管。如果使用注射器和针头进行局部麻醉，必须注意避免意外刺伤患者的口腔致大出血。图 29.3 显示应用局麻药进行喉部麻醉的方法。

局麻的备选方法包括：

漱口：合作的患者可以使用 4% 利多卡因漱口。漱口能力必须先用水进行漱口测试。当患者漱口时，咽部将被逐渐麻醉，直到局麻药随吸气进入气道导致咳嗽。咳嗽后声门可以维持 90 秒充足的喉部麻醉时间。

舌咽神经阻滞：喉镜检查主要的影响因素是咽反射，可以通过对双侧舌咽神经阻滞避免。

五、自主呼吸麻醉下喉镜置入

如果气管插管是必需的，而患者可能有喉镜置入困难但是没有面罩通气困难，在使用肌松药之前看见声带可能要安全一些。在这种情况下麻醉应保留自主呼吸。一旦患者的麻醉深度足够忍受喉镜，麻醉医师可以进行一次快速检查，了解声门情况。触碰声带和气管插管都是很危险的，因为这种刺激可能导致喉痉挛。如果声门是可见的，有两种操作：

- 静脉使用 2% ～ 4% 的利多卡因喷雾麻醉声

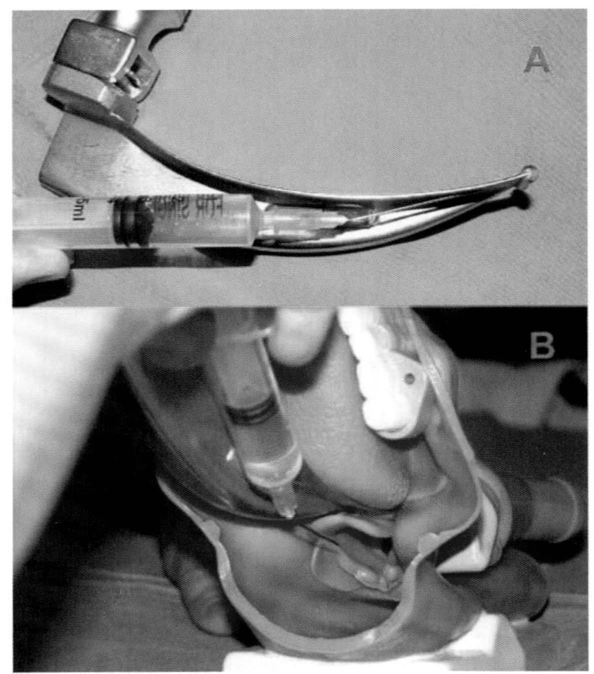

图 29.3 喉部使用局麻药进行喷雾的方法。(A) 注射器针略微弯曲，沿着喉镜金属片进入口腔，避免意外损伤口腔．(B) 直视下针对准喉部进行喷雾。

带，同时在 20 秒内插入气管导管。注意：10% 利多卡因喷雾用于咽喉部麻醉，不能用于声带麻醉，因为其可能导致喉痉挛（图 29.3）。

• 取出喉镜，当面罩通气可以维持安全使用肌松药和短效阿片类药物作用下的正常通气，在完善的麻醉和肌松作用下，喉镜可以再次置入进行插管。

相比较吸入诱导，静脉诱导导致呼吸暂停的风险更大，吸入诱导可能更受欢迎。如果采用吸入诱导联合静脉药物例如咪达唑仑、氯胺酮、丙泊酚或芬太尼，必须要小心使用，减少剂量，避免呼吸抑制。因为吸入药物起效和消除的特性，氟烷比七氟醚更受欢迎，其原因包括：①七氟醚诱导经常有闭气的情况。②由于七氟醚快进快出的特性，患者可能在置入喉镜检查过程中苏醒。③麻醉深度达到呼吸抑制的程度时，氟烷可以药物代谢的形式排出，但七氟醚只能通过呼吸排出。

如果声门不可见，保留自主呼吸，应使用备用计划。由于受临床条件的限制，备用计划可能包括下面的任何一项：唤醒患者，使用面罩或喉罩通气，备用插管方法例如盲插、光棒、逆行插管或气管切开。

六、光棒插管

光棒前端有可弯曲的强光源，可以调整后照亮气管导管的末端。通过口或鼻盲插进入气管后，颈部有可见的亮光可以表明导管的位置。光棒在困难气道插管中相当有价值。

七、逆向投射

在一个可以面罩通气的非急诊情况下，通过环甲膜投射可以更好的定位喉部位置。应该使用最亮的光源，最好是气管镜所用的冷光源。周围环境越暗越好。光线穿过环甲膜再置入喉镜。喉头的位置会由于光透射环甲膜而显露，使得插管能够顺利进行。

八、经鼻盲探插管

经鼻盲探插管曾经很流行，但不幸的是它正成为一门消失的艺术。经鼻盲探插管是一项很有价值的技术，尤其是在资源受限，没有纤支镜的环境下。经鼻盲探插管能在清醒或者麻醉下进行。常常保留自主呼吸，这样通过导管的空气流动可以确认导管的正确位置。

（一）经鼻盲探插管的局部麻醉

• 从鼻孔滴入血管收缩剂可以减少出血，减少鼻黏膜损伤。

• 经气管注射局麻药：环甲膜穿刺使用套管针注入 2% 利多卡因 4ml。呛咳即可确认针在气管内。拔出针，留置套管。通过套管注入利多卡因。患者咳嗽时局麻药向上麻醉声带，向下麻醉气管。

• 注入局麻凝胶：2% 利多卡因灭菌凝胶注入选择的鼻孔。这是一个简单有效的麻醉和润滑鼻孔和咽部的方法。经鼻注入局麻药凝胶时患者需仰面向上躺在床上。当凝胶加热后，它会回流，会再次充满鼻孔。这种情况下注入 10~20ml 凝胶，让其能从各种途径到达咽部。

• 至少等 3 分钟局麻药起效。

(a)
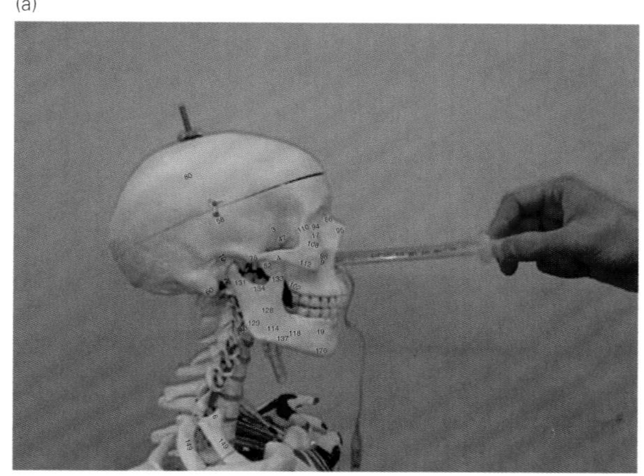

(b)
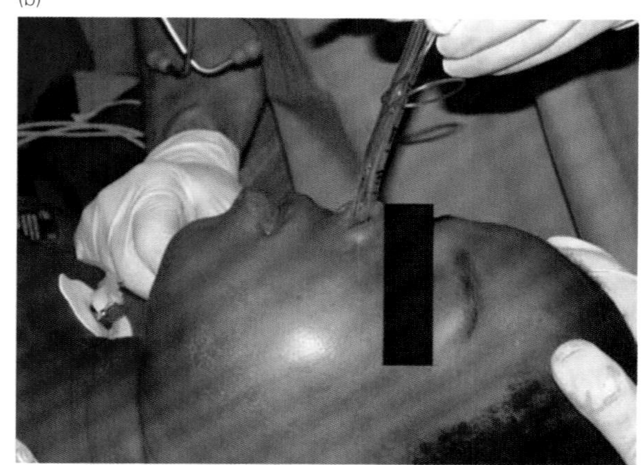

图 29.4　清醒经鼻盲探插管．注意插管方向与脸部呈 90° 角，导管沿着下鼻甲下沿及硬腭的顶部通过。

（二）导引导管进入鼻咽部

• 选择比经口插管小 0.5 ～ 1mm 的导管。6.5 或 7 号的导管适用于成人。依据个人喜好，可以将导管浸入温水中使其更柔软。软化导管可以帮助插入鼻子但是难以通过鼻咽。导管不能在热水中过度软化。

• 从选择的鼻孔轻柔的插入导管，但动作要迅速。插管时导管和面部垂直，这样导管从硬腭的顶部和软腭后方通过。导管不能向上插入脑部。

• 如果导管没有弯曲进入口咽，下面的策略可能可以帮助导引导管向下到达口咽：①将导管向头部撑开，动作迅速但要轻柔。② 180° 旋转导管，后退或旋转 360° 。③将导管弯曲塑形。④将吸痰管插入导管，并从口中带出以导引气管导管。⑤必须注意防止导管划伤口咽黏膜下层。

（三）导引导管进入喉部

在患者脑后放一个小枕头以弯曲颈部。观察导管中由于自主呼吸空气流动导致的雾化现象。二氧化碳监测也是有用的。如果导管无气流通过，说明很有可能误入食管，需要退出导管并重新定位。仅在吸气即声门开放最大时前进导管。观察或触诊喉部，观察导管尖端所导致的皮肤活动。如果患者出现明显的病理呼吸和血氧饱和度降低，可以通过气管导管给氧。

如果导管卡在任何一个位置，将头部位置适度调整和（或）旋转导管。让助手抬起下巴或让头轻度弯曲以让导管通过会厌。轻柔的用手或者是组织钳牵引固定舌头也有助于提起会厌。

如果导管尖端在梨状隐窝，在喉部一侧的颈部即可以看见突起。轻微撤回导管，向另外一边转动，然后在下一次吸气时将导管向前推送。可以尝试在外部甲状软骨处操作以配合声门处的操作，使导管容易通过。

如果导管进入食管，它将提升喉头，很容易可将导管全部插入。退回导管直到再次检测到气流。使用另外一只手给喉头加压直到感觉到导管的运动，在下一次吸气时候前进导管。

如果导管不容易进入气管，下面的策略可能有帮助：①导管到达咽部时给套囊充气，使导管的尖端对准喉头。②将吸痰管、橡胶探条或气道交换导管插入气道以帮助导管直接进入气管。③如果导管持续进入食道，则将其留在食道中，再从另外一个鼻孔中插入导管。④重放头部：若导管被会厌或甲状软骨阻挡，可弯曲颈部，如果导管进入食管，可抬起头部。⑤触诊喉头，用另外一只手进行外部喉部操作可以帮助导管前进。

经鼻盲探插管不应该采用暴力进行。

良好的局部麻醉对清醒插管至关重要。患者必须平静呼吸，任何形式的发声都会导致声带关闭，阻止导管通过喉头。能发声也说明导管没有通过喉头。

当导管进入气管，通过导管咳嗽而没有任何发声表明气管导管位置正确。也应进行二氧化碳监测。如果导管超过了局麻的范围，触及隆突，这对于清醒的患者来说将是一个很强的刺激。让助手准备在患者手拉出导管之前立即注入丙泊酚或其他静脉诱导药物。固定导管之前使用呼气末二氧化碳监测确认导管位置正确。

九、颏下插管

需要面部重建的患者可能有严重的上颌骨损伤，妨碍经鼻插管。由于外科手术的需要可能不适合经口插管。从气道管理程序上来说，如果患者以后还需要进行多次手术，可以行气管造口术。短期、安全的气道管理包括进行颏下插管。这比气管造口术的并发症要少。此外，相对于气管造口术，颏下插管的伤痕要美观些。

在常规加强管插管后，在下颌骨下缘中间平行于下颌骨做一个 1.5cm 的皮肤切口。使用弯血管钳进行钝性分离下颌舌骨肌直到口腔的底部，为颌下插管的气管导管建立通道。用止血钳和气囊扩张直到导管能通过通道。然后气管导管短暂的从呼吸回路脱离，将导管接头和导管分离。当确保在口内时，使用血管钳将加强管从颏下拉出口外。气管导管再次和导管接头以及麻醉呼吸回路连接，确认导管位置，进行呼气末二氧化碳监测。导管在口腔底部、舌和下颌骨之间的槽内。导管使用丝线固定。

十、经口盲探插管

经口盲探插管用于清醒和麻醉患者。然而对清醒患者来说，相比较经鼻盲探插管，它的适应性要差一些，如果患者拒绝开口或者牙关紧闭可能无法进行经口盲探插管。许多原则例如充分局麻和导引导管的尖端通过咽喉的方法都和经鼻盲探插管相似。将可塑的管芯放入导管，将导管弯曲成 90°（曲棍球式），以引导导管尖端通过舌和喉前段的曲线。抬起下颌和缩回舌头用来抬起会厌，使导管进入会厌后方，进入喉部开口。观察和触诊喉部对确定导管尖端的位置非常重要，稍微调整以导向导管进入喉部。

麻醉的患者可以使用手指插管。麻醉医师面对患者的头，站在患者肩膀水平，两只手伸入患者口中，直接朝向后方和舌后插管。会厌常很容易触诊，使用手压舌根部可以抬起会厌。导管在两个手指的导引下，从两个手指中间进入喉头，完成手指导引盲探插管。将麻醉医师的手放入患者口中有被咬伤的风险，所以只能用于麻醉的患者。

十一、双导管

插管尝试失败时气管导管常进入食管。当认识到插管食管后，常见的处理方法是拔出导管。实际上由于其两个有价值的功能，食道插管可以保留：①将食管插管的气囊充气将封闭食道，防止胃内容物反流进入气道；②食管插管的位置为喉头位置做了向导。

在食道插管到位后再次进行喉镜检查。插管时使用导丝、探条或气管交换导管先轻柔地穿过食管导管前面。如果遇到阻力无法通过，不要强行用力，适当退回，轻柔的转向和（或）尝试旋转。如果导管 90 秒内没有到达位置或者患者有氧饱和度下降的趋势，尝试应该立即停止，用面罩维持氧合。再次尝试盲探插管应当避免出血、水肿或插错位置。

十二、通过喉罩 (LMA) 插管

经典 LMA™ 喉罩和其他声门上气道装置 (SGAs) 有重复使用和一次性使用两种类型，即使在资源受限的环境也可应用。LMA™ 被 ASA 和 DAS 推荐为急诊或非急诊情况下插管失败后管理气道的第一抢救装置。其他 SGAs 也被成功的用于急救。

在成功放置一个 SGA 后，如果需要的话，气管插管、探条或气道交换导管可以穿过 SGA 进入气管。经典 LMA™ 常常引导弹性装置通过，通过 LMA 提供通道的气管内插管已有许多成功报道。

现在有一次性插管型喉罩 (intubating LMA, iLMA™) 可以让资源受限地区负担得起。这个设计与经典 LMA™ 相比较，能大大提高插管成功率。

十三、硬性支气管镜检和使用探条 / 气管交换导管插管

当张口度太小没法通过常规喉镜时，可以通过硬质支气管镜看到声门。注意避免损伤牙齿。从嘴角和磨牙后插入支气管镜，通过右侧的臼齿后进

入可以获得比中线进入好得多的视野。橡胶弹性探条和气管交换导管可以插入硬质支气管镜通过声门。小心取出支气管镜，保持探条位置。一根润滑过的气管导管通过探条插入气管。插入稍小号的气管导管比大一号的气管导管轻松。

十四、通过环甲膜穿刺逆行插管

逆行插管在以下三种情况下可用：①在支气管纤维镜可用的情况下，从准备进行清醒纤维支气管镜插管的患者中选取患者。需要进行清醒盲探经鼻或经口插管相同的局部麻醉；②非急诊常规插管途径失败的插管；③在紧急气道抢救失败的插管。

如果导致气道阻塞的原因在 72 小时之内解决和（或）有新的手术切口在颈部或前胸部，逆行插管比气管造口要好一些。

在缺乏相关设备时，可以使用单腔中心静脉导管代替。在环甲膜水平穿刺气管，如果从更低位置更易触摸气管，也可以从更低位置切入。针倾斜的角度要让导丝可以快速通过鼻或口。如果导丝从口或鼻出现后，使用中心静脉导管扩张将会使气管导管更容易通过。

最初的尝试应该使用有足够长度的最小的导管，但这和导管内径和导管直径是不符的。最适合的导管是插管型喉罩 (iLMA ™)，或 Flex-Tip ™插管。如果没有这些，硅胶加固导管将比 PVC 导管要好一些。

选择的导管应当比导丝和导引管长，以使颈部刺痕的斜面可见。导管顺着导丝进入气管，再将导丝和导引管从口中或鼻子轻柔的撤出。必须注意避免将导引管留在气管导管内，那样可能导致呛咳。导管位置可以用呼气末二氧化碳监测和临床征象确认。如果需要较大的导管，在患者充分麻醉的情况下，导管交换可能比探条或者气道交换导管方便。

十五、外科环甲膜切开

对于外科紧急气道，环甲膜切开比气管造口术更好，有以下的原因：①确认环甲膜要快速和简单；②在这个点气管最表浅，更容易进入气管；③避免周围肌肉、甲状腺峡部和周围血管出血。

很多合适的设备可以用于环甲膜切开。然而，在资源受限的医院，可能什么都没有或者医师不会熟练使用。因此，外科医生更愿意使用简单实用的设备。需要以下几项：①手术刀和刀柄，短圆刀片；②使用 5 号或 6 号套囊气管导管或气管套管；③可塑性导丝；④气管钩；⑤局麻药中加入肾上腺素。

在确认环甲膜后，使用含有肾上腺素的局麻药逐层浸润皮肤（图 29.5）。如果患者昏迷属于紧急困难（不能插管，不能通气）气道，可以不行局麻。在环甲膜上方使用手术刀与皮肤垂直做一个横切口直到环甲膜，进入气管后，刀片只能进入气管环 1cm，更深的话可能会损伤气管后壁。刀片旋转退出。然后将刀柄进入刺入点旋转以轻柔的扩大穿刺点。

拿出手术刀柄，插入带套囊的气管导管。用可塑性管芯弯曲导管头端以辅助气管导管进入气管。气管钩用于提供环状软骨尾部牵引。当套囊完全在皮肤下时，停止前进导管，通气并进行呼气末二氧化碳监测确认导管在气管内。

十六、气管造口术

开放式气管造口术是一门外科技术，应该由有经验的外科医师在手术室进行。如果患者存在困难气道，不适合清醒下进行气道管理时，需要麻醉之前进行气管造口术，造口术之前，外科医师、上台护士和器械都要准备好。麻醉医师要协助外科医师进行局麻，特别是在使用加入血管收缩药物的局麻药进行皮肤渗透和经气管局麻时。

以下情况需要进行气管造口：①从清醒纤支镜插管的患者中选择需要进行清醒气道控制的患者，对于气管梗阻无法在 72 小时之内解除的患者，进行气管造口要优于逆行插管；②非急诊气道常规途径插管失败需要气道控制的病例；③急诊常规途径插管失败进行气道抢救的气道控制，特别是在环甲膜切开后。

气管造口术可以使用各种商业器械进行经皮操作，因而气管造口越来越多的从病房和 ICU 变成床边操作。经皮气管造口术可以由技术熟练的助理医师和（或）麻醉医师施行，可以达到和外科医师

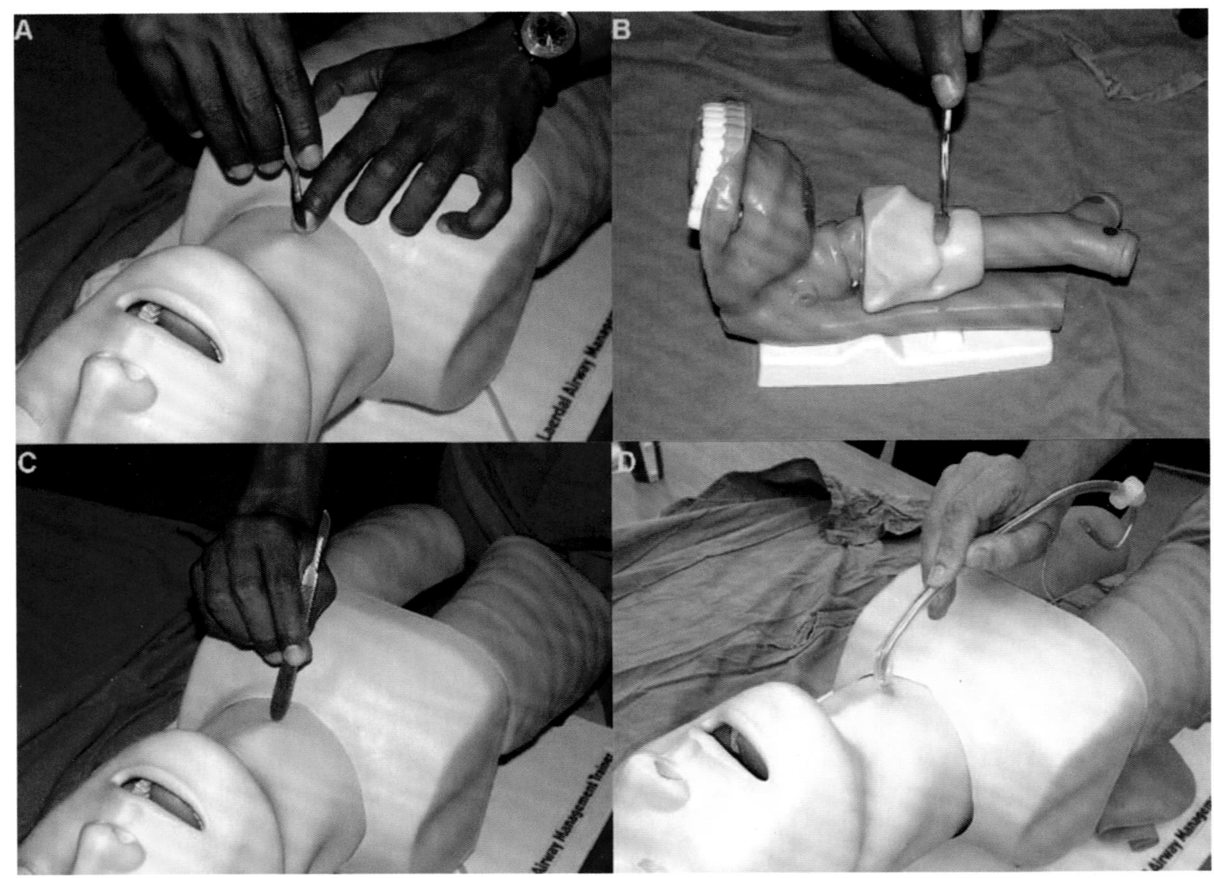

图 29.5　环甲膜切开术 .（A 和 B）确认环甲膜并横向切开。（C）刀柄进入切口处旋转以扩大穿刺点。（D）在可塑管芯的帮助下插入带套囊的气管导管。

一样的水平。被推荐的方法为直视下针刺造口，插入导丝，经皮扩张造口。当没有纤维支气管镜时，使用下述技术维持通气的情况下经皮气管造口仍是可行的：

• 气管导管可以在喉镜直视下拉出。套囊在声带上方充气，但导管尖端仍旧进入声门。保持气管导管位置，将充气套囊下推进入喉头以密封，使套囊以下的导管可以进行机械通气。在这种情况下套囊可以避免被刺穿。但这样不能保证可靠通气，患者在治疗过程中必须密切监测机械通气情况。

• 将气管内导管换成喉罩或者声门上装置。这只适用于氧合气道压小于 25cmH$_2$O 的情况。通气压力最高的装置是 LMA ProsealTM 或 SupremeTM。

• 一项不需要光纤控制的技术已经出现，当气管导管到位后，换成一个 5 号的小喉导管。这种导管的套囊尽可能地靠近隆突，以维持双侧支气管通气。患者使用容量控制通气，允许相同潮气量情况下由于使用小导管阻力导致的高气道压。这样可以进行气管穿刺、导丝通过、扩张，使用 5 号气管导管进行气道维持。一旦气管造口套管安置后，再将气管造口套管充气，将气管内导管放气以确认气管位置。气体将通过最小阻力的通路，从气道造口套管吹出。进一步确认需要将气管造口套管接上呼吸回路，气体将从气管导管内腔吹出。这项技术有利于维持整个流程的机械通气以及使用 5 号导管保护局部气管后壁。

• 气管导管可以前进 4 ～ 6cm。在皮肤穿刺后，气管前壁切开前，将气管导管套囊放气。为了导丝前进和进行初步的扩张，可以将套囊重新充气。在插入主扩张器后，将导管退出，将套囊完全放气，放入气管造口套管。注意保护气管后壁，通过临床征象和呼气末二氧化碳监测确认气管造口套管在气管内后才能将气管导管完全撤出。

当无法使用纤支镜插管的情况下，对于在资源受限的环境下的患者，外科和经皮气管造口都是可行的。

十七、对于困难气道的建议

南非已经出版了关于手术室应配备设备的全面指南。这些指南建议应该提供如下卫生设施：

• 一个困难气道箱，包括有限数量的用于插管失败的急诊气道管理的重要设备。必须包括声门上气道装置和环甲膜穿刺装置。

• 气道资源车包括用于困难气道管理的设备和备用装置。这将包括很多气道装置和交换装置。

十八、要点

• 气道管理在资源充足和资源不足地区的原则相同。包括对每个患者进行气道评估，制定气道管理计划，包括备用计划，并确保一直保持肺的氧合。

• 缺少昂贵的气道装置时，麻醉医师需要使用他们的技能和想象力来管理困难气道。有时包括对技术的非常规使用。

• 所有的麻醉医师应能迅速使用紧急气道设备，并熟悉运用所拥有的气道管理设备。

（李荷纯 孙卓男 译 衡新华 李成付 校）

推荐读物

American Society of Anesthesiologists Task Force on Management of the Difficult Airway. (2003). Practice guidelines for management of the difficult airway. *Anesthesiology*, **98**, 1269–1277.

Amin M, Dill-Russell P, Manisali M, Lee R, Sinton I. (2002). Facial fractures and submental tracheal intubation. *Anaesthesia*, **57**, 1195–1212.

Arora MK, Karamchandani K, Trikha A. (2006). Use of a gum elastic bougie to facilitate blind nasotracheal intubation in children: A series of three cases. *Anaesthesia*, **61**, 291–294.

Batra YK, Mathew P. (2005). Airway management with endotracheal intubation (including awake intubation and blind intubation). *Indian Journal of Anaesthesia*, **49**, 263–268.

Bein B, Scholz J. (2005). Supraglottic airway devices. *Best Practice & Research. Clinical Anaesthesiology*, **19**, 581–593.

Cattano D, Abramson S, Buzzigoli S, et al. (2006). The use of the laryngeal mask airway during guidewire dilating forceps tracheostomy. *Anesthesia and Analgesia*, **103**, 453–457.

Chung DC, Mainland PA, Kong AS. (1999). Anesthesia of the airway by aspiration of lidocaine. *Canadian Journal of Anaesthesia*, **46**, 215–219.

Collins PD, Godkin RA. (1992). Awake blind nasal intubation – a dying art. *Anaesthesia and Intensive Care*, **20**, 225–227.

Craven R. (2007). Ketamine. *Anaesthesia*, **62**(Suppl 1), 48–53.

Davis L, Cook-Sather SD, Schreiner MS. (2000). Lighted stylet tracheal intubation: A review. *Anesthesia and Analgesia*, **90**, 745–756.

Dimitriadis JC, Paoloni R. (2008). Emergency cricothyroidotomy: A randomised crossover study of four methods. *Anaesthesia*, **63**, 1204–1208.

Doerges V. (2005). Airway management in emergency situations. *Best Practice & Research. Clinical Anaesthesiology* **19**, 699–715.

Fisher L, Duane D, Lafreniere L, Read D. (2002). Percutaneous dilational tracheostomy: A safer technique of airway management using a microlaryngeal tube. *Anaesthesia*, **57**, 253–255.

Gold MI, Buechel DR. (1960). A method of blind nasal intubation for the conscious patient. *Anesthesia and Analgesia*, **39**, 257–263.

Helm M, Gries A, Mutzbauer T. (2005). Surgical approach in difficult airway management. *Clinical Anaesthesiology*, **19**, 623–640.

Henderson JJ, Popat MT, Latto IP, Pearce AC. (2004). Difficult Airway Society guidelines for management of the unanticipated difficult intubation. *Anaesthesia*, **59**, 675–694.

Hodgson RE, Milner A, Alberts A, Barrett D, Joubert I, Hold A. (2007). Airway management resources in operating theatres. Provisional recommendations for South African hospitals and clinics. *South African Journal of Anesthesiology and Analgesia*, **13**, 17–23.

Kheterpal S, Han R, Tremper KK, et al. (2006). Incidence and predictors of difficult and impossible mask ventilation. *Anesthesiology*, **105**, 885–891.

Latorre F, Otter W, Kleemann PP, Dick W, Jage J. (1996). Cocaine or phenylephrine /lidocaine for nasal fibreoptic intubation? *European Journal of Anaesthesiology*, **13**, 577–581.

Lenfant F, Benkhadra M, Trouilloud P, Freysz M. (2006). Comparison of two techniques for retrograde tracheal intubation in human fresh cadavers. *Anesthesiology*, **104**, 48–51.

Lim SL, Tay DH, Thomas E. (1994). A comparison of three types of tracheal tube for use in laryngeal mask assisted blind orotracheal intubation. *Anaesthesia*, **49**, 255–257.

Meyer RM. (1989). Suction catheter to facilitate blind nasal intubation. *Anesthesia and Analgesia*, **68**, 701.

Morgan JP III, Haug RH, Holmgreen WC. (1994). Awake blind nasoendotracheal intubation: A comprehensive review. *Journal of Oral and Maxillofacial Surgery*, **52**, 1303–1311.

Nekhendzy V, Simmonds PK. (2004). Rigid bronchoscope-assisted endotracheal intubation: Yet another use of the gum elastic bougie. *Anesthesia and Analgesia*, **98**, 545–547.

Nafiu OO, Coker N. (2007). A rather unconventional use of the laryngeal mask airway. *Pediatric Anesthesia*,

17, 998–1000.

Owens VF, Palmieri TL, Comroe CM, et al. (2006). Ketamine: A safe and effective agent for painful procedures in the pediatric burn patient. *Journal of Burn Care & Research*, **27**, 211–217.

Raath R. (2004). *Innovative Techniques for Airway Management.* (Abstract). Proceedings of the 2nd South African Airway Management Congress, Durban.

Regan K, Hunt H. (2008). Tracheostomy management. *Continuing Education in Anaesthesia Critical Care & Pain*, **8**, 31–35.

Sarner JB, Levine M, Davis PJ, Lerman J, Cook DR, Motoyama E. (1995). Clinical characteristics of sevoflurane in children: A comparison with halothane. *Anesthesiology*, **82**, 38–46.

Schwartz DE, Wiener-Kronish JP. (1991). Management of the difficult airway. *Clinics in Chest Medicine*, **12**, 483–495.

Sharma B, Sood J, Kumra VP. (2007). Uses of LMA in present day anaesthesia. *Journal of Anesthesia in Clinical Pharmacology*, **23**, 5–15.

Simmons ST, Schleich AR. (2002). Airway regional anesthesia for awake fiberoptic intubation. *Regional Anesthesia and Pain Medicine*, **27**, 180–192.

Stemp LI. (2004). 'Quick Look' direct laryngoscopy to avoid cannot intubate/cannot ventilate inductions. *Anesthesia and Analgesia*, **98**, 1815.

Szmuk P, Ezri T, Evron S, Roth Y, Katz J. (2008). A brief history of tracheostomy and tracheal intubation, from the Bronze Age to the Space Age. *Intensive Care Medicine*, **34**, 222–228.

Timmerman A, Russo SG. (2007). Which airway should I use? *Current Opinions in Anaesthesiology*, **20**, 595–599.

Weksler N, Klein M, Weksler D, et al. (2004). Retrograde tracheal intubation: Beyond fibreoptic endotracheal intubation. *Acta Anaesthesiologica Scandinavica*, **48**, 412–416.

Wilson WC, Minokadeh A, Benumof JL, Frass M, Barbieri P. (2007). Definitive airway management. In: Wilson WC, Grande CM, Hoyt DB (Eds.), *Trauma: Emergency Resuscitation, Perioperative Anesthesia, Surgical Management.* Vol. I. Boca Raton, FL: CRC Press. pp. 155–196.

第四部分 伦理和法律

第30章 气道管理相关伦理

Andrew D. M. McLeod, Steven M. Yentis

在这一章中,我们将讨论一些在气道管理方面可能存在的伦理困境。医学伦理和法律虽隶属不同的领域,但其广泛的覆盖面容易导致二者频繁出现混淆。某些在法律层面明确的情况,实际上可能附加有更复杂的伦理问题。第31章将讨论法医学上类似气道管理的问题。

一、专业气道技术相关的知情同意和拒绝

在西方社会,谋求患者的知情同意是以尊重自主权的道德原则为基础的,并以个人的权利、自我决定权为支撑。理想情况下,医疗同意应该是一个"自主授权",正因为如此,需要能力、信息和自愿的三要素得到充分实现。有效同意的概念已被广泛研究,因为在实践中实现它存在着挑战。最近由英国医学总会(GMC)发布的代表官方同意的实践伦理标准在英国实行,具体指导细则由专业团体如英国及爱尔兰麻醉医师协会(AAGBI)补充。

当患者在患病及接受治疗时处于紧张和困惑的状态下,可能难以行使完全的自主权。患者也可能对自己必须做出的决定权产生误解。同意实施麻醉可能会变成特别困难的抉择。手术前麻醉医师跟患者的交谈往往是短暂而简短的,而且通常是在患者决定进行手术治疗之后。由于许多技术不成熟或未知因素的影响,造成了术前收集的信息容易被忽视或遗忘。许多患者都认为相关风险的精确表达让其难以理解,此外,他们对风险的认知能力也往往会受到众所周知的偏见所影响。风险的描述虽然可以使患者更好的理解风险,然而,由于无法对个体的实际并发症的发生进行准确预测,使得难以确切的描述风险与利益。

此外,实际工作中还存在另一个重要的困难。在外科手术中,同意麻醉通常被包括在患者对手术的整体许可之内,麻醉通常被视为手术的一个复合"过程"。患者是否必须在麻醉的各个方面给予同意,针对麻醉的每一个细节所需的水平也难以进行判断。不提倡进行所谓的分部或分段同意(必须描述每一个操作其中的每一个部分)。然而,当其中一个特定的操作过程可能涉及重大的风险或不同程度侵犯身体的完整性,患者可能会觉得有被告知的权利。

因此,许多麻醉医师会在一些基本操作时常规告知患者。如硬膜外导管置入,使用止痛栓等,都需要征得患者的同意。有人认为,在全身麻醉的过程中使用诸如光导纤维气管插管、插入喉罩等技术,由于以上这些操作属于麻醉医师的常规工作,并不需要单独讨论并达成一致。尽管目前将气管插管技术视为麻醉医师的例行工作,然而,公众却还是希望能够被告知。

(一)清醒气道管理知情同意的重要性

必须告知患者可能对其选择有重要意义的所有信息,这是一个基本的医疗原则。提供足够的相关信息也可以增强患者控制情绪的能力,在麻醉准备中告知和帮助患者,并使他们消除焦虑。此外,信息可以使患者对许多相关的基本内容一目了然,如麻醉医师的作用,以便建立相互信任的医患关系。因此,对患者解释使用光导纤维插管的行为不仅是符合伦理要求的临床医疗实践,还可帮助减少患者的焦虑和不确定性。

清醒光导纤维引导插管的知情同意应包括向患者告知它的优缺点和风险性,对该过程的详细描

述，以及保证它的安全性。局部麻醉时适当使用镇静药物可以让操作过程舒适。患者在治疗前应该获得理想的告知，如给予宣传单甚至视频演示等可能也会有帮助。

（二）拒绝实施特殊气道管理

如果患者被问及是否同意应用一个特殊的气道管理技术，他们当然有拒绝的权利。尽管法律上认可患者能够拒绝接受治疗，但特定情况下拒绝治疗会明显增加麻醉风险，因此，可能出现新的伦理问题。如果有一个困难气道患者拒绝清醒气管切开或光导纤维气管插管，我们的首先伦理责任是尊重他 / 她的自主权，然而，却要防止其更大的伤害而为此产生紧张和不安。

病例：一个肥胖的女患者，合并颈椎严重的类风湿关节炎，需进行肩关节置换。由于她既往的经历，她坚决拒绝接受清醒光导纤维插管或局部麻醉。权利又是什么呢？

告知患者时具有同情心，同时对光导纤维插管法进行准确的描述，可避免陷入僵局。只要不是强制的，某种程度上便于患者接受该工作。至少，我们应该让患者感到这只是向他们推荐一个计划，告诉他们为什么要这样做。如果患者希望治疗能够仔细考虑他们的决定，那么所有的谈话记录都很重要，且有利于患者。

如果患者仍然坚定地拒绝任何清醒状态下的操作，该决定可能导致麻醉相关的伤害甚至死亡，因此，伦理困境依然存在。这可能对患者（或家属）来说是一个无奈的选择。如果麻醉医师感到困惑或不安时，也难以着手开展麻醉工作。正如韦伯斯特和麦克奈特都认为，进行这种可能会导致“道德问题与争论”的操作不利于麻醉医师（和他们的职业）。实事求是地讲，一些问题仍然值得探讨：

• 参考那些值得信任的、资深同事的不同意见永远是很好的做法。那些同事也许有能力和信心应对这一挑战。

• 一些机构提供了医疗伦理的团队，它最起码可以帮助澄清争论焦点和注意事项，以及可能提出新的解决方案。

• 值得争论的问题，在可以选择的情况下，患者自认为风险远远超过了利益，因此，不敢做出选择。

在紧急情况下，遭遇灾难性的困难气道时没有充足的时间去深思熟虑，这是所有麻醉医师在其职业生涯中可能面临的情况，他们只有尽量做到最好。

患者也可能拒绝进一步的治疗。抉择相关的法律问题将在下一章中进行讨论，也有伦理方面的问题。前述自主权的问题对个人决定自我未来的程度提出质疑。事实上，对患者而言，他们很难准确的设想他们的将来情况，并且有些特殊的治疗在某些情况下也不能够被接受。

病例：如果一个只剩 6~9 个月生命的肺癌晚期患者，他拒绝在心搏骤停的情况下进行气管插管，在这种情况下患者拒绝插管是经过深思熟虑的，但在胸腔置管引流过程中却出现了抗生素的过敏反应。(Casarett D,Ross LF. N Engl J Med，1997; 336:1908–1910)

在这个例子中，患者在深思熟虑后做出了拒绝气管插管的合理要求，但是抗生素过敏是他没有预见到的。此时可能会觉得很难满足他的要求，尤其是这种反应可能是用药错误导致的。这种情况的关键问题是尽管尊重了患者拒绝插管的要求，但是灾难仍然发生。如果短期的复苏能够让患者再享受几个月的优质生活，在短期内插管可能更加符合道德标准。然而，需要做出快速的抉择前提供的信息并不完整，在事后可能要重新评估这些信息。

在执行姑息性治疗的麻醉或放置胃管时，患者可能抉择“拒绝尝试复苏”（ DNAR ）。这对麻醉医师来说可能出现一个两难境地，因为安全麻醉和气道管理的正常需求可能违反 DNAR 决定的具体细节。虽然这些情况可能是患者原来没有考虑到的，但单方面中止他们的决定也将是不道德的。因此，麻醉前应当逐个审查 DNAR 或任何提前的决定，并在必要时重新起草。在一个以过程为导向的方案中，为了使治疗能够继续进行，要适当思考气管插管的方案是否可行，以及患者是否能够接受该方案。在以目标为导向的方法中，气道管理的界定会更多的考虑患者长期的目标，如避免长期的机械通气。在复苏被提前拒绝的情况下，这些框架要么可以帮助制定气道管理计划，要么被视为不合理。AAGBI 已发出具体的指导细则，以帮助 DNAR 患者制定气道管理计划。

（三）代表无行为能力的成年人做出决定

在某些特定的时候，麻醉医师和重症监护临床医师可能不得不执行气道管理操作，如对无行为能力的患者施行经皮气管造口术等。尽管作出该抉择的法律要求相当清楚，但有时的道德困境还是十分复杂。

病例：一个年轻女性在道路交通事故后，胸部受伤，失去了意识。通过气管导管保持肺通气，一个气管造口术可帮助她摆脱气管插管通气，然她的家人和男朋友坚信她不想要这种气管造口。

替代决策涉及判断谁的意见能最有效地代表患者的整体和最佳利益，以及是否患者自身的最佳利益能可靠地确定和实际的整合抉择。在这种情况下，患者家属可能是正确的表达患者的看法，比起喉咙前面的疤痕，她更宁愿选择长时间的气管插管通气，即使她觉得经口气管插管疼痛难忍。此外，经口气管插管时间延长，还可能会造成她的喉部声门下的机械损伤以及可能出现由于长期镇静导致的心理后果。

二、教学、培训和研究

医师有责任学习和强化自己的医疗技能，参与对同事和学生的培训，致力于更安全的医疗服务。虽然这是 GMC 的要求，但是医师也有责任解决每个患者最关心的问题。当在训练中直接涉及患者，可能会有明显阻力存在，并不总是能够很好地解决这个问题。在现实中，我们的印象是这个问题经常被捏造或隐瞒。

病例：一个类风湿性关节炎和广泛鼓形齿的患者以前有过困难插管和牙科受伤经历。他愿意接受清醒的光导纤维插管，但不希望被当作医师训练的对象。

当前的 GMC 指南强调你“必须”告知患者的信息，包括主要负责和参与他们治疗的人，他们的角色是什么，学生将在多大程度上参与。患者还应该意识到他们有权拒绝参加教学或研究。然而这没有涉及医师应该如何获得和维护技能（如气道管理技术）的问题。

培训医师学习医疗技能是训练员工的必要任务，可使用人体模型，或模拟器系统。人类尸体的作用已经非常有限，可能与伦理道德接受程度有关。现在尸体的使用受到 2004 人体组织法案特别保护，明确指出需要同意只用于“人类健康相关的教育或培训”。因此活体研究必须通过监督。临床工作人员和课程代表人员要对培训技术课程提出合适的项目，如光导纤维支气管镜检查。尽管参与者的资质可能会比大多数患者获得更多的知情同意，潜在和微妙的威胁仍然存在，这表明地方伦理委员会批准这样的培训课程是可行的。

然而大多数实际培训需要患者的参与。可以说，大多数患者受益于他之前的患者参与的教学和培训，从正义原则来说，他们应该同样愿意参加。与研究一样，仍然需要征得患者的同意，培训才能够获得许可。与研究方案不同，在训练中为了患者的预期收益而执行的气道管理程序，也应该与日常实际工作一样被告知。对患者使用一个特定的程序是为了教学或训练目的时，下面的几点应该考虑到：

- 认识到患者的自主权利。
- 从执行这个特定的程序（包括那些被认为常规的技术）来评估患者利益和危险的严重性。
- 考虑效益如何最大化，以及将潜在的危害降到最低 。
- 积极考虑替代方案 。
- 尽可能按照现有的专业指导或其他相关标准。
- 考虑是否需要明确同意，这将取决于如上文所述的具体情况。
- 教育其他员工要意识到这些问题，并使用有效和结构化的程序的进行基础训练。

研究

与其他类型的医学研究一样，气道管理研究必须严格依照伦理道德标准。Beauchamp 和 Childress 总结的涉及人体受试者所需的伦理条件证明的研究如下：

- 所获得的知识应该是有价值的。
- 该研究将产生关于这方面的知识的合理前景。
- 该研究使用人类受试者确有必要。

表 30.1 气道管理中改善患者安全的病例

气道管理中改善患者安全的病例
估计气道可能发生紧急情况和提供适当的培训和设备，如困难气道设备，呼气末 CO_2 监测等等
气道管理学员和其他同事的组织教学
追踪困难气道的患者，如信件、条目注释、医疗警戒、和麻醉数据库
制定本地区气道突发事件的管理方针，如小儿会厌炎，或产科麻醉插管失败
识别潜在的系统错误，并采取积极的措施，以限制其潜在的危害，如管道堵塞，氧气断开等
有效记录重大事件和紧急事件及未遂事故的应对策略，制定有效的学习计划
协助甚至举报同事实施的有些可能会给患者带来显著风险的医疗技能

- 接受效益超过风险的平衡。
- 保护受试者的隐私和机密 。
- 选题是公平、不涉及剥削的 。
- 自主受试者必须给予充分有效的同意。

赫尔辛基宣言更确切地说明了应该如何满足这些条件，尽管在这一章我们无法提供更全面的讨论，读者可参考进行麻醉研究时相关伦理方面的指导和已出版的研究。

三、安全和良好的责任标准

GMC 的实践指南指出，“如果你有充分的理由认为在设备，或其他资源、政策或系统不足的前提下患者安全可能存在严重损害，那么你应该尽可能地正确处理这些问题”。Tavistock 工作组还为所有医护人员确定了一个确保安全的共同的伦理责任。虽然其可能为了避免伤害而掩盖了部分伦理责任，但是在我们将重点放到每个患者身上时它可能会被忽视。更广泛的安全职责将责成医师参与风险管理计划，并积极找出不安全因素，或不恰当的资源（表 30.1）。

从正义原则来说，合理利用资源也可以被认为是一种伦理义务。在公立医疗系统中，一个特定项目的设备购买与否可以决定一个患者是否需要到别的地方进行治疗。因此购买一个新的气道设备的热情应该权衡其临床价值，和成本的影响，尽管这些计算可能很难。

四、要点

- 获得的麻醉同意书应包括特殊或非常规气道管理技术的讨论。应该提供有关如清醒光导纤维插管及其预期效益的信息，显示尊重患者的自主权，并且可以帮助他们减轻焦虑。
- 患者拒绝清醒气管切开或光导纤维气管插管偶尔可能会出现伦理困境。而有行为能力的患者的权利必须得到尊重，偶尔在出现得不偿失的情况下，临床医师不能强迫患者实施治疗。
- 对一些患者来说，拒绝尝试复苏（DNAR）的决定可能会制约安全的气道管理。在麻醉前，应该对他们进行单独审查。
- 为了气道管理培训或研究而对患者进行额外的操作，必须在他们知情同意的情况下完成，麻醉医师必须权衡可能的利弊和可替代的方法。
- 麻醉医师有责任强化自身的技能，致力于患者安全及风险管理程序，例如研究插管失败的案例和建立困难气道管理的资源。

（王伟 王阳 译 衡新华 李成付 校）

推荐读物

Adams AM, Smith AF. (2001). Risk perception and communication: Recent developments and implications for anaesthesia. *Anaesthesia*, **56**, 745–755.

Beauchamp T L, Childress J F. (2009). *Principles of Biomedical Ethics*. 6th ed. Oxford: Oxford University Press.

Bray J K, Yentis S M. (2002). Attitudes of patients and anaesthetists to informed consent for specialist airway techniques. *Anaesthesia*, **57**, 1012–1015.

Buchanan A E, Brock D W. (1990). *Deciding for Others: The Ethics of Surrogate Decision Making*. Cambridge: Cambridge University Press.

Casarett D, Ross L F. (1997). Overriding a patient's refusal of treatment after an iatrogenic complication. *New England Journal of Medicine*, **336**, 1908–1910.

Davis J K. (2002). The concept of precedent autonomy. *Bioethics*, **16**, 114–133.

Frerk C. (2003). Training course in local anaesthesia of the airway and fibreoptic intubation using course delegates as subjects. *British Journal of Anaesthesia*, **90**, 258.

General Medical Council. (2006). *Good Medical Practice*. London. Available at: http://www.gmc-uk.org/guidance/good_medical_practice/GMC_GMP.pdf.

General Medical Council. (2008). *Consent: Patients and Doctors Making Decisions Together*. London. Available at: http://www.gmc-uk.org/guidance/ethical_guidance/consent_guidance/Consent_guidance.pdf.

Harmer M. (2003). Clinical research. In: Draper H, Scott W E (Eds.), *Ethics in Anaesthesia and Intensive Care*. London: Butterworth Heinemann.

Hunter J M. (2000). Ethics in publishing; are we practising to the highest possible standards? *British Journal of Anaesthesia*, **85**, 341–343.

Maclean A R. (2002). Consent, sectionalisation and the concept of a medical procedure. *Journal of Medical Ethics*, **28**, 249–254.

McKnight D J, Webster G C. (1997). Refusal of treatment and moral compromise. *Canadian Journal of Anesthesia*, **44**, 239–242.

Office of Public Sector Information. (2004). *Human Tissue Act*. Available at: http://www.opsi.gov.uk/ACTS/acts2004/ukpga_20040030_en_1.

Patil V, Barker G L, Harwood R J, Woodall N M. (2002). Training course in local anaesthesia of the airway and fibreoptic intubation using course delegates as subjects. *British Journal of Anaesthesia*, **89**, 586–593.

Smith R, Hiatt H, Berwick D. (1999). Shared ethical principles for everybody in healthcare: A working draft from the Tavistock Group. *British Medical Journal*, **318**, 248–251.

The Association of Anaesthetists of Great Britain and Ireland. (2006). *Consent for Anaesthesia*. London: Association of Anaesthetists of Great Britain and Ireland.

The Association of Anaesthetists of Great Britain and Ireland. (2009). *Do Not Attempt Resuscitation (DNAR) Decisions in the Perioperative Period*. London: Association of Anaesthetists of Great Britain and Ireland.

Waisel DB, Burns JP, Johnson JA, Hardart GE, Truog RD. (2002). Guidelines for perioperative do-not-resuscitate policies. *Journal of Clinical Anesthesia*, **14**, 467–473.

White SM. (2004). Consent for anaesthesia. *Journal of Medical Ethics*, **30**, 286–290.

World Medical Association Declaration of Helsinki. (2008). *Ethical Principles for Medical Research Involving Human Subjects*. Available at: http://www.wma.net/en/30publications/10policies/l3/17c.net.

Yentis SM. (2005). The use of patients for learning and maintaining practical skills. *Journal of the Royal Society of Medicine*, **98**, 299–302.

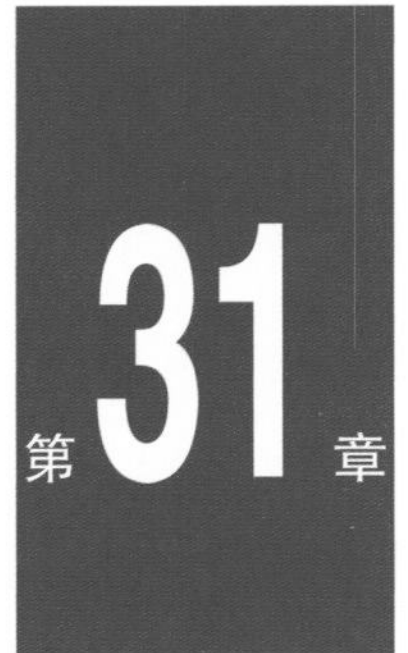

气道管理的法律和监管问题

Andrew D. M. McLeod, Steven M. Yentis

本章我们将讨论气道管理的医学法律问题。许多例子循自英格兰的法律，而这些法律条款在苏格兰和北爱尔兰具有同样的说服力，且被广泛遵循。当前没有专门用于气道管理的法律，但基本法（如：人身攻击和疏忽）和法律法规（如：2005 年心智能力法）都与此相关。另外，一些大的机构如医学总会具有规范医疗行为的法律授权，因此，他们的要求比其他的专业指南更具有效力。

一、气道管理技术的同意与拒绝

在英国的法律（和大多数的司法界），没有征得同意而接触一个人的身体，即使没有造成伤害，也是一种人身攻击。为了避免这类控告，医师必须在做检查和操作前用能够被理解的语言给患者解释他们治疗的具体内容和目的并征求患者的同意。同时他们还要确保患者具有签署同意书的能力，并且签字是自愿的。对于 16 岁以下的儿童，必须要有父母 (或者监护人) 签署的同意书。除非这个儿童明确地具有独立行为能力，这时儿童可以自己签字。大多数关于同意书的争论在于所提供信息的质量和某些风险是否应该被公开。但这些问题应被看作是疏忽而不是人身攻击。下述内容十分关键。

（一）哪些方面应该告知患者

法律要求必须给患者提供一切重要的相关信息，这些信息可能会帮助他们决定是否采纳具体的治疗。但是它并没有明确的规定，比如哪些具体信息和风险应该被告知。而医师应该担负这个责任，判断每个具体患者想要知道什么。大不列颠爱尔兰麻醉医师协会 (AAGBI) 已经发布了麻醉前应该被公开的风险方面的指南，包括对患者的决定有重大意义的特殊风险或者并发症，例如如果患者是一个专业歌手，就要被告知有声带损伤的风险。罕见的风险如死亡和严重的残疾，应该用书面信息提供。通常不是与每位患者去讨论，除非患者问到。然而当患者有困难气道的高风险时就需要告知患者，尤其是如果他们还有其他的选择时，如清醒插管或选择区域麻醉。

表 31.1　下列气道管理的特殊风险术前需要和患者交代

牙齿损伤，特别对于整形过的牙齿
咽喉痛，口腔、声带或喉损伤
鼻损伤，鼻出血和鼻窦炎
下颌损伤或颞下颌关节疼痛
胃内容物误吸
肺部或气管、食管损伤
低氧血症
应急操作，如：环甲膜切开
放弃治疗
较长时间的气管插管和呼吸机辅助

医学总会 (GMC)2008 年指南更加严格的要求医师必须给予患者他们想要的或是需求的信息，这些信息包括治疗选择，潜在的优势、风险和负担，以及每种选择成功的可能性。医师必须告知包括技术的失败、不良反应和并发症，并且患者必须被告知关于严重不利后果的可能性，即使这种可能性是非常小的 (表 31.1)。

（二）是否充分的告知了患者

为了避免同意书覆盖不足而引起投诉，医师必须能够证明已经告知了患者特殊风险或结果。对于大多数的操作，尽管在法律上讲书面同意书并不是必须的，但由于关于给予治疗前告知患者信息的记忆是不可靠的，良好的书面文件就显得至关重要。大不列颠爱尔兰麻醉医师协会的当前指南并不要求单独的麻醉同意书,但所有的对话和风险的披露应当记录单在病历或麻醉记录中。即使记录了一些特殊的风险,患者仍可由于并发症没有被充分的解释而索赔。那些在手术当天被征求手术麻醉同意的患者,可能会感觉他们没有充分的时间去思考或是在某些压力下被征求的同意。那些具有高风险因素如困难气道的患者应当就诊麻醉门诊,他们应当在住院治疗之前被告知充足的信息。

(三)如果患者被提前告知,他们还会诉讼吗

一个完整的因疏忽而引起的索赔事件中必须有符合法律标准的因果关系,例如:患者如果被提前告知,他们就不会诉讼。尽管传统观点认为该理由不可信,既然患者实际上已经经历了并发症,这种索赔可能认为是一种事后的求偿。在 Chester 和 Afshar 案例中,法庭可能没有严格依循因果关系原则判决,表明最重要的是患者有知道足够信息的权利。

二、具有自主能力的患者拒绝应用推荐的气道管理技术

在以色列,如果医师相信患者会在事后同意,会不同意有自主能力的患者去拒绝性命攸关的治疗方案。但在英国和其他西方的司法部门,这种情况不会存在,有自主能力的患者拒绝治疗的权利是被牢固确立的。如果他们不是在胁迫下作出决定,并已被告知所有可选择治疗的风险和好处,他们的拒绝必须得到尊重,不管做出的理由选择是理性的、非理性的,或者甚至没有理由。那些拒绝特殊气道管理技术的患者就将麻醉医师推至一个两难困境,拒绝清醒插管可能导致伤害甚至是死亡。对于同意患者的这样的拒绝要求,医师应当被批评吗?

在这种情况下,首先重要的是确立患者有足够的能力去做出决定,并且清楚理解可能的后果。尽管不能完全以不明智的选择来判断患者能力的缺乏,但仍然可能暗示思维的部分混乱或暂时性损害。2005 年心智能力法案规定了医疗决策的能力,且其相关要求必须被遵守。所有交谈对话应当被清晰地记录。如果不能确定时,可以听听上级医师的意见。如果不能找到一个满意的解决方案,并且认为对患者的风险远远大于利益时,一个临床医师可以有最终不提供治疗的权利。然而,这一步可能需要征询法律意见。所有的人应当信任有权使用应急法律支持,医疗保护组织通常提供 24 小时服务。

三、预先拒绝和临终关怀

有自主能力的患者,在预感失去能力时可以拒绝以后的某种治疗,这些指令是目前在心智能力法规中被称作为预先决定。对于救命的紧急治疗,如气管插管的决定,必须签字,要有证人,并且包括“尽管生命处于危险中,这个决定仍适用”的记录文字。这些决定有时很难去实施,但预先决定对于目前的情况是有效和适用的,必须遵守。相反地,患者不能够在法律上要求一个医疗团队实施团队认为无效或是违反患者整体利益的特殊治疗。我们已在第 30 章讨论过,所有的预先决定和“拒绝试图复苏”指令都应在麻醉前仔细审查。

四、丧失行为能力的成年人

传统意义上说,没有一个成年人能代表另外一个成年人去抉择。心智能力法规现在允许那些被赋予有永久委托书的人,代表无行为能力的患者去做出医疗决定。然而,持有永久委托书的人不能够拒绝抢救生命的治疗,除非明确地被先前的预先决定所授权。这种法令和它的实施准则要求委托人代表无行为能力成年人作出决定,应当体现出对患者,考虑到患者以前所表达的愿望,以及顾及到家属及其他相关各方的想法。如果亲属拒绝如气管切开这样的治疗,或是反对坚持气管插管,从而使患者不会受益,应当寻求法律建议,并可能需要一个法律的指令。

五、气道产品和实践的规则

(一)实践能力

尽管还没有明确不同专业的资格与能力标准，医学总会要求临床医师必须有胜任临床工作的能力，并且这种能力要不断更新。气道管理标准最近由皇家麻醉医师学会发布，被用作评价培训医师的能力是否达到要求。但也被提议用来衡量职业发展，并且将来可能在专科医师再认证方面起到作用。医学总会指南要求临床医师从业时要保持好的、安全的标准，这也是一种道德职责。

(二)产品管理

医疗设备可以是任何一种除了药品之外的与医疗健康相关的设备，包括气道管理设备。在英国，英国药品和健康产品管理局(MHRA)管理所有医疗设备的制造、批准和使用。如果一个患者被一种有缺陷的产品所伤害，消费者权益保护法令会进行问责。该法律的范围是复杂和广泛的，但是与气道产品有关的三个方面在此着重强调一下：

1. 开发新产品

新的产品可在一个可信赖医院内部研发和使用，然而如果它们被放置在更广阔的市场，就需要申请具有完整法律效力的文件。任何希望开发气道设备的麻醉医师都要意识到法律问题。但在医疗设备相关法规下，新的设备必须有代表制造商声明的产品认证，尽管不一定包括临床有效性，但该设备还是应该符合所有的相关要求。目前关注的问题是市场上许多气道新产品并不像药物一样被进行严格的评估。

2. 医疗设备的不规范应用

开发新的医疗设备的规则同样适用于已经存在的产品。例如，用呼吸系统的滤器去给患者供氧，根据1987年消费者保护条款，该情况被认定属于修改规则。如果这种修改后的规则在自己的从业机构以外进行了应用，则相关的麻醉医师或者制造商将会被追究造成损害的法律责任。

3. 一次性设备再利用

如果一个患者因为一次性设备的再次使用而被伤害，制造商将不会负有责任，相反使用者或者雇主将负有法律责任。制造商没有义务去证明为什么一种设备必须是一次性使用。在评价一次性使用喉镜片时，该问题具有争论，许多麻醉医师认为，该问题理论上存在比朊病毒感染性疾病(疯牛病)还要大的潜在性风险。

六、监护标准、并发症及法律诉讼的形式

除了被疾病折磨之外，患者还可能被各种意外、过失或联合因素所伤害。一个成功的索赔，索赔人必须说明：

- 被告对他们具有诊疗责任。
- 被告违背了这种诊疗责任。
- 由此原因而发生了伤害性的结果。

(一)监护标准

Bolam原则写明：如果习惯或惯例被具有医疗评价的责任机构所支持，它就是可接受的。尽管在法庭上，压力逐渐增加，基本概念仍适用于英国法律。

(二)指南的作用

在法庭上，指南可能被专家用来支持他们的观点，并且双方都依赖它作为矛(诉讼方)或者盾(被告方)。困难气道学会指南和美国麻醉医师学会指南，两者都被看作是气道管理的权威。区域性的指南也可以有效。在Early v Newham案例中，原告声称在插管失败后被唤醒，遭受困扰伤害，然而麻醉科成功地阐明了麻醉医师是严格按照指南做的。所以这个索赔被驳回。一份美国麻醉医师学会不公开的索赔分析称，指南在仅18%的气道索赔中起到了作用。然而在未来，如果在特殊情况下偏离了认可的指南，可能需要出具医学专家意见的合理性，去辩护疏忽索赔。

（三）失职或玩忽职守

诊疗标准将会最终在一个具体案例的特定事实上被裁决。以下例子可以被看作是违反气道管理的职责：

- 问病史不充足或没查阅先前记录。
- 没有进行充分的气道检查。
- 没有正确使用或是没有检查气道设备。
- 没有遵从认可的惯例或指南。
- 没有识别和（或）治疗并发症。
- 没有充分地记录困难气道。

（四）损害和解决

由气道管理引起的最常见的伤害性投诉是牙齿外伤，气道损伤和缺氧损伤。美国麻醉医师学会不公开的索赔数据库研究发现（牙齿损伤除外），喉损伤 (33%)、咽损伤 (19%)、食道损伤 (18%)、气管损伤 (15%)、颞下颌关节损伤 (10%) 和鼻损伤 (5%) 是与气道损伤有关的常见的索赔起因。然而，在一个平行性研究与分析中，死亡或缺氧脑损伤，占到了由气道管理问题引起的所有索赔的半数以上。

大多数索赔是在法庭外解决的，并常常没有承认过错。在英国，英国国民医疗服务诉讼委员会 (NHSLA) 负责国民医疗保健实践中出现的临床过失索赔。从 1995 年全面启动后所获得的数据中发现，由于气道管理并发症引起的有超过 90 个索赔，33% 的索赔伴随特殊困难气管插管。这些案例中又有 63% 最终结果是死亡或缺氧性脑损伤，赔偿多达 65 万英镑。

七、灾难性结果的其他影响

在一个死亡或严重事件之后，将可能会有医院内部调查和法医学检验。最终报告可能会对当事人员采取一些措施：如停职、英国医学总会 (GMC) 的纪律处分，甚至是刑事指控。在此事件之后，对患者家属应当给予富有同情心的咨询和诚实地解释发生了什么事。对于临床医师个人来说，具有相当大的压力，同事和好的医学法律代表的支持是必不可少。有帮助的指南已经由英国和北爱尔兰麻醉医师协会 (AAGBI) 签发。

八、重大疏忽和过失杀人

可以理解，这个话题已被讨论过，对于只是犯了小错的医师进行刑事诉讼通常并不利于公众的利益。同样，气道管理中的差错带来的伤害，远远超过最初的行为或疏忽。然而医师们“严重忽视过失”时，可能被认定为有罪或刑事疏忽，表现为已经知道有严重损害或死亡的风险，他们仍然有意识地打算冒险。

当由于严重过失造成死亡时，医师将会以过失杀人诉讼。R v Adomako 案例仍然是在英国法律中定义刑事性疏忽的重要案例之一。在这个案例中，麻醉医师没有观察到，且未及时处理呼吸回路导管脱落，而导致患者死亡。许多麻醉医师因为过失造成了人员死亡而被起诉成功。但由于这些都是刑事案件，标准或证据必须“超越适当的怀疑”，而不是“相对可能性的平衡”。总之，以过失杀人对医师进行定罪是不常见的，但在最近的几十年已经增加。

团体过失杀人

2007 年团体过失杀人和团体杀人条款注明，如果一个机构违反了它的职责并导致死亡，将允许对该机构进行刑事起诉。到目前为止，还没有产生一个医学法律案例来说明它将怎样实施。

在实施气道管理技术之前必须得到有自主行为能力的患者的同意，这些技术可能背离操作规程或存在影响患者决定的风险。

九、要点

- 有自主行为能力的患者有权拒绝医学治疗，这种法则同样可延伸到气道管理技术中。作为正式预先决定的一部分，患者同样可以拒绝如气管插管等操作。
- 当代表无行为能力的患者做出决定时，麻醉医师和危重病症专家应当熟悉 2005 年的心智能力法规。
- 想要发明一种新的气道设备，或者对现存设备进行改进并推广应用的麻醉医师，需要十分熟悉产品法规和消费者保护法。

• 疏忽索赔需要继续依赖学科内的专家意见来判断诊治标准。但这个意见既要合乎逻辑又要合情理。

• 疏忽的极端案件可能会涉及刑事案件，患者死亡可能会导致过失杀人指控。

（王伟 郭芳 译 张运宏 李成付 校）

推荐读物

American Society of Anesthesiologists Task Force on Management of the Difficult Airway. (2003). Practice guidelines for management of the difficult airway: An updated report by the American Society of Anesthesiologists Task Force on Management of the Difficult Airway. *Anesthesiology*, **98**, 1269–1277.

Birch v University College London Hospital NHS Foundation Trust [2008] EWHC 2237 (QB).

Bolam v Friern Hospital Management Committee [1957] 2 All ER 118.

Chester v Afshar [2004] 4 All E.R. 587 and [2004] UKHL 41.

Consumer Protection Act 1987. Available at: http://www.opsi.gov.uk/si/si1987/Uksi_19871680_en_1.htm.

Corporate Manslaughter and Corporate Homicide Act 2007. Available at: http://www.opsi.gov.uk/acts/acts2007/pdf/ukpga_20070019_en.pdf.

Domino KB, Posner KL, Caplan RA, Cheney FW. (1999). Airway injury during anesthesia. *Anesthesiology*, **91**, 1703–1711.

Early v Newham Health Authority [1994] 5 Med LR 214.

Ferner RE, McDowell SE. (2006). Doctors charged with manslaughter in the course of medical practice, 1795–2005: A literature review. *Journal of the Royal Society of Medicine*, **99**, 309–314.

General Medical Council. (2008). *Consent: Patients and Doctors Making Decisions Together*. London. Available at: http://www.gmc-uk.org/guidance/ethical_guidance/consent_guidance/Consent_guidance.pdf.

General Medical Council. (2006). *Good Medical Practice*. London. Available at: http://www.gmc-uk.org/guidance/good_medical_practice/GMC_GMP.pdf.

Grant LJ. (1998). Regulations and safety in medical equipment design. *Anaesthesia*, **53**, 1–3.

Gross ML. (2005). Treating competent patients by force: The limits and lessons of Israel's Patient's Rights Act. *Journal of Medical Ethics*, **31**, 29–34.

Henderson JJ, Popat MT, Latto IP, Pearce AC; Difficult Airway Society. (2004). Difficult Airway Society guidelines for management of the unanticipated difficult intubation. *Anaesthesia*, **59**, 675–694.

Hodges C. (2000). The reuse of medical devices. *Medical Law Review*, **8**, 157–181.

McCall-Smith A. (1995). Criminal or merely human?: The prosecution of negligent doctors. *The Journal of Contemporary Health Law and Policy*, **12**, 131–146.

Mental Capacity Act 2005. Available at: http://www.opsi.gov.uk/acts/acts2005/20050009.htm.

Peterson GN, Domino KB, Caplan RA, Posner KL, Lee LA, Cheney FW. (2005). Management of the difficult airway. A closed claims analysis. *Anesthesiology*, **103**, 33–39.

R v Adomako [1995] 1 AC 171, (1994) 19 BMLR 56.

Re T (Adult: Refusal of Treatment) [1993] Fam 95, [1992] 4All ER 649.

Rowley E, Dingwall R. (2007). The use of single-use devices in anaesthesia: Balancing the risks to patient safety. *Anaesthesia*, **62**, 569–574.

Royal College of Anaesthetists. (2005). *Continuing Professional Development*. London. Available at: http://www.rcoa.ac.uk/docs/CPD_guidelines.pdf.

Samanta A, Mello MM, Foster C, Tingle J, Samanta J. (2006). The role of guidelines in medical negligence litigation: A shift from the *Bolam* standard? *Medical Law Review*, **14**, 321–366.

The Association of Anaesthetists of Great Britain and Ireland. 2005. *Catastrophes in Anaesthetic Practice – Dealing With the Aftermath*. London: Association of Anaesthetists of Great Britain and Ireland.

The Association of Anaesthetists of Great Britain and Ireland. (2006). *Consent for Anaesthesia*. London: Association of Anaesthetists of Great Britain and Ireland.

Wheat K. (2005). Progress of the prudent patient: Consent after *Chester v Afshar*. *Anaesthesia*, **60**, 217–219.

White SM, Baldwin TJ. (2004). *Legal and Ethical Aspects of Anaesthesia, Critical Care and Perioperative Medicine*. Cambridge: Cambridge University Press.

Wilkes AR, Hodzovic I, Latto IP. (2008). Introducing new anaesthetic equipment into clinical practice. *Anaesthesia*, **63**, 571–575.

第五部分 考试问答

第32章 麻醉相关问答

Andrew D. M. McLeod, Steven M. Yentis

在英国皇家麻醉学院院士(FRCA)的结构化口试题目(SOE)中，主考人都有一份答案表，包含了一些需要进行讨论的内容。这里的材料并非来自FRCA的题库，不过所给细节是相当典型的SOE表，并且也是笔试的基础。

1. 一个麻醉状态下患者 SpO_2 为90%。概述其可能的原因及其处理办法。

2. 在颈前切口手术后3小时，患者述呼吸困难，可能的原因是什么？

3. 什么是脓性颌下炎，如何表现？如何影响呼吸道？如何治疗？有这种情况的患者如何选择麻醉方法？

4. 什么是会厌炎？如何处理？

5. 一个吸入异物的儿童可能出现的症状？对于异物取出的麻醉方法？

6. 如何对扁桃腺切除术后出血的患者进行处理？

7. 总结如何对一个即将接受面部骨折切开复位手术年轻人的术前麻醉准备及麻醉方案。

8. 一个15岁男性儿童，患有孤独症需要在麻醉下进行检查和可能的牙科修复治疗。之前一次尝试麻醉因不合作而失败。你该如何进行麻醉？

9. 患者要求手术来固定一个不稳定的颈椎，所说的不稳定是指什么，以及对气道管理有何影响？

10. 长期类风湿关节炎患者，将接受全髋关节置换术，类风湿性关节炎对气道有何影响，你将如何进行麻醉管理？

11. 描述胸膜瘘修复术的麻醉方案。

12. 道德窘境。

问题1：一个麻醉状态下患者 SpO_2 为90%。概述其可能的原因及其处理办法。

注：这个问题并未提到在麻醉过程中哪个时点 SpO_2 被记录下来，并且是否在快速变化。

可能的原因：

假阳性？检查血氧计的位置并观察患者。

气体供应问题？新鲜气体的吸入氧浓度流量是否足够？有没有存在断开的情况？

肺换气不足？是设备问题(电路断开、通风机故障)还是患者问题(无呼吸、上呼吸道梗阻、喉痉挛、支气管痉挛)？

是否有通气/血流比例失调？可能原因：麻醉影响(减弱缺氧性肺血管收缩反应)；正压通气；降低心输出量；食管或支气管插管；吸引术；栓塞(脂肪，空气，血栓)；气胸；其他肺部疾病。如果是单肺通气，那这可能会是一个医源性的结果。

处理：最终的解决方法取决于其原因。例如：喉痉挛和支气管痉挛需要适当的治疗。但首先反应应是检查所有设备是否已连接上，是否通畅。确认患者吸入的氧浓度适当，观察患者的肺通气情况，观察呼气水二氧化碳波形。

提高吸入的氧浓度(FiO_2)。假如气道通畅，FIO_2 增加则会提高血氧饱和度，除非有很大程度(>30%)的通气/血流比例失调。如果气道通畅，有高 FIO_2 和足够的通气，但血氧饱和度并没有改善，那则意味着通气/血流重度失调或者有肺内分流的存在。其他原因如气管导管位置不当或气道异物。

问题2：在颈前切口手术后3小时，患者述呼吸困难，可能原因是什么？

气道梗阻。由于组织水肿引起的血肿或肿胀。气道梗阻并不是由气管的压缩引起，是由于临近声门的咽部组织肿胀引起的，可能是由于静脉和淋巴阻塞。在甲状腺切除术后，有可能出现双侧复发性喉神经麻痹。喉外伤也可能是原因之一。

假如患者有血肿，你的操作是什么？

判断患者是否处于极度危险状态或是尚能言语交流和吞咽。操作也要受到之前喉镜检查级别的影响，并且确认是否已经采取措施来降低血肿之外的情况的发生的可能性。

如果患者的气道近乎完全阻塞并伴随意识减弱或丧失，那操作则应该是通过面罩采用 CPAP 供氧，同时伤口打开以减少组织压力。将患者带到手术室，集合有经验的麻醉医师和外科医师以备插管失败时行外科气管切开术。

尽管伤口已打开，如果阻塞未缓解依旧相当完全，则必须尝试采取直接或可视喉镜检查。声门可能会被咽部肿胀的黏膜掩盖住。如果插管未成功，应放置声门上气道装置 (SAD)，如果通风效果仍不满意，则需在手术切口上建立人工气道。如果仍为不完全气道阻塞，则需将患者转移至手术室并获得高级帮助。注意 SpO_2，在患者被转移前通过开放伤口来解压几乎一直都是适当选择。

当在手术室里准备时，诸如雾化吸入的肾上腺素 (1∶1000) 和氦 / 氧气可能会具有价值。当声门上人工气道的麻醉可能失败时，应准备实施气管造口术。

在柔软的纤支镜引导下气管插管通常能成功，但这对专业技术有一定的要求。在患者吸气时会视野不清，在呼气时视野范围会靠前。此时可给予睡眠剂量的异丙酚重新插管。加强金属管 (ID6.0 或 6.5) 是最好的，在置入导管时应旋转向前用力。

七氟醚吸入麻醉具有保留自主呼吸的优点，但应用的前提是呼吸道至少是部分通畅的。可能需要静脉麻醉诱导，需在肌松剂帮助下行机械通气。借助 SAD 或弹性插管探条进入气管插管，当气管插管不成功且声门上通气方法亦不成功时，则必须行气管造口术。

伤口必须认真探查，减压，闭合切口。将患者置于头高位倾斜以有利于气道通畅，直到肿胀消退。

问题 3：什么是脓性颌下炎，如何表现？如何影响呼吸道？如何治疗？有这种情况的患者如何选择麻醉方法？

脓性颌下炎 (LA)：一种左右对称的、快速扩散的颌下间隙的蜂窝织炎。起源于牙齿感染，多数是由于链球菌或混合的口腔菌群导致。

对气道的影响和表现：脓性颌下炎表现为疼痛、发烧、牙关紧闭及吞咽困难；伴随着口腔底部的硬化以及口腔外周水肿，舌头抬高或移位。这种感染可向后蔓延，引起张口困难，偶尔累及颈深部位，最终到达胸腔纵隔。患者可能出现吞咽困难并累及气道。

这是一种须谨慎实施麻醉，且危及生命的病症。脸部和颈部肿胀并硬化，导致很难或无法确认骨性标志，局部麻醉下行气管切开术存在导致纵隔炎的风险。呼吸囊面罩呼吸、直接喉镜下气管插管和气管切开可能都有难度。

治疗：使用抗生素和类固醇激素，以减小肿胀，是首选的治疗方案。如果抗生素失败，建议手术解除面部压力，通常双侧平行切口，不经下颌骨通过下颌舌骨肌进入舌下部位深度剖切下颌三角区。任何感染的牙齿均需去除。即使未发现脓性物质。解除面部压力后蜂窝织炎治疗得更快，35%的需要气道控制干预。在预给抗生素期间，40%~60%的病例出现死亡。

麻醉：气道的详细的评估诊断很重要。清醒状态下，纤支镜引导下气管插管是技术选择，患者应被告知且同意执行此手术，此前应用止涎药。如果气道被损坏，禁止做镇静处理。通过环甲膜穿刺局部麻醉气道的治疗方法不可取，因为存在感染的风险。技术角度看喷雾方法是优选。鼻管不是强制性的，但提供了最佳的手术区域。插管后应插入一个咽喉包。直到呼吸道水肿消退前，患者应保持插管维持呼吸，应提前安排好 ITU 护理。

问题 4：什么是会厌炎？如何处理？

分为急性和慢性会厌炎。

急性会厌炎是一种会厌的急性炎症性疾病。

通常是由感染引起的杓状软骨和杓会厌肌严重摺叠形成严重肿胀进而阻碍喉入口。这是一种医疗紧急情况，症状的发生和发展可能很快速，并导致完全的上呼吸道阻塞，低氧血症和死亡。1992 年引进的 HiB 疫苗已经极大地降低了急性会厌炎的发病率。

慢性会厌肿胀多发生在舌底和沟部，慢性会厌肿胀患者急性表现的典型特征为几乎完全阻塞气道。

临床表现：成年人和儿童都会呈现喉咙疼、突然开始发烧、吞咽困难、流涎、声音低沉、喘鸣和呼吸窘迫。儿童急性会厌炎通常发生在 2~5 岁的幼儿，主要鉴别诊断是喉气管支气管炎。

诊断：要基于病史和检查。有经验的麻醉医师及耳鼻喉外科医师是合适的人员。对于成人和儿童准备使用困难插管和紧急气管造口术。

儿童：通常坐姿或当前位置开始吸入七氟烷。有经验的外科医师做好行气管造口术的准备。进一步监测和静脉注射加深麻醉。喉镜检查中，会厌和杓会厌肌褶叠是肿胀的，看不见声门，而唯一的迹象可能是在自发通气或对孩子的胸部轻柔施压过程中的一个小黏液泡沫。当手术完成儿童转至重症监护室时。通常可以在 48 小时内拔管。

成人：对于合作的成年人采用非常仔细灵活的纤支镜进行检查。吸入麻醉诱导不常应用于有呼吸道受损的成年人，因为这种情况下诱导困难、麻醉起效缓慢且难以评估麻醉深度，患者会长时间处于不稳定状态，甚至加重缺氧、发生心律失常和呼吸暂停。因此，一些中心对成年会厌炎患者使用静脉麻醉诱导技术。肌肉松弛剂的使用依然还存在争议。拔管应该在确认患者的病情完全好转之后，或者进行气囊漏气试验阴性，即在气囊放气出现漏气时再拔管。

问题 5：一个吸入异物的儿童可能出现的症状？对于异物取出的麻醉方法？

在 1~4 岁的幼儿支气管镜检中异物吸入很常见。吸入异物可能会嵌在喉部、气管、主支气管或小气道。它们的影响取决于持续时间、程度和位置。

喉内和气管内的异物，同时伴随急性呼吸困难、喘鸣、咳嗽和发绀。需要海姆利克操作法来排出阻塞物。如果阻塞物在支气管里，孩子可能会气喘、咳嗽，气喘是变少的空气进入阻塞入口的证明。如果阻塞物不构成黏膜刺激、水肿和远端梗阻的肺炎等功能问题，孩子可能很久以后才会出现症状。

因为大多数异物是射线可透的，所以胸片可能不会显示病变，那么误吸的临床症状就是唯一的诊断指导。

取出吸入异物可能使部分阻塞转换成更加严重的阻塞。在喉镜检查和气管支气管镜检查中移除吸入异物的一般原则是：保持自主通气，尽量减少异物被推向远侧气道的可能性。然而在实践中，在严重梗阻的呼吸道中自然通风可能相当难维持。

诱导通常是吸入七氟烷，采用深麻醉下喉镜检查并且实施局部麻醉。静脉注射抗胆碱能制剂减少分泌物。在确保麻醉深度基础上，近距离观察和检查过程是必需的。

术后护理要点包括提供可控的环境、氧气加湿吸入及观察患者气道水肿情况。常会静脉注射类固醇来控制气管镜检查和移除异物导致的气道水肿。假如已怀疑感染，则需要继续使用抗生素至气道肿胀和水肿得到解决。

问题 6：如何对扁桃腺切除术后出血的患者进行处理？

出血主要发生在手术后 6 小时，在恢复期因血被吞下可能不会立即发现。出血通常是静脉或毛细血管出血而不是动脉。低血容量，误吸风险和喉镜检查困难将导致风险的增加。心动过速、过度吞咽、毛细管回流时间延长、皮肤苍白、坐立不安、出汗及气道阻塞暗示出血存在，后期表现为低血压。

对这些患者的麻醉是一个挑战，应该寻求上级医师帮助。应给予患者吸氧治疗、充分复苏，检查血红蛋白浓度和红细胞压积、检查凝血功能、进行血型鉴定和交叉配血实验。建立可靠的大静脉通路。复苏后的麻醉常选用静脉快速诱导或吸入诱导。由于血凝块的存在，不断渗出血，减少的静脉和淋巴管回流造成口内肿胀和水肿。喉镜检查十分困难，使原来简单的喉镜下气管插管可能变得非常困难。

静脉诱导：对于快速诱导患者应该保持一个略微头低位置，保护气道通畅，避免血液误吸。一些患者不能耐受仰卧位和预给氧，那么在半仰卧位下诱导时进行环状软骨压迫是有必要的，快速诱导下插管的优势是在诱导时降低反流的机会，缺点是血液误吸和心血管抑制。

吸入诱导：吸入诱导是那些有经验的麻醉医师的选择，但在的侧卧或头低位是具有挑战性。这种方法由于诱导缓慢，可能由于血液误吸而导致喉痉挛。特别是对侧卧位气管插管没有经验的情况下更加加大了困难程度。

问题 7：总结如何对一个即将接受面部骨折切开复位手术的年轻人进行术前麻醉准备及麻醉方

案。

明确该手术是否是急诊手术，可以将其作为一个半择期手术在受伤后48～72小时进行。病史：受伤前最后进食时间？受伤的原因？患者是否有合并伤？如果有头部伤，那受伤时意识是否丧失？是否有脊髓损伤？是否有胸部损伤和误吸的表现？循环状态是否稳定？

术前气道评估：张口度、是否有牙齿松动、口内创伤、鼻部开放损伤、出血、软组织肿胀、可能的组织内出血。与外科医师进行探讨物理因素导致张口困难的可能性，骨折的复杂程度及估计手术时间，手术需要占用的通路，手术方式。气道的建立：经鼻/口插入加强管或气管造口术。

麻醉主要问题是建立什么形式的气道，和使用什么样的技术，这将取决于评估结果。包括：气道评估没有问题：标准静脉诱导和经鼻插管；有潜在的困难插管，但不认为有困难气道：静脉诱导，使用纤支镜或者可视喉镜插管；潜在的困难通气，或者困难插管和误吸风险，清醒下纤维光导管插管。

如果患者有任何呼吸道问题，则需将其转移至重症监护病房。如果组织肿胀足以危及气道，考虑术后在ICU带气管导管通气。

问题8：一个15岁男性儿童，患有孤独症，需要在麻醉下进行检查和可能的牙科修复治疗。之前一次尝试麻醉因不合作而失败。你该如何进行麻醉？

首先与患者父母、监护人、牙医和护士进行讨论，征求所有人的意见和支持是至关重要的。询问父母的建议，询问上次失败的原因。这次麻醉有何需要改进之处，最好使父母感觉是由他们来设定界限。

孩子可能非常强壮，所以需要进行约束。术前用药同样需要征求父母或监护人的意见，因为一些孩子在使用术前用药后并未出现抑制反应，而相反不用药时表现得更好。鼻内使用咪达唑仑为十分有效的方法。如果父母认为不使用或减少使用术前用药可能导致失败，可与他们讨论使用口服氯胺酮的混合药剂。该混合药剂可使孩子非常安静。所有相关讨论内容都应该被记录。

局部麻醉在血管外使用利多卡因和丙胺卡因混合物或者类似局麻药。如果情况允许，则给予七氟烷面罩诱导和建立静脉通道。建立适当的气道，通常会使用喉罩，但是有可能需要准备一个气管导管。如果需要使用咽部填塞物，必须建立一个预防意外发生的保障措施。让患者侧卧位，仔细观察，但如果可能的话，使患者在安静的同时保持清醒。

问题9：患者要求手术来固定一个不稳定的颈椎，所说的不稳定是指什么，以及对气道管理有何影响？

“颈椎不稳”这个术语涵盖广泛，包括骨性结构完全中断、无症状的仅有影像学表现的关节及韧带结构的异常，这些异常随着时间的推移可能导致患者颈椎畸形，或使患者在遭受意外时风险增加。

对气道管理的影响：主要影响是患者有时借助如颈托之类的装置来保持椎体完全固定，这导致使用直接喉镜十分困难。人们担心气道管理可能会导致神经系统损伤。但没有令人满意的证据表明，气道管理造成了损伤，但也没有明确的证据表明它没有造成损伤。没有一项技术被证明能够更好地防止神经系统损伤的发生。

许多临床医师认为，在镇静和局部麻醉下使用灵活的纤支镜插管是合适的。然而有人指出，在使用纤支镜尝试插管时有可能诱发严重的咳嗽和呛咳，甚至气道梗阻。

一般认为，在俯卧位手术中患者最好保持清醒，这需要清醒插管和镇静以保证患者能进行合作。

问题10：长期类风湿关节炎患者将接受全髋关节置换术，类风湿性关节炎对气道有何影响，你将如何进行麻醉管理。

气道问题：类风湿性关节炎可累及颞下颌关节、颈椎和喉部关节与组织，导致声门狭窄。一些患者会出现间歇性喘鸣。颈椎疾病可导致影响呼吸功能的脊髓病。由于组织异常和畸形，静脉和动脉通路将很难建立。

麻醉：气道评估应该结合颅颈交界、颞下颌关节和喉部情况进行（张口度，下颌骨活动度，Mallampati评分，声音改变和喘鸣）。脊髓或硬膜外麻醉是有吸引力的方法，但在技术上可能存在困难。如果喉镜检查可能存在困难，局部麻醉和镇静下使用灵活的纤支镜将是一个明智的选择。应该使用较小直径的气管导管(ID6.0)。假如存在寰椎关节轴向半脱位，区域阻滞是一个更好的选择。如果必须使用全身麻醉，在麻醉过程中必须注意操作位置的选择。固定头部和 C_1 椎体，而不要将头后仰，最好是使用一个大的颈托。如果存在声门狭窄，而全身麻醉无法避免，使用 SAD 而不是插管可能是最好选择。如果进行插管，必须使用小号导管，并尽可能减少创伤。应给予地塞米松，并在拔管时使用交换导管。

问题 11：描述胸膜瘘修复术的麻醉方案。

支气管胸膜漏 (BPF) 是指气管支气管树与胸膜腔直接相通。早期支气管胸膜漏见于肺叶切除时支气管修补导致的机械性损伤。以呼吸困难、呼吸频率加快及低氧血症为首发症状。咳嗽咳痰，脓液，胸片显示液气胸征象。可导致对侧肺部感染，而病情恶化并转移至纵隔。

在病房即刻处理措施包括：面罩给氧，根据需要进行复苏；患者坐位，并向患侧倾斜以减少肺叶切除空腔内的脓液进入支气管；局麻下行胸腔闭式引流；为患者再次手术及进入术后 ICU 做准备。

气道管理的选择：气道管理的目的在于使用吸引术来保护肺组织及控制由于无创正压通气导致的瘘管漏气。

• 清醒状态下双腔气管插管：在置入双腔支气管时，健侧支气管通气，患侧夹闭保留自主呼吸。

• 深吸入麻醉下双腔气管插管：保留自主呼吸。使用直接喉镜顺利进行插管，因此，相对纤支镜可以更好地引导双腔支气管分叉到达合适的位置。

• 静脉快速诱导下双腔气管插管：一般来说，尽量避免面罩给氧，假如需要面罩给氧，需注意三点：①处理支气管胸膜瘘。②临时夹闭胸腔闭式引流管。③将胸腔闭式引流管置入水下 15~20cm。

• 置入单腔气管导管加用支气管堵塞管：并非首选方案，因为，堵塞管有可能伸出断裂的支气管导致及不能控制渗漏，也不能控制感染。另外，可能由于堵塞管而导致支气管断裂处无法修复。

问题 12：道德困惑

一位淋巴瘤患者，男，60 岁，呼吸困难逐渐加重。查体颈部淋巴结肿大，张口受限，伴有喘鸣音及焦虑，无明显发绀。因担心患者气道梗阻症状进一步加重，向其解释有可能立刻需要采取相关措施辅助呼吸，但是患者拒绝并明确表示不希望在 ICU 结束生命。患者家属坚持要求医师对患者进行劝说，你如何进行？

立刻进行相关的临床判断：患者气道梗阻恶化速度；是否有相关措施及治疗能够缓解患者呼吸困难症状；相关措施及治疗在多大程度上需要患者合作；患者总体预后以及是否有治疗方案可以改变疾病进程；该患者治疗方案是否存在限制。

假如患者具有足够的决定能力，尝试确定他的首选愿望，确定患者是否有任何正式的预先决定来拒绝特殊治疗，即使生命受到威胁。患者的有效的预先决定应该被尊重。患者是否特别的永久授权某代理人从其本人利益角度来做出决定。家属可以帮助确定患者可能的愿望，但是他们不能自己要求进行某个指定的治疗。

假如患者具有相关能力和合法权利，即使你认为他的决定是无理的或者是错误的，其可以拒绝任何治疗。违反患者的意愿对其进行的治疗将会被认为是对其的攻击，而且任何的在清醒状态下的气道管理措施在患者不配合的情况下都会难以进行下去。确定患者是完全自愿的拒绝治疗。保证患者是在完全清醒的情况下做出决定并且向患者提出其他的相关治疗选择。假如患者仍然坚决拒绝有甚至可能拯救其生命的任何气道干预手段，那么，必须尊重他的意愿。

（龚璇 张元 译　李韵平 校）

索引